ARTROSCOPIA DO OMBRO

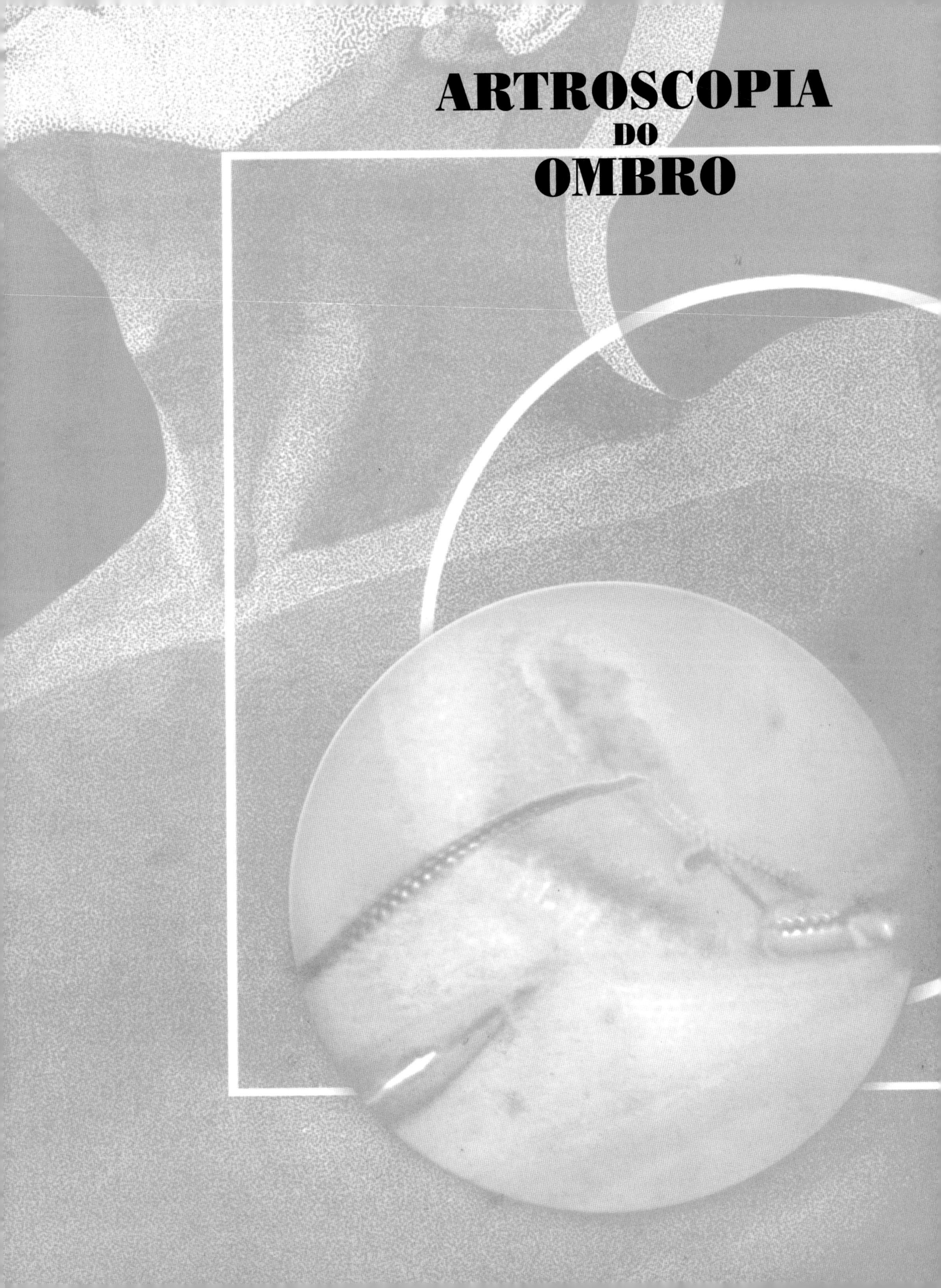

ARTROSCOPIA DO OMBRO

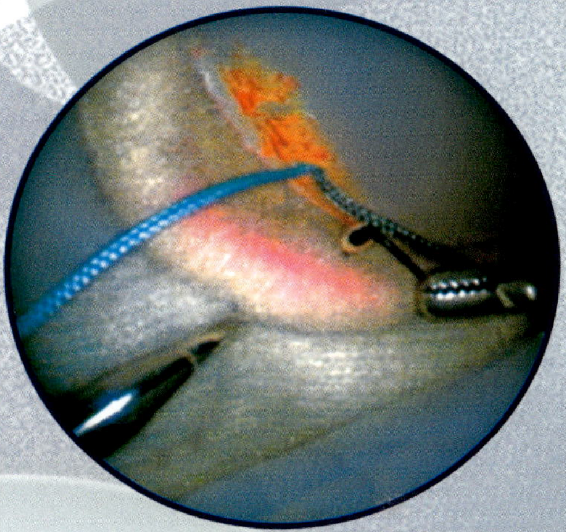

Stephen J. Snyder, M.D.
Physician in Charge
CLASroom (Center for Learning Arthroscopic Skills)
SCORE (Southern California Orthopedic Research and Education)
Southern California Orthopedic Institute
Director, Shoulder Arthroscopy Service
Department of Orthopedics
COSI (Center for Orthopedic Surgery, Inc.)
Van Nuys, California

Prefácio
Osvandré Lech
Chefe da Residência Médica IOT – Passo Fundo, RS
Professor da Universidade de Passo Fundo, RS
Fundador e Ex-Presidente das Sociedades Brasileira e Sul-Americana de Cirurgia do Ombro e Cotovelo
Editor para a América do Sul do *Journal of Shoulder and Elbow Surgery*
Membro do Corpo Editorial da Revista Brasileira de Ortopedia

2ª Edição

REVINTER

Artroscopia do Ombro, Segunda Edição

ISBN 85-7309-992-5

Tradução:
DOUGLAS ARTHUR OMENA FUTURO
Médico, RJ

Revisão Técnica:
SÉRGIO CORDEIRO DOS SANTOS
Membro Titular da Sociedade Brasileira de Ortopedia e Traumatologia (SBOT)
Membro Titular da Sociedade Brasileira de Artroscopia (SBA)
Ex-Assistente do Royal National Orthopaedic Hospital

Ilustrações:
ROBERT W. WLLIAMS

Nota: A medicina é uma ciência em constante evolução. À medida que novas pesquisas e experiências ampliam os nossos conhecimentos, são necessárias mudanças no tratamento clínico e medicamentoso. Os autores e o editor fizeram verificações junto a fontes que se acredita sejam confiáveis, em seus esforços para proporcionar informações acuradas e, em geral, de acordo com os padrões aceitos no momento da publicação. No entanto, em vista da possibilidade de erro humano ou mudanças nas ciências médicas, nem os autores e o editor nem qualquer outra parte envolvida na preparação ou publicação deste livro garantem que as instruções aqui contidas são, em todos os aspectos, precisas ou completas, e rejeitam toda a responsabilidade por qualquer erro ou omissão ou pelos resultados obtidos com o uso das prescrições aqui expressas. Incentivamos os leitores a confirmar as nossas indicações com outras fontes. Por exemplo e em particular, recomendamos que verifiquem as bulas em cada medicamento que planejam administrar para terem a certeza de que as informações contidas nesta obra são precisas e de que não tenham sido feitas mudanças na dose recomendada ou nas contra-indicações à administração. Esta recomendação é de particular importância em conjunto com medicações novas ou usadas com pouca freqüência.

Título original em inglês:
Shoulder Arthroscopy, Second Edition

Livraria e Editora REVINTER Ltda.
Rua do Matoso, 170 – Tijuca
20270-131 – Rio de Janeiro – RJ
Tel.: (21) 2563-9700 – Fax: (21) 2563-9701
livraria@revinter.com.br – www.revinter.com.br

Para Annie —
Pela sua compreensão.
Obrigado pela ajuda, encorajamento e
paciência durante este trabalhoso projeto.

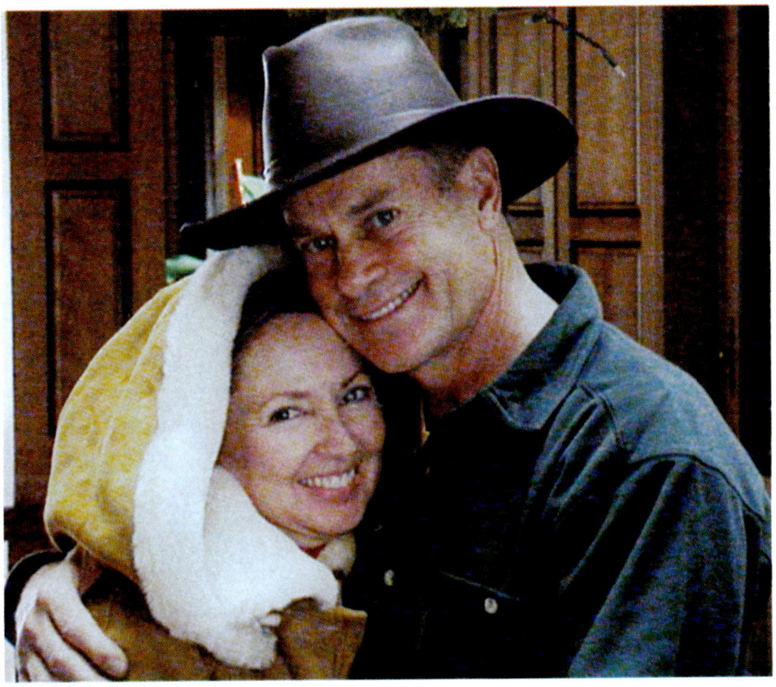

PREFÁCIO DA EDIÇÃO BRASILEIRA

The arthroscope is the tool of the devil
(O artroscópio é a máquina do diabo)
Citação popularizada por Charles Rockwood, EUA, nas suas conferências

The antero-inferior acromioplasty made either by open or arthroscopic method is the commonest procedure in shoulder surgery today
(A acromioplastia ântero-inferior realizada pelo método aberto ou artroscópico é a cirurgia do ombro mais comum hoje em dia)
Citado no resumo autobiográfico de Charles Neer, EUA

O método artroscópico utilizado para o diagnóstico e o tratamento das patologias do ombro foi o maior avanço incorporado à especialidade nos últimos 20 anos. A sua curva de aprendizado mais longa e os custos elevados dos materiais necessários à boa prática artroscópica foram, de fato, decisivos para que este método tivesse um desenvolvimento mais lento na articulação do ombro, quando comparado com a articulação do joelho.

Este é um livro escrito por um autor apenas, o que torna a tarefa mais árdua e mais verdadeira. Mais árdua porque TODOS os aspectos do livro – texto, ilustrações, bibliografia – são de responsabilidade do único autor. Mais verdadeira porque as idéias contidas no texto são de propriedade exclusiva do autor, o que não acontece em livros-texto de diversos autores.

Ao ler o livro para escrever este prefácio, percebi que o maior interesse do Dr. Snyder não é produzir páginas e páginas de texto. Ele consegue ir "direto ao assunto" com uma capacidade prática que encanta o leitor. Desta forma, este livro quase se transforma em um manual. Além disto, ele não está interessado em mostrar apenas o que existe de mais complexo no seu armamentário cirúrgico. O leitor atento aprenderá muito sobre coisas simples, como a posição do paciente na mesa, o peso a ser utilizado na tração, os tipos de nós cirúrgicos, etc. Enfim, o Dr. Snyder percorre do simples ao sofisticado de forma que o leitor perceba que tais procedimentos são realmente simples. Capacidade dada a poucos gênios.

Com esta mesma genialidade, ele apresenta tratamentos artroscópicos para a maioria das patologias do ombro, algumas delas ainda motivo para acalorados debates científicos. Capacidade igualmente dada a poucos.

Conheci o Dr. Stephen Snyder há muitos anos. O seu brilhantismo no pódio e o seu coleguismo no trato social distinguem-no dos demais. Depois de alguns contatos, ouvi dele: "Steve, Osvandré, ok ?". Esta expressão funciona como uma senha para que o contato avance do formal para o informal.

O Dr. Snyder recebeu no seu Serviço diversos colegas brasileiros que hoje são líderes no emprego desta técnica no nosso país, possibilitando que o avanço científico ocorra da forma mais democrática possível. Também por este motivo, este livro será lido e celebrado pelos colegas brasileiros.

A classificação da lesão de SLAP (1990), da patologia originalmente descrita por James Andrews em 1985, a observação de que a espessura do acrômio, e não apenas a sua curvatura, é, também, fator de compressão subacromial (1991), a introdução da nova sigla ao vocabulário da especialidade – PASTA (2003), que é a *partial articular supraspinatus tendon avulsion*, avulsão articular parcial do supra-espinal, além de um sem-número de avanços em técnicas cirúrgicas fazem do Dr. Snyder um dos maiores pensadores da artroscopia do ombro de todos os tempos. Seu nome deveria ser incluído junto com os dos pioneiros desta área, como Burman (1931), Watanabe (1950), Conti (1979), Willey (1980), Harvard Ellman (1987), Lanny Johnson (1988) e Richard Caspari (1988).

As conhecidas citações dos Drs. Rockwood e Neer acima transcritas em nenhum momento tentaram impedir o avanço desta técnica. Na verdade, por serem grandes formadores de opinião, as suas críticas deram maior visibilidade ao método, contribuindo, assim, para a sua divulgação.

Por fim, sinto-me lisonjeado por assinar o prefácio da edição em português, junto com os Drs. Stephen Burkhart, James Esch e Charles Rockwood, que assinam a edição em inglês. Todos estes grandes nomes estarão em Sauípe, Bahia, de 16 a 20 de Setembro de 2007, quando se realizará o X Congresso Mundial de Cirurgia do Ombro e Cotovelo.

Osvandré Lech
Chefe da Residência Médica IOT – Passo Fundo, RS
Professor da Universidade de Passo Fundo, RS
Fundador e Ex-Presidente das Sociedades Brasileira e
Sul-Americana de Cirurgia do Ombro e Cotovelo
Editor para a América do Sul do *Journal of Shoulder and Elbow Surgery*
Membro do Corpo Editorial da Revista Brasileira de Ortopedia

PREFÁCIO

O verão de 1988 foi um período-chave da minha vida. Tendo em mente que os principais dogmas da ortopedia me traziam poucas respostas e que não havia um roteiro para um aspirante a artroscopista de ombro, viajei à Califórnia para visitar o Dr. Steve Snyder e ver exatamente o que ele estava fazendo. Imaginava que iria aprender algumas técnicas preciosas que aumentariam as minhas habilidades e que voltaria para casa para continuar o meu ritmo demasiado lento no desenvolvimento da artroscopia do ombro. Em vez disto, fui bombardeado com um incessante volume de informações geradas pelo Dr. Snyder, que se negava a reconhecer qualquer obstáculo para que todas as cirurgias de ombro fossem realizadas por via artroscópica. No final da minha viagem, o entusiasmo e a experiência do Dr. Snyder tornaram-me um verdadeiro crente da sua visão do futuro sobre a cirurgia de ombro como uma disciplina artroscópica. Voltei para casa inspirado, determinado a acelerar o meu próprio ritmo de desenvolvimento.

Um dos maiores atributos do Dr. Steve Snyder é o livre compartilhamento do seu conhecimento com os colegas. Ele é um professor natural, capaz de explicar difíceis conceitos e intrincados procedimentos com enorme clareza. Esta qualidade está aparente nesta segunda edição de *Artroscopia do Ombro*, onde as técnicas individuais do Dr. Snyder e seus incontáveis recursos são compartilhados com o leitor.

Os gênios visionários não são reconhecidos em seu próprio tempo. A aceitação ampla de novos conceitos leva tempo. Uma pequena citação conhecida do Pai da Cirurgia Moderna de Ombro cristalizou este ponto de vista:

> Meus arrependimentos são o de ter perdido tanto tempo com as opiniões dos profissionais de uma geração anterior à minha e o de não me ter dado conta de que o necessário era a aprovação dos meus pupilos, não a dos meus mestres.
>
> – E. A. Codman, M.D.
> 1934

Sou eternamente grato a Steve Snyder, por ter permitido que eu fosse seu diligente pupilo e bom amigo.

Stephen S. Burkhart, M.D.
Clinical Associate Professor
The University of Texas Health Science Center at San Antonio
Director of Medical Education
The Orthopaedic Institute
San Antonio, Texas

PREFÁCIO

Este livro deve ficar na cabeceira e na sala de cirurgia de todo cirurgião artroscópico de ombro, por conter as técnicas comprovadas da cirurgia artroscópica de ombro, escritas pelo homem que dedicou a sua vida a transmitir o seu trabalho.

O Dr. Stephen Snyder não é somente um mestre no ensino da arte e da ciência da cirurgia artroscópica, mas também um amigo de longa data. Nós nos conhecemos no *San Diego Shoulder Meeting*, em 1984, e tive o prazer de trabalhar com ele durante o seu mandato como *Education Committee Chairman of the Arthroscopy Association of North America,* quando a artroscopia do ombro estava dando os primeiros passos. Desde então, atravessou o mundo instruindo cirurgiões sobre as suas técnicas de artroscopia do ombro.

A paixão do Dr. Snyder pelo ensino é evidente por sua ênfase no exame sistemático, nos reparos SLAP, e na evolução das técnicas para o tratamento das instabilidades e o reparo do manguito rotador. Stephen Snyder é um visionário do ensino. Desenvolveu o modelo de ombro "Alex" para que os cirurgiões pudessem praticar estas técnicas antes de usá-las em seus pacientes; recentemente, criou um laboratório de ensino onde cirurgiões artroscopistas podem aprender as suas técnicas novas e em desenvolvimento para os procedimentos reconstrutivos. Seu interesse em disseminar a informação progrediu de um grupo de estudos sobre o ombro, que discutia casos interessantes, para um grupo internacional de cirurgiões de ombro que se comunicavam via internet. E, agora, no livro que delineou meticulosamente as suas técnicas e os seus procedimentos, criou os diagramas das etapas cirúrgicas, reuniu fotografias reais e elaborou o DVD que acompanha livro. Aconselho que o leitor mantenha este livro sempre à mão.

Juntamente com a influência de Stephen Snyder sobre a minha carreira, sou grato pela nossa amizade. Ele me mostrou, com a dedicação à sua mulher e aos dois filhos, ao seu trabalho e ao golfe, que realmente é possível que um cirurgião tenha uma vida equilibrada.

James C. Esch, M.D.
Assistant Clinical Professor
Department of Orthopaedics
University of California, San Diego, School of Medicine
Tri-City Orthopaedics
Oceanside, California

PREFÁCIO

A segunda edição de *Artroscopia do Ombro* oferece uma inigualável contribuição sobre o uso do artroscópio no tratamento dos problemas do ombro. Os 23 capítulos cobrem o tema desde os assuntos mais básicos, como a arrumação da sala de cirurgia, até detalhadas descrições sobre o tratamento dos problemas usuais e incomuns do ombro.

Agora, vou falar um pouco sobre o autor. Steve visitou o Serviço de Ombro do nosso Departamento de Ortopedia, há cerca de 25 anos, para ver o que fazíamos com os problemas relacionados com o ombro. Tenho certeza de que ele ficou desapontado ao ver que eu não estava trabalhando muito com a sua "Ferramenta do Diabo". Talvez isto o tenha estimulado, porque, certamente, tornou-se um dos nossos tesouros nacionais e internacionais no campo da artroscopia do ombro. Ele é um *expert* reconhecido internacionalmente, um soberbo professor e um colaborador regular para a literatura ortopédica. Admito que, algumas vezes, fiz com que ele passasse por maus momentos, dizendo que os seus resultados com o tratamento artroscópico poderiam ser melhores do que os que obtinha pelos procedimentos abertos. Ele sempre me explica, de maneira otimista, que os seus resultados estão melhorando *sempre*! Posso dizer que ele é um verdadeiro cavalheiro em todas as situações. Admiro as suas contribuições honestas, diretas e práticas. Estou feliz por ele e por dizer que ele é um bom amigo. Steve é um felizardo por ter prazer com o seu trabalho, ser feliz com a sua esposa, Annie, e com a sua família.

Charles A. Rockwood, Jr., M.D.
Professor and Chairman Emeritus
Department of Orthopaedis
University of Texas Health Science Center
San Antonio, Texas

INTRODUÇÃO

Esta é a segunda edição deste trabalho sobre artroscopia do ombro. Depois de completar o meu primeiro *Artroscopia do Ombro*, em 1993, nunca imaginei que realizaria a onerosa tarefa de revisá-lo. Aliás, assim como na maioria dos outros desafios que enfrentei na artroscopia do ombro, mais uma vez desviei-me para dedicar uma parte substancial dos meus momentos de descanso, durante os dois primeiros anos do novo milênio, a fim de reescrever e incluir conceitos e experiências em uma tentativa de atualizar este livro uma última vez.

A decisão de realizar esta tarefa cresceu durante os últimos três ou quatro anos. Os visitantes da nossa clínica, o Southern California Orthopedic Institute (SCOI), tinham o interesse de obter um registro impresso descrevendo os procedimentos cirúrgicos que eles testemunharam e praticaram no CLAS(Center for Learning Shoulder Arthroscopy)room. Meu livro original estava, sem dúvida alguma, desatualizado. Novos e melhores procedimentos e instrumentais surgiram para a maioria das tarefas importantes na artroscopia do ombro. Tentei preencher as lacunas deixadas pelas novas técnicas com novos capítulos, mas esta tarefa ficou muito complicada. Finalmente, o meu amigo, Dr. Alex Castagna, um proeminente cirurgião de ombro de Milão, Itália, insistiu que os seus alunos precisavam de uma "bíblia" atualizada sobre a artroscopia do ombro. Bem, este pequeno livro não é uma bíblia, mas espero que preencha algumas necessidades dos cirurgiões que procuram um texto abrangente e atualizado, que inclua uma abordagem sistemática, escrito por um cirurgião de ombro experiente, que possa ser aplicado a todas as áreas da artroscopia do ombro.

Tinha a falsa impressão de que a revisão seria mais fácil do que a criação da primeira edição. O tempo mostrou-me que estava errado. A profusão de experiências que ampliaram a minha vida profissional nos últimos dez anos decretou uma nova conceituação e redação para a maioria dos capítulos, além da criação de capítulos adicionais que não foram incluídos na primeira edição. Os capítulos sobre capsulite adesiva, instabilidade multidirecional, tendão subescapular, habilidades artroscópicas básicas, amarração dos nós e cistos ganglionares são importantes tópicos para uma completa compreensão da artroscopia do ombro moderna. Além disto, a comparação das técnicas que, atualmente, consideramos modernas e utilizamos como padrões das utilizadas em 1992 nos dá uma idéia sobre o incrível grau de mudanças que ocorreu em nosso campo. Já se foram os pregos de fixação absorvíveis, o reparo do manguito utilizando o *mini open* e as âncoras para a articulação AC. Eram importantes ferramentas naquela época, mas foram suplantadas por métodos e materiais mais novos, mais seguros e mais confiáveis.

O desenvolvimento e o amadurecimento da RM proporcionaram-nos uma nova ferramenta valiosa no auxílio para a avaliação e a detecção precoce de problemas importantes do ombro. Tive a felicidade de trabalhar com vários expoentes da radiologia no campo da ressonância magnética e participei do desenvolvimento e da avaliação de novas técnicas, como a artrorressonância magnética com gadolínio. Como a RM é um importante auxiliar para a avaliação mais precisa do ombro, incluí diversas imagens em vários capítulos com discussões sobre as informações que estas imagens nos trazem. Acredito que nós, como cirurgiões de ombro contemporâneos, devemos ter a proficiência em avaliar pessoalmente as imagens dos nossos pacientes quanto à qualidade e ao conteúdo. Apesar de vários radiologistas terem a habilidade de interpretar os exames, não deve ser suficiente para um cirurgião olhar meramente o laudo, aceitar um diagnóstico e formular uma decisão cirúrgica.

Atualmente, sentimo-nos confiantes em reparar a maioria das rupturas do manguito rotador, assim como grande parte das instabilidades do ombro por via artroscópica. Utilizando o visor, é muito mais fácil reconhecermos os casos em que não é possível o reparo e planejar a abordagem aberta apropriada, quando necessário. Nosso índice de insucessos no tratamento destes casos complexos por via artroscópica é muito menor do que o encontrado para os procedimentos abertos. As complicações são raras. Ainda não tive casos de infecção ou problemas neurológicos que tenham sido induzidos pela cirurgia, a despeito de já ter realizado mais de 2.000 cirurgias artroscópicas de ombro. Além disto, estamos aprendendo a abandonar algumas das idéias antigas à luz de uma nova compreensão. Por exemplo, atualmente sabemos que a patologia do tendão do bíceps é freqüentemente um problema primário e nem sempre associado a um impacto, como se imaginava no passado. A confusa situação conhecida como impacto subacromial permanece. Essencialmente, continua sendo uma prática-padrão a descompressão de todos os casos de patologia do manguito rotador que vão à cirurgia, havendo necessidade ou não. Nos dias de hoje, acreditamos que muitos casos de patologia do manguito rotador resultam de condições degenerativas intrínsecas que não são causadas pelo impacto. Podemos planejar o nosso tratamento de acordo com as necessidades do paciente e não pela pedagogia ultrapassada.

Tive o prazer de testemunhar o crescimento da prática de artroscopia do ombro ao redor do mundo. Visitei centros de artroscopia de excelência em diversos países da Europa, América do Sul, Austrália, Ásia, e no Canadá e México. As oportunidades educacionais para um cirurgião interessado estão crescendo e incluem cursos, fitas de vídeo e DVD, *workshops,* e programas de educação formais. Além disto, apesar de o material cadavérico ser cada vez mais difícil de se conseguir, a disponibilidade de um treinador de cirurgia de ombro, "Alex, o professor do ombro", da Sawbones Inc. (www.sawbones.com) nos dá uma excelente oportunidade de aprender e aprimorar as técnicas de reconstrução do ombro sem a necessidade das peças anatômicas, com ou sem equipamento de vídeo.

O ponto alto do meio educacional da artroscopia do ombro é, sem dúvida, o simulador de realidade virtual afetuosamente batizado como "Sammy", fabricado pela Mentice Inc. Sammy foi projetado para emular o tutor humano ideal, além de ser a quintessência do paciente. O computador demonstra, inicialmente, os segmentos de uma técnica de artroscopia típica utilizando vídeos e, depois, guia o estudante por um processo progressivo de aprendizado, utilizando ferramentas virtuais em um ombro virtual tridimensional. O computador simula a experiência real da artroscopia do ombro por meio da incorporação de um sistema de *feedback* de força que dá aos instrumentais uma sensação tátil realista durante a realização de complexas tarefas na reconstrução artroscópica do ombro.

O futuro é ainda mais promissor. Os avanços na área da engenharia genética e adesão de tecidos melhorarão ainda mais as nossas capacidades de reparo dos tecidos, utilizando métodos mais seguros e menos complicados. Os artroscópios estão ficando menores e mais flexíveis, permitindo melhor visualização com mínima intervenção. A robótica aumentará a precisão cirúrgica quando guiada por cirurgiões competentes. Seremos capazes de diagnosticar mais rapidamente os problemas com melhor qualidade de imagens, e a evolução dos instrumentais fornecerá a oportunidade de adotar medidas preventivas para evitar seqüelas mais sérias. A reabilitação será mais científica, com base em modalidades comprovadas e não somente pela tradição. E, finalmente, a educação será consideravelmente melhor. As habilidades manuais serão aprendidas com o uso de simuladores de realidade virtual em vez do uso de cadáveres. Os cirurgiões estarão reunidos em suas residências e consultórios para ouvir as palestras e discutir casos em tempo real pela internet em vez de terem que viajar para participar de caras conferências. Os casos cirúrgicos poderão ser compartilhados ao redor do mundo com o uso da videoconferência de alta velocidade. Continuará sendo um tempo excitante e recompensador para os cirurgiões interessados e habilitados na arte da artroscopia do ombro.

Stephen J. Snyder, M.D.

AGRADECIMENTOS

A missão de compilar a segunda edição deste "pequeno livro vermelho" sobre a artroscopia do ombro poderia ser descrita utilizando uma citação literária desafiadora. Nunca poderia ter confrontado este desafio sem o suporte, o aconselhamento, o encorajamento e, em alguns casos, a coerção de muitas pessoas.

Estou, e sempre estarei, em débito com os meus bons amigos e colegas do SCOI. Durante os últimos 20 anos, os membros da equipe de ombro do SCOI, Drs. Mark Friedman, Wilson Del Pizzo, Richard Ferkel, Ronald Karzel, Marc Getelman, David Auerbach, Christopher Hamilton, Andrew Brooks e, finalmente, mas não menos importante, o membro honorário James Fox, ajudaram-me a reconhecer os conceitos úteis, testar os instrumentos cirúrgicos e desenvolver novas técnicas que facilitaram e melhoraram a cirurgia artroscópica do ombro. A despeito de sujeitá-los a conceitos "sem propósito", eles, na maioria das vezes, apoiaram os meus esforços e encorajaram-me a seguir a minha imaginação, algumas vezes com um bom resultado. Além disto, juntamente com a Dra. Elizabeth Bloze e o restante do grupo, apoiaram o meu sonho de criar o CLASroom no SCOI (ver capítulo 1). Sei que os milhares de estudantes e médicos que irão visitar e aprender utilizando os simuladores de realidade virtual, os modelos de treinamento ALEX e os circuitos fechados de vídeo e estações de teleconferência podem nunca entender o quanto estes meus parceiros contribuíram "por trás das cortinas" para este projeto.

Sou grato à minha equipe no SCOI. Jean Pericone, minha assistente pessoal e enfermeira, ajudou-me com as várias fotografias digitais e vídeos. Ela tornou-se o meu *alter ego* e desenvolveu uma forma de compreender o meu estado de espírito. Quando as coisas iam mal e pareciam intransponíveis, ela estava lá para me encorajar com um pequeno pedaço de chocolate colocado ao lado do meu computador.

O trabalho diário de criação deste livro foi difícil, em grande parte por causa do tempo disponível. É simplesmente impossível sentar durante uma hora e trabalhar em um capítulo. Para escapar do consultório durante alguns preciosos dias, minha secretária pessoal, Rhonda Hoff, arrumou a minha agenda além do humanamente possível para me propiciar alguns dias livres, quando pude escapar para Sun Valley onde tive tempo de escrever.

Os meninos no CLASroom, Rene e Eddie, foram sensacionais. Rene cuidou do CLASroom como o profissional que ele é, retirando dos meus ombros grande parte da responsabilidade de ser o tutor dos muitos visitantes que nos procuraram no SCOI para aprender artroscopia do ombro. É um verdadeiro profissional, somando as habilidades de excelente cirurgião às de maravilhoso professor. Assumiu a tarefa e dominou o uso das complexas máquinas de ensino utilizadas por nós para a prática da artroscopia virtual do ombro. Eddie é um maravilhoso editor de vídeo, qualidade que será reconhecida por todos após assistirmos ao DVD que acompanha este livro. Enfrentou o desafio de aprender um método completamente novo de edição digital, dominando a técnica em tempo recorde. Ensina, também, a sua arte aos visitantes do CLASroom.

A criação do DVD também foi um empreendimento interessante. As longas horas de filmagem e os atrasos nas cirurgias relacionados com a preparação foram muito problemáticos para o *staff* cirúrgico do SCOI. Roxanne e minha equipe de estrelas do ombro, liderada por Jenny e Jo Ann, foram excepcionais, não somente para este projeto, como também para os entediantes testes de novos instrumentais e produtos. Estes são apresentados no capítulo 3 do DVD, *Preparação da Sala de Cirurgia para a Artroscopia de Ombro.* Eleanor O'Brien fez as minhas transcrições para o livro original em 1993. A despeito da sua árdua história, concordou em ajudar com esta segunda edição, já que eu havia aprendido a digitar as minhas anotações em vez de ditá-las, como antes, em um avião, carro ou em outros locais barulhentos. Aprendi a digitar, e ela concordou em editar, realizando outro excelente trabalho. Eleanor ajudou a reunir as referências, desenvolver as tabelas e organizar todo o livro. Sobreviveu à experiência e mantém uma atitude positiva. Não sei o que ela irá querer se houver uma nova edição.

O ilustrador do livro, Robert W. Williams, é um velho amigo que ilustrou a primeira edição de *Artroscopia do Ombro*. Eu "redescobri" Bob de uma forma miraculosa, depois de três tentativas frustrantes com outros artistas. Minhas necessidades eram um tanto quanto singulares. Precisava de um ilustrador que compreendesse a anatomia e a visão por uma perspectiva artroscópica. Bob é um especialista em ambas as áreas, tendo trabalhado na sala de cirurgia durante muitos anos. Desenvolveu uma página na internet e postava cada nova ilustração para que eu, instantaneamente, fizesse o *download*, corrigisse e armazenasse. Bob pode ser contatado no *e-mail* willlstu@earthnet.com.

Meu grupo de apoio pessoal profissional era dividido em três níveis de importância: os antepassados da cirurgia aberta do ombro, os pioneiros da artroscopia do ombro e a atual geração de cirurgiões, que nos honra como *fellows* de artroscopia e medicina desportiva na equipe de ombro do SCOI.

Antepassados da Cirurgia Aberta do Ombro

Os gigantes da cirurgia de ombro incluem nomes como Codman, Rowe, Neer, Cofield, Matsen, Nevaiser, Hawkins e Warren. Estes cirurgiões estão entre os primeiros intelectuais que desenvolveram as técnicas de cirurgia de ombro nos primórdios da ortopedia atual. Estudaram os problemas e desenvolveram novas técnicas para melhorar a abordagem cirúrgica aberta para o ombro, determinando os padrões para todos os cirurgiões artroscópicos. Outros dois homens que influenciaram pessoalmente a minha carreira foram os Drs. Frank Jobe e Charles Rockwood.

O Dr. Jobe, durante o meu período de residência, ensinou-me a importância da manipulação suave de todos os tecidos. Apesar de ter mãos grandes e poderosas, tinha um toque de veludo e manipulava os tecidos com a habilidade e a leveza de um artista. Frank também me ensinou o valor do uso da posição lateral para a cirurgia do manguito rotador. Apesar de não ter sido a sua intenção me preparar para a artroscopia do ombro, foi exatamente o que ele fez, ensinando-me o posicionamento ideal do paciente para todos os nossos procedimentos, especialmente nos primórdios da descompressão e reparo por *mini open*.

O Dr. Charles Rockwood, ou Charlie, foi o meu modelo no início da minha prática profissional. Tenho um enorme respeito por seu trabalho e seu óbvio amor pelo ombro. Visitei-o quando começava a interessar-me em operar os ombros por meio de um visor. Compartilhei o meu interesse em artroscopia do ombro, bem como as primeiras gravações em vídeo com Charlie, na sala escura do seu consultório, onde ele observou, considerou e fez um único comentário que deu sentido a toda minha vida. "Filho", disse ele, "você acredita nesta artroscopia, mas tenha muito, muito cuidado, pois as pessoas provavelmente acreditarão em você." Sei exatamente o que ele quis dizer naquele dia, e sempre continuarei a dar o melhor da minha capacidade para seguir este conselho, tentando nunca defender um novo instrumental cirúrgico ou procedimento, tanto em artigos como em palestras, sem que estes sejam comprovadamente seguros e eficazes nas mãos de outros cirurgiões.

Pioneiros da Artroscopia do Ombro

Quando a artroscopia do ombro surgiu no final da década de 1970, havia uns poucos cirurgiões que, entusiasticamente, abraçaram esta técnica. O Dr. Lanny Johnson foi, em minha opinião, o verdadeiro "Pai da Artroscopia do Ombro" nos Estados Unidos. Lanny era um professor apaixonado que compartilhou os seus novos conceitos com vários visitantes em seu laboratório de artroscopia, bem como em suas palestras. Escreveu um livro clássico sobre o assunto, documentando diversas variações anatômicas importantes, bem como descreveu as suas técnicas para o reparo das lesões. Lanny desenvolveu diversos instrumentos para a artroscopia cirúrgica, incluindo *shavers* e brocas motorizadas que tornaram as tarefas, anteriormente difíceis ou impossíveis, muito mais fáceis. Apesar de estar aposentado das suas atividades cirúrgicas, Lanny continua a ensinar, pesquisar e desenvolver novas idéias que beneficiam a todos nós. Não penso que o campo da artroscopia estaria no nível dos dias de hoje sem as incontáveis contribuições do Dr. Johnson.

O Dr. Harvard Ellman foi um cirurgião de Los Angeles. Ficou conhecido como o primeiro cirurgião clássico de ombro que "viu a luz" e abraçou a artroscopia do ombro como uma nova modalidade valiosa para a avaliação e o tratamento dos seus pacientes. Harv chamou-me ao seu serviço entre 1988 e 1989 perguntando se poderia ajudá-lo a criar um vídeo para o ensino da sua técnica de descompressão subacromial, uma cirurgia geralmente chamada de procedimento Ellman. Veio ao SCOI e editamos o vídeo. Naquela tarde especial, aprendi que maravilhoso e devotado professor era ele, sem mencionar a sua brilhante capacidade como cirurgião. Harv foi um dos membros originais da American Shoulder and Elbow Surgeons, e, certamente, foi o primeiro a adotar a artroscopia do ombro. Acredito que a sua participação foi primordial para a aceitação da artroscopia pelos membros da ASES. Harv, juntamente com os Drs. Jobe e Rockwood, apoiou a minha nomeação para o grupo, uma atitude ousada naquela época, já que a minha prática certamente não fazia parte do que era aceito pela cirurgia de ombro convencional. Harvard faleceu um ano após deixar a presidência da ASES, mas variações da sua pequena cirurgia continuam a ser os procedimentos mais comumente realizados na cirurgia de ombro.

O Dr. Richard Caspari foi aluno e amigo do Dr. Johnson que, como Lanny, era um cirurgião naturalmente habilidoso. Dick desenvolveu vários instrumentos que foram essenciais para a evolução das cirurgias. A pinça de fios Caspari permanece sendo uma das melhores ferramentas para a passagem de fios no tratamento das instabilidades ou reparos do manguito. Dick tornou-se um amigo, confidente e parceiro comercial. Confiou a mim a responsabilidade de ser o *chairman* da Metcalf Memorial Arthroscopy and Sports Medicine Meeting. Inicialmente, esta responsabilidade duraria somente três anos, enquanto ele viajava ao redor do mundo com a sua esposa Judy. Dick visitou-me em dezembro de 1999, algumas semanas antes da sua prematura morte. Seu cativante sorriso é uma das coisas que mais sinto falta. "A vida não é fácil" – ele me dizia sempre.

Não sei de onde surgiu o apelido "Os Três Amigos", mas aprecio a associação pessoal e profissional que existe entre mim, Jim e Steve #1. Descobri que o amor que compartilhamos por nossas carreiras forjou um laço que me ajuda a manter o entusiasmo a despeito de uma agenda geralmente caótica, tentando equilibrar a minha prática cirúrgica com as minhas responsabilidades educacionais e pessoais. Eles me ajudaram a refinar a minha abordagem atual para a artroscopia do ombro. Muitas das técnicas encontradas neste livro foram influenciadas pelos dois. Eles são, sem dúvida, as vozes mais influentes na educação da artroscopia do ombro em todo o mundo, ambos tendo sido presidentes da Arthroscopy Association of North America e organizaram diversos cursos. Fui feliz por ter a oportunidade de viajar por todos os EUA e por muitas outras interessantes partes do mundo com o Jim e o Steve, participando de centenas de programas educacionais, *workshops* e outros projetos relacionados com a artroscopia do ombro. Nós "descobrimos" juntos o mundo digital da computação e trabalhamos para trazer este valioso adendo para o ensino da artroscopia do ombro. Eles formam um par singular em minha vida, e sou grato pela ajuda, o apoio e a amizade. Tudo seria perfeito se o grande Amigo (SB) jogasse golfe.

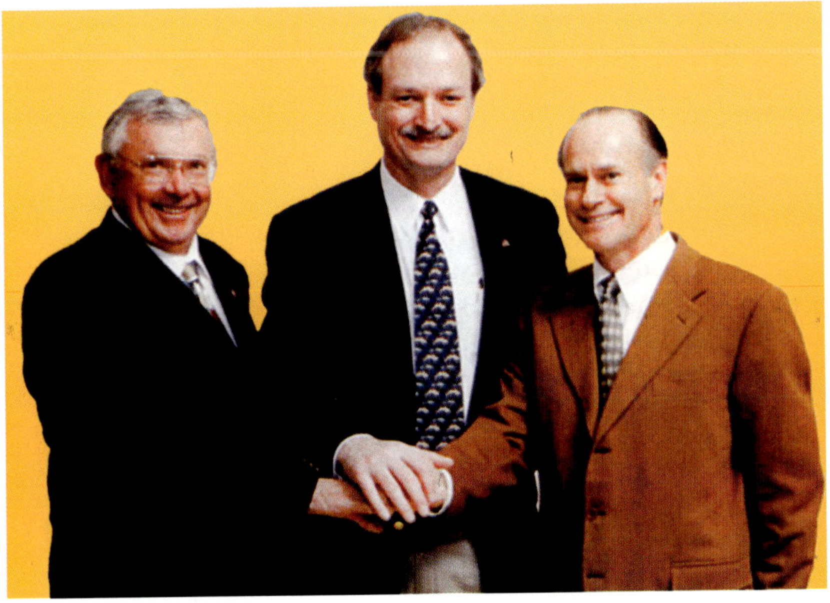

Os três amigos (James Esch, Stephen Burkhart e Stephen Snyder).

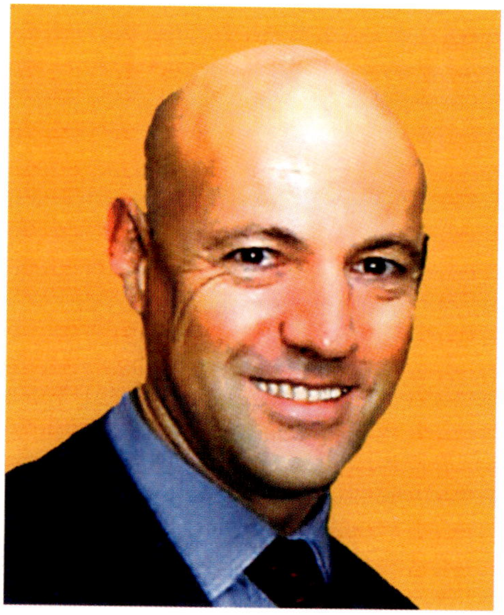

Dr. Alessandro Castagna (Professor Alex).

Há vinte anos, conheci Alex. Ele chegou a Los Angeles, vindo de Milão, Itália, para visitar o meu serviço e observar a artroscopia do ombro. Alex passou a fazer parte da minha vida profissional e pessoal a partir de então. É um indivíduo único, tanto em sua aparência física (com sua cabeça brilhante e sem cabelos), como em seu avançado intelecto, atributos que fazem com que ele não seja facilmente esquecido. Quando Alex decidiu desenvolver a versão italiana da equipe SCOI, ele o fez com carinho. Naquela época, não havia especialistas em artroscopia do ombro na Itália. Rapidamente, limitou a sua prática em ortopedia geral para desenvolver uma carreira invejável como "artroscopista de ombro" na Itália. Alex viaja mais do que qualquer pessoa que conheço, ensinando a artroscopia do ombro. Possui uma grande fraqueza, a incapacidade de dizer não a qualquer solicitação pelos seus serviços educacionais. É um professor no sentido estrito da palavra, que geralmente passa as suas manhãs ensinando aos seus discípulos artroscopia do ombro no modelo de ombro artificial que recebeu seu nome "ALEX, the shoulder professor" (veja Capítulo 2). Tenho a certeza de que em breve haverá uma excelente safra de artroscopistas de ombro na Europa graças ao Dr. Castagna, e sou honrado por estar entre os seus vários fãs e amigos.

Claro que esta é uma curta lista de pioneiros no campo da artroscopia do ombro. Não conseguiria incluir individualmente todos, mas sou verdadeiramente grato às contribuições de homens como Eugene Wolf, Wesley Nottage, Felix "Buddy" Savoie, J. P. Warner, Anthony Romeo, Joe Tippett, Lonnie Paulos, Steve Weber, Jeff Abrams e muitos outros que dedicaram uma boa parte do seu tempo para o aprimoramento da artroscopia do ombro. Eles enriqueceram a minha vida e contribuíram para o amadurecimento da nossa superespecialidade.

Seria extremamente omisso se concluísse estes agradecimentos sem incluir os jovens médicos (homens e mulheres) que nos honraram ao cursar o programa de residência de um ano em nosso programa. O número de membros da família SCOI cresceu para 79 agora, e este número aumenta em pelo menos cinco membros a cada ano. Sim, certamente existem exceções neste seleto grupo de doutores, como em qualquer grupo, mas a contribuição da maioria destes cirurgiões, não somente para a especialidade, mas, no geral, para a minha vida, é incomensurável. O entusiasmo que eles demonstram para aprender e o desejo de se tornarem "ases" da artroscopia fazem com que tudo seja válido para mim. Além disto, tudo seria impossível, para mim e para os meus parceiros, sem os esforços dos nossos "companheiros" na avaliação dos registros, no exame dos pacientes e na compilação dos dados necessários para a publicação de artigos científicos significativos na literatura. Grande parte do que fazemos no presente nunca teria sido cientificamente validado sem a valiosa assistência destes doutores. Sei que existem rumores de que o currículo é extenuante e que o "chefe" é tirano, mas os resultados são evidentes na graduação. Muitos dos melhores artroscopistas de ombro dos Estados Unidos estão neste grupo e temos muito orgulho deles.

Concluo agradecendo à minha esposa, Annie, e aos meus filhos, Nate e Eric. Viver como um autor (SJS) que tem um trabalho em "tempo integral" e geralmente utiliza os fins-de-semana para

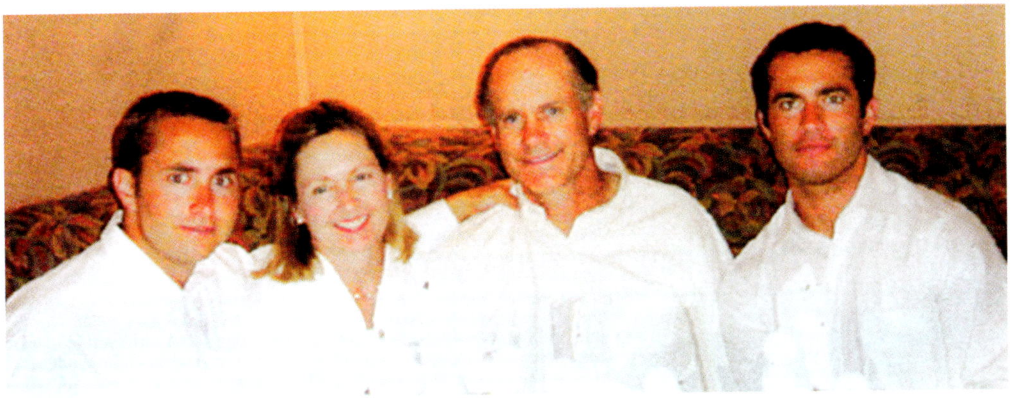

Nate, Eric e Ann Snyder com Papai celebrando o término do "Livro".

viajar e dar aulas deixa, algumas vezes, muito pouco tempo para a família. Sei que este estilo de vida não é o ideal, mas o apoio, o amor e o encorajamento que recebo da minha família são incríveis e agradeço muito por este presente. Annie lembrou o esforço que fiz na última vez que escrevi este livro. Ela insistiu que eu ficasse uma semana inteira em Sun Valley para o pontapé inicial. Tivemos uma grande partida que tornaram os próximos 18 meses melhores. Sei que a vida é um equilíbrio e, durante os últimos dois anos, a balança fez com que me afastasse da parte mais importante da minha vida. Muito obrigado.

SUMÁRIO

DVD

1

APRENDENDO A ARTROSCOPIA DE OMBRO

Na última década, a prática da artroscopia de ombro atingiu o *status* no armamentário ortopédico de um adjunto bem aceito, se não essencial, para o diagnóstico e tratamento de problemas simples e complexos do ombro. Conseqüentemente, a necessidade de desenvolver as habilidades necessárias para realizar a artroscopia diagnóstica básica e, em muitos casos, a reconstrução cirúrgica artroscópica se tornou mais importante do que nunca para muitos cirurgiões ortopédicos cujas práticas incluem o tratamento de pacientes com problemas no ombro. Assim como qualquer disciplina cirúrgica desafiadora, inúmeros recursos estão disponíveis para auxiliar o cirurgião interessado em desenvolver as habilidades técnicas essenciais. Como acredito que a maioria dos programas de residência médica falha no treinamento de seus jovens cirurgiões para realizarem mesmo as cirurgias artroscópicas básicas de ombro, a tarefa do aprendizado finalmente se torna responsabilidade do próprio cirurgião. Meu propósito ao escrever este capítulo é apresentar alguns caminhos que podem auxiliar o aluno a ascender na acidentada curva de aprendizagem para a artroscopia do ombro.

QUEM DEVE APRENDER A REALIZAR A ARTROSCOPIA DO OMBRO?

A cirurgia artroscópica se tornou uma técnica-padrão na cirurgia de joelho para o tratamento das rupturas meniscais, lesões ligamentares, problemas patelares e vários outros menos comuns. Qualquer cirurgião ortopédico que termina um programa de residência irá possuir as habilidades necessárias para realizar cirurgias básicas de joelho com competência. Em contraste, cirurgias como descompressão subacromial, remoção de calcificações, ou reparo da lesão do lábio superior anterior para posterior (SLAP) são procedimentos básicos da artroscopia do ombro que geralmente não são dominados pelos residentes em ortopedia. O treinamento disponível para a artroscopia de ombro nos programas de residência ainda é deficiente em muitos centros ao redor dos Estados Unidos e do mundo. Os médicos que trabalham em departamentos de medicina desportiva são bem treinados em artroscopia do joelho, mas não receberam treinamento em artroscopia de ombro durante seus programas de aprendizado. Muitos dos cirurgiões de ombro foram treinados nos métodos tradicionais de cirurgia aberta do ombro e não incorporaram as modernas ferramentas artroscópicas em suas práticas. Residentes têm pouco contato com a artroscopia do ombro e, portanto, estão mal preparados para oferecer esse procedimento a seus pacientes.

Nos últimos 15 anos, dediquei boa parte de minha energia ao aprendizado e ensino da artroscopia de ombro para residentes, companheiros e médicos visitantes de todo o mundo. Com base nessa experiência, acredito que a sofisticada artroscopia de ombro, assim como outras disciplinas ortopédicas complexas, a exemplo da cirurgia de revisão de artroplastias totais e de complicadas instrumentações da coluna, não é algo para ser praticado por todos os cirurgiões ortopédicos. É

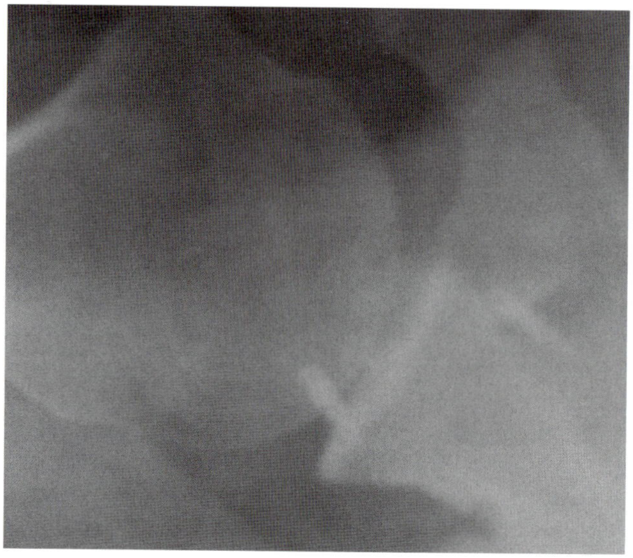

FIGURA 1-1. Duas âncoras de sutura, que foram inseridas artroscopicamente para reparar uma ruptura labral, foram colocadas incorretamente fora do osso.

difícil declarar mas, após testemunhar a luta e subseqüente frustração de alguns de meus alunos e a constelação de complicações e falhas cirúrgicas que freqüentam minhas clínicas, cheguei a esta conclusão (Fig. 1-1). Acredito que existem dois níveis de artroscopia de ombro e que cada cirurgião deve determinar com base em sua experiência e perfil, qual deles irá executar. Todos os cirurgiões que lidam com problemas de ombro devem ser treinados e ter proficiência na artroscopia diagnóstica básica. Debridamento articular simples, remoção de corpos livres, bursoscopia diagnóstica, descompressão com ressecção parcial ou completa da clavícula distal e remoção de calcificações estão incluídos nessa categoria.

O segundo nível de especialização técnica inclui procedimentos de reconstrução de ombro mais complexos. Reconstrução de instabilidades, reparo do manguito rotador, reparo SLAP e ressecção de cistos ganglionares estão incluídos nessa categoria. É difícil para o cirurgião que não tenha sido especificamente treinado nessas modernas disciplinas complexas, realizá-las efetivamente e com a proficiência necessária para assegurar alto nível de sucesso para seus pacientes. A maioria dos cirurgiões que optar por dedicar o tempo e a energia necessários para desenvolver as habilidades do segundo nível estará capacitada para realizar esses procedimentos, mas não existem atalhos. A punição para o artroscopista não-iniciado é a mediocridade cirúrgica e o perigo para o paciente.

INICIANDO COM A ARTROSCOPIA DE OMBRO

Um cirurgião interessado, primeiramente, deve adquirir uma compreensão básica das técnicas para a artroscopia diagnóstica. O melhor método para se tornar familiarizado com as técnicas cirúrgicas básicas é observar um cirurgião treinado durante suas cirurgias. Todas as etapas necessárias, desde a sala-padrão e preparação do paciente para a inserção do artroscópio e avaliação da anatomia, podem ser observadas nessa situação. Para dominar as técnicas, o médico precisa despender o tempo e o esforço necessários para aprender as habilidades básicas e depois trabalhar de uma forma progressiva e sistemática para avançar na técnica.

Materiais Básicos de Leitura: Livros-Texto

Felizmente, existem vários livros-texto disponíveis com informações sobre a artroscopia de ombro. A maioria desses livros inclui capítulos escritos por vários autores diferentes e as técnicas

QUADRO 1-1. LIVROS-TEXTO DE ARTROSCOPIA

Editora	Editor	Título	Data de Publicação
Lippincott Williams & Wilkins	McGinty JB, Jackson RW, Richmond JC, Johnson DH, Burkhart SS	*Operative Arthroscopy, 3rd ed.*	2002
	Stoller DW	*MRI, Arthroscopy and Surgical Anatomy of the Joints*	1998
Springer-Verlag	Chow J	*Advanced Arthroscopy*	2001
	Strobel M	*Manual of Arthroscopy Surgery*	2001
Thieme	Barber FA, Fischer SP	*Surgical Techniques for Shoulder and Elbow*	2002
	Savoie FH, Field LD	*Master Cases in Shoulder and Elbow Surgery*	2002
	Parisien JS	*Current Techniques in Arthroscopy*	1998

apresentadas por um autor nem sempre se assemelham com as daquele de outros capítulos, o que pode confundir o aluno. Acredito que o estudante é mais bem servido escolhendo um único mentor cujas técnicas pareçam lógicas e razoáveis e cujos resultados cirúrgicos sejam aceitáveis e descrevam sua abordagem para artroscopia e reconstrução do ombro de modo detalhado (Quadro 1-1).

Revistas e Periódicos

Conforme a artroscopia de ombro se tornou uma disciplina cirúrgica aceita e valiosa, o número de revistas que passou a publicar artigos atuais e de revisão aumentou. *The Journal of Arthroscopy and Related Surgery* continua a ser a fonte primária para a informação impressa sobre a artroscopia de ombro. Ele inclui artigos revistos por pares, apresentações de caso e resumos de reuniões anuais da Arthroscopy Association of North America (AANA). *The Arthroscopy Journal,* como é conhecido, recentemente incluiu artigos de colaboradores de outros países, o que aumentou ainda mais seu valor.

The Journal of Shoulder and Elbow Surgery é a primeira revista que relaciona todos os aspectos da cirurgia de ombro. Nos últimos três anos, essa revista aumentou sua publicação sobre a artroscopia de ombro, tendo valor ainda maior para todos os cirurgiões de ombro.

The American Journal of Sports Medicine comumente inclui artigos sobre a artroscopia de ombro. O foco em tópicos da medicina desportiva faz com que esse jornal seja particularmente valioso para cirurgiões que lidam com atletas em todos os níveis na comunidade.

Orthopedics Today é uma revista mensal que publica artigos destacando materiais apresentados em reuniões recentes. Tópicos contemporâneos são explorados em mais detalhes por autores convidados, e são apresentados debates (Quadro 1-2).

QUADRO 1-2. REVISTAS DE ORTOPEDIA

Editora	Título
Arthroscopy Association of North America/W.B. Saunders	*Arthroscopy: The Journal of Arthroscopy & Related Surgery*
American Orthopaedic Society for Sports Medicine	*The American Journal of Sports Medicine*
American Academy of Orthopaedic Surgeons	*Journal of the American Academy of Orthopaedic Surgeons*
	Journal of Bone and Joint Surgery
Mosby	*Journal of Shoulder and Elbow Surgery*
W.B. Saunders	*Operative Techniques in Sports Medicine*
SLACK, Inc.	*Orthopedics Today*

QUADRO 1-3. INFORMAÇÕES EM VÍDEO

Séries de CD-ROM: Poehling G, Burkhart S. *Masters em Arthroscopy – An Interactive CD-ROM Series*, da editora Mosby
Video Journal of Orthopaedics
Orthopaedic Knowledge Online, um serviço da *American Academy of Orthopedic Surgeons*
CD-ROM de cursos instrucionais da Arthroscopy Association of North America

Informações em Vídeo

Desde o início da artroscopia de ombro moderna, os materiais de registro em vídeo têm sido uma valiosa ferramenta para facilitar a troca de idéias e de aprendizado. O CD-ROM e o DVD estão se tornando cada vez mais populares e logo serão alternativas para o armazenamento de dados por registro em vídeo e para a disseminação da informação.

Uma miríade de títulos de vídeos está disponível a partir de diversas fontes (Quadro 1-3). A cada ano, o Dr. James Esch lança um registro em vídeo das palestras e demonstrações apresentadas no curso San Diego Shoulder Arthroscopy. Esses vídeos começam a ser vendidos alguns meses após as reuniões anuais. A revisão desses vídeos é um bom método para desenvolver uma imagem mental das etapas da cirurgia e apreciar técnicas cirúrgicas especiais que podem ajudar em situações especiais. Uma demonstração mais detalhada das técnicas cirúrgicas pode ser obtida do *Video Journal of Orthopaedics*. Essa revista produz uma fita de vídeo bimensal oferecendo uma opção em DVD que demonstra as técnicas novas e as tradicionais, algumas das quais sobre artroscopia de ombro. Edições prévias, cobrindo uma área de interesse especial para o cirurgião, podem ser solicitadas. O centro de recursos educacionais da American Academy of Orthopedic Surgeons (AAOS) oferece inúmeras publicações em vídeo, algumas delas apresentadas no centro de auto-aprendizado da reunião anual da AAOS.

Nossa equipe de ombro no Southern California Orthopedic Institute (SCOI) oferece abrangentes fitas de vídeo e DVDs, que são distribuídos pelo Center for Learning Arthroscopy Skills Room (CLASroom) e atualizadas freqüentemente. Esses programas contêm as últimas técnicas de artroscopia utilizadas em nosso centro. As fitas são produzidas em capítulos, que, em conjunto, abrangem toda a área da artroscopia do ombro. Os capítulos incluem a preparação da sala de cirurgia, artroscopia diagnóstica, descompressão, todos os tipos de reconstrução, remoção de calcificações e técnicas recém-desenvolvidas.

APRENDENDO A ARTROSCOPIA DE OMBRO

Aprendendo no CLASroom

O CLASroom (Fig. 1-2), localizado no escritório do SCOI, é um centro singular destinado a facilitar o processo de aprendizado de todos os aspectos da artroscopia (Fig. 1-3). O CLASroom foi

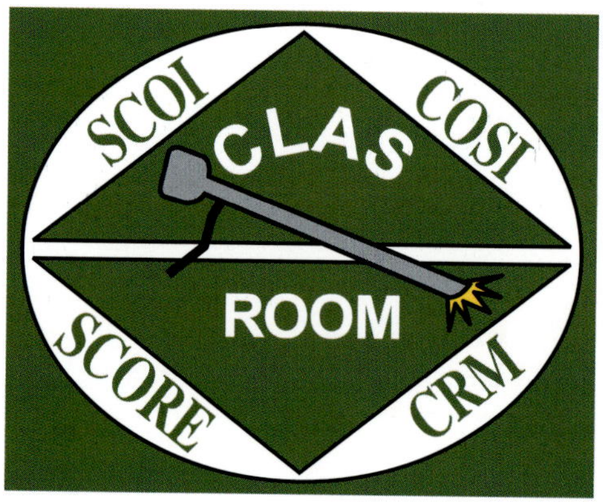

FIGURA 1-2. O CLASroom no Southern California Orthopedic Institute em Van Nuys, California.

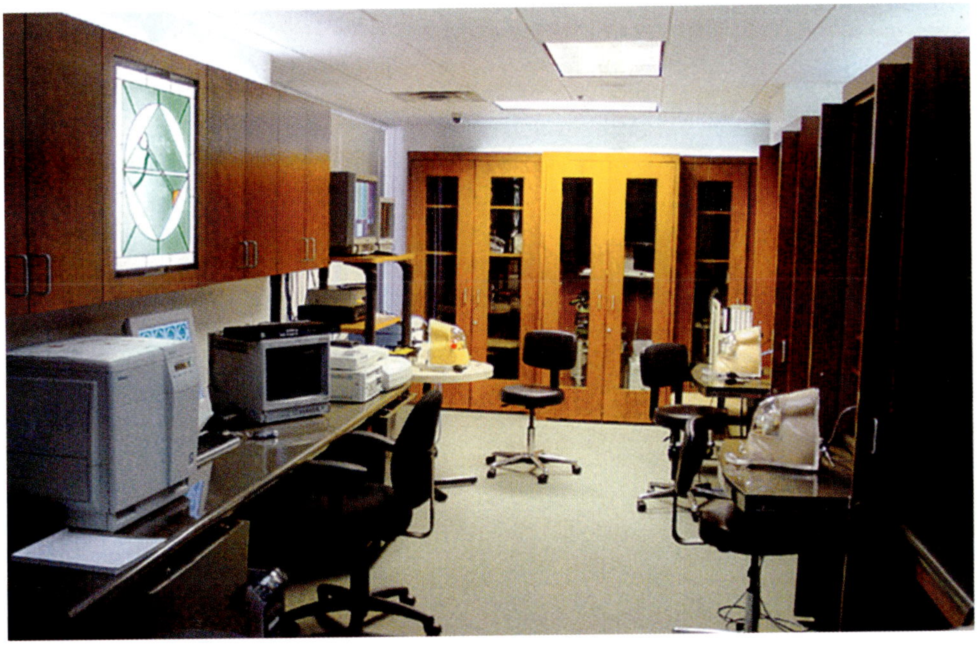

FIGURA 1-3. O CLASroom é um centro de aprendizado de alta tecnologia para uma completa educação artroscópica.

inaugurado em junho de 2001 e oferece uma variedade de opções que estão disponíveis para qualquer cirurgião, residente ou colega interessado (Fig. 1-4). As estações que compreendem o CLASroom serão descritas a seguir.

Biblioteca Abrangente

Uma biblioteca abrangente contém uma variedade de meios eletrônicos e um computador. O estudante pode rever a literatura e imprimir qualquer material desejado ou copiá-lo em outro disco para consultas futuras.

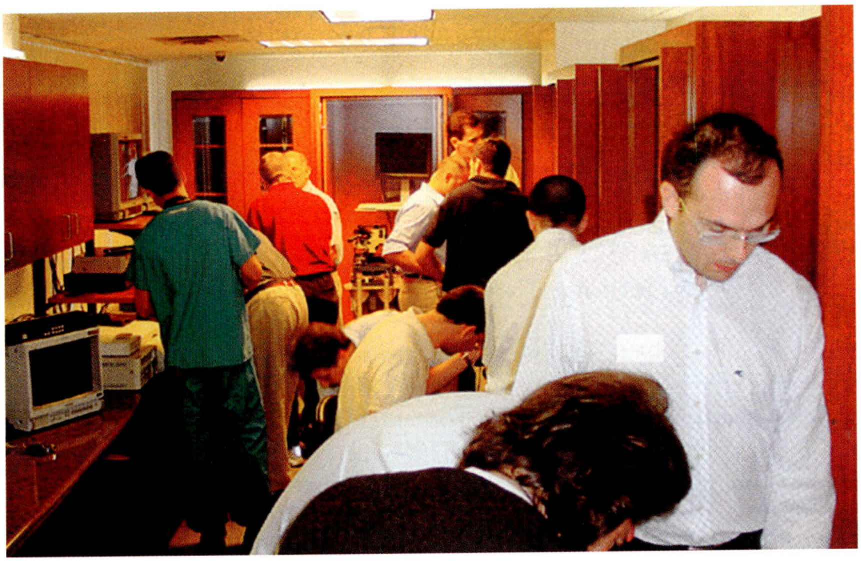

FIGURA 1-4. O CLASroom possui equipamentos para treinar simultaneamente até 15 alunos.

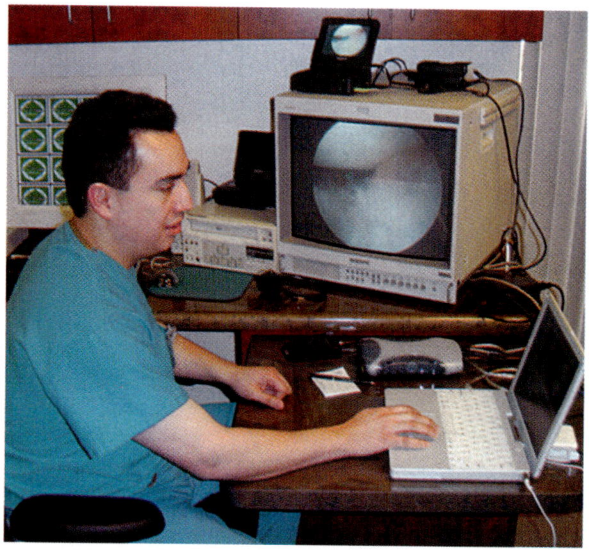

FIGURA 1-5. Os visitantes podem aprender a fazer edição digital de vídeo em um computador Macintosh.

Recursos de Computador

Um computador Macintosh é equipado com todos os programas e periféricos necessários para desenvolver apresentações digitais, tanto em vídeo (Final Cut Pro and Media 100) quanto Power Point. Essa estação inclui um programa auto-explicativo para iniciantes, e um técnico de vídeo está disponível para o auxílio pessoal durante o processo de aprendizado da edição de vídeo. Todos os alunos podem se tornar proficientes na captura e edição de seus próprios materiais de aula em vídeo, bem como desenvolver programas para a orientação de pacientes e para a internet (Fig. 1-5).

Estações de Vídeo

Três estações de vídeo estão disponíveis e equipadas para a prática cirúrgica manual utilizando os modelos da Sawbones, Inc. (Pacific Research, Vashon, WA) (Fig. 1-6). O aprendizado e o aperfeiçoamento das etapas de qualquer procedimento cirúrgico complexo podem ser uma tarefa assustadora; ele é semelhante a qualquer forma de arte manual. A grande habilidade e a destreza de um cirurgião habilitado fazem com que o procedimento pareça simples, mas a dificuldade é revelada quando um cirurgião novato tenta realizar a mesma tarefa.

Qualquer artista habilidoso ou artesão, primeiro aprende e depois pesquisa as etapas necessárias para realizar a tarefa. Esse aprendizado geralmente começa na forma de aprendiz e continua até que as habilidades se tornem naturais. O cirurgião deve fazer o mesmo, e é por esse motivo que o Ombro Professor ALEX foi desenvolvido. O ALEX é um modelo cirúrgico de ombro batizado em homenagem ao Dr. Alessandro Castagna, um proeminente cirurgião de ombro, professor e grande amigo de Milão, Itália (Fig. 1-7). O Dr. Castagna me inspirou a projetar e testar o modelo utilizando seus alunos e residentes. O modelo final representa um esforço colaborativo com a Sawbones, Inc.

O ALEX se assemelha em tamanho e formato com um ombro humano (Fig. 1-8). A área do deltóide é substituída por uma janela de plástico transparente que possui cinco orifícios do tamanho de portais. O modelo é feito de plástico transparente para permitir a penetração da luz ambiente. A camada externa da cor da pele pode ser removida através da liberação de dois parafusos. Os elementos ósseos são de plástico branco, mas a cabeça umeral e a glenóide são de poliuretano transparente de modo que as âncoras colocadas nesses locais possam ser facilmente removidas para reutilização (Fig. 1-9). Um elemento de tecidos moles simula o manguito rotador e a cápsula completa, com um tendão do bíceps e labro. Estas partes moles se prendem aos ossos com velcro e botões para que suas trocas sejam fáceis, quando necessárias.

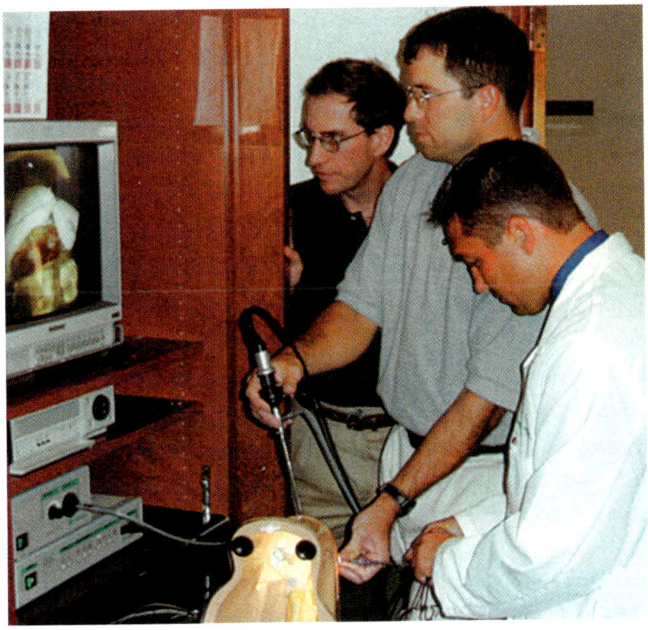

FIGURA 1-6. Estudantes de cirurgia aprendem todos os tipos de reconstrução do ombro utilizando um artroscópio e o modelo de ombro ALEX.

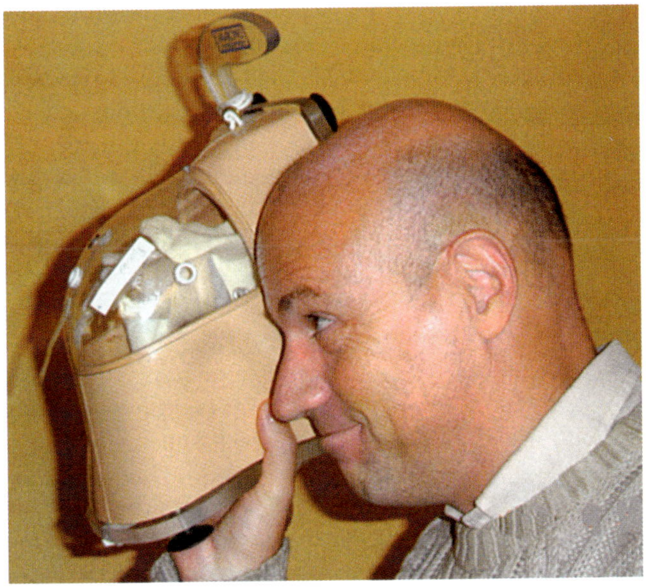

FIGURA 1-7. A similaridade entre o contorno do ALEX e os modelos do Dr. Alessandro Castagna é impressionante.

O modelo pode ser utilizado com ou sem artroscópio. Pela visualização através da cobertura plástica transparente, um cirurgião pode aprender a realizar as etapas básicas de uma cirurgia seguindo os passos demonstrados na tela de vídeo. Depois que ele já se sente confortável com as etapas individuais, pode progredir para realizar a cirurgia enquanto olha com um artroscópio. O aluno pode aprender e aperfeiçoar as etapas para o reparo da instabilidade do ombro, ruptura do manguito rotador, plicatura capsular, tenodese do bíceps e lesões SLAP, utilizando os mesmos instrumentais manuais e âncoras que são utilizadas na sala de cirurgia. Quando o estudante termina os exercícios cirúrgicos, pode remover as âncoras de sutura e utilizá-las novamente. O modelo é um excelente equipamento de treinamento para a amarração de nós. Ele vem com uma corda em uma saída de olho para o aprendizado dos nós antes da prática e aperfeiçoamento durante o reparo

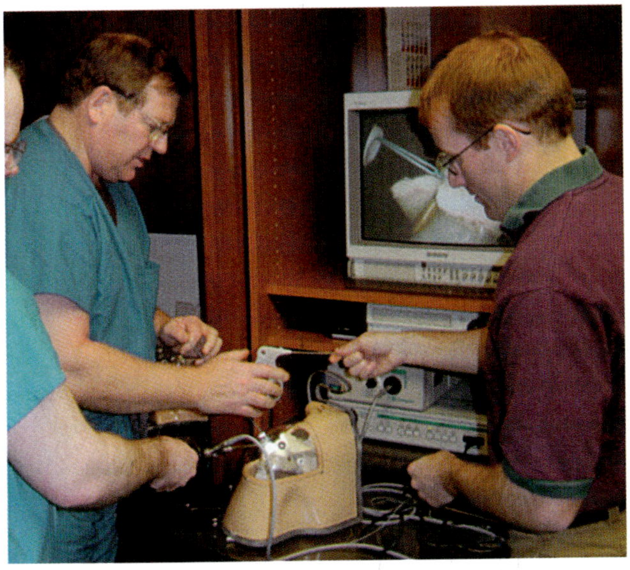

FIGURA 1-8. O aluno pode utilizar o Ombro Professor ALEX para aprender artroscopia de ombro com ou sem artroscópio.

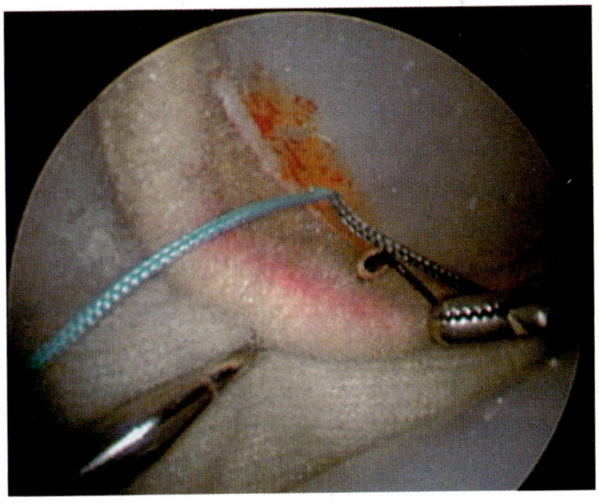

FIGURA 1-9. O labro da glenóide pode ser reparado utilizando âncoras de sutura com ou sem artroscópio.

tecidual no ALEX. Um fabricante também fornece uma fita de vídeo de demonstração com 40 minutos para o aprendizado passo a passo através dos vários reparos.

Cerca de três anos atrás, nós colaboramos com a Linvatec (Largo, FL) e Sawbones (www.sawbones.com) no desenvolvimento de um *kit* portátil para a prática da artroscopia que inclui um visor barato, uma fonte de luz e uma câmara de vídeo que pode ser utilizada com o modelo ALEX. A câmera de vídeo é uma adaptação de uma *web cam* barata conectada a um PC ou Macintosh e pode gerar uma experiência de aprendizado bastante realista. O médico pode utilizar o *kit* para praticar a artroscopia em vídeo em qualquer lugar em que um computador esteja disponível sem a necessidade de empregar os volumosos e caros módulos de artroscopia cirúrgica.

Biblioteca em Vídeo

Uma grande biblioteca em vídeo inclui as últimas fitas de ensino para as técnicas de artroscopia do ombro. Os materiais mais atualizados da *Video Journal of Orthopedics,* AANA, AAOS, James Esch, Robert Metcalf e nossos próprios arquivos de ensino estão disponíveis. Os visitantes podem rever as fitas desenvolvidas no CLASroom e fazer cópias dessas fitas em um VCR *multisystem* para o uso em seus países natais.

Sammy: Simulador de Artroscopia em Realidade Virtual

Sammy é um simulador de artroscopia em realidade virtual desenvolvido pela Mentice Company (Gotemburgo, Suécia). Esta é uma máquina de ensino futurista que utiliza a simulação tridimensional em computador de todo o meio interno do ombro. Sammy é um trabalho em desenvolvimento, mas já está suficientemente preparado para ser uma ferramenta valiosa de ensino da coordenação olho-mão, triangulação, anatomia humana e algumas técnicas que não podem ser aprendidas em modelos (Fig. 1-10). O Sammy é construído com um sistema amplificado com *feedback*-força que proporciona sensações táteis para as mãos do cirurgião, conforme manipula os instrumentais, que são similares às sensações que ele deve experimentar durante a cirurgia

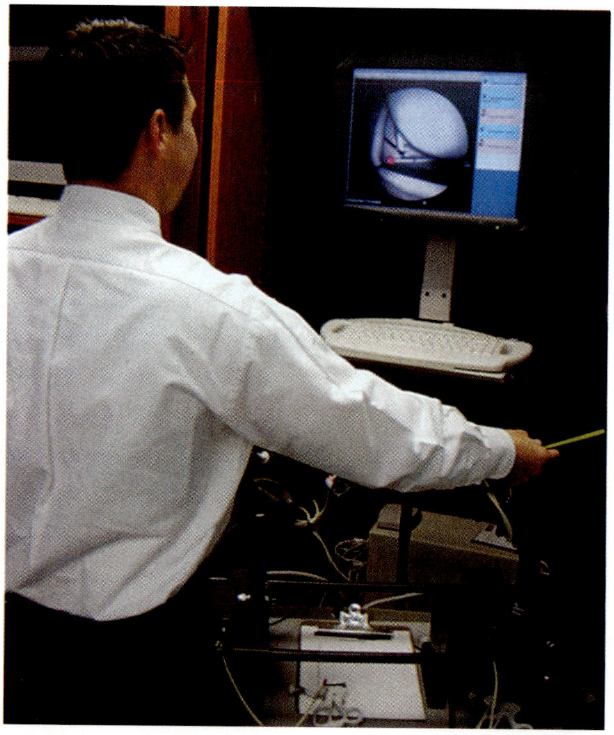

FIGURA 1-10. Sammy é um simulador cirúrgico em realidade virtual com *feedback*-força que ensina muitas das habilidades necessárias para a artroscopia de ombro.

dentro do ombro de um paciente. A textura de cada elemento da anatomia é semelhante à real. O meio virtual simula o líquido da artroscopia, com bolhas e correntes de líquido. Se um vaso sangüíneo é cortado acidentalmente, ele sangra até que seja controlado. O cirurgião pode realizar descompressão subacromial, encolhimento da cápsula (demonstrado no Mitek booth na reunião da AAOS), remoção de corpos livres ao redor da articulação e várias outras reconstruções mais sofisticadas que necessitam da inserção de âncoras e passagem de fios. O potencial para a educação artroscópica é ilimitado.

Acesso a Internet de Alta Velocidade e Videoteleconferência

Linhas de dados de alta velocidade são oferecidas para o acesso a internet, e videoteleconferências ao redor do mundo estarão disponíveis em breve. Os visitantes podem pesquisar os tópicos relacionados a artroscopia ou qualquer outra área na internet. Uma impressora está disponível para fazer cópias dos documentos em papel. Em um futuro próximo, uma *web cam* irá permitir discussões face a face com colegas com padrão técnico similar. A unidade irá transmitir cirurgias ao vivo e cursos educacionais ao redor do mundo.

"Links" de Vídeo e Áudio com a Sala de Cirurgia

Estão disponíveis os *links* de vídeo e áudio com a sala de cirurgia na COSI. Os visitantes geralmente desejam observar as cirurgias artroscópicas ao vivo sem ir para a sala de cirurgia. O *link* de vídeo permite que os espectadores permaneçam na CLASroom para ver as cirurgias transmitidas através de câmeras colocadas na cabeça do cirurgião e câmeras artroscópicas e discutir o caso com o *staff* cirúrgico (Fig. 1-11). Os visitantes podem praticar um procedimento artroscópico no ALEX ou Sammy na CLASroom enquanto observam um procedimento ao vivo em um monitor adjacente.

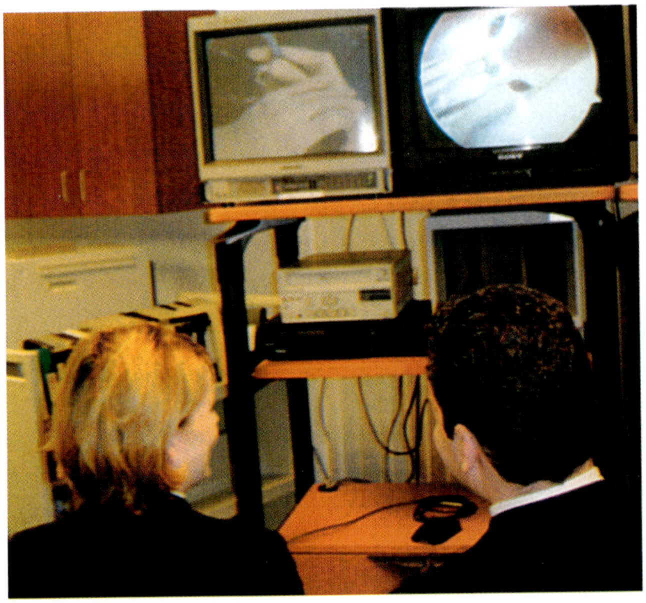

FIGURA 1-11. Os alunos podem ver um procedimento cirúrgico em andamento e discutir o caso com o cirurgião enquanto permanecem no CLASroom.

Outras Oportunidades Educacionais em Artroscopia

Cursos Educacionais com Cadáveres em Laboratórios de Anatomia

A cada ano, são oferecidos cursos nos Estados Unidos para que se pratique a artroscopia de ombro em cadáveres. Apesar de esta ser uma valiosa oportunidade de se praticar as técnicas artroscópicas, não é uma boa forma de aprender as etapas básicas de uma operação. Os cadáveres são de difícil manipulação, são caros, levam mais tempo para serem manipulados e geralmente tornam os procedimentos frustrantes. Muitos espécimes são cadáveres de idosos e os tecidos não são de boa qualidade, algumas vezes apresentando lesões degenerativas e manguitos danificados. O equipamento utilizado nos laboratórios pode não ser de boa qualidade e os profissionais podem não ser treinados com professores de alto nível. Acredito que os laboratórios de anatomia devam ser reservados para a "prova final" do treinamento de um cirurgião ou como uma oportunidade de avaliar novos equipamentos ou técnicas. O aluno deve aprender e praticar no modelo ALEX ou outro simulador antes de perder tempo e dinheiro em um cadáver de laboratório.

Quando o cirurgião aprendeu as etapas de uma cirurgia, praticou e aperfeiçoou uma técnica perfeita para a amarração dos nós e está pronto para testar suas técnicas em um cadáver de laboratório de boa qualidade, eu sugeriria o seguinte:

1. O Orthopedic Learning Center localiza-se em Rosemont, Illinois, próximo ao aeroporto O'Hare de Chicago. É uma excelente instituição de ensino devotada exclusivamente à cirurgia em cadáveres. A AANA oferece seis ou mais cursos de ombro, com duração de três dias a cada ano, utilizando os melhores convidados da AANA (fone: 847-292-2268; e-mail: www.aana.org).
2. O San Diego Shoulder Arthroscopy Update localiza-se em La Jolla, Califórnia, ao norte de San Diego. Este curso anual é o "avô" das reuniões de artroscopia de ombro. Dr. James Esch iniciou o curso em 1986 e continuou a melhorá-lo a cada ano. Ele é o anfitrião que dirige a reunião como uma festa pessoal para seus convidados. As palestras são apresentadas com o mais atualizado suporte audiovisual, e especialistas treinados cuidam do laboratório. Esch também oferece laboratórios secos alternativos com o uso dos mais novos modelos de ombro ALEX completos, com artroscópios e vídeos para aqueles que desejam usá-los. Este é um curso com tudo incluído, que eu recomendo para uma experiência educacional total e atualizada (fone: 760-940-2066; fax: 760-940-6110; e-mail: rebeccaq2@cox.net).
3. O Shoulder Controversies é um curso anual que ocorre em Dana Point ou Costa Mesa, Califórnia. Este é outro excelente curso anual que contém atualizações acerca das mais recentes informações sobre artroscopia de ombro. O Dr. Wesley Nottage desenvolve seu curso para apresentar as mais recentes idéias no campo, geralmente com pontos de vista conflitantes. Ele também oferece um laboratório com cadáveres, que dá a oportunidade de testar as técnicas artroscópicas utilizando equipamentos de alta qualidade em um excelente meio de ensino (fone: 949-581-7001; fax: 949-581-6687).
4. A AANA patrocina uma reunião anual de outono em vários locais ao redor do país. A primeira associação para o ensino da artroscopia coordena a reunião, e a qualidade das palestras é impressionante. Um benefício potencial é que a artroscopia de joelho, tornozelo e ombro estão incluídos em um curso de três dias. O profissional pode escolher entre assistir somente às palestras ou participar dos diversos laboratórios (fone: 847-292-2262; fax: 847-292-2268/ e-mail: moreinfo@aana.org).
5. A AAOS possui vários cursos de especialização que, geralmente, são oferecidos em conjunção com a Sports Medicine of the Shoulder and Elbow Society, ambos propiciando programas para o aprendizado da cirurgia de ombro. Alguns desses cursos incluem laboratórios de cadáveres no Orthopedic Learning Center e em outros locais, as informações podem ser obtidas na AAOS (fone: 800-346-2267; *web site*: www.aaos.org).

Aprendizado Via Internet

Nos dias de hoje, existe um número considerável de informações disponíveis na internet. Qualquer programa de busca pode proporcionar centenas de *sites* sobre informações de ombro, mas muitos deles são comerciais e têm pouco a oferecer ao médico. O CLASroom no *site* da SCOI (www.scoiclasroom.com) oferece inúmeros *links* para *sites* educacionais de alta qualidade. A visita a páginas como os da AANA (www.aana.org), Dr. Esch (www.shoulder.com) e da American Shoulder and Elbow Surgeons (www.ases-assn.org), além do *site* da AAOS (www.aaos.org), pode lhe dar excelentes fontes de informação sobre cursos e programas institucionais.

Uma nova fonte de educação via internet é a retransmissão de reuniões e seminários *on-line*. A tecnologia utiliza um servidor de internet para capturar um programa no *hard disk* interno ou em uma mídia removível como um CD-ROM ou DVD para preservar o programa a fim de que possa ser visto em outra hora. O aluno pode acessar o *site* com o uso de uma senha e solicitar a retransmissão do programa em momento e local que sejam convenientes. Uma companhia chamada SeminarSource.com (www.seminarsource.com) está iniciando um programa-teste para a reunião de outono da AANA em San Antonio, Texas, de 29 de novembro a 2 de dezembro de 2001. Se esse desafio for bem-sucedido, servirá como outra excelente fonte para informações atualizadas sobre artroscopia e tópicos relacionados. Mais informações podem ser obtidas na AANA (fone: 847-292-2262; *web site:* www.aana.org).

Durante o tempo de elaboração e publicação deste livro, pode ter havido o lançamento de outros *sites* da internet que ofereçam experiências de ensino *on-line*. No SCOI, nós nos esforçamos em manter uma lista atualizada destes no *site* da CLASroom (www.scoiclasroom.com). Por favor, visite-nos *on-line* e envie qualquer informação ou *feedback* que você desejar em relação a nosso *site* ou outros que contenham informações de valor sobre o aprendizado da artroscopia de ombro.

DVD

2

PREPARAÇÃO DA SALA DE CIRURGIA PARA A ARTROSCOPIA DE OMBRO

A artroscopia de ombro é um evento em equipe. É importante que todos aqueles envolvidos estejam cientes das necessidades únicas, incluindo equipamento, anestesia, posicionamento do paciente e técnica cirúrgica, para assegurar máxima eficiência e a segurança do paciente. Em nossa sala de cirurgia, cada membro da equipe deve estar familiarizado com todos os aspectos do procedimento, não somente com sua tarefa primária. Este capítulo descreve a sala de cirurgia que utilizamos no Southern California Orthopedic Institute (SCOI) em Van Nuys, Califórnia. A unidade Center for Orthopedic Surgery Incorporated (COSI) foi criada especificamente para atender às necessidades do artroscopista. Este capítulo se destina ao cirurgião, assistente e todo o *staff* da sala de cirurgia, incluindo enfermeiros, anestesista, além do instrumentador e do técnico de vídeo. É sugerido que seja feita uma recapitulação interna com toda a equipe antes de realizar o primeiro caso de artroscopia de ombro, para assegurar que cada membro da equipe tenha ciência das etapas do procedimento e das necessidades específicas peculiares à artroscopia de ombro. Sugiro que este capítulo seja copiado e distribuído como um manual para todos os membros da equipe na preparação para a reunião pré-operatória e como uma referência para futuros casos. O DVD e a fita de vídeo que acompanham este texto são ferramentas de treinamento ideais para o *staff* da sala de cirurgia.

■ SALA DE CIRURGIA

Ambiente da Sala de Cirurgia

Qualquer sala de cirurgia padrão, com pelo menos 30 × 30 pés, é suficiente para a artroscopia de ombro. Prefiro que um fluxo de ar laminar não esteja ativado durante a cirurgia, porque produz um ruído de fundo desagradável, que interfere com o diálogo entre os membros da equipe. Se houver janelas exteriores, elas devem ser cobertas com anteparos para escurecer a sala e assegurar a perfeita visualização do vídeo. De maneira ideal, deve haver uma fonte de iluminação suplementar direcionada para o teto de modo a iluminar indiretamente o campo cirúrgico. As paredes da sala de cirurgia devem ser revestidas com material não brilhante, para diminuir a reflexão sobre os monitores de vídeo.

A mesa da sala de cirurgia deve estar situada no centro da sala durante a preparação do paciente para a cirurgia. Depois do término da anestesia, o paciente é colocado em decúbito lateral, mas, antes da preparação do ombro para a cirurgia, a mesa é rodada 45 graus na direção contrária à do anestesista e seu equipamento, localizados no lado anterior do paciente, para que o cirurgião tenha acesso livre às regiões de cima e da frente do ombro (Fig. 2-1).

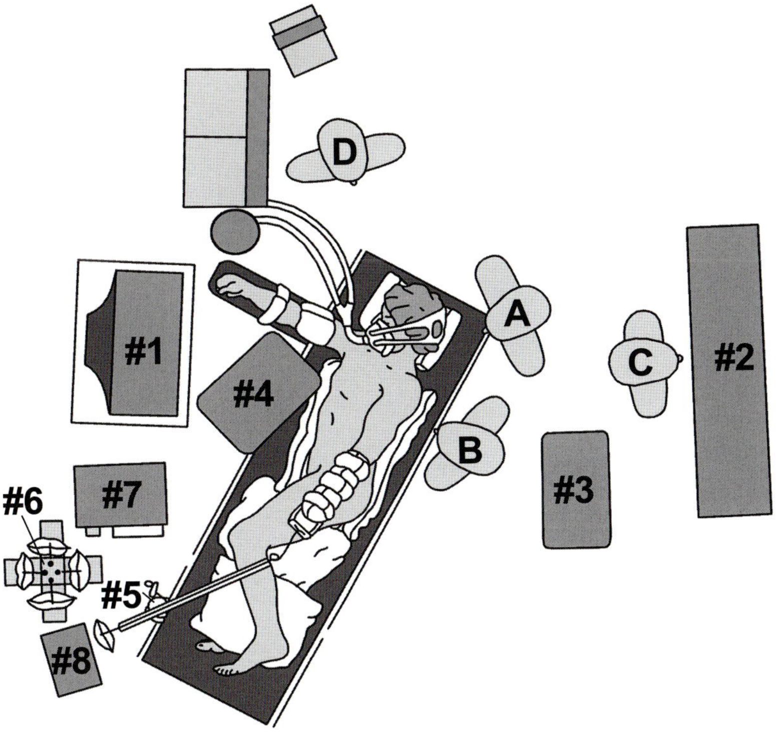

FIGURA 2-1. A arrumação apropriada da sala de cirurgia é importante para facilitar a prática da artroscopia de ombro. *1*, Carro de equipamentos de vídeo e de força; *2*, mesa de apoio de instrumentais; *3*; bancada de apoio de Mayo; *4*, primeira bancada de Mayo; *5*, um suporte de ombro de três pontos da Arthrex; *6*, monitor de depleção do fluido Levelert; *7*, bomba artroscópica, *8*, eletrocautério.

Mesa Pré-Preparada

Uma mesa pré-preparada contém os itens que a equipe cirúrgica irá utilizar para isolar o campo cirúrgico e preparar a pele. Estão incluídos dois campos com bordas adesivas para isolar o campo da cirurgia; um é retangular e o outro em formato de U. Uma lâmina de barbear e uma fita de duas polegadas para a remoção de pêlos, uma placa eletrocirúrgica para ligar o bisturi elétrico à terra e uma bandeja de preparação da pele fazem parte do equipamento (Fig. 2-2).

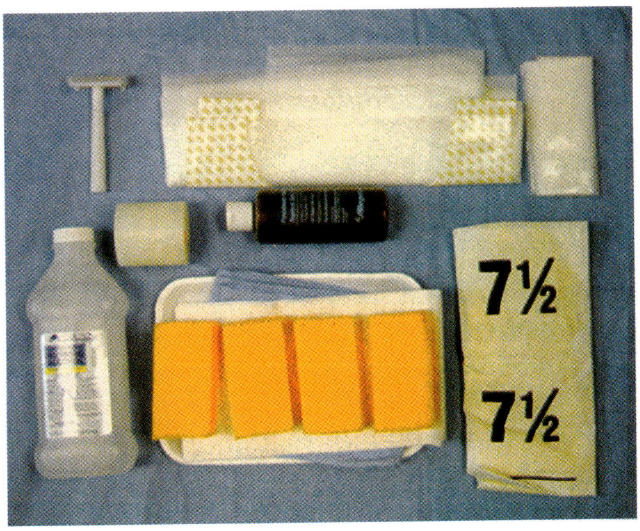

FIGURA 2-2. Uma bandeja de pré-preparada contém todos os itens necessários para isolar o campo cirúrgico e preparar a pele para a cirurgia.

Disposição da Sala de Cirurgia

A mesa de cirurgia se situa no centro da sala mas angulada de modo que o anestesista fique posicionado aproximadamente a 45 graus do lado anterior do paciente posicionado em decúbito lateral. Isto proporciona à equipe de cirurgia um acesso sem interferências para as regiões anterior e posterior do ombro (Fig. 2-3). O equipamento de vídeo e a fonte de energia do *shaver* se situam em um carro móvel de vídeo ou um anteparo montado no teto posicionado no lado anterior da mesa e voltado para o cirurgião (Fig. 2-4). Os equipamentos básicos encontrados neste carro de vídeo incluem um monitor de vídeo de 19 polegadas, uma unidade de câmera, uma fonte luminosa, o motor do *shaver* e um videocassete. Equipamentos opcionais em nosso carro de vídeo no COSI incluem um gravador de mini-DVD, um *Zip drive* de captura de imagens ou um gravador de CD-ROM, uma impressora de vídeos e outro monitor de vídeo de 10 polegadas. Estas três máquinas permitem que façamos a captura, impressão e armazenamento de informações e imagens em formato digital permanente para o uso em futuras apresentações e para aumentar a qualidade dos registros cirúrgicos. O pequeno monitor de vídeo permite que visualizemos as imagens transmitidas da câmera localizada na cabeça que está sendo transmitida aos visitantes na sala de observação ou no Center for Learning Arthroscopy Skills Room (CLASroom).

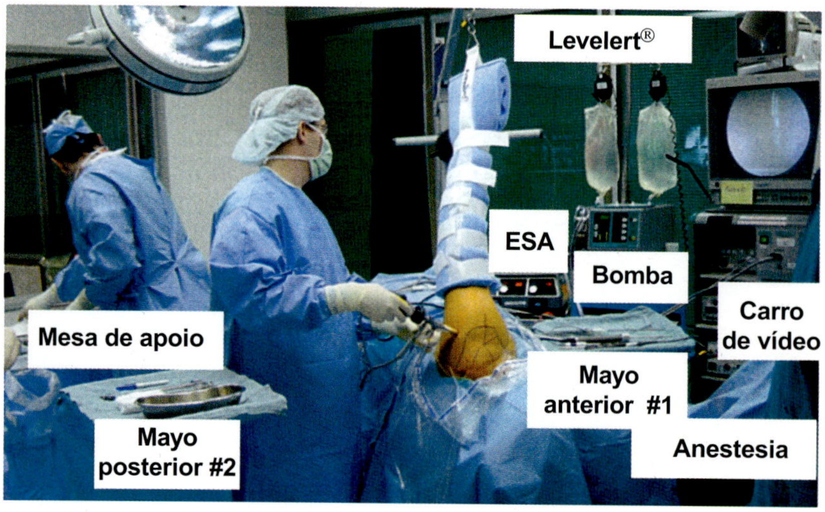

FIGURA 2-3. A sala de cirurgia é disposta de modo que cirurgião e assistente possam ter acesso a todos os instrumentais necessários para a cirurgia sem necessitar que a equipe de enfermagem tenha de passar para eles.

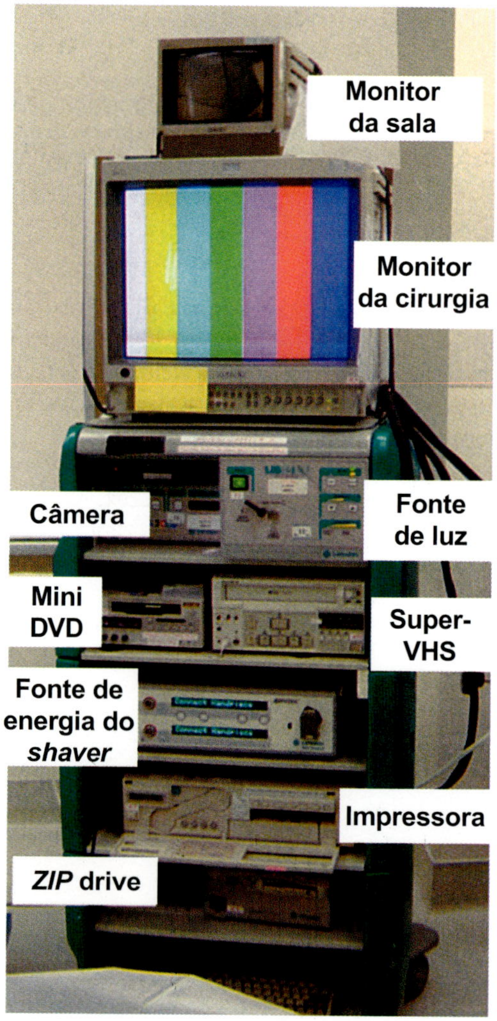

FIGURA 2-4. O carro dos equipamentos de vídeo e fonte (Fig. 2-1, *#1*) com todos os equipamentos de registro, monitoração e documentação juntamente com a fonte de energia do *shaver*.

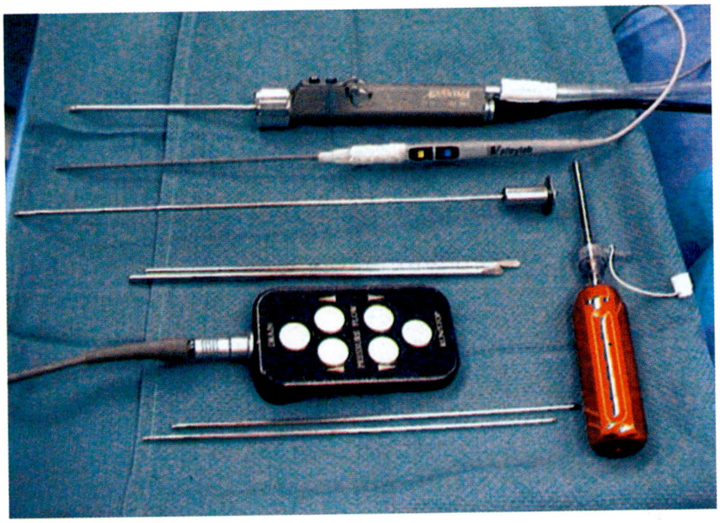

FIGURA 2-5. A primeira bancada de Mayo (Fig. 2-1, *#4*) fica situada diante da mesa de cirurgia.

A mesa de apoio dos instrumentais (Fig. 2-1, *#2*) se localiza abaixo da extremidade distal da mesa de cirurgia. Esta mesa é uma área de armazenamento e de estadiamento em que são colocados os equipamentos auxiliares da artroscopia como pinças "basket", cânulas e visores extras juntamente com as bandejas de instrumentais para as reconstruções e os curativos pós-operatórios. O instrumentador utiliza a mesa de apoio para montar as âncoras de sutura e preparar outros instrumentais que serão necessários mais tarde durante a cirurgia.

A primeira bancada de Mayo é posicionada à frente da mesa de cirurgia ao nível do tórax do paciente. Nesse local, o cirurgião e o assistente podem alcançar os instrumentais utilizados com maior freqüência para o procedimento cirúrgico, sem ter de esperar pelo instrumentador (Fig. 2-5). Nesta bandeja são colocados todos os *shavers* mecânicos, a caneta eletromecânica e a sonda, o artroscópio com as bainhas apropriadas, o controle remoto e as várias cânulas e as hastes-guia. Durante o procedimento, a enfermeira circulante coloca instrumentais adicionais, nesta bancada de Mayo, que serão necessários para a fase da cirurgia que será realizada. Por exemplo, ela irá colocar o Mini Revo (Arthrex, Inc., Naples, FL), pinça, broca, mandril e chave de parafuso montada na frente da bancada de Mayo, quando o cirurgião estiver pronto para inserir a âncora.

Uma segunda bancada de Mayo é posicionada logo atrás do cirurgião e do assistente no lado posterior da mesa. Esta bandeja tem todos os instrumentos necessários para começar o procedimento artroscópico e introduzir a ótica no ombro (Fig. 2-6). Uma caneta de marcação de pele, as camisas e mandris do artroscópio, compressas cirúrgicas de 4 × 4 polegadas e uma cânula plástica Crystal de 6 mm (Arthrex, Inc., Naples, FL) estão nesta bandeja. Uma cuba separada é disposta nesta bancada para a colocação de instrumentos cortantes como bisturi, agulha espinhal e fios de sutura presos às agulhas. Quando o cirurgião termina de utilizar qualquer instrumental cortante, ele a coloca de volta na cuba. O uso da "cuba para material cortante" dessa forma minimiza o risco de lesão ao instrumentador ou cirurgião, que pode ocorrer quando os instrumentos cortantes são manipulados.

Irrigação e Sistema de Bomba

O sistema de bomba da artroscopia é colocado a seguir no carro de vídeo. Deve haver espaço suficiente para minimizar o risco do vazamento de líquidos para os equipamentos elétricos no carro de vídeo. O aparato da bomba é preso em uma bancada, de modo que fique no campo de visão do cirurgião, geralmente na direção do pé da mesa. Nós utilizamos diversos sistemas de bombas artroscópicas para a artroscopia de ombro durante 14 anos e concluímos que a bomba é um auxiliar valiosíssimo. A melhor bomba para nossos propósitos é distribuída pela Linvatec, Inc. (Lar-

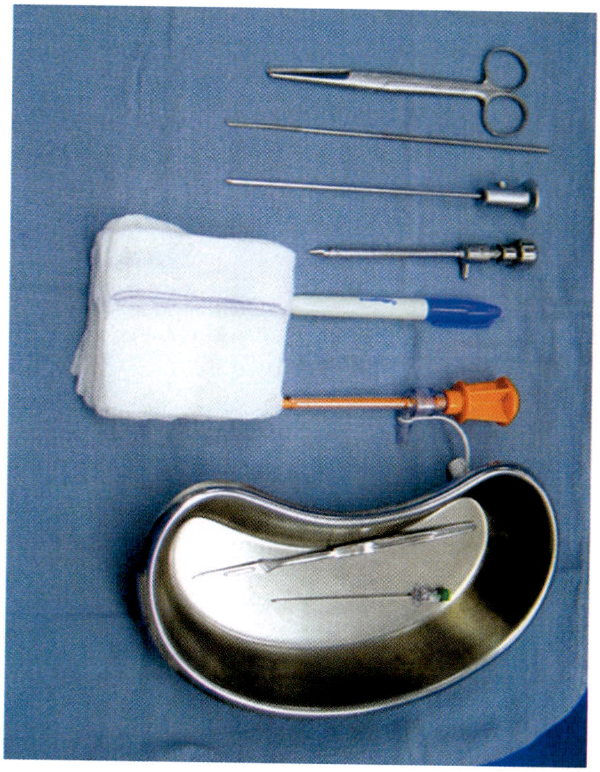

FIGURA 2-6. A bancada de apoio de Mayo (Fig. 2-1, #*3*) fica situada atrás da equipe cirúrgica.

go, FL) (Fig. 2-7). Os tubos da bomba se prendem a dois portais na camisa do artroscópio, um para a aferição da pressão e outro para o influxo (Fig. 2-8). Essa disposição permite leituras precisas e instantâneas da pressão a todo o momento de dentro da articulação na ponta do visor. Este é um importante fator de segurança quando comparado com outros sistemas projetados para a aferição da pressão a partir da cânula localizada fora da linha da bomba de influxo. Em outros sistemas, o tubo pode estar dobrado ou a cânula bloqueada por sinóvia, fazendo que as leituras sejam imprecisamente baixas.

A fonte do eletrocautério é posicionada próximo à bancada de irrigação, que está próxima ao pé da mesa e deve estar à vista da equipe cirúrgica (Fig. 2-1, #*8*). A unidade deve estar conectada à placa terra e ao instrumento de mão, ajustado para o nível de potência apropriado e testado durante a preparação.

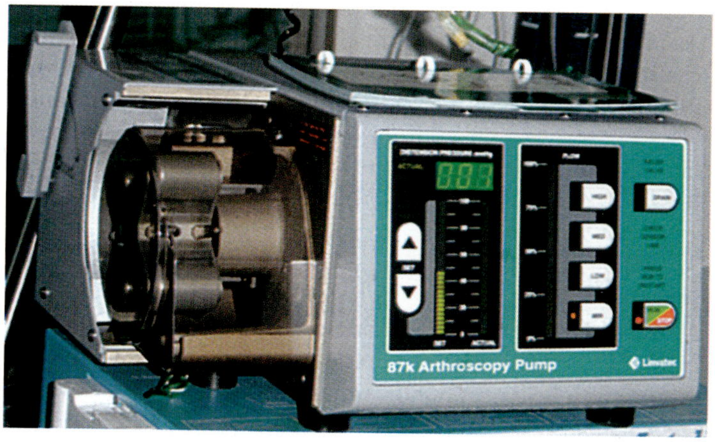

FIGURA 2-7. A bomba do artroscópio (Fig. 2-1, #*7*) deve ficar posicionada em local de fácil visualização para o cirurgião.

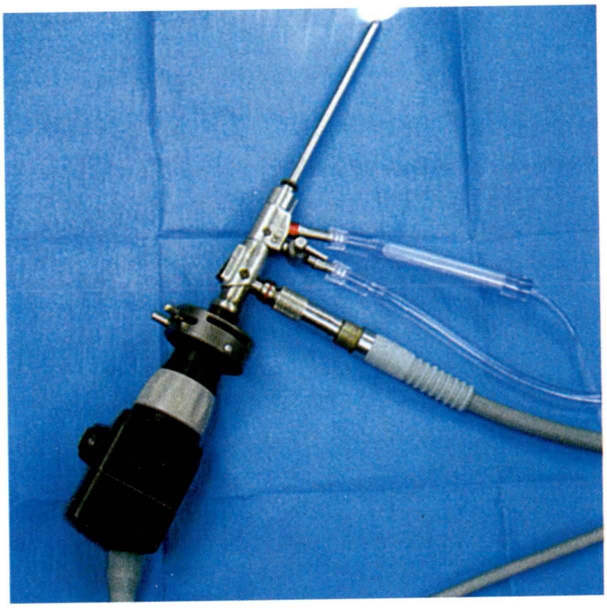

FIGURA 2-8. O artroscópio é preso à bainha da cânula.

Uma cânula Crystal é conectada ao tubo de saída de fluxo incluído com o *set*. Esta linha de drenagem passa através de uma válvula de pressão na caixa da bomba, quando o cassete é carregado. Essa disposição é vantajosa pois elimina a necessidade de sucção e de pressão negativa quando se drena a articulação. Quando se utiliza uma broca para a cirurgia subacromial, os detritos ósseos podem ser evacuados através da cânula de saída de fluxo conectada ao tubo de drenagem, com uma sucção mínima através do motor da broca. Como não há pressão de sucção negativa, o fluxo de saída é suave, mantendo uma leve pressão positiva e conseqüentemente minimizando o sangramento ósseo, além de diminuir a turbulência do fluxo. Não existe risco de que o fluxo de saída seja interrompido por detritos, como geralmente ocorre quando se aspira exclusivamente através da broca.

O controle remoto da bomba é posicionado ao alcance do cirurgião na bancada frontal de Mayo. O fluxo de líquido e a pressão são freqüentemente ajustados durante o caso, para manter a clareza visual ideal, utilizando o mínimo de pressão necessária para controlar o sangramento. Os sacos de irrigação de 3-L são colocados próximo à bomba artroscópica.

Monitor de Líquidos Levelert

A enfermeira circulante geralmente fica extremamente ocupada durante a artroscopia e, portanto, não consegue monitorar o volume de líquido restante nas bolsas de irrigação. Se as bolsas de irrigação se esvaziam, ocorre um *"red out"*, interrompendo o procedimento até que o fluxo possa ser restaurado. Um equipamento útil para auxiliar na monitoração das bolsas de irrigação é o monitor de esvaziamento de líquido Levelert (Fig. 2-1, *#6*). Esse sistema consiste de quatro unidades de sensor conectadas a uma caixa de alarme montada na bancada de irrigação. Uma bolsa individual é suspensa no braço de um sensor e, quando o líquido dessa bolsa atinge um nível próximo ao seu término, uma campainha de alarme soa para a equipe da sala de cirurgia. Essa campainha dá à equipe de cirurgia tempo suficiente para que outra bolsa de irrigação seja instalada, se necessário, para não interromper o progresso do procedimento.

Equipamento de Drenagem por Sucção

O equipamento de sucção é posicionado na face anterior da mesa para fácil acesso e para que possa ser esvaziado pela enfermeira circulante. A sucção deve incluir, no mínimo, um sistema de coleção com dois recipientes de modo que, ao ser esvaziado um recipiente, o outro ainda esteja em serviço. Um único tubo de sucção do recipiente para a mesa é adequado, mas é útil que se tenha um conector em Y com dois tubos de extensão para o campo cirúrgico. Essa disposição poupa tempo na transição de um instrumento de sucção para outro.

Equipamento de Tração para o Ombro

O suporte do ombro na posição adequada para a artroscopia de ombro requer um equipamento especial projetado para a segurança e eficácia. Ele deve aplicar um suave apoio do braço, com somente a quantidade necessária de tração, ser fácil de ajustar para as posições de artroscopia e bursoscopia e ser de fácil instalação e remoção da sala de cirurgia. Em 1992, colaborei com a companhia Arthrex (Naples, FL) no desenvolvimento de um sistema chamado "Shoulder Traction and Rotation (STaR) Sleeve and Three-Point Traction Power", que será discutido mais adiante neste capítulo.

Equipamentos de Drenagem por Sucção do Assoalho

A despeito de se utilizar campos cirúrgicos especializados para a artroscopia, com recessos para a coleção de líquidos, uma significativa quantidade de água sempre escorre para o chão. É útil ter um sistema de sucção que colete o líquido do chão de modo a manter a segurança para a equipe cirúrgica, além de facilitar a limpeza da sala entre as cirurgias. O produto de nossa preferência é o tapete de sucção para o acúmulo de líquidos chamado Aqua Vac (Arthro Plastics, Chagrin Falls, OH). Dois tapetes são empregados, um na extremidade distal da mesa e outro ao longo da face posterior. Eles são conectados com um tubo em Y a um sistema de sucção localizado na cabeceira da mesa, com os tubos posicionados longe da área onde a equipe de cirurgia se posiciona.

Equipamentos para o Posicionamento do Paciente

Como o paciente deve ser mantido em uma posição de decúbito lateral durante a artroscopia, devem ser utilizados vários equipamentos de posicionamentos (Fig. 2-9). Um coxim Vacupac tamanho 32 com 3 pés de comprimento (Olympic Medical, Seattle, WA) é colocado na mesa com a base da extremidade em formato de U posicionada ao nível da escápula do paciente. Um frasco plástico de 1 litro de solução intravenosa envolto em uma toalha constitui um rolo axilar útil. Um suporte de espuma para cabeça e pescoço com um corte para o ouvido do paciente deve estar disponível, para ser usado pelo anestesista depois que o paciente é virado para seu lado. Dois travesseiros são colocados entre as pernas do paciente para impedir a colocação de excesso de carga sobre os quadris e joelhos e para evitar uma pressão excessiva sobre as proeminências ósseas. O acolchoamento de espuma é útil para proteger o nervo fibular dependente, os tornozelos, além do cotovelo e punho do braço contralateral. Depois que a sala é completamente arrumada e os instrumentos e equipamentos da artroscopia estão prontos, o paciente pode ser trazido para a sala de cirurgia.

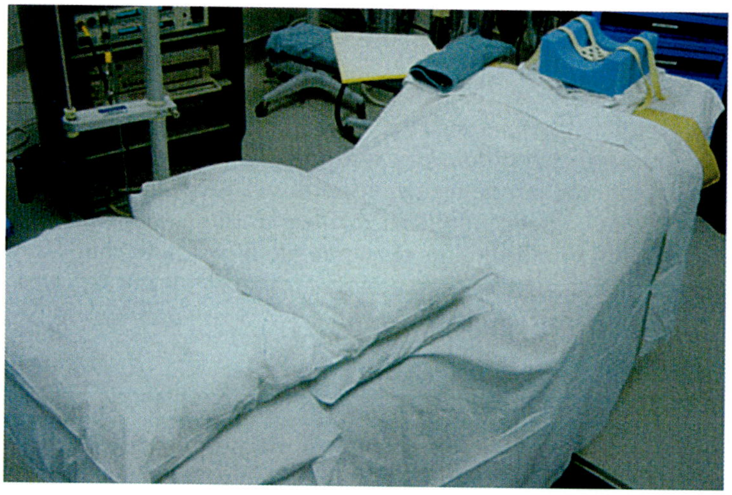

FIGURA 2-9. Apoios de posicionamento são necessários para apoiar o paciente em uma postura segura e estável para a artroscopia de ombro.

MANIPULAÇÃO DO PACIENTE NA SALA DE CIRURGIA

Preparação do Paciente antes da Anestesia

O paciente é posicionado na sala de cirurgia com a porção em U do coxim ao nível da axila. Um lençol fino é colocado sobre o coxim para aumentar o conforto do paciente, além de ser útil para levantar o paciente quando este é colocado em decúbito lateral. A cabeça do paciente fica apoiada em um travesseiro confortável até que ele adormeça, quando o travesseiro é substituído por um apoio de espuma para cabeça e pescoço, para que haja melhor apoio com menos obstrução. São colocados cobertores sobre o paciente para mantê-lo aquecido e relaxado. São fixadas duas tábuas para braço à mesa para proporcionar um apoio confortável das extremidades superiores. A iluminação da sala de cirurgia deve ser suave, e os focos cirúrgicos nunca devem estar voltados para os olhos do paciente. As derivações do monitor cardíaco são fixadas à parede torácica longe do sítio da cirurgia, mas nunca no lado do tórax, onde podem criar pontos de pressão quando o paciente é colocado de lado. Quando a equipe está pronta e o equipamento cirúrgico preparado, a anestesia geral endotraqueal é induzida.

Posicionamento do Paciente e Preparação Cirúrgica após a Anestesia

Assim que o paciente adormecer e o tubo endotraqueal for fixado, a equipe se prepara para virar o paciente para a posição de decúbito lateral. São necessários quatro membros da equipe para virar o paciente com segurança: o anestesista para a cabeça, o cirurgião e o assistente para as regiões anterior e posterior do tronco e uma enfermeira para as pernas. A tábua de braço é removida da face posterior da mesa e a tábua da frente é reposicionada no limite superior máximo do trilho de Clark e angulada para cima em 30 graus, de modo a acomodar o braço dependente após o posicionamento do paciente.

O anestesista direciona este posicionamento lateral do paciente. Ele apóia a cabeça do paciente, solta o circuito de anestesia do tubo endotraqueal e direciona os outros membros da equipe a levantarem o paciente sob seu comando. O paciente é elevado da mesa com o uso do lençol e movido por algumas polegadas na direção da face posterior da mesa antes de ser girado suavemente para a posição lateral, com o ombro a ser operado voltado para cima. O rolo axilar é colocado na porção em U do coxim para apoiar o tórax e diminuir a pressão sobre o ombro e a axila dependentes (Fig. 2-10).

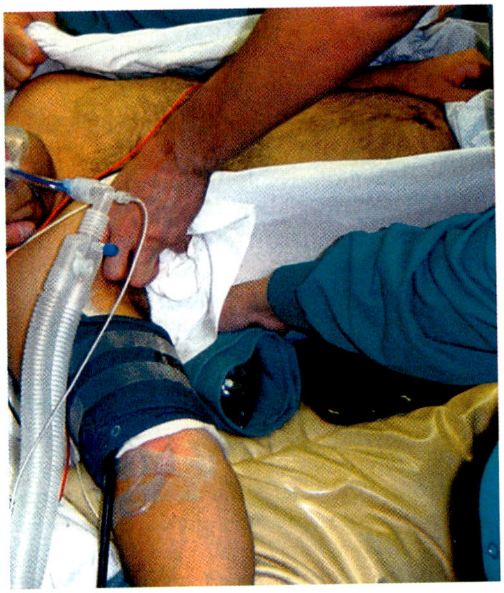

FIGURA 2-10. Um coxim axilar é colocado embaixo da região dependente do tórax para reduzir a pressão sobre as estruturas axilares.

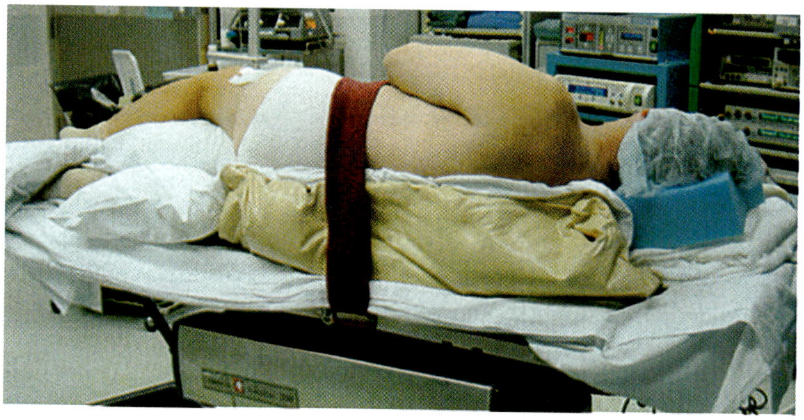

FIGURA 2-11. Um coxim e outros suportes de posicionamento são instalados para apoiar e proteger o paciente.

Os tubos da anestesia são reconectados, os ruídos respiratórios são cuidadosamente avaliados e os equipamentos de posicionamento são instalados. O coxim de espuma é colocado abaixo do tornozelo, cotovelo e nervo fibular dependentes, e os travesseiros são instalados entre as coxas e pernas. Os joelhos e quadris são flexionados para obter uma posição confortável e equilibrada, e um coxim é moldado através do dorso para manter o paciente na posição lateral inclinado posteriormente em 20 graus. O coxim é retirado aplicando-se sucção para esvaziá-lo. Alças de segurança são passadas de um lado a outro da mesa para estabilizar o paciente. A mesa de cirurgia é rodada em 45 graus posteriormente. Os tapetes do chão são instalados e conectados à sucção (Fig. 2-11).

Exame do Movimento e da Estabilidade

Com o paciente na posição lateral, o médico testa o ombro em relação à amplitude de movimentos e à estabilidade ligamentar. Se houver qualquer dúvida em relação à estabilidade, o exame é realizado com registro em vídeo para documentar o estado. Se a sala de cirurgia não estiver equipada com uma câmera sobre a cabeça, a câmera artroscópica é utilizada sem o artroscópio para registro. O teste de ombro é descrito no Capítulo 8.

Preparação para a Cirurgia

A preparação da pele começa com o isolamento do local da cirurgia por meio de um campo plástico em formato de U ao redor do ombro e um campo plano para conectar as pernas do campo em U. Todo o braço, a mão, o ombro e a porção exposta do hemitórax são lavados. Se a solução de preparação escolhida permanecer úmida, a área ao redor da periferia onde o campo da artroscopia vai ser aderido, deve ser enxugada.

O cirurgião e o instrumentador colocam os campos da artroscopia. Os campos especializados devem selar a pele para proteger o paciente e o anestesista da contaminação pelos líquidos da cirurgia. O líquido é coletado em recessos localizados anterior e posteriormente no campo e drenado para um recipiente longe da mesa (Fig. 2-12).

A unidade de tração em três pontos da Arthrex é presa ao trilho de Clark da mesa de cirurgia no lado voltado para o paciente (Fig. 2-13). Uma manga STaR é afixada ao braço seguindo as instruções do fabricante. Antes de ser aplicada, uma porção da manga pode ser cortada para criar melhor ajuste para pacientes menores. O posicionamento do polegar para o lado aberto da manga assegura a rotação apropriada, quando a tração é aplicada. A espuma deve ser coberta para criar um revestimento duplo sobre o punho para proteger o nervo radial superficial. O restante das faixas é preso ao redor da manga para assegurar uma fixação firme, mas não compressiva, da manga ao braço. O braço é fixado prendendo o laço encontrado na extremidade da manga ao cabo preso

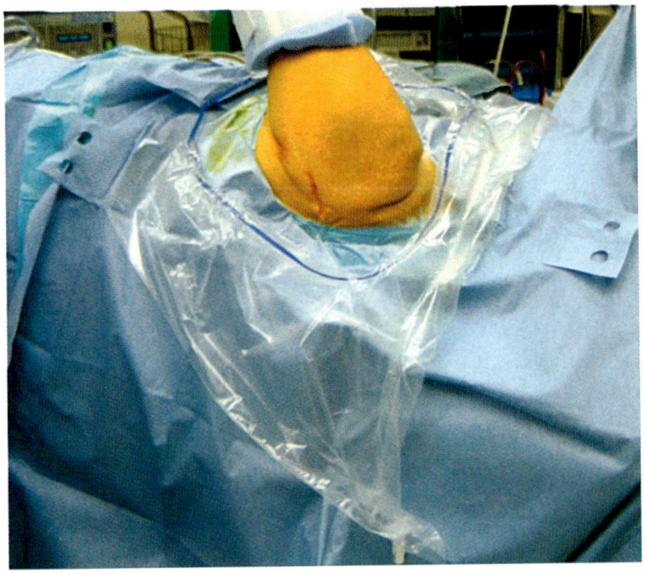

FIGURA 2-12. Os campos cirúrgicos especializados mantêm os líquidos da cirurgia longe do paciente e da mesa de cirurgia.

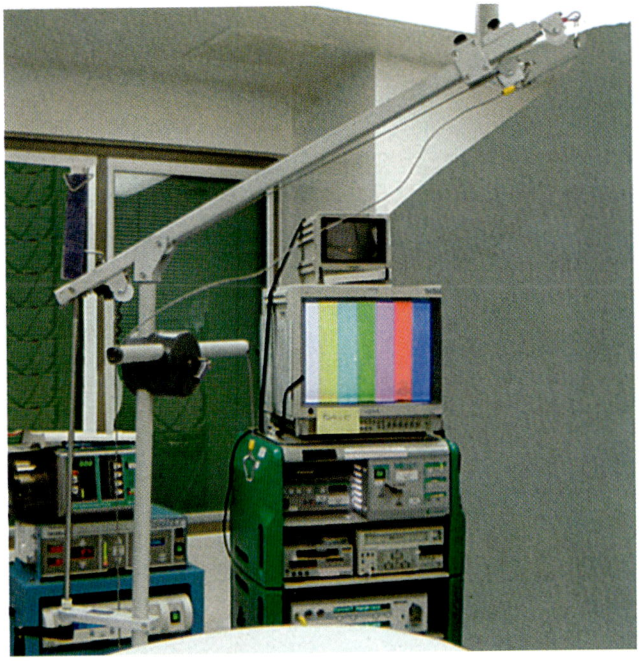

FIGURA 2-13. O suporte de ombro de três pontos da Arthrex (Fig. 2-1, #5) é preso à mesa no lado oposto ao dos cirurgiões.

sobre a cabeça com o uso de um gancho em S esterilizado (Fig. 2-14). Trezentos gramas de peso são presos ao cabo superior para uma pessoa de tamanho médio, mas alguns gramas a mais ou a menos podem ser necessários para membros maiores ou menores. O médico aplica somente a quantidade de peso necessária para apoiar o braço na posição de artroscopia com 70 graus de abdução e 15 graus de flexão frontal. O próximo passo é realizar uma artroscopia diagnóstica de 15 pontos.

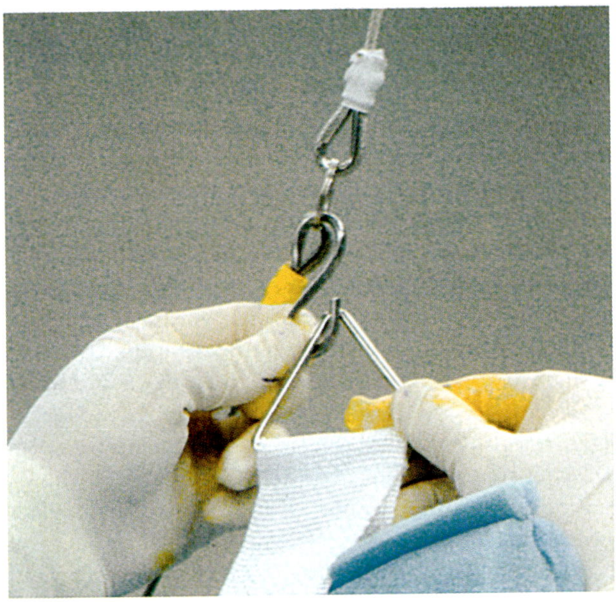

FIGURA 2-14. A manga STaR é presa ao cabo localizado sobre a cabeça com o uso de um gancho em S estéril.

DVD

3

ARTROSCOPIA DIAGNÓSTICA DO OMBRO – ANATOMIA NORMAL E VARIAÇÕES

A avaliação da artroscopia diagnóstica do ombro é realizada com o paciente em decúbito lateral na mesa de cirurgia e com o braço apoiado em 70 graus de abdução e 20 graus de flexão frontal. O procedimento diagnóstico básico consiste da visualização e do registro em vídeo de todas as características anatômicas na articulação glenoumeral e espaço subacromial a partir de portais anterior e posterior. No Southern California Orthopedic Institute (SCOI), desenvolvemos um "*checklist*" das áreas anatômicas, incluindo 15 pontos na articulação glenoumeral e 8 pontos no espaço subacromial, que utilizamos para todos os casos de modo a assegurar uma avaliação completa. Com o uso deste processo de avaliação rígido e progressivo antes da realização de qualquer procedimento cirúrgico, podemos assegurar que é feita uma completa revisão da anatomia em cada caso e que nenhuma situação patológica passa despercebida. Neste capítulo, descrevo as técnicas que utilizamos para visualizar a anatomia glenoumeral e subacromial, bem como as variações comuns, e algumas vezes enganosas, que podem ser encontradas.

DELINEAMENTO DA ANATOMIA DE SUPERFÍCIE

Com o braço suspenso em tração, comece a delinear a anatomia de superfície com um lápis de marcação. Palpe a fossa supraclavicular, limitada anteriormente pela clavícula e pela articulação acromioclavicular (AC), posteriormente pela espinha da escápula e medialmente pelo acrômio. Delineie essa área com uma caneta estéril de marcação de pele.

A seguir, marque com o lápis o acrômio e a clavícula. É importante lembrar que, ao serem traçadas estas linhas de referências, elas devem ficar "ao redor das bordas" dos ossos e não na proeminência óssea subcutânea mais superficial. Em outras palavras, o ponto de referência anatômico importante é a margem inferior desses ossos, porque essa é a área na qual os pontos de entrada e as incisões cirúrgicas para a articulação e a bursa são estimados. Para localizar a posição correta, use uma pinça com "garra". Coloque o polegar na incisura supraclavicular e use o dedo indicador para sentir a face inferior do acrômio, começando no ângulo látero-posterior. Depois que essa área é localizada, faça um ponto com tinta na pele. Defina o restante da borda lateral do acrômio com o indicador, fazendo outro ponto no ponto central da borda lateral e outro sobre o canto ântero-lateral. Conecte os pontos para definir a borda acromial lateral. A seguir, delineie a borda anterior em formato de S da clavícula até seu ponto médio. Complete o delineamento traçando a espinha da escápula. Comece da marca no ângulo látero posterior do acrômio e continue medialmente ao meio da escápula. Marque a articulação AC começando em sua borda posterior,

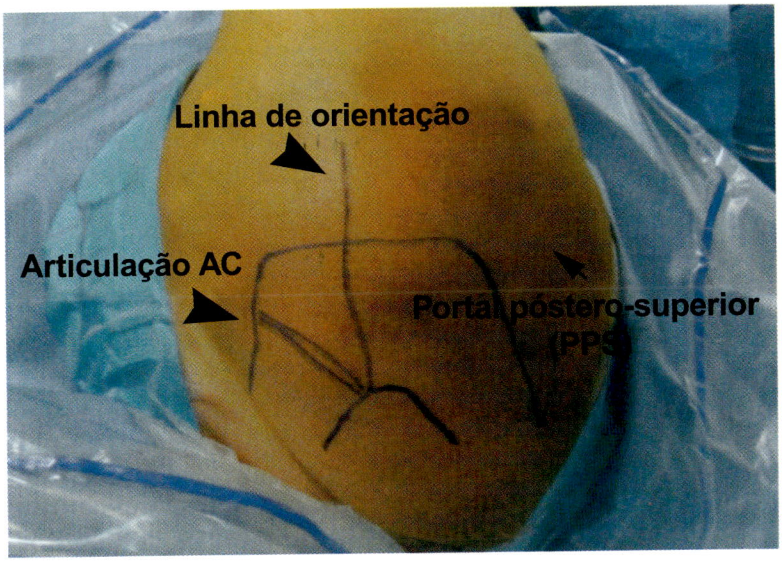

FIGURA 3-1. A anatomia da superfície óssea é delineada antes da criação dos portais.

localizada na margem anterior da incisura supra-escapular. Sua direção geralmente pode ser definida pela palpação.

A seguir, é traçada uma linha de orientação bursal muito importante. Comece na borda posterior da articulação AC *(i. e.*, a borda anterior da fossa supraclavicular) e trace uma linha que cruze perpendicularmente a borda lateral ao acrômio e se estenda distalmente 4 cm pelo braço. Essa linha de referência divide o acrômio em dois quintos anteriores e três quintos posteriores. Além da região anterior do acrômio se localiza a cavidade bursal, que contém o tendão do bíceps próximo à margem látero-anterior e o supra-espinhal na linha média. A bursa posterior se localiza posteriormente a essa linha, e a articulação AC se localiza na borda medial. A linha de orientação é útil como referência quando se cria o portal cirúrgico subacromial lateral para procedimentos de descompressão e reparo do manguito rotador (Fig. 3-1).

ARTROSCOPIA GLENOUMERAL

O primeiro passo da avaliação artroscópica da articulação glenoumeral é a inserção da cânula posterior. Escolha o ponto de inserção depois de palpar a anatomia posterior do ombro e balotear a cabeça umeral. A posição exata não pode ser mensurada a partir da anatomia de superfície; ela deve ser determinada depois de considerar a espessura dos tecidos moles ao redor do ombro e o tamanho da anatomia óssea. No indivíduo de tamanho médio, o ponto de entrada fica aproximadamente 2 cm inferior e 1 cm medial ao ângulo acromial póstero-lateral. Para pacientes com tecidos mais espessos ou estruturas ósseas maiores, o ponto se localiza em uma posição mais inferior e medial. Faça uma incisão de 5 mm através da pele com uma lâmina de bisturi número 11, seguindo a direção das linhas da pele. *Nunca tente romper os tecidos musculares ou a cápsula com a lâmina do bisturi, pois essa ação pode lesionar a cartilagem articular ou cortar um vaso sangüíneo.*

Insira a cânula artroscópica adequada com o mandril de ponta afilada através da incisão posterior e através do músculo até que a face posterior da cabeça umeral seja palpada (Fig. 3-2). Com a mão oposta palpando a superfície anterior da articulação do ombro, mova a cabeça umeral para a frente e para trás até sentir a linha articular. Dirija a cânula, para deslizar medialmente para fora da cabeça umeral para sentir o ressalto entre a cabeça e a glenóide. Trabalhe a cânula através da cápsula, geralmente sentindo um estalo definido. Um erro comum durante a criação

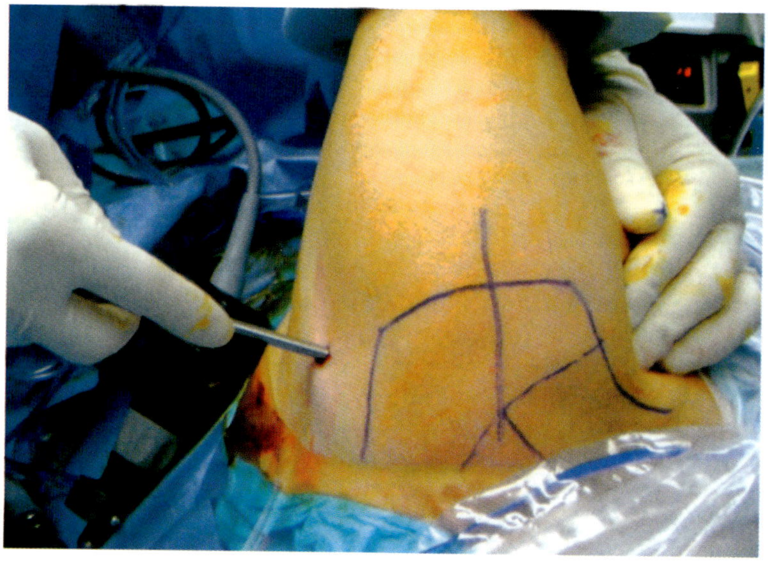

FIGURA 3-2. Insira a cânula do artroscópio no portal póstero-superior utilizando a ponta afilada do mandril para palpar a superfície articular da cabeça umeral.

do portal póstero-superior é a inserção da cânula em um ponto muito lateral ou proximal. Lembre que a linha articular se localiza inferior e medialmente ao canto acromial póstero-lateral. Se você tiver dificuldades, injete 10 mL do líquido de irrigação dentro da articulação através do sítio do portal escolhido para confirmar a posição. Nunca utilize pressão excessiva ou um trocarte pontiagudo na cânula, pois ele pode penetrar ou arranhar o osso mole localizado na face posterior da cabeça umeral, danificando a superfície articular. Depois que a cápsula é puncionada, insira a ótica para assegurar que o portal realmente está localizado na articulação e não na bursa.

Criação do Portal Anterior

O portal anterior deve ser criado antes da realização da artroscopia glenoumeral diagnóstica. É necessário completar a segunda parte do exame diagnóstico da articulação para lavar a articulação e palpar a anatomia. Com o artroscópio inserido na cânula posterior, distenda a articulação utilizando a bomba artroscópica e visualize o tendão do bíceps.

A localização ideal do portal anterior inicial é determinada somente após a visualização da anatomia anterior. Preste atenção em particular ao *labrum* superior e aos ligamentos anteriores antes de determinar qual portal anterior irá criar. Se uma reconstrução anterior ou o reparo de uma lesão do *labrum* anterior para posterior (SLAP) estiver sendo considerado, é necessária a criação de um portal ântero-superior alto. Essa localização assegura um portal adequado para a visualização da anatomia labral anterior, com a ótica localizada no alto do quadrante ântero-superior, e para a inserção de uma âncora na glenóide superior, deixando espaço adequado para um segundo portal anterior no meio da glenóide (AMGP). Insira a agulha de peridural na pele a 1 cm de distância do canto ântero-lateral do acrômio, na direção da articulação, através do intervalo do manguito rotador, em uma posição imediatamente anterior ao tendão do bíceps. Angule a agulha de modo a abordar o ponto de ancoração do bíceps na face anterior (Fig. 3-3). Crie uma incisão na pele no sítio de punção da agulha e insira uma cânula Crystal (Arthrex, Inc., Naples, FL) com um mandril de ponta afilada conectado à linha de drenagem de fluxo (Fig. 3-4). Para a artroscopia diagnóstica, quando não são planejados o reparo de uma lesão SLAP ou a reconstrução anterior, crie o AMGP-padrão. Passe a ponta do artroscópio através do triângulo anterior entre os tendões do bíceps e subescapular. Angule a ponta da ótica alguns graus superior e lateralmente, mantendo-o firme contra a cápsula anterior. Remova a ótica e insira um guia de ponta afilada dentro da

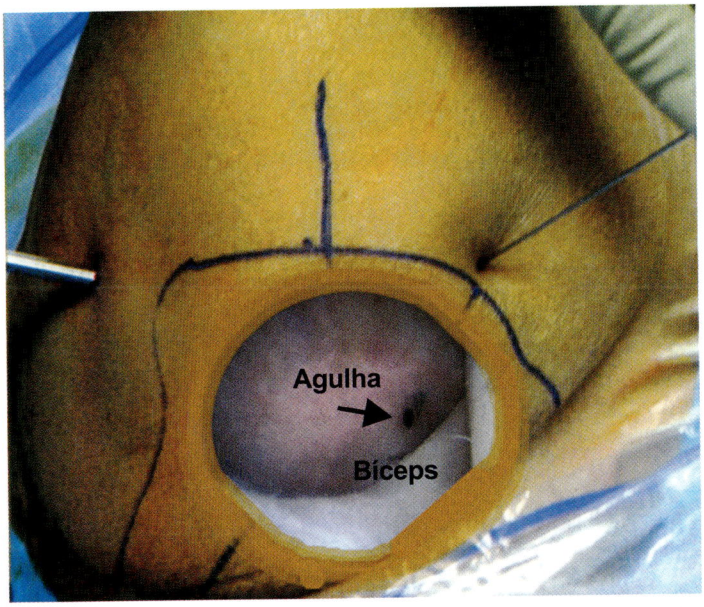

FIGURA 3-3. Uma agulha de anestesia de peridural é inserida a 1 cm de distância do canto látero-anterior do acrômio e penetra na articulação anteriormente ao tendão do bíceps para localizar o portal ântero-superior.

cânula para puncionar a cápsula anterior e elevar a pele. Faça uma pequena incisão na região adjacente à ponta do guia, que deve se localizar aproximadamente 2 cm abaixo e 1 cm medial à borda anterior do acrômio. Passe o guia através da incisão na pele, e insira uma cânula Crystal adequada com um mandril sobre a ponta da haste e trabalhe com ela dentro da articulação (Fig. 3-5). Conecte a tubulação de drenagem de fluxo ao AMGP. Insira o artroscópio no portal póstero-superior, ative o gravador de vídeo e comece os 10 primeiros passos da revisão dos 15 pontos da anatomia glenoumeral.

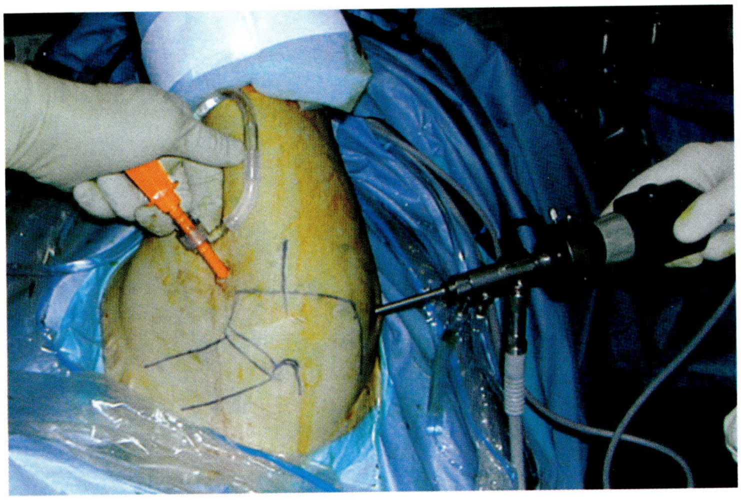

FIGURA 3-4. Insira a cânula Crystal ântero-superior (Arthrex, Inc., Naples, FL) ajustada com um obturador ao longo do caminho da agulha para anestesia de peridural.

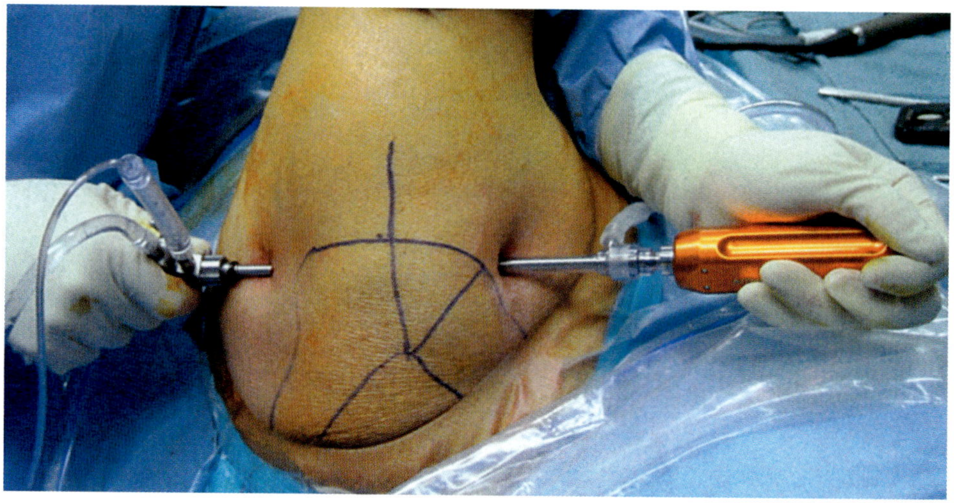

FIGURA 3-5. Insira a cânula anterior sobre um guia em direção à articulação utilizando um mandril canulado para criar o portal glenóide-médio anterior.

Avaliação da Articulação Glenoumeral: 15 Pontos de Revisão da Anatomia

A avaliação artroscópica é realizada com a imagem de vídeo orientada de modo que a superfície glenoumeral se localize horizontalmente na metade inferior do monitor de vídeo (Quadro 3-1 e Fig. 3-6). A manutenção desta rotação durante todo o exame da anatomia faz com que toda a equipe cirúrgica compreenda e acompanhe a revisão da anatomia de maneira mais fácil. Os 10 primeiros pontos da anatomia são visualizados de forma seqüencial a partir do portal posterior.

A *Posição 1* inclui o tendão do bíceps e sua âncora *labrum* superior. Visualize o tendão do bíceps, e avalie cuidadosamente ambas as superfícies do segmento intra-articular. Rode o bisel da ótica para acompanhar o tendão até sua entrada no sulco intertubercular no colo umeral. A cobertura sinovial do tendão possui um delicado padrão vascular. Use a cânula anterior ou uma sonda passando através dessa cânula para palpar o tendão do bíceps, e empurre-a por mais alguns milímetros na direção da articulação para ajudar na avaliação do segmento do tendão que reside no

QUADRO 3-1. REVISÃO ANATÔMICA DE 15 PONTOS

Visualizando a partir do Portal Posterior

1. Tendão do bíceps e *labrum* superior
2. *Labrum* posterior e recesso capsular
3. Recesso axilar inferior e inserção capsular inferior à cabeça umeral
4. *Labrum* inferior e superfície articular da glenóide
5. Tendão supra-espinhal do manguito rotador
6. Inserção posterior do manguito rotador e a área nua da cabeça umeral
7. Superfície articular da cabeça umeral
8. *Labrum* ântero-superior, ligamentos glenoumerais superior e médio e tendão subescapular
9. *Labrum* ântero-inferior
10. Ligamento ântero-inferior

Visualizando a partir do Portal Anterior

11. *Labrum* posterior da glenóide e inserção capsular na cabeça umeral
12. Manguito rotador posterior, incluindo os tendões do infra-espinhal e supra-espinhal
13. Fixações do lábio anterior da glenóide e ligamento glenoumeral inferior à cabeça umeral
14. Tendão e recesso subescapulares e fixação do ligamento glenoumeral médio ao *labrum*
15. Superfície anterior da cabeça umeral com a fixação subescapular e passagem do tendão do bíceps através do intervalo rotador

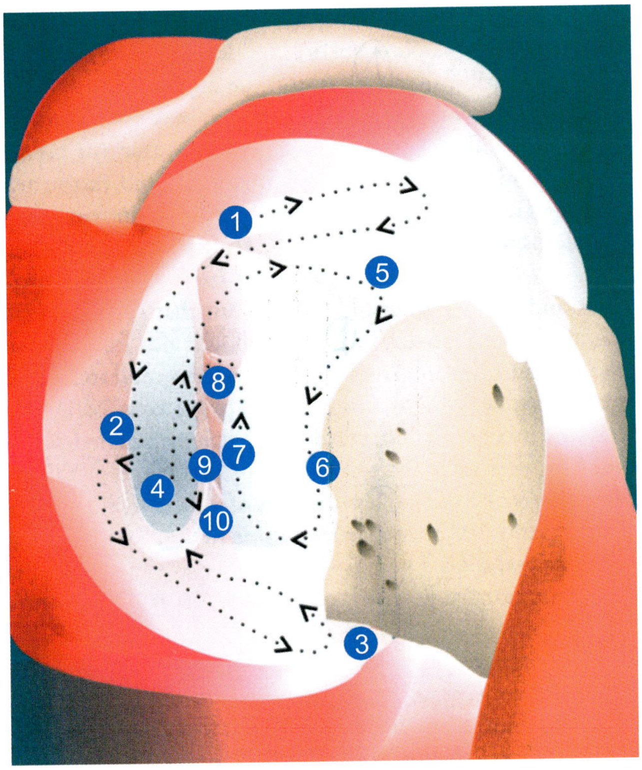

FIGURA 3-6. Etapas 1 a 10 da avaliação da articulação glenoumeral são realizadas com a ótica colocada no portal posterior.

sulco do bíceps. Esta importante manobra pode revelar áreas de danos ao bíceps, localizadas fora da articulação, no sulco, que não haviam sido suspeitadas (Fig. 3-7). Inspecione o *labrum* superior e palpe a fixação da glenóide (Fig. 3-8). Se o *labrum* superior estiver danificado ou frouxo, puxe o tendão do bíceps com uma sonda para determinar se o *labrum* forma um arco que se afasta da glenóide. A presença de frouxidão pode ser um sinal de instabilidade da inserção do bíceps, indicando a presença de uma lesão SLAP (veja Capítulo 12).

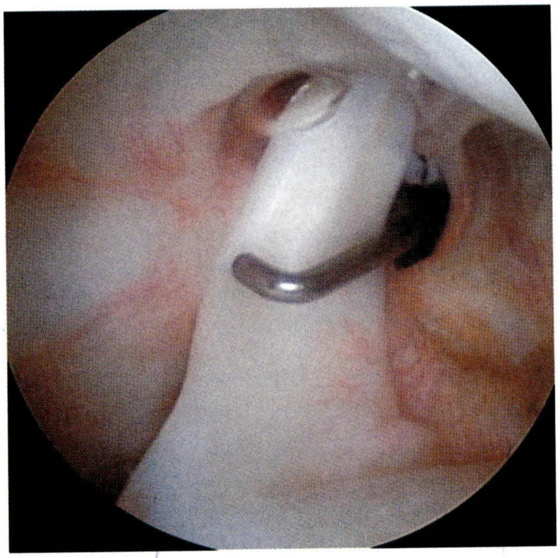

FIGURA 3-7. O tendão do bíceps é visualizado e palpado com o uso de uma sonda inserida através do portal ântero-superior.

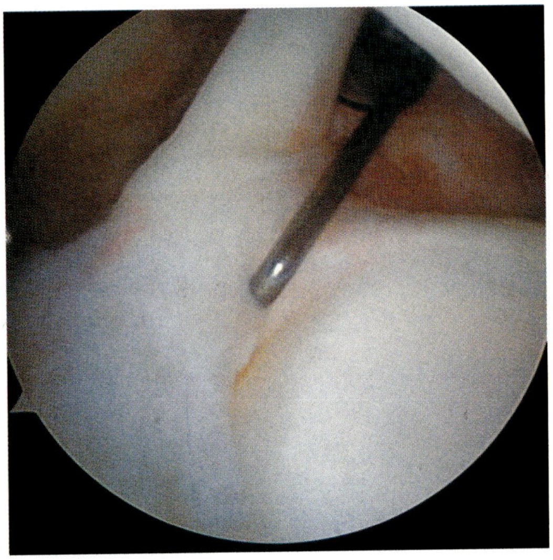

FIGURA 3-8. Use a sonda para palpar a fixação do *labrum* superior à glenóide.

Muitas variações anatômicas são encontradas na posição 1. Um *labrum* superior, meniscóide e frouxamente fixado está presente em 15% dos ombros. Nesses casos, a borda do *labrum* não se funde com a cartilagem articular, e a aparência é similar à do menisco do joelho (Fig. 3-9). O *labrum* superior meniscóide inicialmente parece patológico, mas, ao examinar com cuidado, o cirurgião observa que a cartilagem articular da glenóide superior se estende ao redor do canto da glenóide até uma área onde o *labrum* está firmemente ancorado. A tração sobre o tendão do bíceps não produz o arqueamento do *labrum* para longe do osso, nem a tensão é transferida para o ligamento glenoumeral médio.

Os vínculos do bíceps são pequenas faixas de sinóvia tipo-mesentério, que passam do tendão do bíceps para a sinóvia e cápsula ao seu redor. Eles não devem ser confundidos com tecido cicatricial ou rupturas do tendão do bíceps. Em raras situações, o tendão do bíceps pode estar parcial ou completamente enclausurado por tecido capsular, fazendo parecer que o tendão está rompido ou ausente. Outra variação incomum é o tendão do bíceps bífido, com uma porção presa ao tubérculo supraglenóideo normal e a outra presa ao cabo ou à crista do manguito rotador. Vi somente quatro casos em que todo o tendão do bíceps estava preso à crista do manguito rotador sem qualquer fixação à glenóide. Vi dois casos em pacientes jovens, nos quais o tendão do bíceps estava completamente ausente. Não havia história ou sinal de trauma, e o músculo bíceps funcionava normalmente, sugerindo que esta era uma variação congênita verdadeira.

A *Posição 2* inclui o *labrum* posterior e a reflexão ou o recesso capsular posterior (Fig. 3-10). Retire a ponta da ótica enquanto roda o bisel para o assoalho de modo a visualizar o *labrum* posterior da borda posterior do bíceps até o recesso inferior, retornando para a cápsula posterior. É útil levantar a ponta da ótica, elevando-a a alguns milímetros de distância do *labrum*, de modo que não fique apoiado na borda posterior da glenóide durante essa manobra. O *labrum* posterior deve ser liso e geralmente fundido fortemente à superfície da glenóide (Fig. 3-11). A borda de um *labrum* saudável fica em posição mais alta do que a borda da cartilagem. A ponta da ótica é angulada posteriormente em direção à borda labral para visualizar o recesso capsular posterior. É normal a presença de uma fenda bastante profunda, mas, quando o ombro está frouxo, o recesso é mais raso (Fig. 3-12).

A *Posição 3* inclui o recesso axilar inferior e a fixação capsular na cabeça umeral (Fig. 3-13). Com a ponta da ótica posicionada no recesso axilar, o bisel é rodado em arco a partir da região inferior e superior para que se observe a rede da cápsula inferior até sua inserção na cabeça umeral. Normalmente, o tecido é liso e possui uma suave cobertura sinovial. Pode haver pequenas

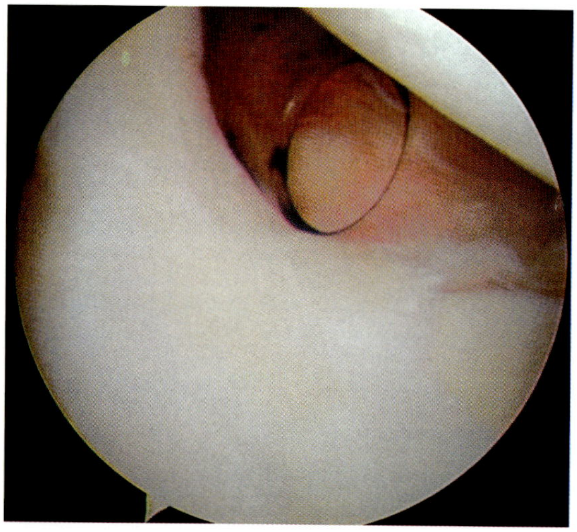

FIGURA 3-9. O *labrum* superior meniscóide se assemelha ao menisco do joelho com uma borda desinserida.

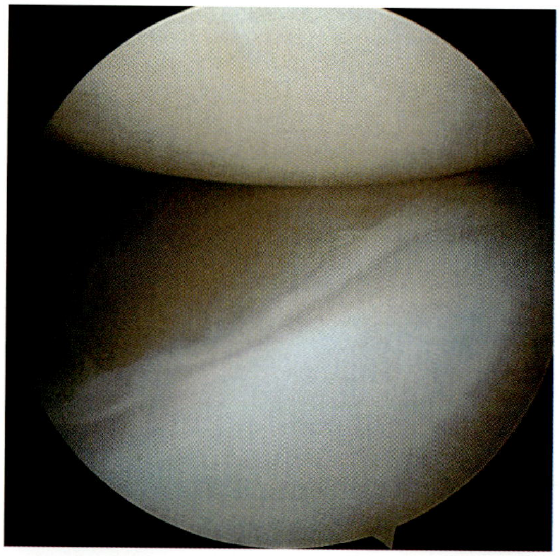

FIGURA 3-10. O *labrum* posterior é visualizado a partir do portal posterior através da retração da ponta da ótica e sua rotação para a direção de 6 horas.

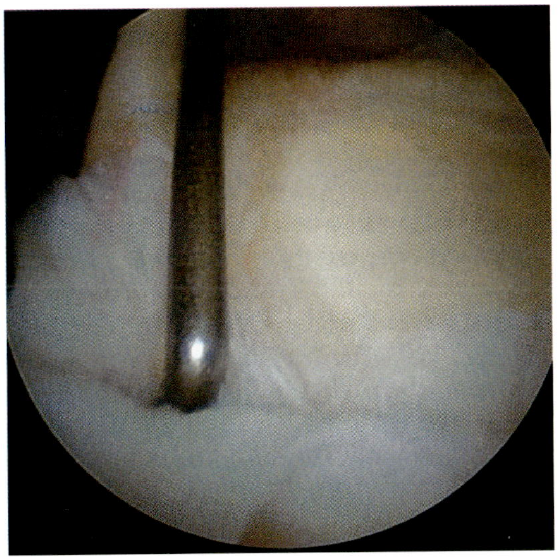

FIGURA 3-11. Uma sonda demonstra desinserção patológica do *labrum* póstero-superior.

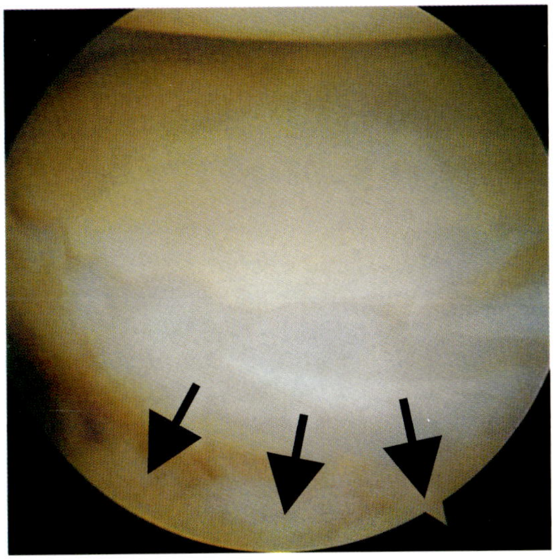

FIGURA 3-12. O recesso capsular posterior normalmente aparece como uma profunda prega de tecido posterior ao *labrum*.

fenestrações próximas à fixação para a cabeça. Raramente, condromalácias ou osteófitos são observados nessa localização. Quando existem aderências, o recesso inferior pode estar contraído, obliterando-o. Em raras ocasiões, pode haver uma lesão capsular, na zona inferior da inserção capsular no colo do úmero após uma luxação traumática.

A *Posição 4* inclui o *labrum* inferior e a superfície articular da glenóide (Fig. 3-14). A porção inferior do *labrum* é avaliada primeiro, e a ótica é rodada para observar o resto da fossa. O *labrum* inferior normal é suavemente fundido com a cartilagem, e a borda capsular do *labrum* se localiza alguns milímetros mais alta do que a borda da cartilagem. Em casos de frouxidão congênita, o *labrum* pode aparecer deficiente ou plano, sem uma proeminência discernível da borda capsular. Existe uma área no centro da glenóide onde a cartilagem articular normalmente tem aparência afinada. Esse achado normal pode ser confundido com condromalacia, mas é encontrado em certo grau, em virtualmente todos os ombros. Ao longo da borda anterior da glenóide, existe uma

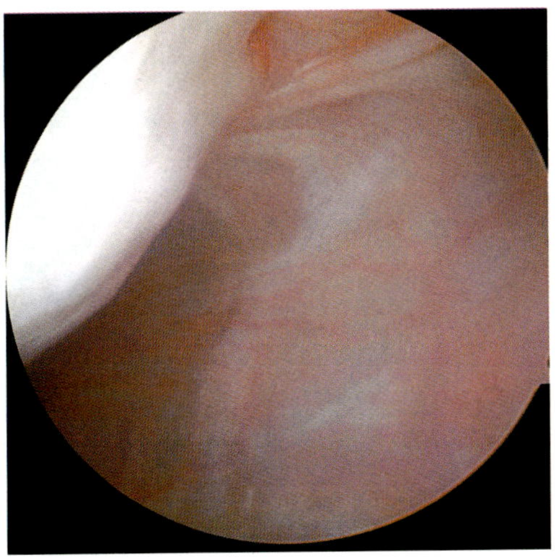

FIGURA 3-13. O recesso axilar é avaliado com a rotação da ótica inferior e superiormente para observar a fixação no úmero.

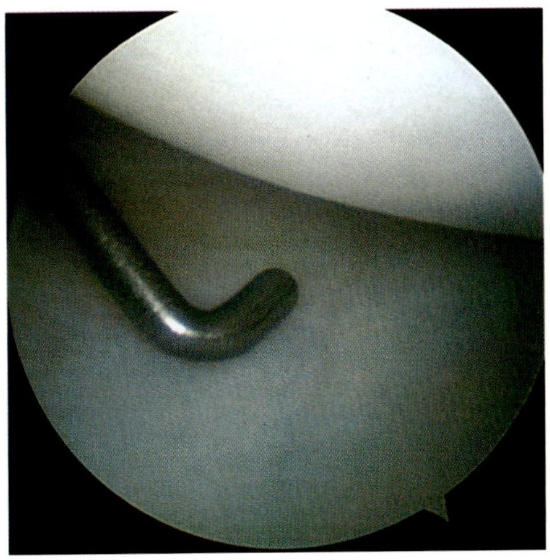

FIGURA 3-14. A superfície articular da glenóide é levemente côncava, com fina área no centro.

indentação ou depressão, que demarca os dois quintos superiores dos três quintos inferiores da glenóide (Fig. 3-15). Essa característica anatômica normal marca o ponto de fusão dos dois centros de ossificação da glenóide, e algumas vezes aparece muito profundo e se assemelha a uma fratura antiga.

A *Posição 5* inclui a superfície articular do tendão supra-espinhal do manguito rotador e sua fixação na cabeça umeral adjacente à cartilagem articular. Rode o bisel do artroscópio para cima para as posições de 11, 12 e 13 horas de modo a visualizar a superfície inferior do supra-espinhal de modo mais eficiente. Essa porção do manguito rotador geralmente apresenta uma firme fixação à cabeça umeral, adjacente à cartilagem articular, sem qualquer esgarçamento significativo ou reação sinovial. O tendão do manguito rotador é coberto na superfície articular pela cápsula articular e uma camada de sinóvia. Essas duas camadas podem demonstrar algumas variações, que podem confundir o artroscopista. Se a pressão do líquido da artroscopia for baixa, o padrão vascular na sinóvia que cobre o manguito pode se assemelhar ao de uma inflamação. A vascularidade normal é bastante rica na porção proximal do manguito, se estendendo da área da glenóide superior e diminuindo conforme se aproxima da fixação na cabeça umeral.

O espessamento no tecido capsular na superfície inferior do manguito orientado perpendicularmente ao tendão do bíceps é chamado crista ou cabo do manguito rotador. Essa banda não é uma porção do tendão, mas sim uma extensão do ligamento coracoumeral, que se estende perpendicularmente ao corpo principal do ligamento durante seu curso da coracóide para o úmero (Fig. 3-16). Raramente se observa um rico suprimento vascular acima da borda lateral da crista do manguito rotador na porção côncava conhecida como crescente do manguito rotador.

A *Posição 6* inclui a face posterior do manguito rotador em sua fixação adjacente à "área nua" da cabeça umeral. Avalie essa posição acompanhando a inserção do manguito ao longo do colo anatômico do úmero posterior e superiormente. O artroscópio é cuidadosamente retirado, e o bisel é rodado para a posição de 11 ou 13 horas, mantendo a fixação do manguito no campo de visão. Tome cuidado para não retirar a ótica completamente da articulação, porque existem somente alguns milímetros de espaço disponíveis nesse local para a visualização. A inserção do manguito rotador nesta área posterior freqüentemente aparece um tanto quanto fenestrada, com aberturas nas camadas superficiais. A área nua da cabeça umeral é vista adjacente à fixação do manguito rotador póstero-lateral. Uma área nua normal pode representar alguns milímetros da cabeça umeral ou ser bastante extensa, com até 2 a 3 cm de diâmetro. A área nua é reconhecida pela ausência da cartilagem articular branca e brilhante que cobre o resto da cabeça umeral. A

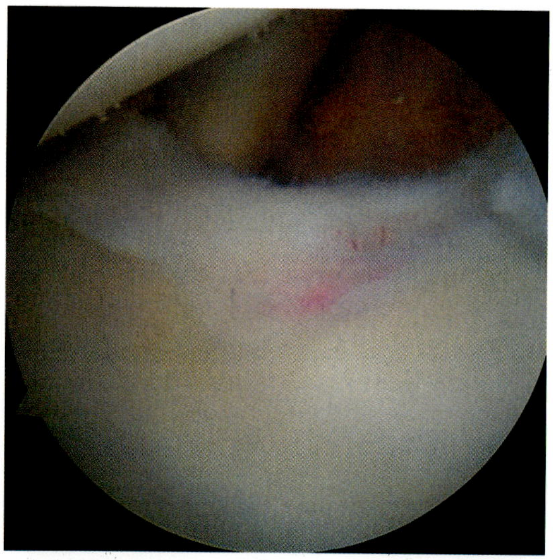

FIGURA 3-15. A borda anterior da glenóide geralmente possui uma indentação ou incisura que demarca as porções inferior e superior.

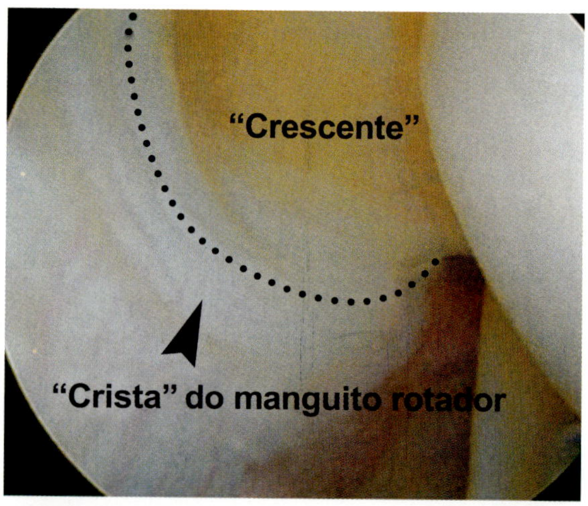

FIGURA 3-16. O tendão supra-espinhal se prende à cabeça umeral adjacente à cartilagem articular. A crista do rotador é uma banda capsular de espessura variável, que se estende da borda anterior do manguito para a cabeça umeral posteriormente e circunda a área chamada de crescente.

margem da área nua geralmente é lisa durante a transição para cartilagem articular em uma posição mais medial (Fig. 3-17). Dentro dessa área, freqüentemente, se observam indentações, e algumas vezes existem profundos orifícios que representam os canais de acesso vascular para o osso. Algumas vezes, observa-se uma aparência bastante áspera sob ampliação artroscópica. Não confunda essa área nua com uma fratura osteocondral pós-luxação conhecida como lesão de Hill-Sachs. A lesão de Hill-Sachs geralmente é encontrada em uma localização mais medial da cabeça umeral e é circundada por uma cartilagem articular normal.

A *Posição 7* inclui o restante da superfície articular da cabeça umeral, que pode ser vista a partir de uma posição posterior (Fig. 3-18). Manobre o artroscópio mais medialmente de sua posição próximo à área nua, e rode o bisel da ótica nos sentidos horário e anti-horário para visualizar o horizonte do globo da cabeça umeral. Rode o ombro em várias direções enquanto visualiza a superfície de contato articular. Freqüentemente esta é a área onde a cartilagem articular começa a entrar em colapso em casos de condrólise ou artrite. É útil palpar a cartilagem para detectar estágios iniciais de condromalacia ou deficiência óssea subcondral. Pode haver uma formação inicial de osteófitos inferiormente, onde a reflexão sinovial da cápsula e a cabeça umeral se unem.

A *Posição 8* é o triângulo ântero-superior do ombro, que inclui o *labrum* ântero-superior, o ligamento glenoumeral superior, a borda superior do tendão subescapular e o ligamento glenoumeral médio. Comece observando essa posição através da visualização e palpação do *labrum* anterior ao bíceps (Fig. 3-19). O *labrum* ântero-superior é a porção abaixo da inserção do bíceps e acima da incisura média da glenóide. Esta é uma área muito traiçoeira, possuindo diversas variações anatômicas que são consideradas normais. Na situação usual (aproximadamente 80%), o *labrum* ântero-superior se prende firmemente à borda da glenóide. Geralmente se observa uma delicada projeção sinovial na extremidade inferior próxima à incisura média da glenóide. Em 14% dos casos, observa-se abertura normal ou forame sublabral abaixo da fixação labral (Figs. 3-20 e 3-21). O tamanho deste orifício pode variar desde alguns milímetros até todo o quadrante ântero-superior. É importante diferenciar o orifício sublabral normal de uma desinserção labral traumática tipo Bankart ou uma lesão SLAP. A lesão de Bankart sempre envolve o labral abaixo da incisura anterior da glenóide, mas pode se estender mais proximalmente. Uma lesão SLAP sempre inclui a inserção do bíceps e se estende posteriormente a ela. A designação de uma lesão SLAP requer que a lesão se localize somente no labral superior. Em uma lesão SLAP tipo 2, os tecidos envolvidos estão esgarçados e desinseridos, e a causa degenerativa ou traumática deve ser óbvia (veja Capítulo 12).

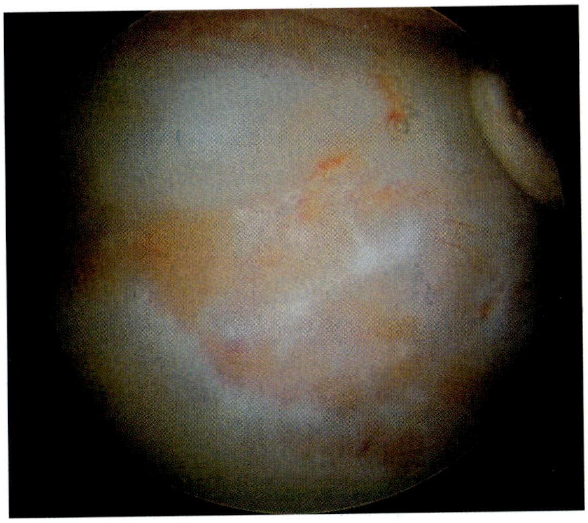

FIGURA 3-17. A área nua da cabeça umeral é adjacente à fixação do infra-espinhal na cabeça umeral.

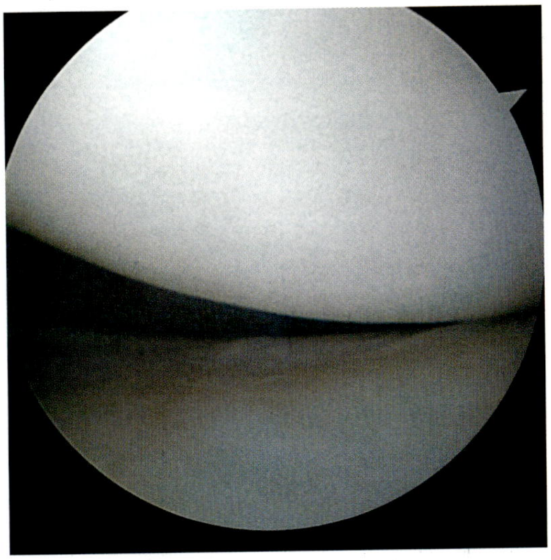

FIGURA 3-18. O globo da cabeça umeral normal é liso e possui uma firme cartilagem articular.

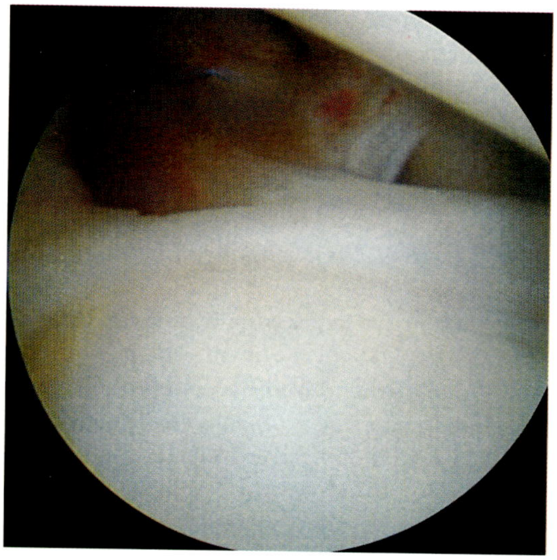

FIGURA 3-19. O *labrum* ântero-superior normalmente está firmemente inserido na glenóide ântero-superior.

Uma variação facilmente confundida com uma desinserção labral ântero-superior patológica é o chamado complexo de Buford. Esta variante normal ocorre em aproximadamente 6% dos ombros. Três características são incluídas neste complexo:

1. O ligamento glenoumeral médio tipo cordão se prende ao *labrum* superior em uma posição imediatamente anterior à base da inserção do bíceps.
2. Um ligamento glenoumeral médio espesso, arredondado, tipo cordão cruza o tendão subescapular em um ângulo de 45 graus.
3. Não existe tecido labral na borda ântero-superior da glenóide (Figs. 3-22 e 3-23).

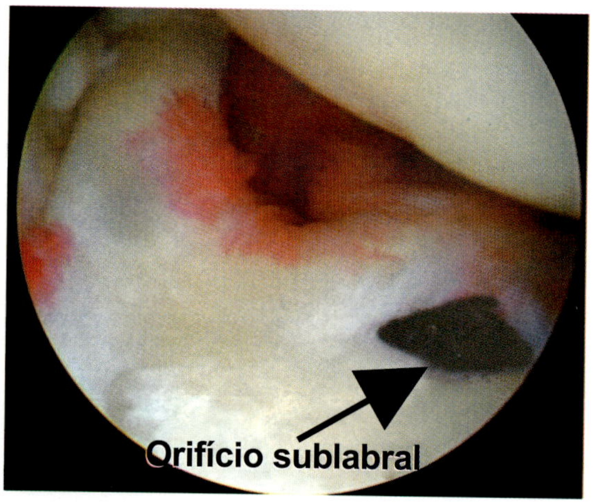

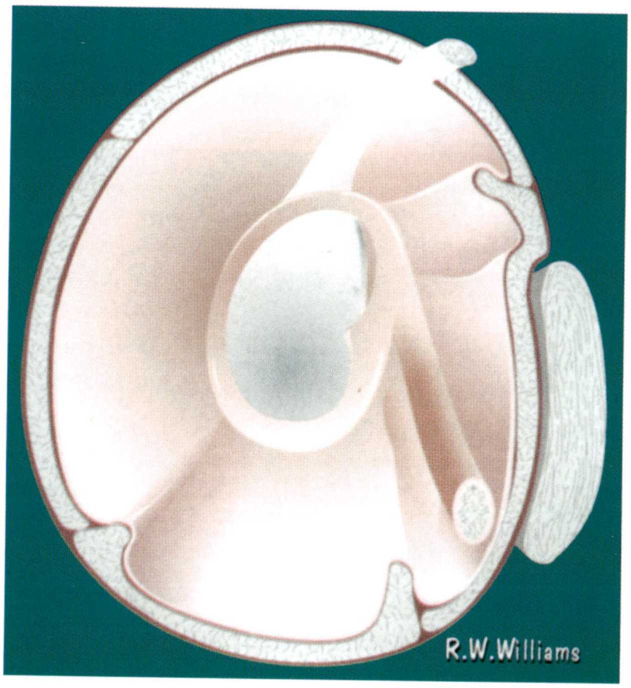

FIGURAS 3-20 e 3-21. O orifício sublabral geralmente possui um ligamento glenoumeral médio tipo cordão e é uma variação anatômica normal que pode se assemelhar a uma desinserção labral.

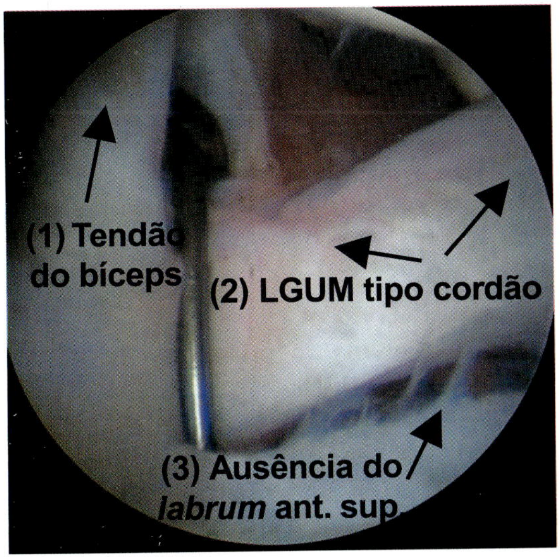

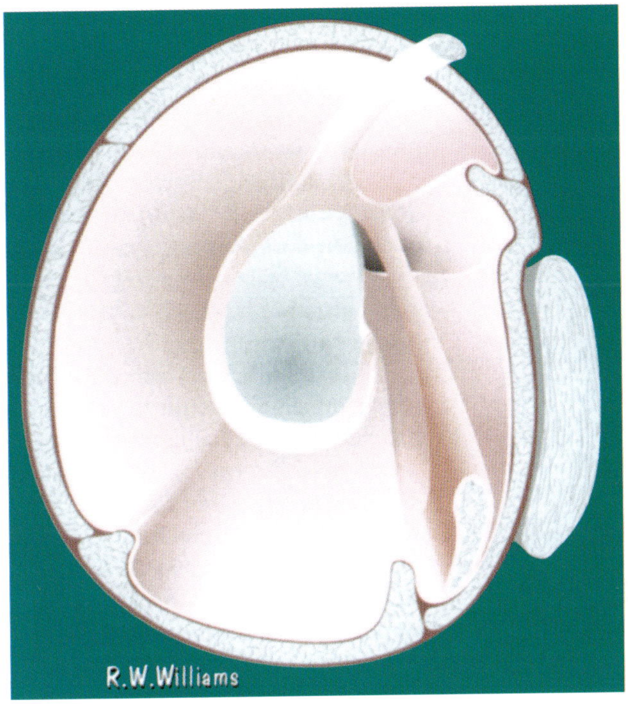

FIGURAS 3-22 e 3-23. O complexo Buford é facilmente confundido com uma desinserção labral ântero-superior.

A aparência desse complexo anatômico normal é surpreendente, pois parece haver uma avulsão no *labrum* ântero-superior e uma desinserção entre o ligamento glenoumeral médio e a glenóide ântero-superior. Em uma inspeção mais detalhada, observa-se que não existe um esgarçamento e que a borda do ligamento médio é lisa, indicando que essa anatomia provavelmente é uma variação.

O ligamento glenoumeral superior também é observado na posição 8 cruzando entre o bíceps e o tendão subescapular. Seu curso se estende do *labrum* no tubérculo superior da glenóide até a porção superior da tuberosidade menor. Geralmente, o ligamento glenoumeral superior possui uma inserção comum com a borda mais superior do tendão subescapular. Freqüentemente, esse ligamento aparece um tanto quanto esgarçado (Fig. 3-24).

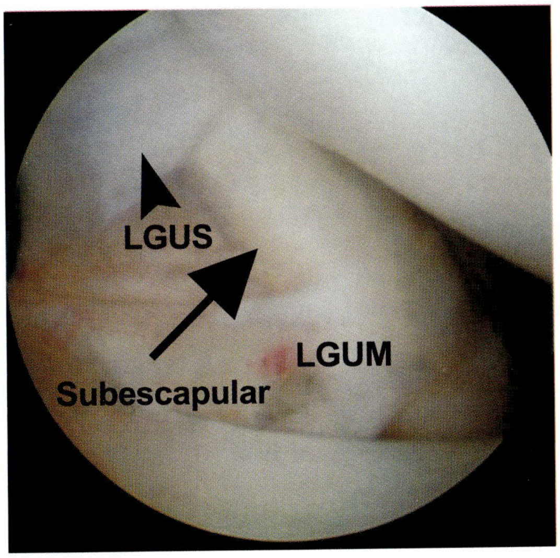

FIGURA 3-24. O ligamento glenoumeral superior se prende à borda lateral do tendão subescapular, e o ligamento glenoumeral médio cruza a borda medial.

O tendão subescapular é um proeminente marco anatômico que demarca o limite inferior do triângulo ântero-superior. Na maioria das situações, ele possui uma borda suavemente rolada e passa verticalmente de sua fixação na cabeça umeral na tuberosidade menor para desaparecer abaixo da borda da glenóide. O ligamento glenoumeral médio na situação usual cruza entre o ponto médio e o terço inferior do tendão subescapular em um ângulo de aproximadamente 45 graus. Existem diversas variações no tendão subescapular. A principal borda do tendão pode ter uma aparência dividida ou bífida. Apesar de rara, quando essa situação ocorre, ela aparece como uma divisão suave no tendão sem nenhum esgarçamento aparente ou reação sinovial ao redor dos tecidos. Não se observa uma desinserção do tendão. Essa situação é encontrada em aproximadamente 3% dos ombros e não deve ser considerada como uma patologia.

O ligamento glenoumeral médio apresenta a aparência mais variável de todos os ligamentos anteriores do ombro. Em sua situação usual (aproximadamente 70%), ele aparece como um espessamento dobrado na cápsula anterior, que cruza o tendão subescapular em um ângulo de 45 graus para se inserir no colo ântero-superior da glenóide ou em uma posição imediatamente medial ao *labrum*. Nessa situação, observa-se somente uma abertura no recesso subescapular, que se localiza anteriormente à borda principal do ligamento médio.

A variação mais comum da anatomia do ligamento médio é uma aparência tipo cordão. Esse padrão está presente em 20% dos ombros normais. Um ligamento médio tipo cordão parece mais uma estrutura semelhante a uma corda do que a uma bainha. O cordão pode se inserir na posição normal do ligamento médio superiormente no colo da glenóide ou no *labrum* ântero-superior, algumas vezes associado a um orifício sublabral (Fig. 3-21). Em qualquer uma dessas situações normais, o acesso ao recesso subescapular é possível acima ou abaixo do ligamento médio em formato de cordão.

Uma terceira variação do ligamento médio é a de uma fina cortina ou a completa ausência de tecido ligamentar (Fig. 3-25). Este padrão está presente em aproximadamente 10% dos ombros. A estrutura do ligamento médio aparece como uma bainha fibrosa translucente ou como algumas frágeis bandas fibrosas. Quando presente, esta variação geralmente é acompanhada por um ligamento glenoumeral inferior bastante hipertrófico.

A *Posição 9* inclui o *labrum* ântero-inferior. Afaste a ótica até o centro da glenóide e rode o bisel inferiormente, para visualizar toda a fixação labral ântero-inferior na glenóide. Existem dois padrões normais de fixação labral anterior. Em aproximadamente 95% dos casos, o *labrum* possui uma fixação suave ao colo da glenóide e se funde com a borda da cartilagem articular (Fig. 3-26). Sua firme fixação ocorre a partir da incisura média da glenóide ao redor de toda a porção

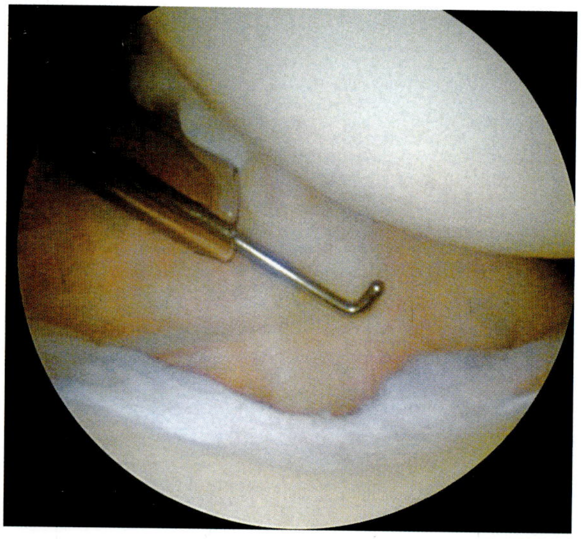

FIGURA 3-25. O ligamento glenoumeral médio pode aparecer afinado ou estar completamente ausente.

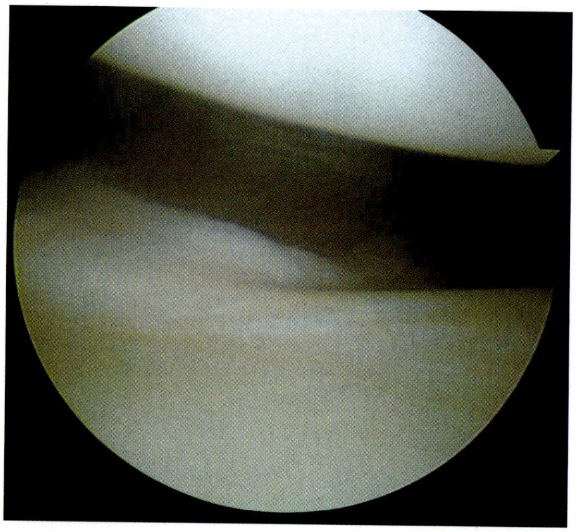

FIGURA 3-26. O *labrum* ântero-inferior normalmente está firmemente fundido com a cartilagem articular abaixo da incisura média da glenóide.

anterior e inferior da glenóide. O segundo tipo de fixação labral é meniscóide, na qual a borda articular do *labrum* está separada da glenóide. Este tipo está presente em 5% dos casos, e uma sonda pode ser inserida entre a superfície articular da glenóide e o *labrum* sobrejacente. A fixação capsular ao *labrum* está intacta e não se separa da glenóide quando se aplica tração. Na incisura média da glenóide, freqüentemente, se encontra um tufo de sinóvia que pende sobre o *labrum*. Esse crescimento sinovial excessivo pode ser bastante proeminente e se assemelhar com um esgarçamento, mas é normal.

A *Posição 10* inclui o ligamento glenoumeral inferior e a cápsula ântero-inferior. Normalmente, com o braço em tração, a ótica pode ser manobrada através do recesso anterior com relativa facilidade. Se os ligamentos estiverem frouxos, a ótica passa sem dificuldades, uma condição conhecida como o sinal do *drive-through*. Inversamente, se os ligamentos estiverem excessivamente tensos, como na capsulite adesiva, o espaço entre a cabeça e a glenóide é estreito, e a ótica é passada com dificuldade, ou não se consegue passar a ótica (Fig. 3-27). Os ligamentos capsulares anteriores se inserem no *labrum* e prendem firmemente o *labrum* ao colo da glenóide. A banda superior do ligamento inferior, que geralmente é proeminente, marca a extensão mais superior e pode se fixar em uma região alta, como o *labrum* ântero-superior. Os tecidos capsulares, fora a prega da banda superior do ligamento inferior, são lisos e cobertos com fino revestimento sinovial.

Esta etapa completa os primeiros 10 passos da revisão da anatomia artroscópica, que é realizada com a ótica no portal posterior. Faça os próximos cinco passos depois de mudar o artroscópio para o portal anterior e conectar a tubulação de saída de fluxo à cânula Crystal no postal posterior.

A *Posição 11* inclui a visualização do *labrum* posterior e da cápsula posterior, observando-se, através da articulação da região anterior para a posterior (Fig. 3-28). O artroscópio é colocado aproximadamente no centro da glenóide e o bisel é rodado inferiormente para avaliar o

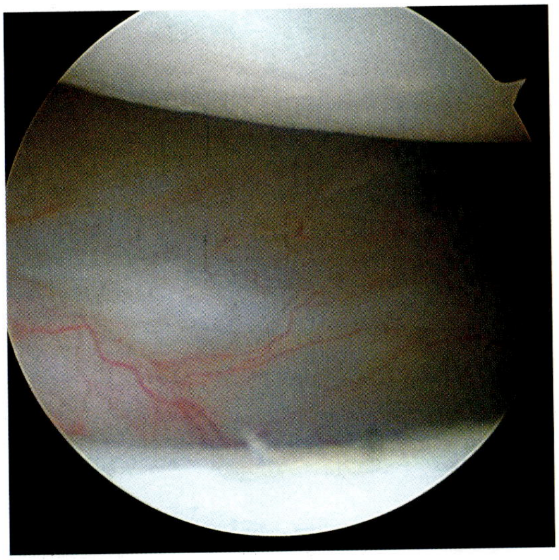

FIGURA 3-27. O ligamento glenoumeral inferior geralmente possui um espessamento, chamado banda ântero-superior, que se insere no *labrum* anterior, mas pode não ser aparente quando a articulação é distendida.

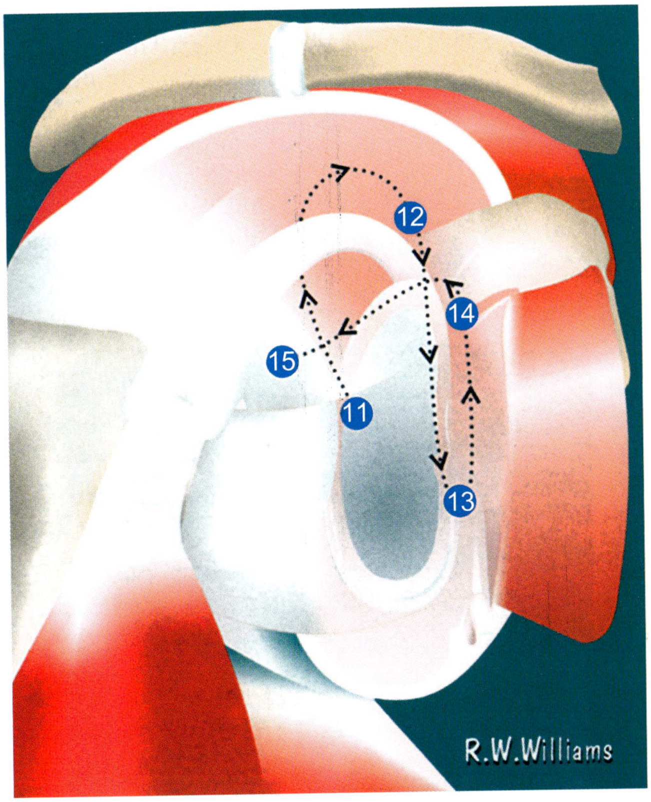

FIGURA 3-28. A etapas 11 a 15 da avaliação da articulação glenoumeral são completadas com a observação a partir do portal anterior.

labrum posterior. Use uma sonda através da cânula posterior para palpar os tecidos durante a avaliação. O tipo mais comum de fixação do *labrum* posterior é diretamente à borda da glenóide, sem separação entre sua fixação e a cartilagem articular (Fig. 3-29). Em menos de 5% dos ombros, o *labrum* posterior normal, como o *labrum* anterior, tem aparência meniscóide. Esta variação deve ser suspeitada quando a borda labral está separada da cartilagem articular. Embaixo do *labrum* tipo-menisco, a cartilagem articular aparece lisa, mas algumas vezes é fina e amolecida. A margem labral posterior deve estar firmemente presa à periferia. A inserção da cápsula posterior geralmente é bastante liso, exceto pela presença de um espessamento, a banda póstero-superior do ligamento capsular inferior. Essa prega, quando visualizada, se prende à porção média do *labrum* posterior e se estende inferior e lateralmente em um ângulo aproximado de 45 graus, semelhante à banda anterior do ligamento glenoumeral inferior. O recesso capsular posterior não pode ser bem visualizado a partir de uma posição anterior, mas já foi previamente visualizado na posição 2, quando se observava a partir do portal posterior. Rode a ótica lateralmente na direção da fixação umeral do ligamento (Fig. 3-30). Apesar de rara, esta pode ser a localização de uma desinserção capsular posterior chamada de avulsão umeral reversa do ligamento glenoumeral (ou lesão AVRLG) (veja Capítulo 8).

A *Posição 12* inclui a cápsula póstero-superior e a face posterior do manguito rotador. Visualize essa área rodando o bisel do artroscópio superiormente para observar a face posterior da inserção do manguito na cabeça umeral. Mova a ponta da ótica para fora e ao redor do tendão do bíceps (Fig. 3-31). A superfície normal do manguito rotador é lisa, com vascularidade regular. A fixação posterior do espessamento capsular, a crista ou o cabo do manguito rotador, se arqueia através do manguito posterior para se fixar na cabeça umeral. Manobre o artroscópio ao redor da parte superior da glenóide, rode o bisel de modo a observar medialmente através do recesso glenóide superior. Mova além da raiz do tendão do bíceps e de volta à fossa glenóide.

A *Posição 13* inclui o *labrum* anterior e a fixação do ligamento ântero-inferior à cabeça umeral. Manobre a ótica pela borda anterior da glenóide, levante a cabeça umeral de seu encaixe, e rode a ótica para avaliar o *labrum* ântero-inferior. Essa posição é extremamente importante para o cirurgião avaliar precisamente o estado e a qualidade dos ligamentos de suporte, *labrum* e tecido capsular, quando avalia à procura de uma instabilidade (Fig. 3-32). O *labrum* pode ser palpado com uma sonda passada através do portal posterior para avaliar a segurança da fixação à glenóide. A importante banda superior do ligamento inferior aparece como uma prega espessada que se funde com o recesso capsular inferior distalmente e culmina em uma espessa banda, que se prende ao *labrum* próximo ou logo acima da incisura média da glenóide.

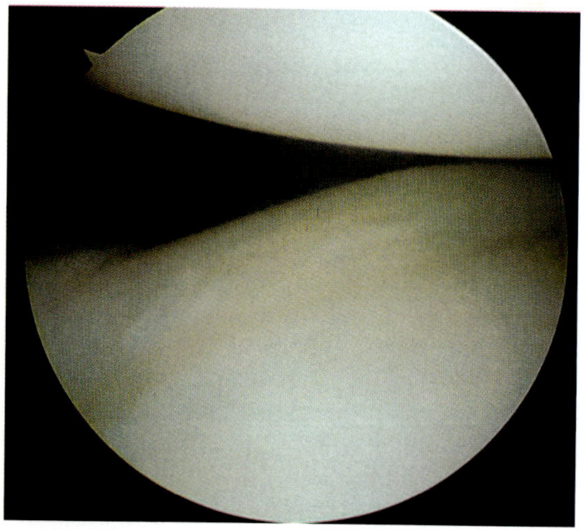

FIGURA 3-29. O *labrum* posterior geralmente está firmemente fundido à cartilagem anterior da glenóide.

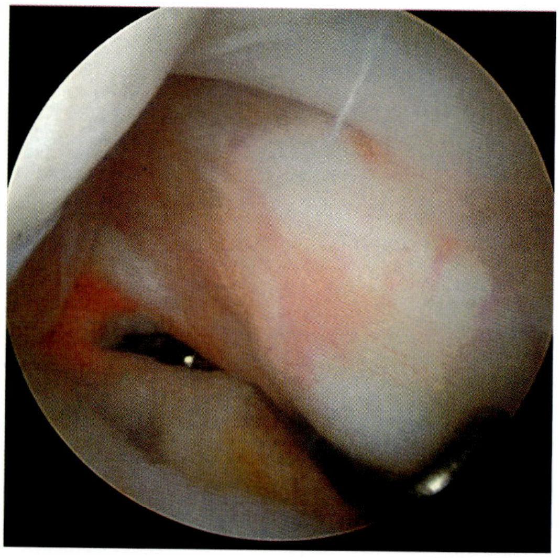

FIGURA 3-30. A cápsula póstero-superior pode apresentar algumas fenestrações próximas à fixação umeral.

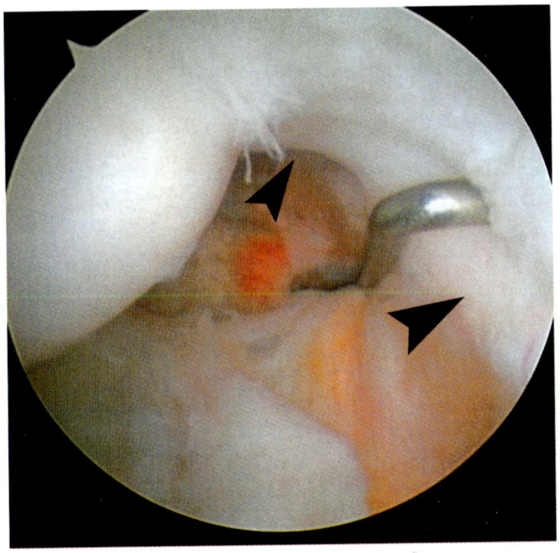

FIGURA 3-31. O manguito rotador posterior é coberto por uma área espessada na cápsula onde a crista ou o cabo rotador se arqueia na direção da cabeça umeral.

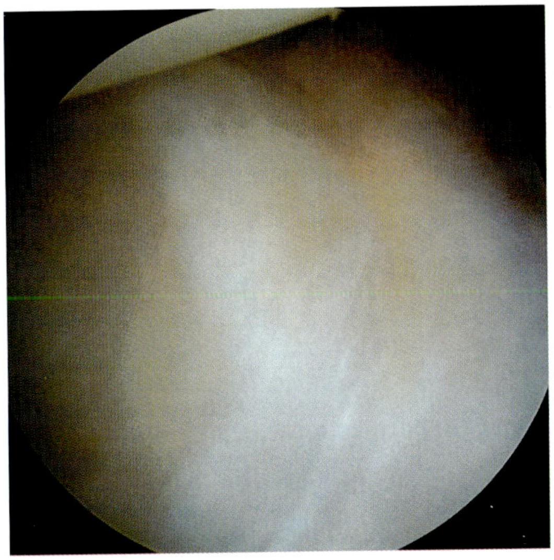

FIGURA 3-32. O *labrum* ântero-inferior e a fixação dos ligamentos ântero-inferiores são mais bem visualizados quando se observa a partir do portal anterior.

Em uma situação rara, mas normal, uma banda superior distinta não é visualizada. Isso ocorre em uma situação atraumática, na qual os ligamentos capsulares são formados em uma única e sólida bainha. Apesar de não confirmar a presença de instabilidade, ela parece estar associada a frouxidão congênita e pode ser um fator predisponente de ombros congenitamente frouxos. Rodando a ótica lateralmente, pode ser avaliada a fixação umeral da cápsula anterior (Fig. 3-33). Esta etapa comumente é desprezada, o que pode resultar em erros diagnósticos quando a cápsula estiver avulsionada com uma lesão AULG (veja Capítulo 9).

A *Posição 14* inclui a fixação anterior do ligamento glenoumeral médio e o recesso subescapular. Localize o ligamento glenoumeral médio retirando o artroscópio e rodando a ponta anteriormente até que o tendão subescapular seja encontrado. A fixação anterior do ligamento glenoumeral médio cruza o tendão para se inserir no *labrum* ou colo da glenóide (Fig. 3-34). A borda principal do tendão subescapular é acompanhada em direção medial até o recesso subescapular.

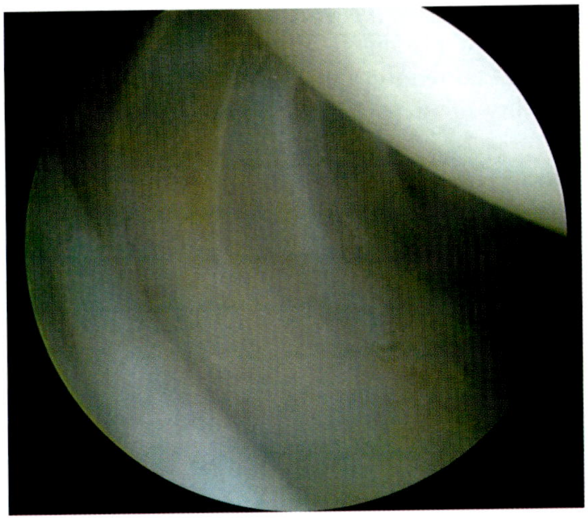

FIGURA 3-33. A fixação umeral da cápsula anterior também deve ser avaliada na posição 13.

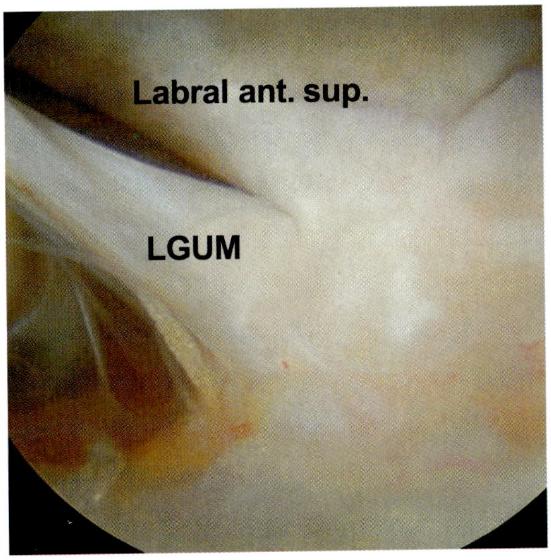

FIGURA 3-34. A fixação do ligamento glenoumeral médio no *labrum* ou colo da glenóide é vista cruzando o tendão subescapular.

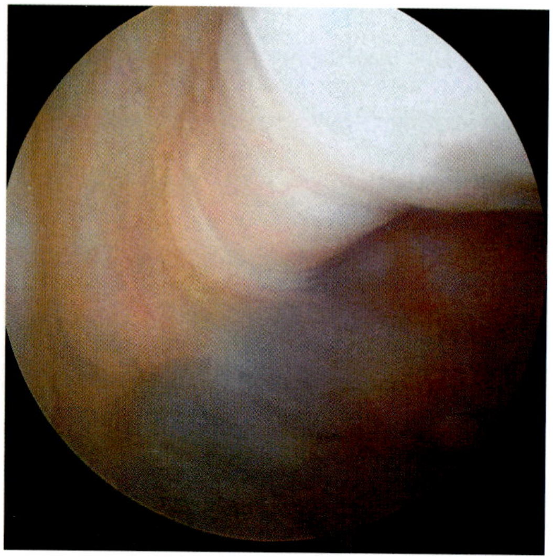

FIGURA 3-35. O recesso subescapular pode possuir vários compartimentos que podem esconder corpos livres.

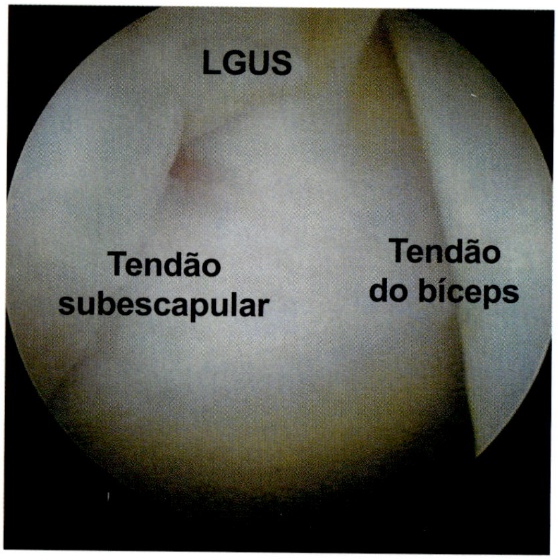

FIGURA 3-36. A superfície anterior da cabeça umeral possui uma fina área de cartilagem entre os tendões do bíceps e subescapular.

Rode a ótica anterior e posteriormente para avaliar as profundidades do recesso subescapular (Fig. 3-35). O recesso tem tamanho variável, mas geralmente pode ser penetrado e acompanhado através da face anterior do colo da glenóide. Quando existem corpos livres dentro do ombro, eles comumente se localizam no recesso subescapular. A ponta do artroscópio é orientada de modo que a borda superior do tendão subescapular seja observada. A borda é acompanhada até uma posição além da fixação do ligamento glenoumeral médio e até a cabeça umeral.

A *Posição 15* inclui a fixação do tendão subescapular à cabeça umeral, à superfície anterior da cabeça umeral e ao tendão do bíceps adjacente. A ponta do artroscópio acompanha a borda principal do tendão subescapular até sua fixação no úmero, na tuberosidade menor. O ligamento glenoumeral superior se insere nessa área também e, geralmente, se observa certa irregularidade da sinóvia. Visualize a superfície articular anterior da cabeça umeral. Algumas vezes se observa uma área nua similar à encontrada na face posterior da cabeça umeral. Ela aparece como uma fina área da cabeça umeral anterior desprovida de cartilagem articular, localizada superiormente à fixação do tendão subescapular (Fig. 3-36). Essa área não deve ser confundida com um defeito anterior da cabeça umeral encontrado em conjunção com instabilidade posterior. Rode o artroscópio na direção superior até que a borda principal do tendão do bíceps seja encontrada. Depois de retirar o artroscópio alguns milímetros e colocá-lo diretamente no tendão do bíceps, manobre a ótica ao longo da superfície do tendão até uma posição logo acima do sulco bicipital. Com a rotação do braço, a estabilidade do tendão do bíceps e a qualidade da sinóvia de revestimento podem ser avaliadas.

Esta manobra completa a avaliação dos 15 pontos da anatomia glenoumeral registrada em vídeo. O cirurgião, agora, está familiarizado com a condição de todas as estruturas anatômicas visíveis na articulação, e pode desenvolver um abrangente planejamento cirúrgico com a completa compreensão das necessidades do paciente.

4

BURSOSCOPIA DIAGNÓSTICA

A realização completa, progressiva, dos 8 pontos de uma bursoscopia, como a artroscopia diagnóstica, é uma parte importante da avaliação artroscópica do ombro. A anatomia da bolsa é menos complicada do que a da articulação do ombro, mas também tem menos marcos anatômicos para auxiliar na orientação. A maioria dos cirurgiões também considera mais difícil de ser penetrada com precisão do que a articulação glenoumeral, porque não possui uma cápsula ligamentar firme. O espaço bursal se localiza abaixo da metade anterior do acrômio e se estende anterior e lateralmente ao osso (Fig. 4-1). O tecido bursal forma uma camada sob o acrômio e sobre o topo do manguito. Assim como na articulação do ombro, não é possível avaliar ou operar todas as áreas da bolsa através de um único portal. Portanto, é essencial estabelecer portais anterior e posterior no início de todos os casos. Através da visualização rotineira da bolsa a partir de ambos os portais, o cirurgião fica familiarizado e confortável para utilizar ambas as posições, tornando mais fácil compreender a visualização e a orientação quando se opera através do portal oposto.

ETAPAS PARA A REALIZAÇÃO DE UMA BURSOSCOPIA SUBACROMIAL

A bursoscopia subacromial pode ser realizada seguindo as etapas abaixo:

1. Posicione o braço na posição de bursoscopia em 20 graus de abdução e 5 graus de flexão frontal. Para mudar de posição, a enfermeira circulante move o peso do cabo do artroscópio (branco) no equipamento de tração da Arthrex para o cabo de bursoscopia (amarelo) (Fig. 4-2). Geralmente, acrescentamos algumas libras às que já utilizamos para a artroscopia, mas raramente utilizamos mais de 15 libras no total de peso para a tração. A mudança da posição do braço para menos abdução promove a abertura do espaço subacromial por mover lateralmente a tuberosidade maior lateral e inferiormente para longe da área subacromial.
2. Insira a cânula artroscópica ajustada com um mandril de ponta romba no portal posterior através do tecido subcutâneo até que a borda posterior do acrômio seja encontrada. Retire a cânula cerca de 1 cm e redirecione-a para que passe através do deltóide. Avance a cânula por baixo e paralelamente ao acrômio até que o limite anterior da bolsa seja encontrado. Tome cuidado para evitar a criação de um túnel muito próximo da superfície inferior do acrômio, porque pode resultar em um posicionamento da cânula acima da cavidade bursal. Similarmente, se a cânula for direcionada demasiadamente para a articulação do ombro, existe o risco de penetração do músculo infra-espinhal, posicionando a cânula abaixo ou caudal à cavidade bursal (Fig. 4-3).
3. Remova o mandril e insira a haste-guia, utilizando-a para palpar o ligamento coracoacromial (LCA). Manobre a ponta da haste abaixo do LCA e para fora do PAS (Fig. 4-4).
4. Introduza a cânula Crystal (Arthrex Inc., Naples, FL) sobre a ponta da haste-guia, conecte a tubulação de drenagem de fluxo e avance a cânula para dentro da bolsa (Fig. 4-5).

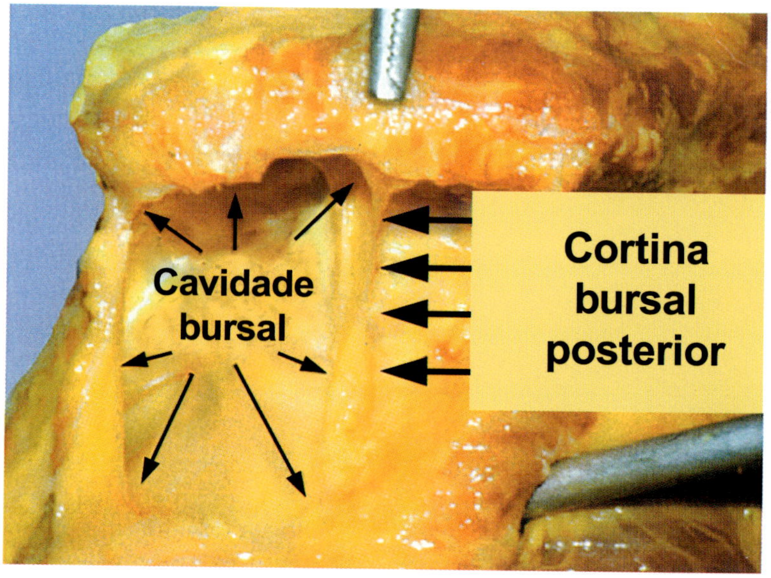

FIGURA 4-1. A cavidade bursal está localizada sob a metade anterior do acrômio e se estende bem anterior e lateralmente, como visto neste espécime cadavérico.

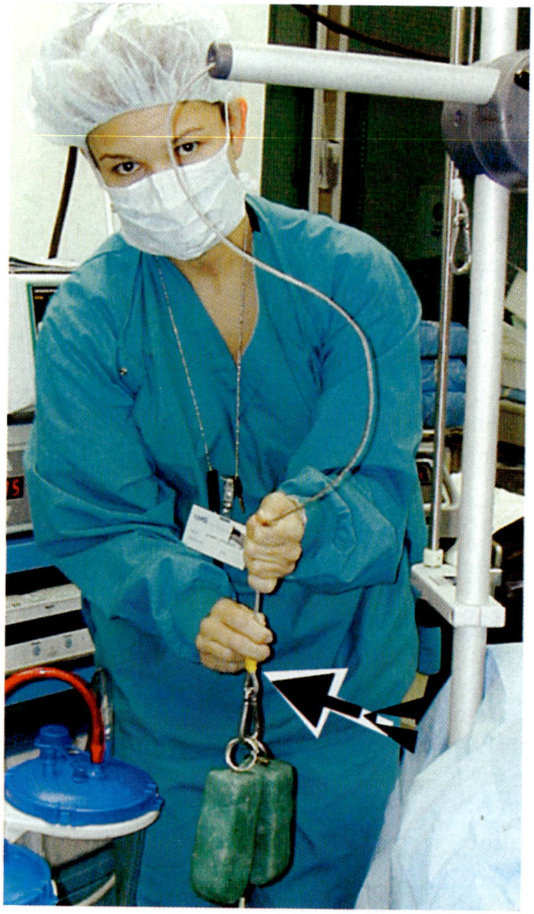

FIGURA 4-2. O peso é trocado do cabo branco para o cabo amarelo de modo a ajustar a posição do braço para a bursoscopia.

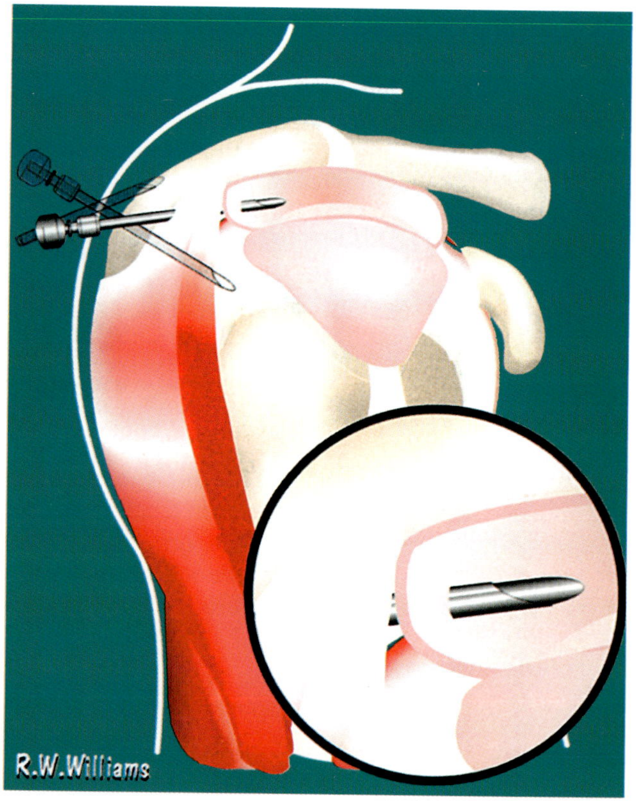

FIGURA 4-3. A técnica de inserção do visor na bursa subacromial requer uma compreensão da posição da cavidade.

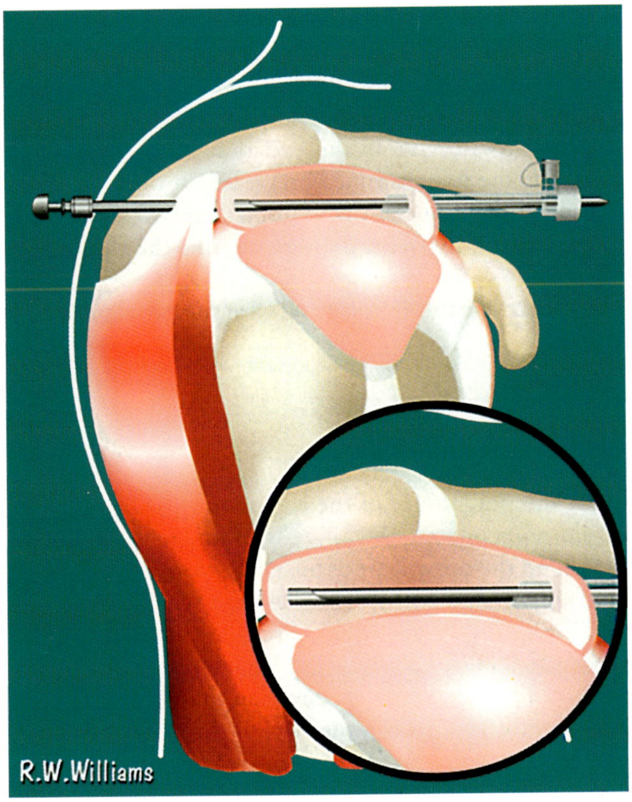

FIGURA 4-4. A haste-guia é passada através da cânula da ótica, sob o ligamento coracoacromial, saindo pelo portal anterior.

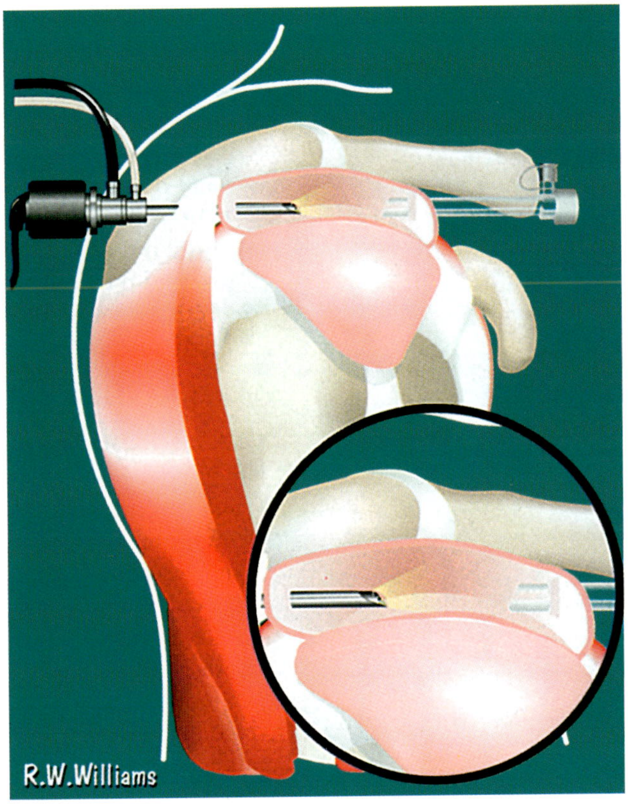

FIGURA 4-5. Passe uma cânula Crystal (Arthrex Inc., Naples, FL) sobre a extremidade anterior da haste-guia na direção da bolsa.

5. Insira a ótica no portal posterior e ative a bomba. Como a cavidade subacromial está localizada na metade anterior do espaço subacromial, a ponta da ótica deve ser inserida abaixo do terço anterior do acrômio, anterior à linha de orientação lateral traçada na pele antes da cirurgia (Fig. 4-6).

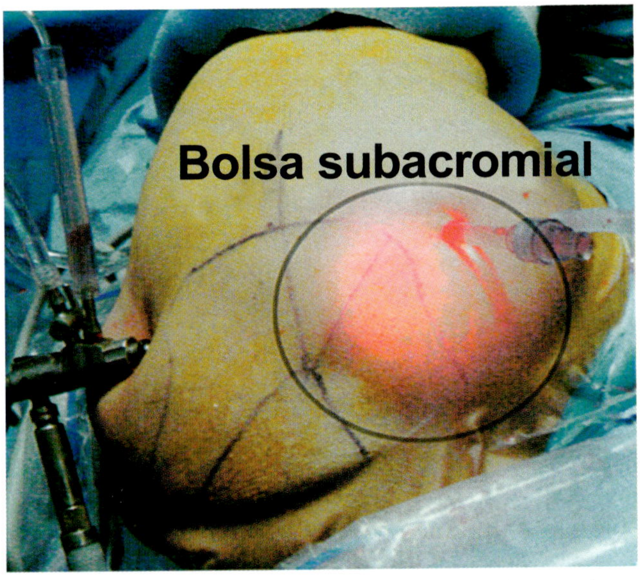

FIGURA 4-6. A bolsa subacromial, localizada abaixo da metade anterior do acrômio, é iluminada com a luz do artroscópio.

6. Quando a ótica está posicionada apropriadamente, o espaço bursal distendido aparece como uma câmara aberta, com amplo espaço de manobra. Este "campo de visão" deve ser encontrado assim que a bolsa é distendida pelo líquido, sem a necessidade de raspar os tecidos bursais. Se a ótica não estiver posicionada apropriadamente, o cirurgião pode ver tecido muscular ou fibroso em vez da cavidade bursal aberta. Nessa situação, remova a ótica e reinsira a cânula seguindo as etapas previamente delineadas. Se o espaço ainda não estiver visível, raspe cuidadosamente o tecido bursal que estiver obstruindo a visão através do portal anterior até que o espaço se abra. Evite a lesão iatrogênica do manguito direcionando a lâmina do *shaver* na direção do acrômio.
7. Realize a avaliação diagnóstica bursal de 8 pontos, começando com a ótica no portal posterior.

REVISÃO DE OITO PONTOS DA ANATOMIA BURSAL

A *Posição 1* permite a visualização da superfície inferior do acrômio e do LCA. Minha convenção, durante a realização da bursoscopia do ombro (Fig. 4-7), é orientar a ótica e a câmera de tal forma que o acrômio seja observado na parte superior do monitor de vídeo. Com o bisel da ótica direcionado para o acrômio, avalie o LCA e a sinóvia que cobre a superfície inferior do osso (Fig. 4-8). O ligamento pode cobrir toda a metade anterior do acrômio, ocupar somente a porção central ou se estender lateralmente e se inserir parcialmente sob o deltóide. O LCA se estende na direção ântero-medial para se inserir no processo coracóide. A cortina bursal anterior geralmente obstrui a visão do ligamento além da borda anterior do acrômio e não precisa ser removida em exames de rotina. A superfície do LCA deve ser lisa, com delicada cobertura sinovial. Qualquer esgarçamento ou bursite reativa levanta suspeita de um possível problema de impacto.

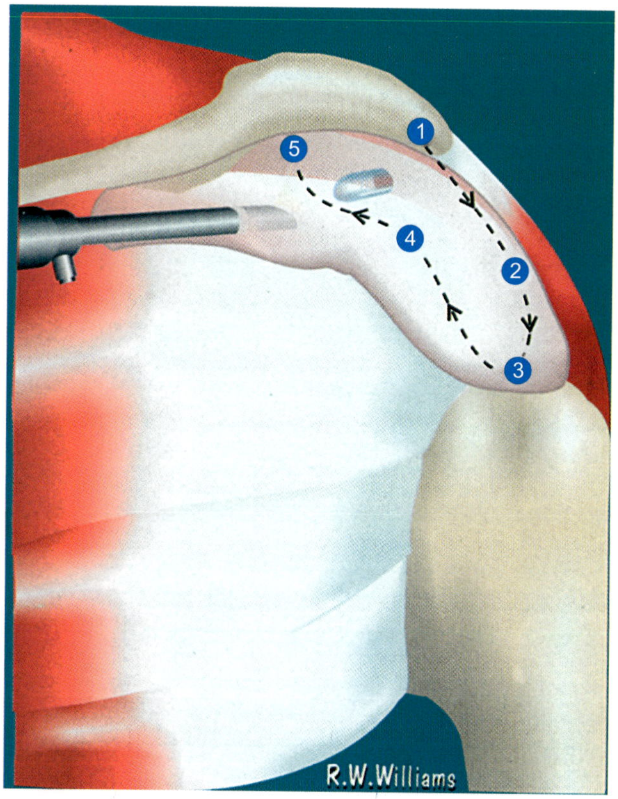

FIGURA 4-7. As primeiras cinco etapas da revisão da anatomia bursal ocorrem com a ótica no portal bursal posterior.

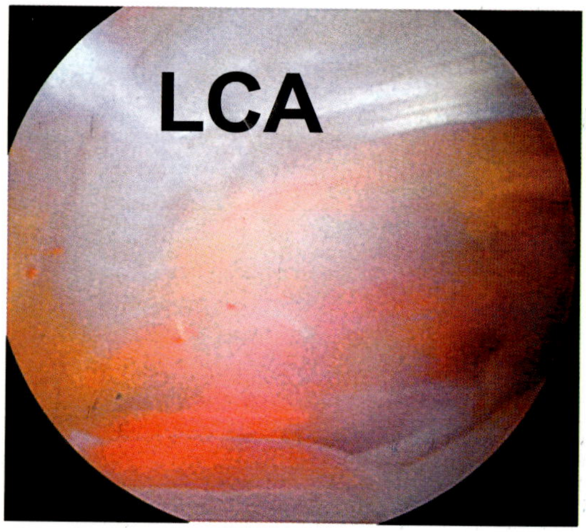

FIGURA 4-8. O ligamento coracoacromial é liso e possui uma delicada camada de sinóvia a seu redor.

A *Posição 2* é a borda lateral do acrômio e a prateleira bursal lateral. Rode a ótica ateralmente e acompanhe o teto da cavidade bursal até a borda do acrômio. Geralmente se observa uma banda bursal tipo prateleira, que se estende da região anterior para a posterior, como a plica do joelho, separando a bolsa em dois espaços (Fig. 4-9). A prateleira pode ser um veio bastante fino de tecido bursal, ou pode se tornar uma camada bastante espessa que adere firmemente ao topo do manguito rotador. O cirurgião deve conhecer a aparência variável da prateleira para não confundi-la com o manguito rotador subjacente.

A *Posição 3* é a grande tuberosidade do úmero e a fixação dos tendões supra-espinhal e infra-espinhal. Oriente a ótica para a tuberosidade sob a prateleira e rode o bisel na direção do osso. Rode lentamente o úmero em rotação interna e externa. Observe a fixação do manguito durante sua movimentação sob o visor. Esse ponto permite que o cirurgião avalie todo o lado bursal da fixação ou a raiz do manguito. A tuberosidade deve ser lisa, sem esgarçamento ou sinais de rugosidade, e o manguito deve ser liso (Fig. 4-10). Qualquer tipo de esgarçamento do tendão sugere um impacto subacromial.

A *Posição 4* inclui a área crítica do manguito rotador localizada medialmente à junção tendão-osso. Mova a ponta da ótica em direção medial por alguns centímetros e continue a manter o bisel rodado para o úmero (Fig. 4-11). Essa é a área onde a maioria das lesões iniciais do manguito se localiza e o local em que se encontra a maioria das calcificações bursais. Nesse local, o suprimento sangüíneo para o tendão é ruim, dando pouca capacidade de regeneração para o tendão.

A *Posição 5* é a parede medial da bolsa subacromial. Rode a ótica na direção medial para visualizar a parede medial da cavidade bursal. A parede bursal separa a cavidade bursal subacromial da região subclavicular. A cortina de tecido bursal deve ser lisa e apresentar tecido adiposo. Após as cirurgias no manguito rotador, as aderências são freqüentes nesse local, especialmente quando a articulação acromioclavicular (AC) foi aberta (Fig. 4-12). A espinha da escápula marca a divisão entre as fossas supra-espinhal e infra-espinhal, podendo ser visualizada, quando necessário, pela remoção de uma pequena quantidade do tecido bursal que a cobre.

Veja as três últimas posições da bursa após a troca da ótica para o portal anterior e a cânula de drenagem para o portal posterior (Fig. 4-13).

A *Posição 6* é a cortina bursal posterior. A cortina bursal posterior forma a borda posterior do espaço subacromial. Ela se situa em uma linha que se estende da margem posterior da articulação AC até a borda lateral do acrômio (Fig. 4-14). É importante estar familiarizado com a cortina bursal posterior, porque ela geralmente obstrui a visão, quando a ótica é inserida parcialmente no

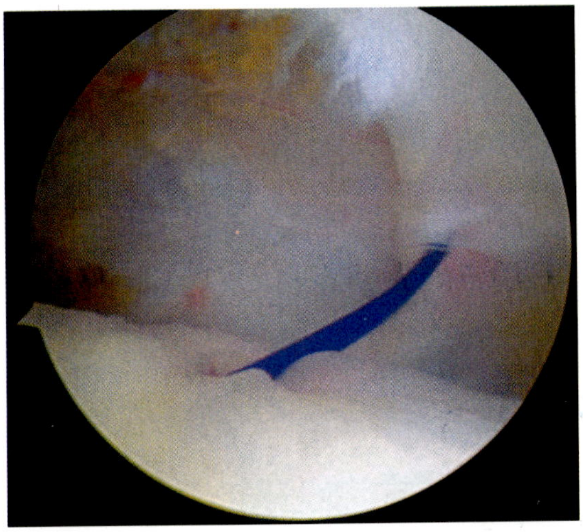

FIGURA 4-9. A prateleira subacromial lateral divide a bursa subacromial em espaços subacromial superior e subdeltóide lateral.

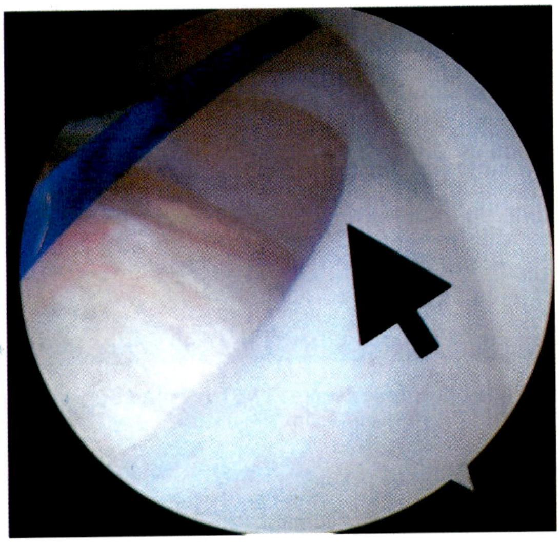

FIGURA 4-10. A fixação do manguito rotador à tuberosidade deve ser lisa.

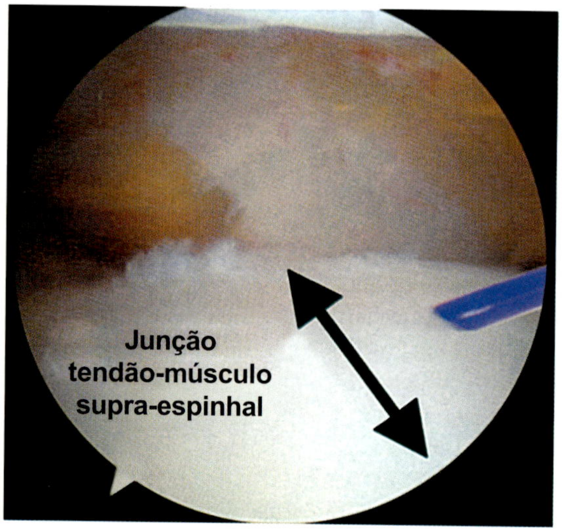

FIGURA 4-11. A junção tendão-osso do supra-espinhal é a localização mais comum para as rupturas iniciais do manguito rotador e as calcificações.

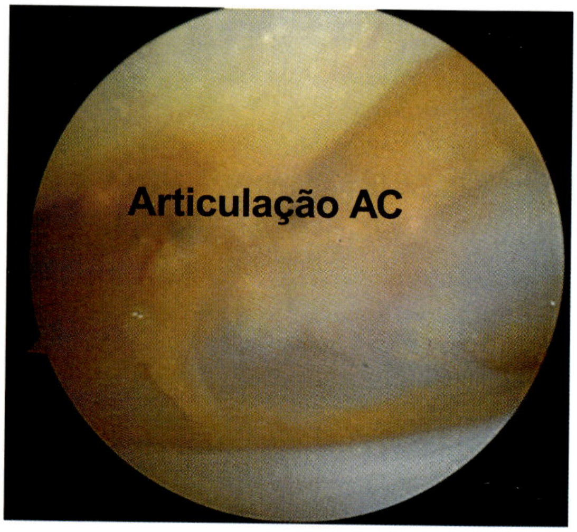

FIGURA 4-12. A parede medial da bursa demarca os espaços subacromial e subclavicular.

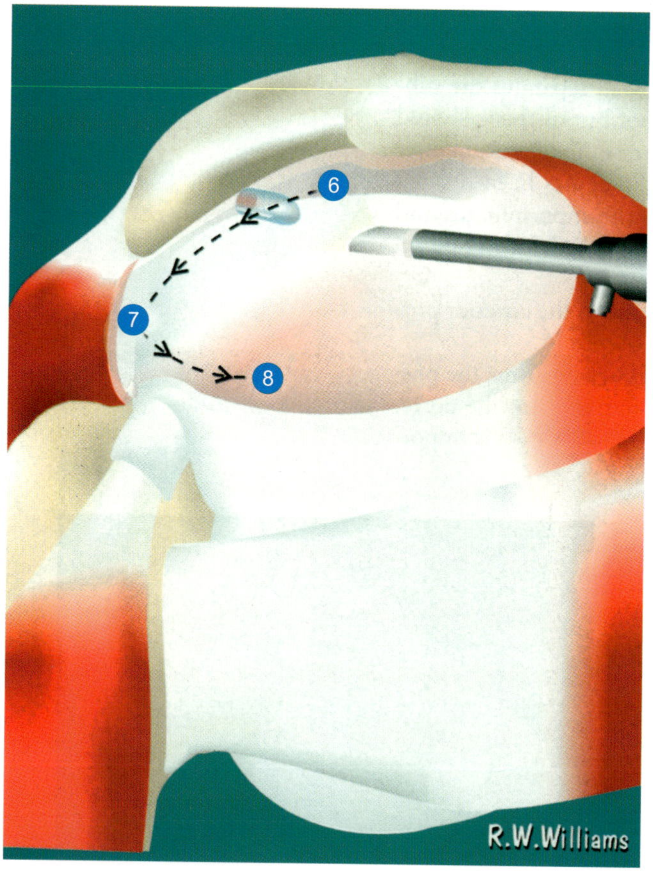

FIGURA 4-13. As três últimas etapas da avaliação da bursa subacromial são realizadas a partir do portal anterior.

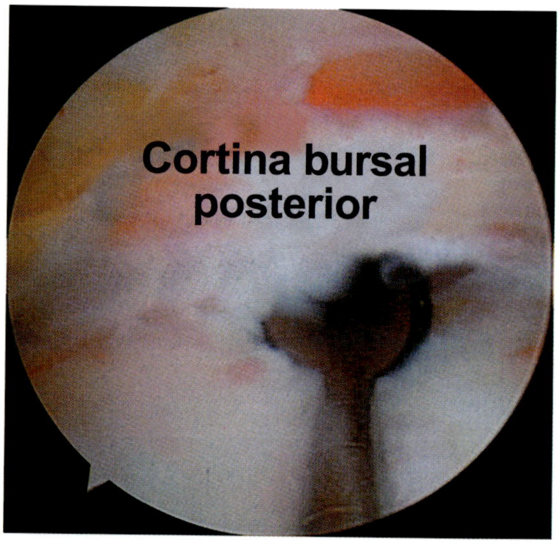

FIGURA 4-14. A cortina bursal posterior separa o espaço subacromial em compartimentos anterior e posterior.

portal posterior, com a ponta da ótica localizada atrás da cortina. Algumas vezes, a cortina posterior é espessa e com tecido cicatricial nos casos de doença crônica e deve ser removida para se limpar o espaço subacromial. A extremidade posterior da prateleira bursal lateral se fixa à cortina bursal e também pode necessitar ser debridada para permitir a visualização adequada da região posterior do espaço bursal. O ventre do músculo infra-espinhal coberto por uma fina camada fascial se localiza logo abaixo da borda inferior da cortina posterior. O cirurgião deve ter cuidado em evitar a raspagem da fáscia e exposição do músculo.

A *Posição 7* é a face posterior da fixação do manguito rotador à tuberosidade (Fig. 4-15). Manobre a ponta da ótica lateralmente e rode medialmente para visualizar a fixação posterior do manguito ao úmero. É útil solicitar para o assistente rodar lentamente o braço em rotação interna e externa para visualizar o tendão sob a ponta da ótica. A partir dessa posição podem ser observadas calcificações do manguito posterior.

A *Posição 8* inclui o manguito anterior, o intervalo rotador e o recesso bursal anterior (Fig. 4-16). Retire a ótica e continue a observar o topo do manguito para visualizar a porção anterior da fixação do tendão e a área do sulco bicipital. O cirurgião pode observar as rupturas do manguito anterior nessa área, que não são facilmente vistas por trás. Mova a ótica na direção da região frontal do ombro para visualizar o espaço rotador e a área do tendão subescapular. Geralmente, essa área é fechada por tecido bursal, mas, quando necessário, pode ser vista após uma raspagem. Esta é uma importante posição para a prática da visualização do tendão subescapular e para desenvolver o conforto e a habilidade necessários para realizar um reparo.

Após o término da avaliação de 8 pontos da bursa, o cirurgião terá avaliado toda a anatomia visível do ombro e pode começar a reconstrução subacromial conforme o necessário. Devo enfatizar a importância de desenvolver uma rígida abordagem progressiva para a avaliação sistemática da articulação e bursa glenoumeral. Ela deve ser feita meticulosamente em cada caso antes de se realizar o reparo necessário. Apesar de levar alguns minutos a mais, essa prática aumenta a confiança e a segurança do cirurgião quando utiliza todos os portais, bem como assegura que todas as patologias sejam identificadas antes de qualquer manipulação cirúrgica. Também acredito que uma boa política é o registro em vídeo ou a documentação do estado da anatomia e patologia antes do procedimento. Dessa forma, nunca haverá preocupações em relação ao que possa ter sido desprezado ou mal interpretado pelo cirurgião.

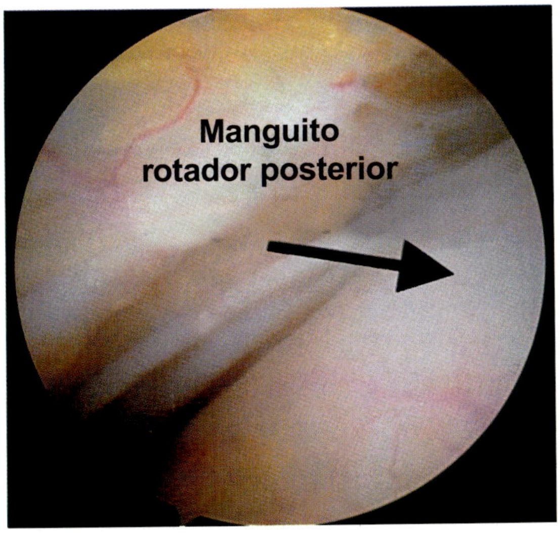

FIGURA 4-15. O manguito posterior é mais bem observado a partir do portal bursal anterior.

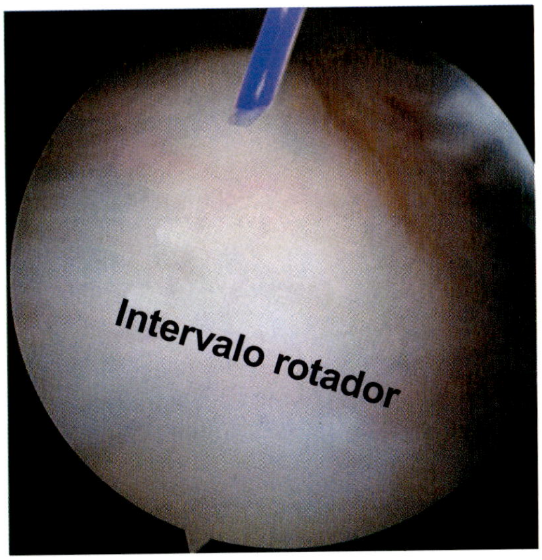

FIGURA 4-16. A fixação anterior do manguito à tuberosidade e a área do intervalo rotador são vistas na posição 8.

DVD

5

TÉCNICAS BÁSICAS PARA A RECONSTRUÇÃO ARTROSCÓPICA DO OMBRO

Os procedimentos de reconstrução do ombro por via artroscópica geralmente necessitam de que os tecidos rompidos sejam reparados com material de sutura através da fixação lado a lado dos tecidos ou através da reinserção do tecido rompido de volta ao osso. Em seu sentido mais simples, todos os procedimentos de reconstrução requerem as habilidades básicas da passagem de fios através dos tecidos, inserção da âncora de sutura no osso e amarração dos nós. Como as técnicas de inserção de âncora e passagem dos fios são explicadas em detalhes nos capítulos seguintes, neste capítulo tratarei dos passos básicos e farei referências às seções apropriadas, conforme prosseguirmos pelas técnicas de reconstrução.

■ TIPOS DE FIOS

Como os cirurgiões de ombro possuem várias opções durante a escolha do tipo de material de sutura e nós a serem utilizados, é importante que ele compreenda qual material e quais tipos de nós funcionam melhor nas diversas situações. Eu utilizo os seguintes tipos de fios: polidioxanone (PDS) nº 1, Panacryl (Ethicon, Inc., Somerville, NJ) nº 2 e Fiberwire (Arthrex, Inc., Naples, FL) nº 2.

PDS

Na minha prática, o fio PDS é útil em situações que não necessitam de fixação de longa duração. É o fio mais simples para ser utilizado na maioria das situações, pois pode ser usado com a maioria dos equipamentos para a realização de nós sem a necessidade de um passador de fios Shuttle-Relay (Linvatec, Inc., Largo, FL) ou outros equipamentos de transferência de fios, como o Blitz Suture Retriever (Linvatec, Inc, Largo, FL), Transporter (Smith & Nephew, Inc., Andover, MA) ou Penetrator (Arthrex, Inc., Naples, FL).

Os contratempos do PDS incluem sua relativamente rápida perda de resistência durante a reabsorção (diminuição de 50% da resistência inicial em quatro semanas) e sua pouca maleabilidade, que tornam difícil sua utilização quando se planejam pontos complexos utilizando Shuttle-Relays. O PDS também é consideravelmente mais difícil de amarrar do que o Ethibond. Geralmente utilizo o PDS nº 1 nos pontos de passagem única da plicatura capsular póstero-inferior para aumentar um reparo labral anterior na instabilidade anterior do ombro. O PDS também é útil na plicatura de um intervalo rotador frouxo e quando se fecha a cratera bursal após a remoção de um depósito de cálcio. Não utilizo o PDS com âncoras de sutura (Fig. 5-1).

Panacryl

O Panacryl nº 2 é um fio lançado recentemente para a ortopedia. Ele incorpora as características desejáveis de um fio absorvível de longa permanência e a facilidade de manipulação de fortes fios

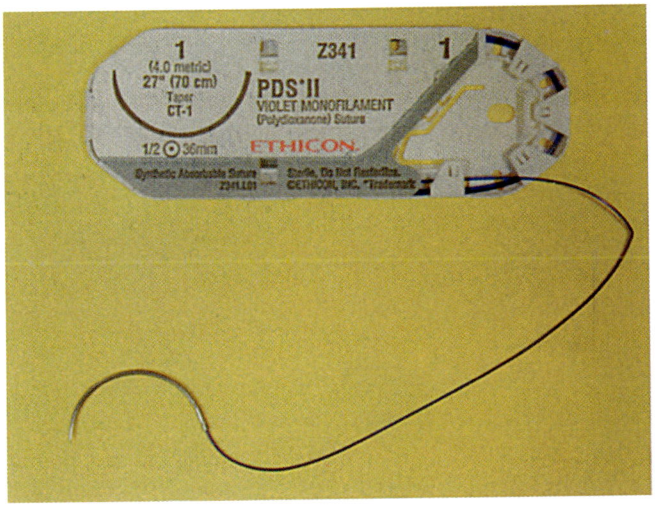

FIGURA 5-1. O fio monofilamentar de polidioxanone n° 1 é útil quando são necessários pontos simples de baixa demanda.

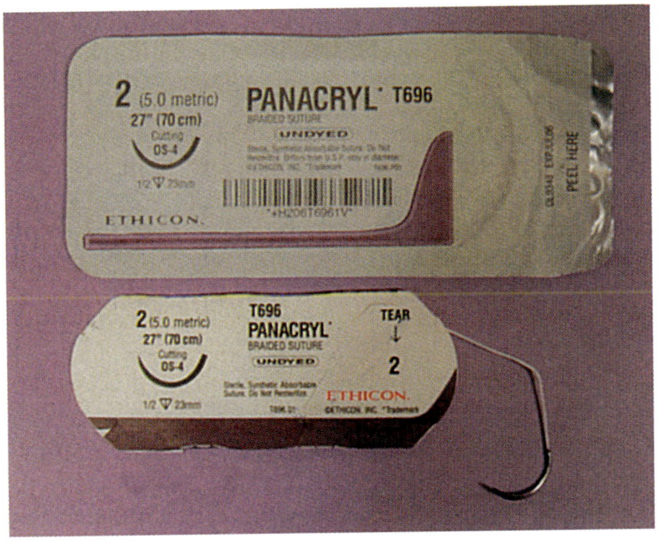

FIGURA 5-2. O Panacryl n° 2 (Ethicon, Inc., Somerville, NJ) é um fio útil para situações de alta demanda, quando resistência e absorbilidade de longa duração são desejadas.

trançados. O Panacryl é muito semelhante ao Ethibond nº 2. As informações do fabricante indicam que o Panacryl nº 2 mantém, pelo menos, 60% de sua resistência contra quebras por até seis meses após a implantação. Esse tempo deve ser suficiente para a cicatrização dos tecidos.

O Panacryl nº 2 possui diversos contratempos infelizes. Ele não tem a característica lisa e deslizante do Ethibond e é um tanto áspero ao passar através dos tecidos. Essa característica torna difícil a amarração dos nós, porque o fio tende a causar a abrasão do tecido que está sendo reparado. O Panacryl nº 2 tem um diâmetro ligeiramente superior ao do Ethibond, tornando-o resistente ao deslizamento através dos orifícios das âncoras padrões, especialmente quando estão carregadas com dois fios, como no reparo da lesão do *labrum* súpero-anterior para posterior (SLAP) e no reparo do manguito rotador. A companhia escolheu fornecer o Panacryl nº 2 em um comprimento de 27 polegadas, muito curto para a utilização com vários sistemas de âncoras de sutura encontrados atualmente no mercado. Esperamos que essa decisão seja reconsiderada e que o fabricante venha a fornecer fios com comprimentos adicionais no futuro. Apesar de haver registros de alguns casos isolados de sinovite possivelmente relacionada ao Panacryl, de acordo com o fabricante, não existem evidências que comprovem esse tipo de reação (Fig. 5-2).

Ethibond

O Ethibond nº 2 sempre foi minha primeira escolha para as reconstruções artroscópicas do ombro quando são utilizadas âncoras. Testei sistematicamente outras marcas com resistência similar e considerei o Ethibond o fio com as características mais desejáveis para a passagem de fios e amarração de nós por via artroscópica. O revestimento de polibutilato em um fio trançado de poliéster permite o deslizamento de baixa fricção através dos tecidos e orifícios de âncoras, facilitando a utilização de nós deslizantes. A resistência do fio é adequada para a maioria das situações encontradas na reconstrução artroscópica do ombro, especialmente as do manguito rotador. Felizmente a companhia Ethicon fornece o Ethibond nº 2 em comprimentos de 30 polegadas, empacotado em três cores. As cores diferentes evitam confusão, quando se utilizam dois fios em uma única âncora. Apesar de preferir instintivamente as características reabsorvíveis de longa duração do Panacryl, nunca observei nenhum efeito indesejável causado pela natureza permanente do Ethibond (Fig. 5-3).

Fiberwire

O Fiberwire da Arthrex foi lançado para a cirurgia ortopédica em 2001. Este é um fio composto por uma camada externa de poliéster trançado e um núcleo interno forte de polietileno. O fio não

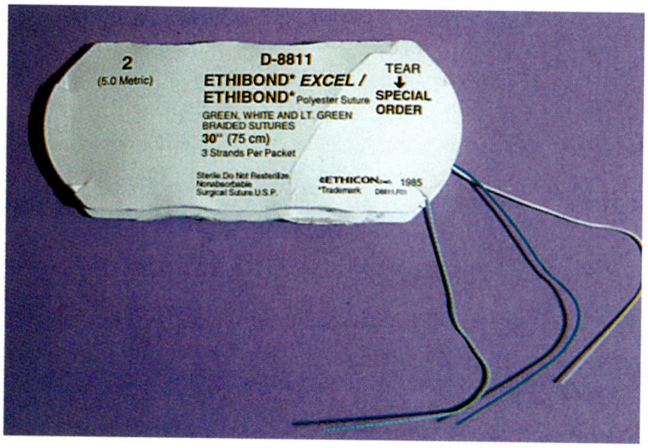

FIGURA 5-3. O fio Ethibond n° 2 (Ethicon, Inc., Somerville, NJ) funciona bem quando fios fortes são necessários, especialmente quando se utilizam dois fios em uma única âncora e nós deslizantes.

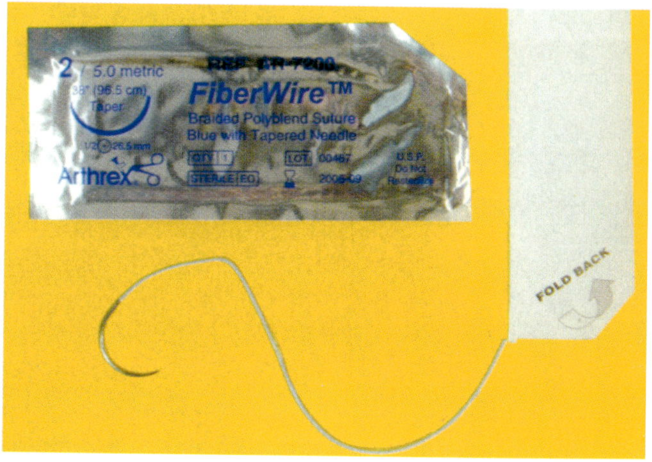

FIGURA 5-4. O Fiberwire é um fio trançado permanente e forte, que é útil em situações de alta demanda, como a tenodese artroscópica do bíceps.

possui as características deslizantes favoráveis do Ethibond, mas é melhor do que o Panacryl ou outros fios trançados de poliéster, na minha opinião. A natureza composta acrescenta uma resistência similar para um fio nº 5. Essa maior durabilidade torna o Fiberwire uma alternativa de uso quando um único fio de sutura é utilizado em um pequeno orifício de âncora. Atualmente prefiro o Fiberwire para todos os casos em que se deseja a máxima resistência de um único fio em um só ponto de fixação. A tenodese artroscópica do bíceps faz com que sejam colocados estresses significativos sobre os fios de fixação, e acredito que a força adicional oferecida por este novo fio é um benefício substancial (Fig. 5-4).

TEORIA DA AMARRAÇÃO DOS NÓS

Existem dois tipos básicos de nós necessários para as reconstruções artroscópicas do ombro: o nó não deslizante ou nó em múltiplas meias-voltas e o nó deslizante-bloqueante. É obrigação do cirurgião artroscópico de ombro aprender, praticar e aperfeiçoar, no mínimo, um nó de cada tipo. Na maioria das situações, com a escolha apropriada do fio e da âncora e com a cuidadosa manipulação do fio, eu prefiro o nó deslizante-bloqueante; ele permite um tensionamento mais preciso dos tecidos, com pouca preocupação em relação a um escorregamento. Entretanto, o fio algumas vezes não desliza, e o nó não deslizante deve ser utilizado para que se obtenha a melhor fixação.

A teoria da amarração dos nós me foi explicada pelo Dr. Doug Harryman e elaborada pelo Dr. Casey Chan (1,2). Colocada de forma simples, existem dois filamentos de fio para cada nó, o filamento poste (*i. e.*, o membro reto) e o filamento laço ou de envolvimento. Os filamentos laços são passados de formas variáveis ao redor do filamento poste. Cada vez que um laço é passado ao redor do poste e apertado, cria fricção nos pontos de contato do fio. Apesar dessa fricção ajudar a resistir contra o escorregamento do fio, ela não bloqueia permanentemente o nó. Para bloquear um nó, deve ser feita uma dobra no filamento poste, de modo que este não fique mais reto e os laços não possam mais escorregar. Esse mecanismo de bloqueio é criado através da "mudança do poste" por pontos alternados de suturas. A criação de um caminho tortuoso não linear no poste original após a aplicação de vários laços de fricção pode bloquear um nó. Essas técnicas podem ser mais bem compreendidas através da visualização dos diagramas com cada exemplo.

TIPOS DE NÓS

Nó Revo

O primeiro nó que utilizei nas reconstruções artroscópicas foi amarrado utilizando uma série específica de meias-voltas empilhadas em um padrão exato. Denominei esta técnica de *Nó Revo*

(Arthrex, Inc., Naples, FL) depois de utilizar a minha primeira âncora de sutura. Este nó foi desenvolvido por necessidade. Como as âncoras de sutura originais possuíam pequenos orifícios, o fio trançado nº 2 podia não deslizar com facilidade. Minhas habilidades iniciais com os fios eram insuficientes e geralmente achava que os fios tinham ficado torcidos ou dobrados. O nó Revo era uma solução simples e confiável e continua a ser valiosa sempre que o fio, seja qual for o motivo, não deslizar com facilidade através dos tecidos. Essa situação ocorre em aproximadamente 10% de meus nós. Eu também utilizo o nó Revo no reparo que utiliza pontos complexos, como o ponto em jaquetão utilizado na plicatura formal da cápsula (veja Capítulo 11) ou o ponto do laço italiano para a avulsão umeral invertida do ligamento glenoumeral (AUIGU) (veja Capítulo 10).

Siga as seguintes etapas para a amarração do nó Revo:

1. Ambos os filamentos do fio são tracionados em comprimentos aproximadamente iguais. Se houver resistência ao deslizamento, não existe a necessidade de ajuste dos comprimentos, pelo risco de quebra do fio. O filamento do fio que sai pelo tecido (*e. g.*, por cima do manguito, posterior ao tendão do bíceps) é seguro pela mão esquerda e designado como *poste primário*. Sempre mantendo essa disposição, o nó é feito sobre o tecido, onde pode comprimir de forma mais eficaz os tecidos abaixo. O outro filamento que sai do orifício da âncora e não passa através do tecido é designado o *filamento laço*. O Loop Handled Knot Pusher (Linvatec, Inc., Largo, FL) é carregado no poste e uma pequena pinça atraumática, como um porta-agulha Webster, é preso nesse filamento a aproximadamente 3 polegadas da cânula (Fig. 5-5).
2. Comece o nó segurando os dois filamentos entre o polegar e o indicador da mão esquerda, utilizando a polpa do indicador para manter os fios separados. Forme a primeira meia-volta "por baixo da mão" passando o filamento laço sob e sobre o filamento poste e entre os dois fios. Avance a meia-volta através da cânula, até os tecidos, utilizando um empurrador de nó. Como o fio não desliza pelos tecidos, acho útil avançar a volta inicialmente puxando-a 1 cm e depois empurrando o filamento laço para eliminar a frouxidão. Esta é a chamada técnica da impulsão para o avanço de meias-voltas. Esta *técnica de impulsão-tensão* ou *técnica direita-esquerda* move a volta até o tecido com pouca tensão sobre o fio, eliminando as folgas criadas. Depois que a primeira volta chegar ao tecido, ela é mantida na posição através do tensionamento do filamento poste (Fig. 5-6).

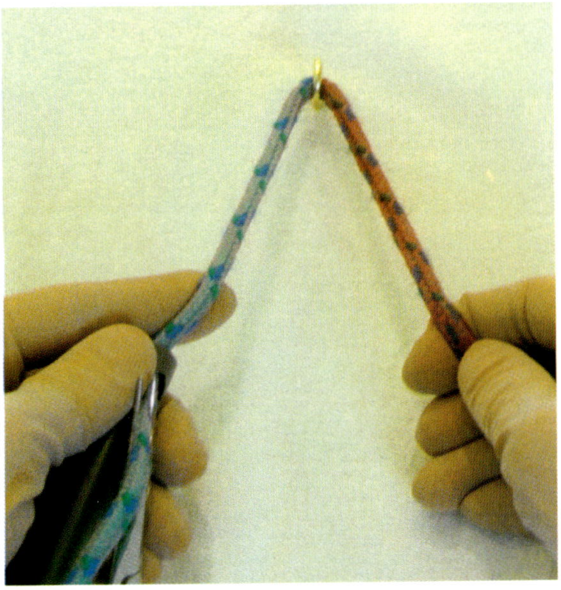

FIGURA 5-5. O primeiro passo é a passagem do filamento poste no empurrador de nó e a colocação de uma pinça no fio.

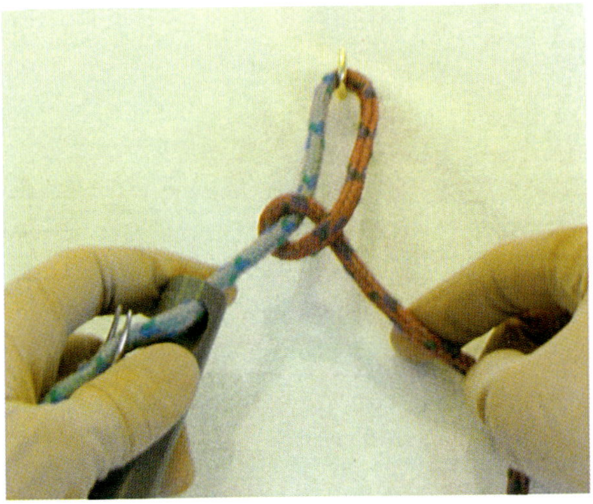

FIGURA 5-6. A primeira meia-volta por baixo da mão é feita no filamento poste e levada até os tecidos com uma técnica de impulsão-tração.

3. Crie uma segunda volta por baixo da mão ao redor do poste, idêntica à primeira, utilizando um laço por baixo. Avance a volta até o topo da volta original. Depois que a segunda volta estiver acomodada sobre a primeira, a tensão é mantida no filamento poste durante a remoção do empurrador de nó (Fig. 5-7).
4. Crie a terceira meia-volta ao redor do poste original na direção contrária ou "por cima da mão". O filamento laço é passado por cima do poste, por baixo dele e entre os dois filamentos, criando uma volta por cima da mão (Fig. 5-8). Leve a terceira volta através do poste com o empurrador de nó e o método de impulsão-tensão alternado. Quando a terceira volta estiver acomodada e apertada, ela completa o nó de fricção de três voltas. Nesse ponto, este ainda é um nó deslizante, porque todos os laços foram dados ao redor do poste original. O nó pode ser bloqueado com uma técnica chamada *ponto passado*. Toda a tensão é liberada dos fios e a ponta do empurrador de nó é avançada por 3 cm além do nó. O empurrador é seguro firmemente, e os dois membros do fio são apertados (Fig. 5-9). Essa técnica é utilizada para bloquear todas as voltas restantes no final do nó. A quarta meia-volta é formada no poste oposto para criar o mecanismo de bloqueio. Esse mecanismo faz com que o filamento poste original mude seu contorno, de reto para dobrado, impedindo que os laços de fricção se afrouxem.
5. Quando estiver utilizando o nó Revo original, o mecanismo de bloqueio é criado pela mudança do empurrador de nó para o outro filamento do fio. O quarto laço é uma volta por baixo da mão formado ao redor do segundo poste e trabalhado até a pilha de laços. O nó é bloqueado utilizando a técnica de ponto passado (Fig. 5-10). Mude o empurrador de nó e a pinça de volta para o poste original, crie uma volta por cima da mão, leve a volta até a pilha de laços e bloqueie com um ponto passado. Isso completa o nó Revo. As extremidades do fio são cortadas a pelo menos 3 mm de distância da última volta. Durante o corte, é importante não deslocar o nó com manipulação brusca ou tensão desequilibrada em cada filamento. Geralmente dou mais uma volta para aumentar a firmeza antes de cortar os fios.

Um método alternativo para a troca do poste, proposto pelo Dr. Casey Chan (1), simplifica a tarefa. Depois que as três primeiras voltas são passadas pelo primeiro poste, a manobra de troca do poste é feita. Nesse momento, o empurrador de nó permanece no poste original. Essa manobra requer que o cirurgião conheça a técnica impulsora (descrita anteriormente) e a técnica de tração para avançar as voltas pela articulação.

A técnica da tração difere da técnica impulsora no método de avanço das meias-voltas pela articulação por sobre o poste. Depois da formação da quarta volta (por sob a mão) e de o laço ser avançado pela articulação a 4 cm das voltas anteriores, a tensão sobre o filamento poste inicial é

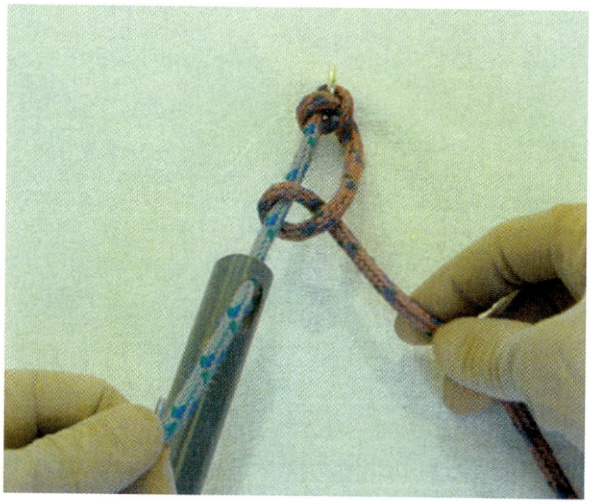

FIGURA 5-7. A segunda meia-volta por baixo da mão é avançada até a primeira e tensionada.

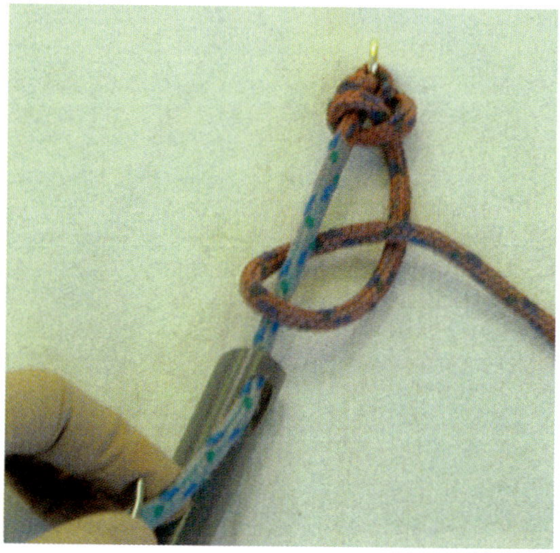

FIGURA 5-8. A terceira volta é uma volta por cima da mão amarrada no primeiro filamento poste.

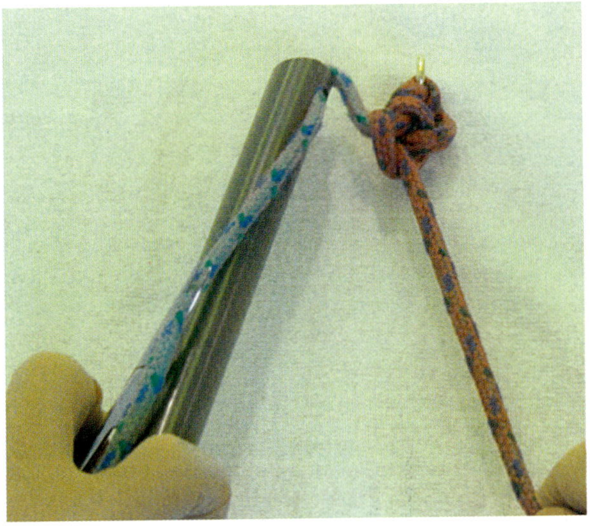

FIGURA 5-9. A técnica do *past-pointing* é utilizada para bloquear as voltas na pilha de nós.

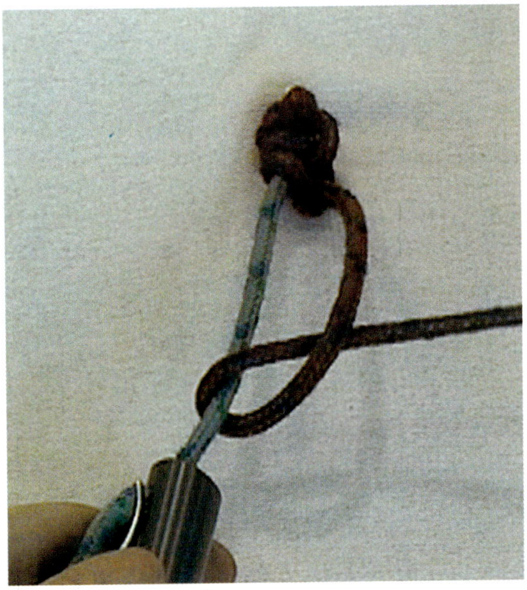

FIGURA 5-10. A quarta volta é um laço por baixo da mão, formado no poste oposto e levado até a pilha de nós.

relaxada enquanto que a tensão sobre o filamento laço original é aumentada, tornando esse filamento reto e, conseqüentemente, o novo poste. A ponta do empurrador de nó é avançada além da volta para levar, ou empurrar, o filamento laço até a pilha de nós (Fig. 5-11). Essa manobra efetivamente troca os postes da mesma forma que a manobra ponto passado. Ela cria um caminho tortuoso ao invés de uma via linear no filamento poste original e muda efetivamente o filamento laço original para novo filamento poste. Apesar de parecer confuso, o diagrama encontrado neste capítulo pode ajudar a esclarecer este simples conceito.

A volta final por cima da mão é empurrada ao invés de ser puxada pelo poste original com o método da direita-esquerda, efetivamente mudando o poste de volta para o filamento original e aumentando ainda mais o mecanismo de bloqueio através de uma dupla pilha de nós (Fig. 5-12). Empurre a última volta até a pilha de nós, bloqueando-a com o método ponto passado (Fig. 5-13).

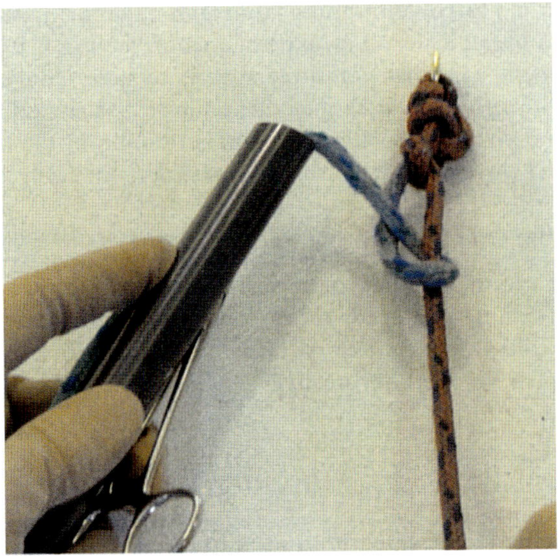

FIGURA 5-11. O método Cham de troca do poste utiliza o método de tração para mudar o filamento poste original para o filamento laço.

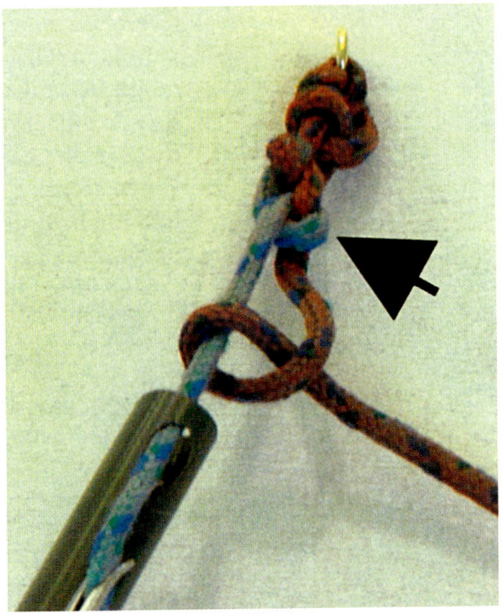

FIGURA 5-12. A meia-volta final é uma volta por sobre a mão, formada sobre o poste original.

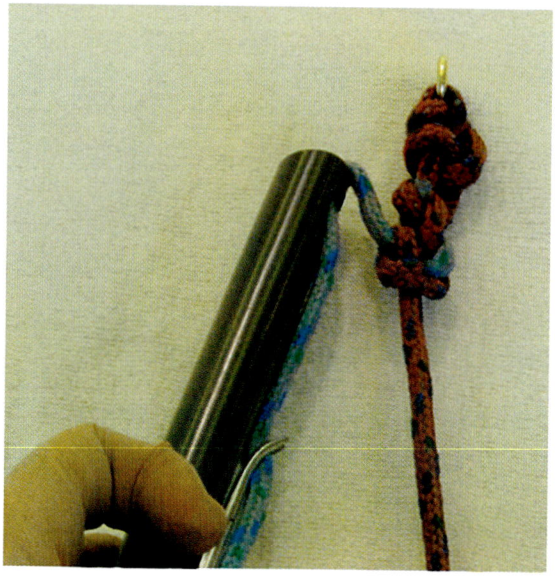

FIGURA 5-13. A última meia-volta é empurrada até a pilha de nós e bloqueada através de um ponto passado com o empurrador de nó.

Nós Deslizantes

Utilizei muitas variações de nós deslizantes durante os últimos anos e gostei de aprender e testar os diversos materiais de sutura em diferentes situações cirúrgicas. Atualmente utilizo dois nós deslizantes, o nó Tennessee slider e o nó Samsung Medical Center (SMC). Eu prefiro o Tennessee slider quando amarro fios PDS ou Panacryl, porque a base do nó é mais fácil de amarrar com menor fricção, permitindo um deslizamento mais fácil. Utilizo o nó deslizante-bloqueante SMC com todos os fios Ethibond e Fiberwire com âncoras. Esse nó parece proporcionar uma força de bloqueio inicial mais firme, eliminando a possibilidade de afrouxamento do nó durante a manipulação dos fios para as voltas finais de bloqueio.

Tennessee Slider

Augustus Frye III, um cirurgião ortopédico do Tennessee, sugeriu que eu utilizasse um nó em bloco como um nó deslizante artroscópico. Ele me visitou e testemunhou o tédio que era amarrar nós não-deslizantes com múltiplas voltas e imaginou que um nó "deslizante" pudesse ser mais fácil. Nessa época eu começava a utilizar um novo tipo de âncora, as âncoras de sutura Big Eye Revo (Linvatec, Inc., Largo, FL), que permitia o deslizamento mais fácil dos fios através do orifício. A volta era mais fácil de amarrar e bloqueava bem. Para maior segurança, achei necessário dar duas meias-voltas bloqueantes no topo da volta nó em bloco. Denominei essa combinação de três nós de *Tennessee slider* em homenagem ao Dr. Frye.

Para o nó Tennessee Slider siga as etapas descritas abaixo:

1. Os filamentos dos fios que saem através da cânula são denominados de acordo com sua localização em relação ao tecido. O filamento que sai por cima é o poste original. Para começar qualquer nó deslizante, ajuste o filamento poste de modo que somente 10 cm do comprimento do fio permaneçam fora da cânula. Prenda o empurrador de nó e uma pinça na extremidade do filamento poste. Segure o empurrador de nó e a pinça na palma de sua mão esquerda.
2. Cruze o laço sobre o poste, prendendo-o entre o indicador e o polegar (Fig. 5-14).
3. Passe o filamento laço da esquerda para a direita sob os dois fios e depois passe o filamento laço de volta sobre os dois filamentos da direita para a esquerda (Fig. 5-15).

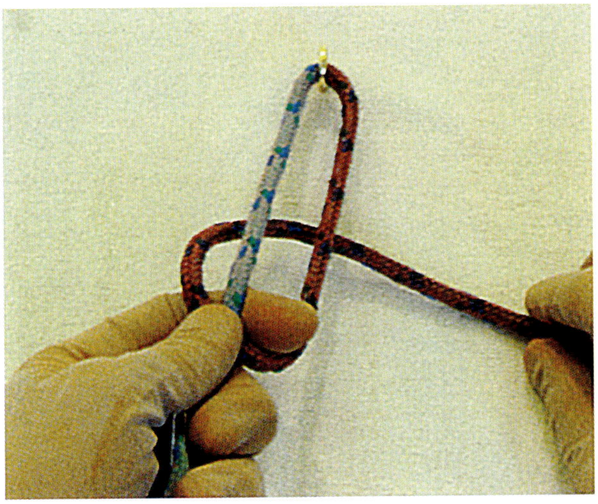

FIGURA 5-14. A etapa 2 na amarração do nó Tennessee Slider.

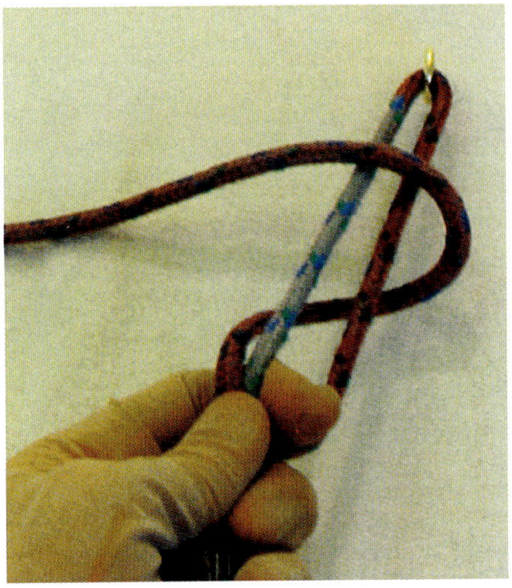

FIGURA 5-15. A etapa 3 na amarração do nó Tennessee Slider.

4. Passe o fio sob o poste original e entre os dois filamentos paralelos na direção do dedo indicador (Fig. 5-16).
5. Remova o dedo indicador e complete o nó, apertando os laços ao redor do poste (Fig. 5-17).
6. Puxe o filamento poste e avance o nó, parando fora da boca da cânula. Posicione a ponta do empurrador de nó sobre o nó, e continue empurrando o filamento poste, avançando o nó através da cânula até a face superior do tecido. Guie suavemente o nó com o empurrador, não empurre o nó. Evite tracionar o filamento laço até que o nó esteja firmemente acomodado em sua posição final (Fig. 5-18).
7. Depois que o nó estiver acomodado em sua posição final, puxe firmemente o filamento laço para travar o nó (Fig. 5-19).
8. Passe duas meias-voltas adicionais em postes alternados, e avance-os utilizando a técnica da impulsão ou da tração descrita para o nó Revo para finalizar o Tennessee Slider. Corte as extremidades do fio a 3 mm do nó (Fig. 5-20).

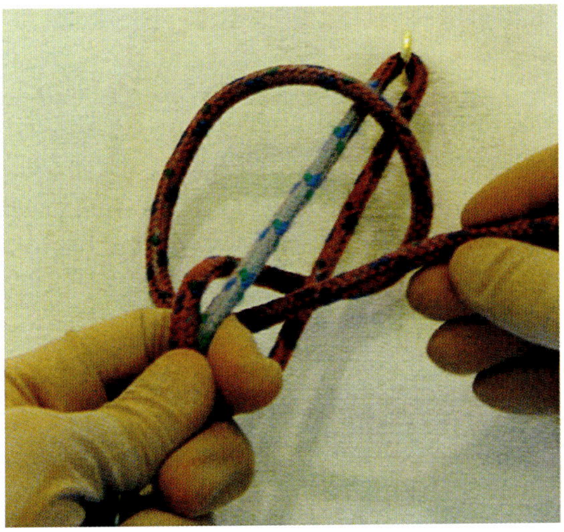

FIGURA 5-16. A etapa 4 na amarração do nó Tennessee Slider.

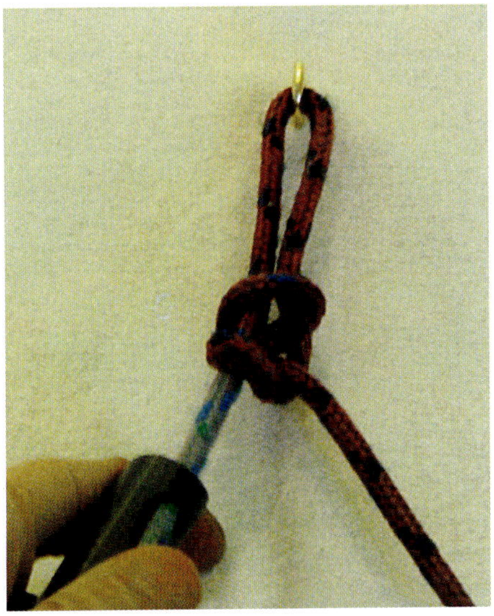

FIGURA 5-17. A etapa 5 na amarração do nó Tennessee Slider.

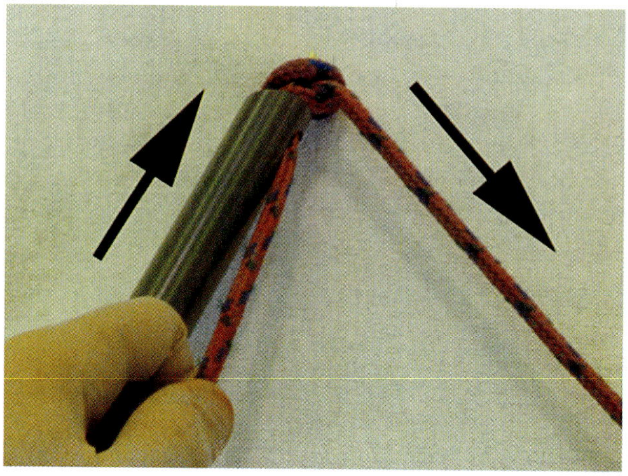

FIGURA 5-18. A etapa 6 na amarração do nó Tennessee Slider.

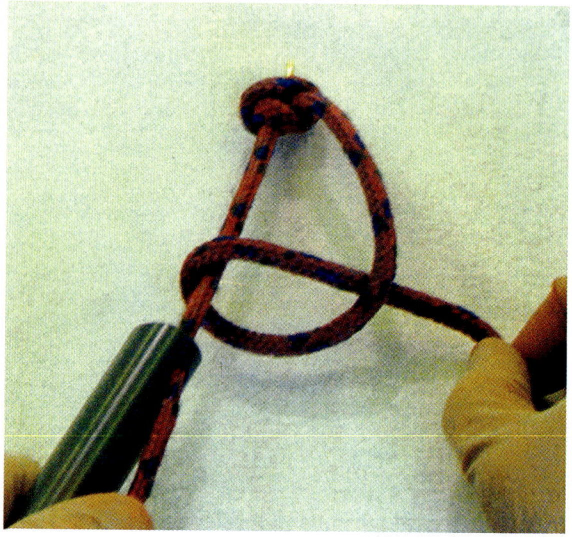

FIGURA 5-19. A etapa 7 na amarração do nó Tennessee Slider.

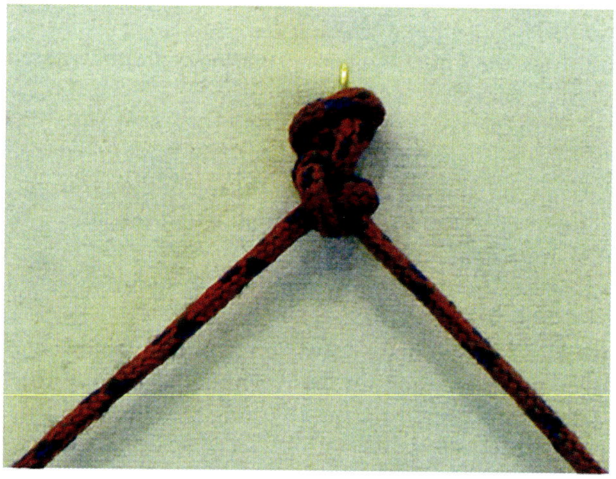

FIGURA 5-20. A etapa 8 na amarração do nó Tennessee Slider.

Nó SMC

Meu nó deslizante-bloqueante preferido é o nó SMC descrito pelo Dr. Seung-Ho Kim do Samsung Medical Center em Seul, Coréia (3). O nó SMC possui um mecanismo ímpar de bloqueio através do qual um pequeno comprimento do laço do fio é mantido frouxo até que o nó esteja acomodado no tecido. Nesse ponto o laço do fio é apertado, agarrando o laço de bloqueio e criando um nó bloqueado bastante seguro e de baixo perfil.

Utilize as seguintes etapas para a amarração do nó SMC:

1. Passe o empurrador de nó pelo filamento poste (com sua mão esquerda) e prenda um porta-agulha Webster na extremidade do fio. Passe o empurrador de nó pela articulação para assegurar que não haja dobras ou tecidos moles obstruindo o caminho. Puxe o filamento laço de modo que o filamento poste original seja curto, deixando somente 10 cm de fio fora da cânula (Fig. 5-21).
2. Segure os dois filamentos entre o polegar e o indicador, cruzando o filamento laço sobre o poste e sob os dois filamentos (Fig. 5-22).

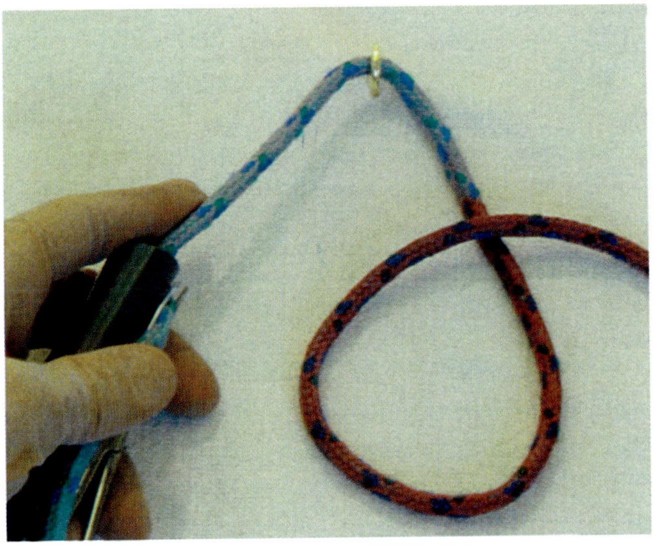

FIGURA 5-21. A etapa 1 na amarração do nó Samsung Medical Center.

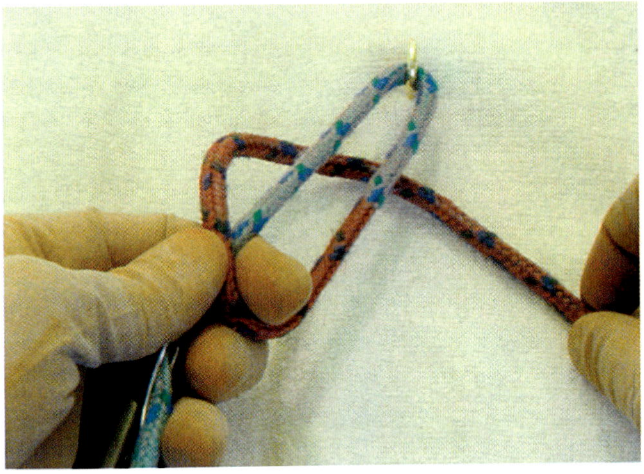

FIGURA 5-22. A etapa 2 na amarração do nó Samsung Medical Center.

3. Passe o laço de volta sobre ambos os filamentos somente com o filamento poste, entre os dois fios, por cima do filamento poste afastando-se dos dedos (Fig. 5-23).
4. Existe um intervalo triangular formado entre os dois laços anteriores. Alimente a extremidade livre do filamento laço de baixo para cima através deste intervalo sob o filamento poste (Fig. 5-24).
5. Conforme o fio é empurrado, um *laço de bloqueio* é criado. Libere o polegar e o indicador, colocando o indicador esquerdo dentro e por baixo do laço de bloqueio para mantê-lo aberto. Remova a folga dos fios com o dedo indicador para evitar tração prematura do laço de bloqueio (Fig. 5-25).
6. Puxe o filamento poste e use o empurrador de nó para levar o nó até o tecido. Tome cuidado para não puxar o filamento laço até que o nó esteja acomodado (Fig. 5-26).

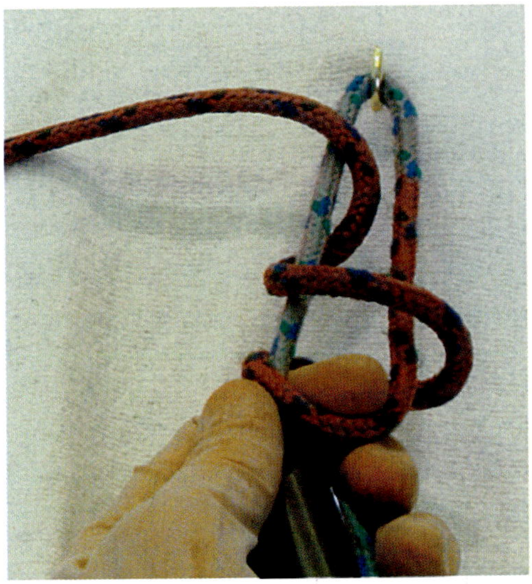

FIGURA 5-23. A etapa 3 na amarração do nó Samsung Medical Center.

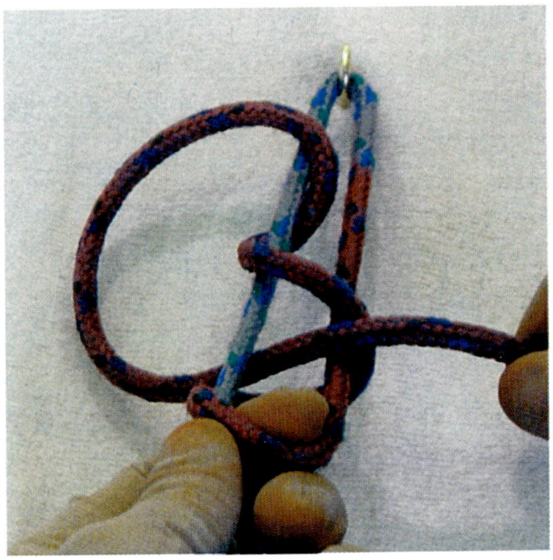

FIGURA 5-24. A etapa 4 na amarração do nó Samsung Medical Center.

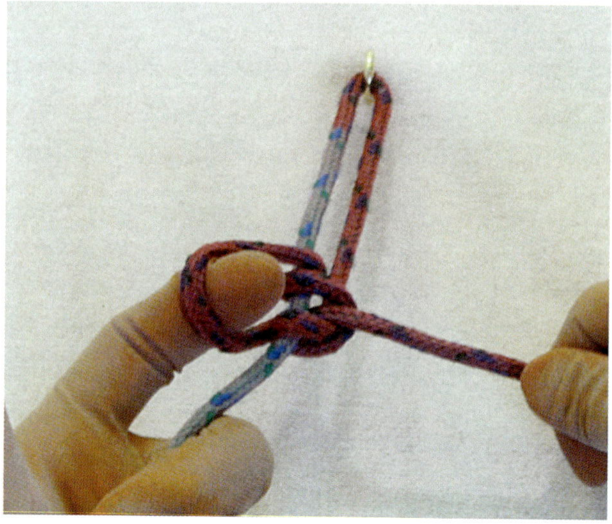

FIGURA 5-25. A etapa 5 na amarração do nó Samsung Medical Center.

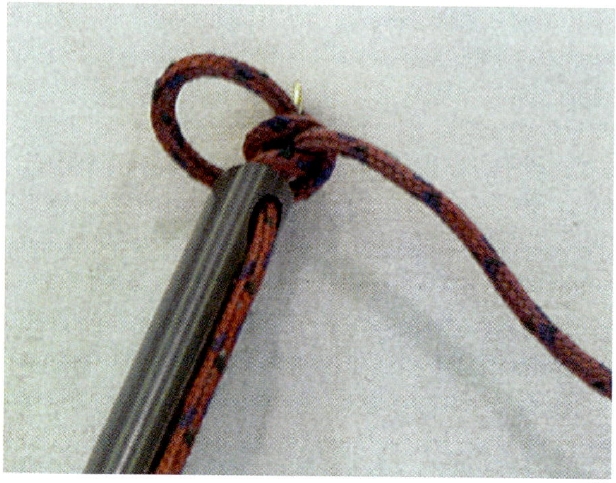

FIGURA 5-26. A etapa 6 na amarração do nó Samsung Medical Center.

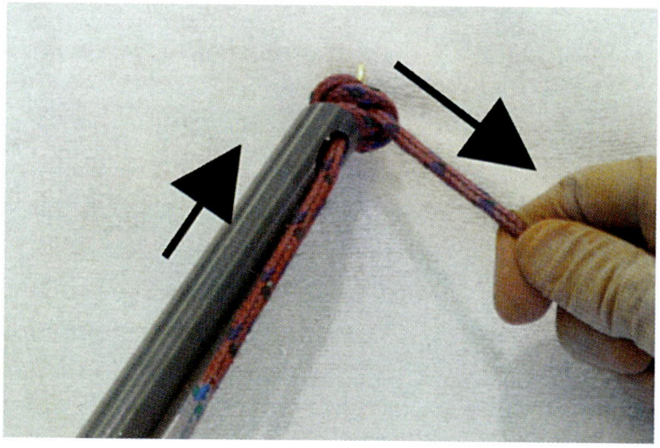

FIGURA 5-27. A etapa 7 na amarração do nó Samsung Medical Center.

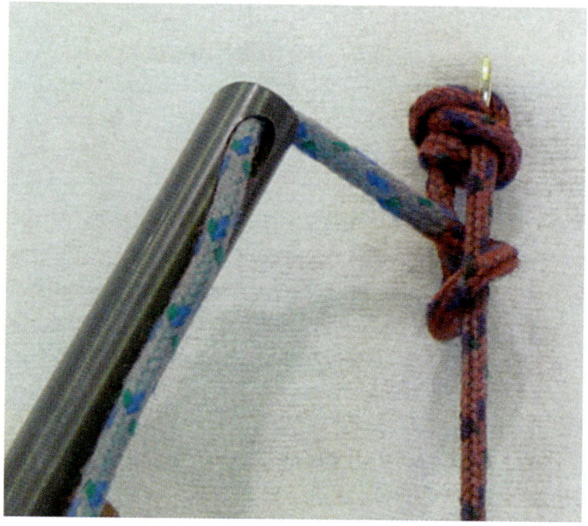

FIGURA 5-28. A etapa 8 na amarração do nó Samsung Medical Center.

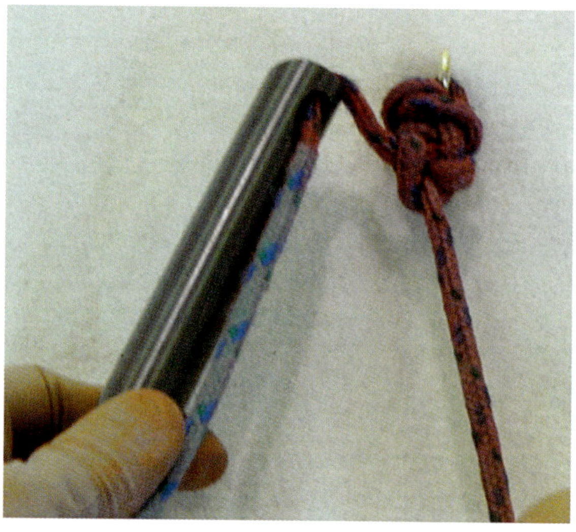

FIGURA 5-29. A etapa 9 na amarração do nó Samsung Medical Center.

7. Mantenha a tensão sobre o filamento poste e retire o empurrador de nó para avaliar o nó. Se estiver satisfeito com o nó, aperte o laço de bloqueio puxando o filamento laço e mantendo a pressão no nó com a ponta do empurrador de nó. O laço de bloqueio desliza sobre o empurrador de nó e prende o nó (Fig. 5-27).
8. Prefiro dar mais duas meias-voltas, alternando o filamento poste. A primeira meia-volta é amarrada por sobre a mão e é empurrada até a pilha com um empurrador de nó (Fig. 5-28).
9. O laço final é uma volta por baixo da mão, que é empurrado até a pilha. Use o ponto passado para bloquear o nó, e corte as extremidades do fio a 3 mm do nó (Fig. 5-29).

PASSAGEM DOS FIOS

A passagem dos fios através dos tecidos é parte integral de qualquer reconstrução. Quando um fio monofilamentar mais rígido é escolhido, ele prontamente passa através de qualquer uma das agulhas de sutura disponíveis. Entretanto, se o cirurgião escolher um fio mais mole e trançado, é necessário um método alternativo. O passador de fios Shuttle-Relay foi projetado precisamente para essa tarefa (Fig. 5-30). O Shuttle é constituído por um núcleo central de seis finos fios de aço trançados e cobertos por uma jaqueta de náilon. Um orifício de 1 cm é formado no centro do Shuttle através da remoção do náilon e do desdobramento dos fios de aço. O diâmetro e a rigidez do Shuttle são similares aos de um fio monofilamentar nº 1.

Instrumentais de Sutura

O instrumental padrão utilizada para passar o fio é uma agulha oca, similar em tamanho a uma agulha hipodérmica calibre 18 ou 16. Um fio monofilamentar nº 1 ou um passador de fio Shuttle-Relay passa prontamente através dessa agulha, e depois da passagem da agulha através do tecido desejado, o fio ou o Shuttle pode ser passado. A menos que o cirurgião esteja utilizando uma agulha de peridural reta, é melhor utilizar um mecanismo de direcionamento para empurrar o fio ou o Shuttle através da agulha e da articulação onde pode ser recuperado. O sistema de sutura Spectrum (Spectrum Tissue Repair System, Linvatec, Inc., Largo, FL) oferece uma variedade de

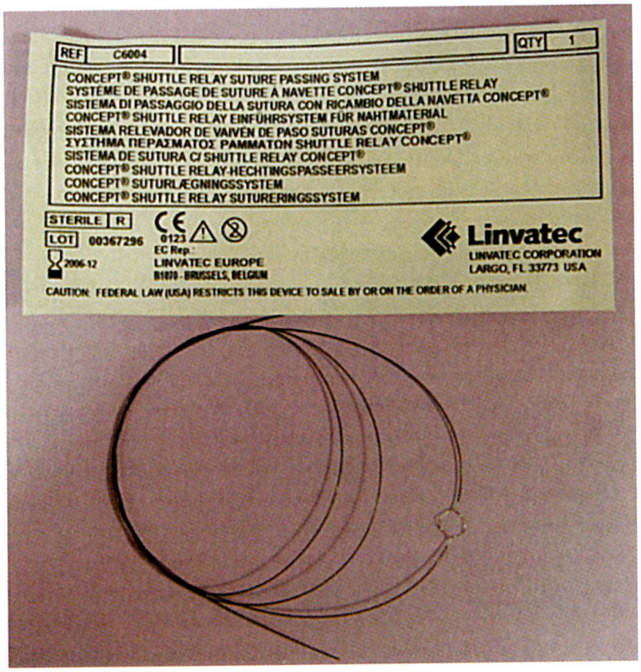

FIGURA 5-30. O passador de fios Shuttle-Relay (Linvatec, Inc., Largo, FL) foi projetado para facilitar a passagem de fios moles e trançados através dos tecidos.

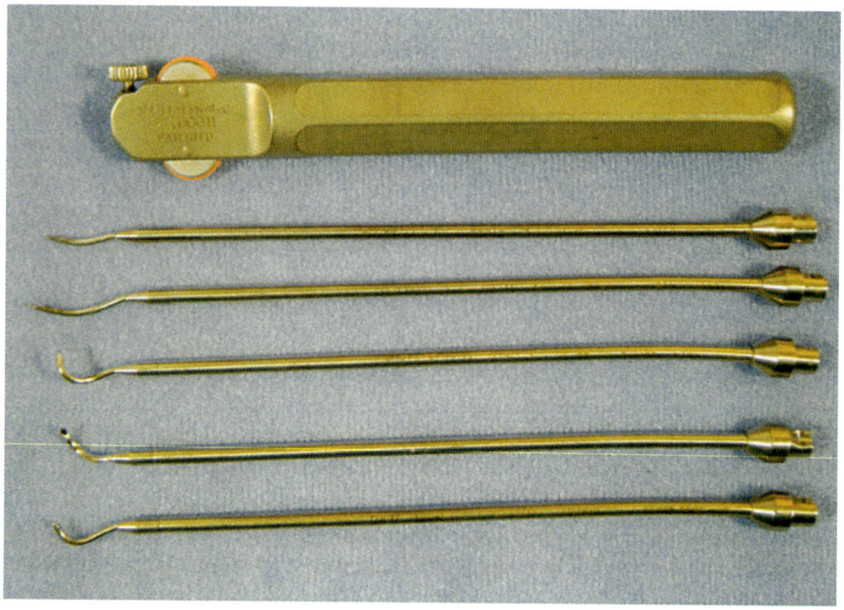

FIGURA 5-31. O sistema de sutura Spectrum (Spectrum Tissue Repair System, Linvatec, Inc., Largo, FL) oferece uma variedade de agulhas que são conectadas a um cabo com um disco direcionador do fio.

agulhas curvas que se prendem a um cabo direcionador com um disco direcionador de fio feito de borracha (Fig. 5-31). O fio ou o Shuttle é inserido no orifício piloto do cabo e forçado através do corpo da agulha com o giro do disco de borracha.

Outro instrumental da Linvatec, o Suture Punch modificado com baixo perfil, utiliza o mesmo mecanismo de direcionamento do fio, mas também incorpora uma articulação superior na extremidade do equipamento que se fecha sobre a agulha, direcionando-a através dos tecidos. A ponta do Suture Punch original foi modificada para facilitar a passagem do Shuttle através da divisão da extremidade distal da mandíbula superior e reduzindo sua espessura (Fig. 5-32). Diversos equipamentos estão disponíveis para a passagem de fios, incluindo Blitz Suture Loops, Lasso Passers, Transporter, Penetrator, Bird Beak e outros, cada um deles com certos benefícios característicos na visão de seus criadores. Na minha opinião, o cirurgião deve escolher um sistema de passagem de fios que possa ser adaptado a todas as suas necessidades cirúrgicas. Os instrumentais para a amarração dos nós devem ter o menor diâmetro possível para minimizar desneces-

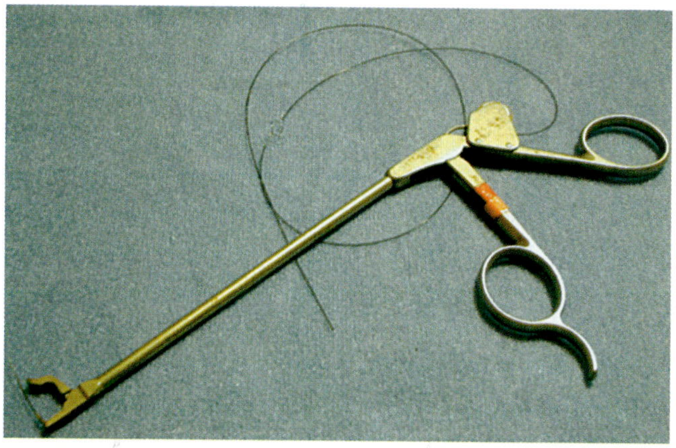

FIGURA 5-32. O Suture Punch modificado (Revo Rotator Cuff Repair System, Linvatec, Inc., Largo, FL) é útil para a passagem de Shuttles ou de fios monofilamentares.

sárias lesões teciduais. É aconselhável testar todos os novos equipamentos de sutura no modelo de ombro ALEX para determinar qual deles acrescenta os benefícios acima, além do uso dos instrumentais- padrão (veja Capítulo 3). Na minha experiência, qualquer instrumental que precise que o fio seja carregado no mecanismo de transporte dentro da articulação é muito mais difícil de ser utilizado.

Técnicas de Passagem de Fios

A forma mais simples de passagem de um fio inclui o uso de agulha de peridural calibre 18 ou de gancho de sutura Spectrum em formato de crescente. A agulha é passada diretamente através do tecido rompido, como nas rupturas lado a lado do manguito rotador, e o fio PDS é passado através da agulha (Fig. 5-33). Uma pinça recupera o fio através da cânula original, e os dois filamentos do fio são amarrados juntos.

Quando o cirurgião utiliza um fio trançado, a tarefa é mais complexa. A agulha é passada através da ruptura, e um Shuttle-Relay Suture Passer é enviado através da agulha e fora do final uns poucos centímetros dentro da articulação. A ponta do Shuttle é pinçada e recuperada com um instrumental artroscópico inserido através de uma cânula alternativa. Nunca tente recuperar o Shuttle através da mesma cânula utilizada para a passagem da agulha de sutura nem empurre o Shuttle forçadamente para fora da agulha. Em vez disso, alimente o Shuttle através da agulha girando o disco de borracha, criando uma folga que pode ser capturada quando o Shuttle é puxado através de uma cânula alternativa. Se o cirurgião puxar o Shuttle, a ação faz com que este se enrole, tornando impossível sua reutilização (Fig. 5-34).

Dois centímetros da extremidade do fio trançado são carregados no orifício do Shuttle e travados através de uma suave tração sobre as extremidades dos fios fora da cânula, fazendo com que eles fiquem presos no V do orifício distal. É importante carregar somente um pequeno segmento do fio no orifício do Shuttle para evitar problemas de dobra do fio, quando o Shuttle está sendo passado através do tecido (Fig. 5-35). O fio é carregado ou "corrido" através da cânula alternativa e pelo tecido rompido, puxando a extremidade oposta do Shuttle-Relay Suture Passer localizado fora da cânula original. O cirurgião sempre deve interromper a cirurgia para observar o orifício com seu fio antes de puxar através dos tecidos para ter a certeza de que não há dobras e assegurar que o fio permanece preso ao orifício. Durante a passagem do Shuttle pelo tecido, este colapsa, prendendo o fio, impedindo sua soltura (Fig. 5-36).

Quando o orifício emerge pela cânula inicial, ele é descarregado através da tração sobre a porção restante do Shuttle fora da cânula e mantendo as duas extremidades retas. Isso faz com que o fio fique orientado em ângulo reto em relação ao orifício. O fio é levado até o centro do orifício e

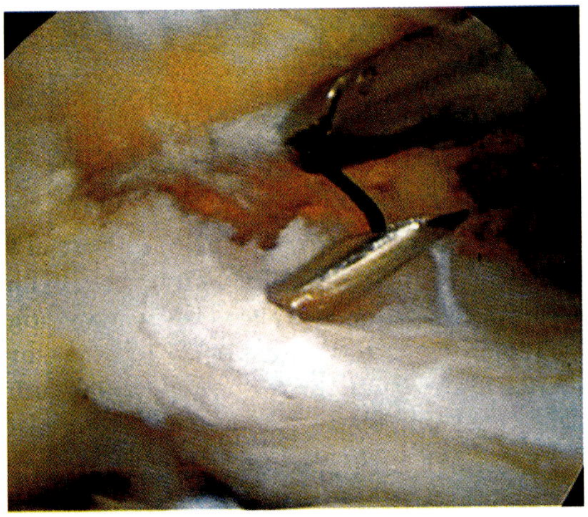

FIGURA 5-33. Um gancho de sutura em crescente pode ser utilizado para reparar diretamente uma ruptura linear lado a lado do manguito rotador.

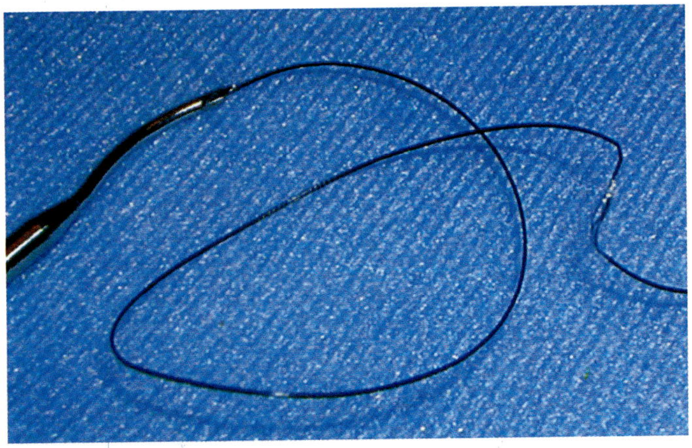

FIGURA 5-34. Se um Shuttle sai da ponta de uma agulha, ele pode se enrolar ou ficar esgarçado.

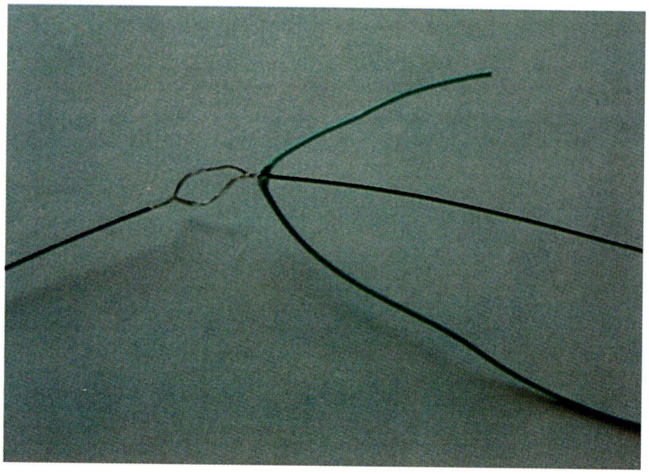

FIGURA 5-35. Dois centímetros da extremidade do fio são carregados no orifício do Shuttle e travados no V do orifício distal.

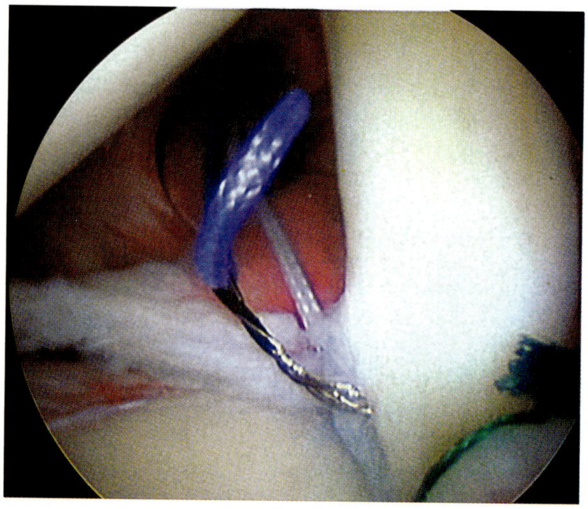

FIGURA 5-36. O orifício do Shuttle mantém o fio preso durante a passagem através dos tecidos.

retirado. Essa manobra previne contra o dano do Shuttle, que pode ocorrer se esse instrumento for puxado forçadamente antes de o fio ser retirado. O Shuttle pode ser reutilizado várias vezes, se for usado com cuidado. Se a ponta do Shuttle for danificada por uma pinça, ela pode ser cortada antes de ser reutilizada.

Quando o cirurgião deseja utilizar um ponto mais complexo, como o ponto em jaquetão ou em formato de oito, o Shuttle-Relay Suture Passer é bastante útil. Eu prefiro pontos em jaquetão durante a plicatura capsular em pacientes com instabilidade multidirecional. Durante a confecção desses pontos, ambos os filamentos dos fios são passados através dos tecidos em um padrão vertical ou horizontal de modo que, quando são amarrados, eles criam uma ampla ponte de material de sutura que comprime o osso ao tecido.

O padrão em formato de oito é utilizado quando quantidade inadequada de tecido é capturada com um único ponto e o cirurgião precisa aumentar a fixação do tecido sem utilizar um padrão em jaquetão. Para a confecção do padrão em formato de oito, um fio é passado inicialmente através do tecido rompido em um padrão de ponto simples. A cauda do fio que já foi passado pelo tecido é recuperada pela cânula alternativa e novamente levada através de ambos os lados do tecido rompido utilizando o Shuttle. As duas técnicas são explicadas de forma mais completa nos capítulos que tratam sobre os métodos de reparo dos tecidos moles.

Utilização do Suture "Savers" para Manguito Rotador e Cápsula Posterior

Se você preferir, passar vários fios e esperar para amarrá-los até que vários pontos tenham sido confeccionados, como geralmente faço, é muito útil armazenar os pares de fios dentro do Suture Savers (Linvatec, Inc., Largo, FL). Esse procedimento impede que os fios fiquem emaranhados e os mantém juntos, tornando mais fácil sua localização na hora da amarração. Essa técnica é discutida em maiores detalhes nos Capítulos 9 e 18. Os Suture Savers são úteis quando um par de fios deve ser guardado e protegido, como durante a tenodese do bíceps ou o reparo do tendão subescapular.

O Suture Saver é uma camisa plástica fina de calibre 16, com 5 a 7 polegadas de comprimento, dentro da qual um par de fios é acomodado e armazenado com segurança até que possam ser amarrados. Os Suture Savers são comercializados em um conveniente *kit* da Linvatec Corporation. Se o cirurgião preferir, ele pode construir um protetor de fios simples com um Angiocath

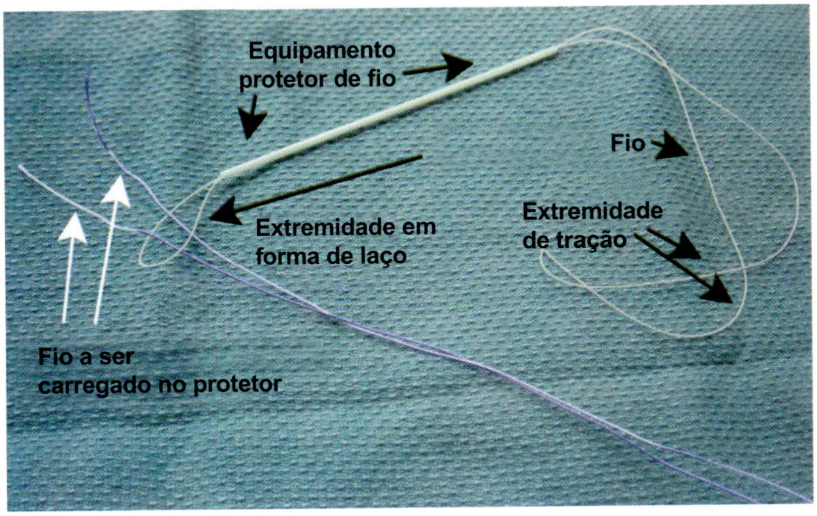

FIGURA 5-37. Um equipamento protetor de fios pode ser formado por um protetor Angiocath calibre 14 carregado com um fio trançado 2-0 dobrado.

calibre 14/5,25 polegadas. O eixo da camisa plástica é removido e um fio trançado 2-0 dobrado na metade é passado através do lúmen, ficando um laço de uma polegada em uma extremidade (Fig. 5-37). Depois que o primeiro fio é puxado através do manguito ou da cápsula com um Shuttle, o outro fio é recuperado pela mesma cânula, e o par é mantido em um dos Suture Savers alimentando o fio no laço de fio 2-0 e puxando a extremidade oposta. Depois que o par de fios está dentro do Saver, a camisa é avançada pela cânula o mais próximo possível do ponto de saída dos fios nos tecidos. Os Suture Savers são posicionados fora da cânula utilizando uma pinça para prender os fios.

O Shuttle é passado através do manguito ou da cápsula e o fio puxado e mantido com seu fio parceiro fora da cânula. Repita as etapas da âncora, do fio e Suture Saver para os fios restantes, conforme a necessidade. Durante a amarração dos fios, recupere um par dos fios em sua saída na boca da cânula com um gancho de crochê (Fig. 5-38). Geralmente essa etapa é feita através do portal lateral durante a amarração dos fios no manguito. Remova os protetores e amarre os fios.

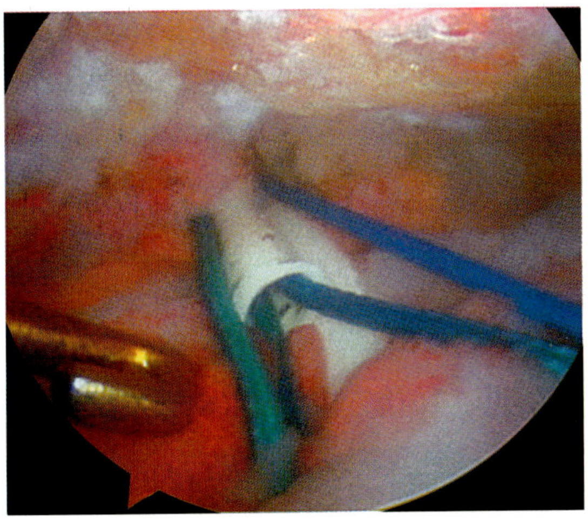

FIGURA 5-38. O gancho de crochê pode recuperar facilmente um par de fios para a amarração, quando estes estão unidos dentro de um protetor de fios.

Âncoras de Sutura

A introdução de âncoras de sutura em miniatura foi o evento isolado mais importante responsável pelo avanço da reconstrução artroscópica do ombro. Esses engenhosos materiais de fixação de fios determinaram o desenvolvimento de todas as técnicas reconstrutivas que necessitam de reinserção dos tecidos moles de volta ao osso utilizando fios de sutura. Os métodos iniciais para a fixação dos tecidos rompidos ao osso empregavam grampos de metal, parafusos canulados com arruelas e grampos. Apesar de serem úteis em raras situações, esses materiais tinham o risco potencial de dano articular por causa do tamanho excessivo e da natureza abrasiva do material metálico ou plástico exposto. A fixação rígida do tecido mole maleável ao osso duro com material inelástico criou aumento da tensão sobre o ponto de penetração, que tendia a falhar com a tensão cíclica.

As âncoras de sutura superaram os problemas desses materiais de fixação utilizados no passado. A Mitek G2 Suture Anchor é um material especial e confiável que continua a ser utilizado por vários cirurgiões. A âncora é inserida em um orifício piloto pré-perfurado no osso, que fica bloqueado em seu lugar por fios Nitinol. Essa âncora já se mostrou estável e confiável, quando utilizada de maneira correta, mas apresentava várias complicações em potencial. Se o orifício da âncora se quebrasse, seria impossível removê-la do osso. Essa era uma ocorrência bastante comum, especialmente quando o cirurgião ainda estava aprendendo as técnicas de amarração dos nós artroscópicos. Se o fio se romper, pode levar a um custo desnecessário e bloquear o sítio potencial de reinserção, necessitando da perfuração de outro orifício para a inserção de outra âncora. Se mais de um fio se romper, pode ser um problema significativo encontrar sítios de inserção alternativos para as âncoras subseqüentes. Por esse motivo, um sistema de âncoras com potencial de remoção, a Revo Anchor, foi desenvolvido como alternativa.

O Revo Suture Anchor System foi projetado para atuar nos dois tipos de ossos encontrados no ombro: o osso esponjoso mole da cabeça umeral e o denso osso esponjoso da glenóide (Fig. 5-39). O sistema Revo inclui três conjuntos completos de instrumentais, cada um deles projetado para fornecer todo o equipamento necessário para reparo do manguito rotador, bíceps ou *labrum* em uma conveniente bandeja de esterilização. Para evitar confusão com o uso dos instrumentais Revo, os cabos das brocas, saca-bocados e chaves de parafusos no sistema Mini-Revo de 2,7 mm são de cor dourada, para diferenciá-los dos instrumentais prateados das âncoras Big Eye Revo de 4 mm e Super-Revo. Os conjuntos Mini-Revo e Big Eye Revo incluem um saca-bocado ósseo utilizado para iniciar o orifício piloto, uma broca para completar o orifício nos ossos mais duros, um rosqueador de fios e uma chave de parafusos (Fig. 5-40). A âncora Super-Revo, com seu *design* afilado, não necessita de um orifício piloto e, portanto, não inclui um saca-bocado ou broca. Todos os três sistemas utilizam uma chave de parafusos canulada, que apresenta um cabo adaptado com uma trava de fio, projetada para manter a tensão sobre os fios no orifício da âncora,

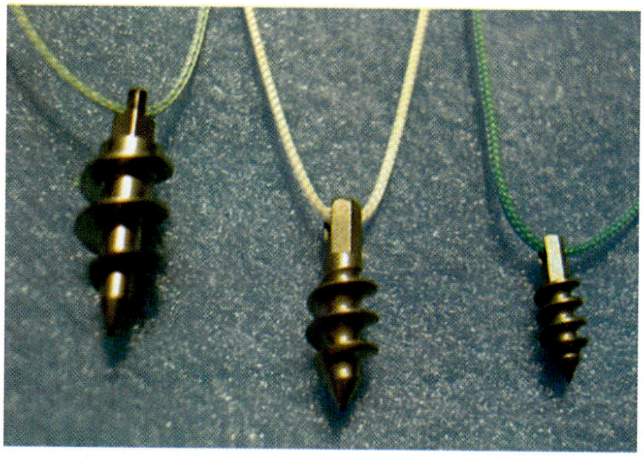

FIGURA 5-39. A linha Revo de âncoras de sutura inclui as âncoras Mini-Revo, Big Eye Revo e a Super-Revo (Linvatec, Inc., Largo, FL).

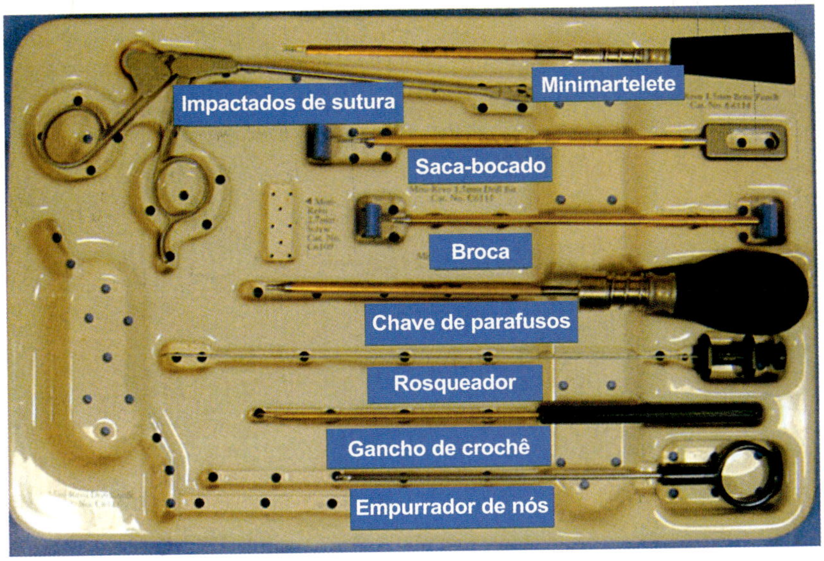

FIGURA 5-40. O conjunto Mini-Revo inclui um saca-bocado ósseo, uma broca, um martelete, um equipamento rosqueador de fios e uma chave de parafusos.

bloqueando firmemente as âncoras na ponta da chave de parafusos. A âncora Super-Revo pode ser comprada pré-carregada em uma chave de parafusos descartável. Existem marcas horizontais e verticais no eixo e na ponta da chave de parafusos que funcionam como guias visuais, auxiliando o cirurgião a acomodar a âncora na profundidade apropriada com o alinhamento adequado do orifício.

O martelete ósseo incluso no conjunto Mini-Revo é necessário para a criação de uma rosca dentro do orifício piloto (Fig. 5-41). Essa prática minimiza o risco de quebra do parafuso, que pode ser resultante do alto torque sobre a âncora, quando o parafuso é inserido no osso duro.

Cada um dos conjuntos Revo inclui um instrumental opcional para a remoção da âncora. A chave recuperadora consiste de uma chave de parafuso não canulada com uma ponta 4 mm mais longa do que a chave de parafuso padrão. A chave recuperadora se adapta dentro de uma camisa recuperadora, que possui uma rosca invertida em seu interior (Fig. 5-42). Quando o cirurgião desejar remover a âncora Revo, a chave recuperadora é inserida, encaixando-se na cabeça do parafuso. Conforme a âncora é removida do osso, as roscas do parafuso ficam bloqueadas dentro da camisa de recuperação, impedindo que ela se solte da chave.

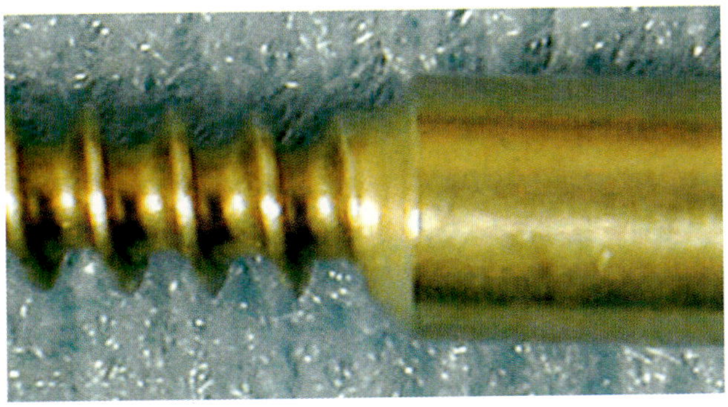

FIGURA 5-41. O martelete ósseo Mini-Revo é necessário para criar uma rosca nos orifícios pilotos na glenóide para evitar a quebra da âncora.

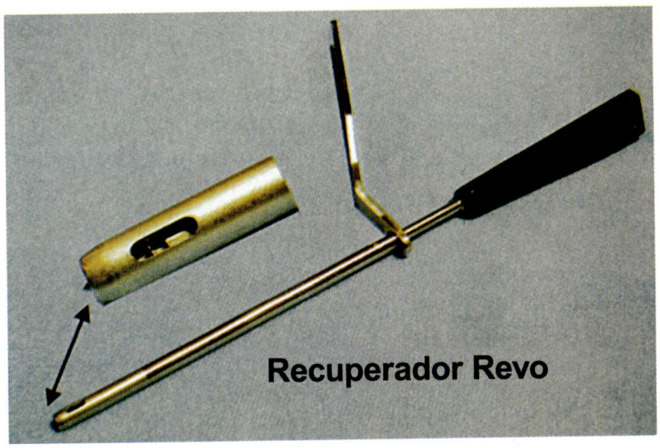

FIGURA 5-42. O recuperador Revo consiste de uma chave de parafusos não canulada e uma camisa externa com uma rosca invertida dentro da ponta.

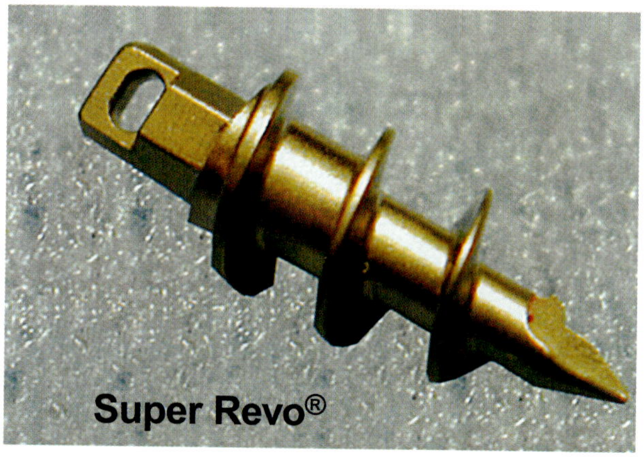

FIGURA 5-43. A âncora Super-Revo possui uma ponta auto-impactante e um orifício horizontal.

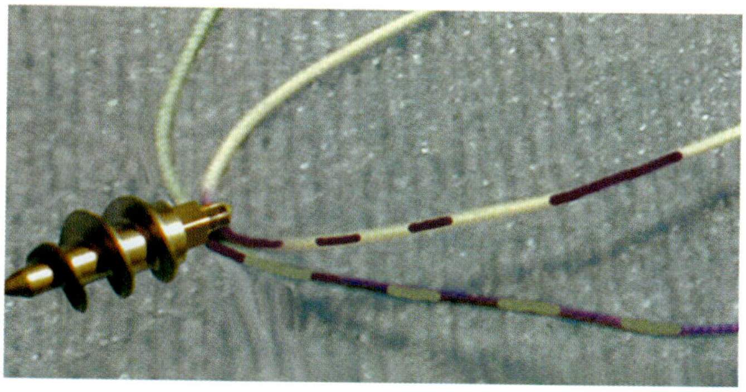

FIGURA 5-44. Um lado de cada fio é pintado de roxo com uma caneta de marcação para facilitar a manipulação destes.

A Super-Revo é o mais recente lançamento da linha de âncoras de sutura da Revo. Ela foi projetada para facilitar e melhorar a tarefa de reparo do manguito rotador incorporando uma ponta fina e afilada em uma âncora de 5 mm com um orifício que permite o fácil deslizamento dos fios. O *design* das roscas Super-Revo melhoram a fixação das âncoras no osso mole e permite a inserção diretamente através da superfície óssea preparada sem um orifício piloto. O orifício orientado horizontalmente simplifica a manipulação dos fios, eliminando o risco de bloqueio inadvertido de um fio por outro durante a amarração. A Super-Revo é fornecida com uma chave de parafusos descartável pré-esterelizada, que é carregada com fios de poliéster trançado nº 2 nas cores branca e verde (Fig. 5-43). Esta é uma forma conveniente de adquirir uma âncora pronta para o uso em reparo do manguito rotador, sem a necessidade de compra de todo o conjunto de instrumentais Revo, que é necessário para o sistema Revo original de 4 mm.

Quando a Big Eye Revo, Super-Revo ou Mini-Revo está sendo carregada, é importante que o orifício esteja alinhado com a linha-guia vertical da chave. Isso assegura que o fio fique orientado na direção apropriada para acomodar no sulco para o fio localizado dentro da ponta da chave. O conhecimento da orientação do orifício é importante durante a inserção da âncora para assegurar o alinhamento apropriado do fio com o tecido. Quando se utilizam dois fios de sutura em uma âncora Big Eye ou Super-Revo durante o reparo do manguito rotador ou de uma lesão SLAP, prefiro diferenciar cada um dos quatro filamentos dos fios utilizando diferentes cores. O pacote do fio Ethibond contém fios verde-escuros, verde-claros e brancos. Para sermos consistentes, nós sempre carregamos um fio verde-escuro e outro de cor clara no orifício, com o fio verde-escuro na extremidade superior do orifício da Big Eye Revo de 4 mm, mais afastado das roscas da âncora. Na Super-Revo, a orientação não é essencial, porque o orifício é horizontal. Em ambas as âncoras, os dois filamentos dos fios que saem de cada lado do orifício são pintados com uma caneta cirúrgica de marcação de coloração roxa, para diferenciar esse filamento da outra metade do fio que sai do lado oposto do orifício (Fig. 5-44). Esta técnica é explicada em maiores detalhes nos capítulos que tratam sobre as reconstruções.

Diversos sistemas de âncoras semelhantes ao sistema Revo são encontrados no mercado. Todas as principais companhias de instrumentos artroscópicos, incluindo a Mitek, Smith & Nephew, Stryker e Arthrex, possuem instrumentais e técnicas para a inserção de suas âncoras e passagem de fios. Apesar de não estar familiarizado com essas opções, encorajo qualquer cirurgião a procurar um representante da companhia e avaliar seus produtos em um modelo de ombro ALEX, para determinar qual é o melhor material para suas necessidades particulares.

Âncoras de Sutura Absorvíveis

Polímeros absorvíveis são uma alternativa para as ligas de titânio utilizadas na maioria das âncoras de sutura comuns. A composição da âncora, sua estrutura cristalina e as características de absorção são fatos importantes a serem compreendidos antes de optar pela utilização de uma âncora não-metálica. As âncoras absorvíveis mais recentes são fabricadas a partir de um único agente ou de uma variedade de misturas do ácido poliglicólico e poliláctico. Se a âncora se dissolver rapidamente, ela provavelmente falhará em manter o tecido posicionado durante tempo suficiente para a cicatrização. Um tempo excessivo de absorção pode trazer o risco de fratura do implante e formação de corpos livres na articulação. Alguns polímeros são mais propensos a causar sinovite inflamatória ou formação de cistos no sítio de implantação.

As técnicas de implantação para muitas das âncoras são bastante exatas em virtude da natureza quebradiça das âncoras. O orifício piloto que deve ser perfurado na glenóide para os produtos disponíveis é bem maior do que o orifício piloto de 1 mm necessário para a Mini-Revo. Eu considero a bioâncora (Linvatec, Inc., Largo, FL) útil nas situações de reparo labral em que o paciente possui ossos grandes.

Existem ainda algumas âncoras reabsorvíveis maiores criadas para o reparo do manguito rotador. A mais popular é a da Arthrex, Inc., mas existem outras. Os artigos iniciais são favoráveis em relação a esse implante na tuberosidade maior, mas ainda tenho restrições sobre o destino a longo prazo de três ou quatro âncoras de 5 ou 6 mm colocadas sob este vital osso subcondral, que suporta cargas. Se o osso não regenerar durante a reabsorção das âncoras, os sítios de implante podem formar cistos na área subcondral, aumentando o risco de colapso ou de fratura. Até que uma âncora absorvível menor e confiável esteja disponível, que permita o uso de dois filamentos de fio nº 2, eu pretendo continuar utilizando um sistema como o Mini-Revo de titânio na glenóide e Big Eye ou Super-Revo na tuberosidade.

Outros Tipos de Âncoras de Tecidos Moles

Existem diversos produtos disponíveis que não necessitam da manipulação dos fios para fixar os tecidos moles ao osso. Esses produtos geralmente são pinos absorvíveis ou parafusos de cabeça grande. O fator mais atraente deste tipo de material é a relativa facilidade de utilização. Através da mera impacção ou rosqueamento do implante através do tecido mole no osso, pode ocorrer a aposição dos tecidos. Não fico impressionado com os resultados desses materiais e não os utilizo. Acredito que um cirurgião artroscópico de ombro possui a capacidade de restaurar os tecidos na localização mais adequada no osso e ajustar a tensão dos tecidos através de métodos de plicatura. Não é possível realizar essas cirurgias precisas e delicadas com pinos sólidos. O risco de fratura prematura do implante resulta em um corpo livre de tamanho considerável na articulação ou na bursa. Como esses implantes são quebradiços e facilmente se rompem durante a implantação, a chance de falha é real. Já foi publicada uma forma bastante grave de sinovite que ocorre quando pinos absorvíveis são utilizados no ombro. Esse problema pode ser causado pela reação de corpo estranho aos detritos de ácido poliglicólico oriundos da degradação da âncora. Felizmente, a sinovite geralmente resolve, mas pode ser uma fonte de considerável ansiedade e morbidade, levando a tratamento médico prolongado e geralmente à nova artroscopia.

Acredito que, se os cirurgiões desejam oferecer a seus pacientes a melhor reconstrução artroscópica dos tecidos moles do ombro, eles devem investir tempo para aprender as etapas da amarração dos nós e da manipulação dos fios e escolher os implantes mais seguros. Assim como tudo no campo da cirurgia, os melhores produtos serão aprimorados no futuro, e novos produtos serão desenvolvidos. Enquanto isso, acredito que as âncoras de titânio são as melhores opções.

REFERÊNCIAS BIBLIOGRÁFICAS

1. Chan KC, Burkhart SS. How to switch posts without rethreading when tying half-hitches. *Arthroscopy* 1999;15:444-450.
2. Loutzenheiser TD, Harryman DT 2nd, Ziegler DW, Yung SW. Optimizing arthroscopic knots using braided or monofilament suture. *Arthroscopy* 1998;14:57-67.
3. Kim SH, Ha KI. The SMC knot-a new slip knot with locking mechanism. *Arthroscopy* 2000;16:563-565.

6

CAPSULITE ADESIVA OU OMBRO CONGELADO

A capsulite adesiva idiopática é uma condição que ocorre com freqüência na população ortopédica em geral. A despeito desse fato, a causa e a previsibilidade de seu curso em um caso isolado são desconhecidas. A relação entre o ombro congelado e o diabetes melito é bem conhecida, mas a relação causal nunca foi elucidada. A patologia da capsulite idiopática ocorre em três fases: inflamatória, congelamento e descongelamento. Existem modalidades de tratamento para todas essas fases, mas, na minha opinião, nunca se estabeleceu um benefício, exceto pelos esforços direcionados para superar a rigidez resultante do tecido cicatricial que se infiltra na cápsula do ombro. Esforços para superar a rigidez com fisioterapia e, algumas vezes, com cirurgias geralmente são aplicados durante a terceira fase, ou fase de descongelamento da condição.

O ombro congelado secundário, ou capsulite adesiva pós-traumática, não é tão comum quanto o primário. Na minha prática clínica, ela é observada em 10% dos casos. Essa condição ocorre após um evento traumático do ombro (*i. e.*, fratura, cirurgias, ou lesão dos tecidos moles), que geralmente leva a um período de imobilização. O tecido cicatricial secundário resultante tem uma natureza diferente da encontrada na forma idiopática, e as considerações de tratamento também são diferentes. Não existem fases bem definidas na capsulite secundária, com a fisioterapia e o tratamento cirúrgico sendo prescritos após a estabilização da condição traumática inicial.

■ APRESENTAÇÃO CLÍNICA E AVALIAÇÃO

A apresentação clássica da capsulite adesiva primária ocorre em mulher saudável de meia-idade (preponderância 5:1 entre mulheres e homens), que se apresenta com o ombro extremamente doloroso e incapacitado. A história clínica da paciente é a de uma dor espontânea e insidiosa que, geralmente, é relacionada a um evento traumático trivial, como extensão do braço sobre a cabeça, no movimento de saque em um jogo de tênis ou levantamento de uma sacola pesada. A dor é lancinante e desencadeia um reflexo de defesa, e a paciente passa a evitar inconscientemente todos os movimentos. A história usual inclui o tratamento com medicações analgésicas e antiinflamatórias, geralmente associadas a métodos paramédicos, incluindo a acupuntura, fisioterapia e tratamento quiroprático. A dor causa um receio considerável, levando a paciente a procurar seu clínico ou um especialista. A paciente comumente se apresenta ao cirurgião com uma radiografia de má qualidade, uma imagem de ressonância magnética e vários rótulos diagnósticos, como doença do manguito rotador, artrite ou depósitos calcáreos no ombro. O encaminhamento dessa paciente a um cirurgião ortopédico geralmente leva três meses ou mais após o início da doença. Por causa da dor crônica e incapacitante, a paciente está assustada, desiludida com o tratamento que vem recebendo e desconfiada de que um problema sério ainda não tenha sido diagnosticado.

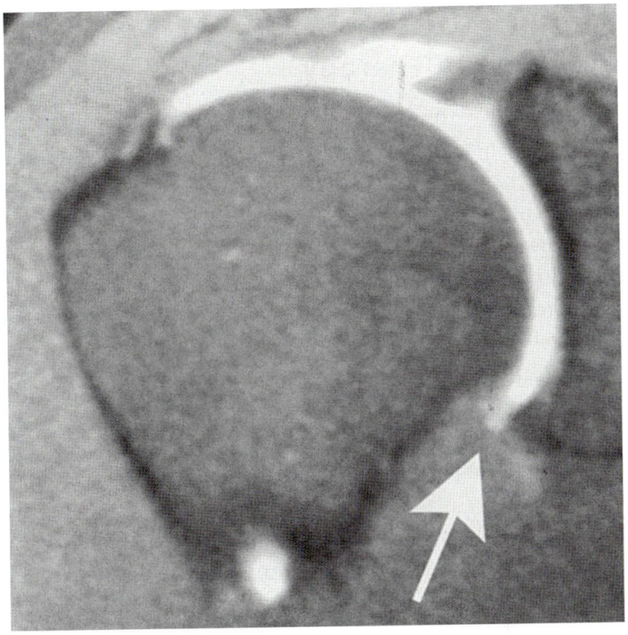

FIGURA 6-1. A imagem de ressonância magnética pode sugerir espessamento da cápsula inferior e desaparecimento do recesso capsular inferior e posterior.

DIAGNÓSTICO

Se o paciente apresenta a história clínica descrita anteriormente e radiografias normais, exceto pela presença de osteopenia leve, o diagnóstico provavelmente é o de ombro congelado. A RM com contraste de gadolínio algumas vezes demonstra o desaparecimento dos recessos capsulares inferior e posterior, sugerindo espessamento do tecido ligamentar (Fig. 6-1). O exame físico confirma esta suspeita diagnóstica, se os achados da avaliação da coluna cervical não forem significativas, não se observar dor significativa durante a palpação da anatomia do ombro e se a amplitude de movimentos ativos e passivos estiver gravemente limitada e reflexamente bloqueada pelo paciente, mas com a força do manguito e de outros músculos do ombro dentro da amplitude de movimentos disponível. As medidas mais importantes para o exame inicial, bem como para o acompanhamento, incluem elevação frontal, rotações interna e externa em abdução neutra e rotação-abdução de 90 graus em decúbito dorsal (RAD) para rotações interna e externa (Fig. 6-2).

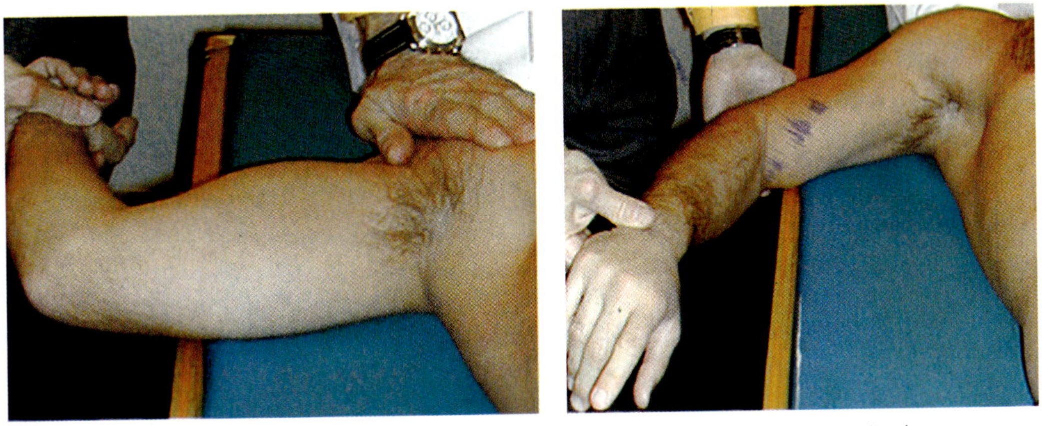

FIGURA 6-2. As mensurações mais importantes nos casos de capsulite adesiva são as rotações interna e externa com abdução em decúbito dorsal.

TRATAMENTO

Tratamento Conservador e Fisioterapia

O alívio da dor é importante no tratamento do paciente com ombro congelado. Em geral, o médico que iniciou o tratamento já utilizou uma medicação. Por causa do curto espaço de tempo, é importante evitar o máximo possível medicações potencialmente viciadoras, mas medicamentos para o controle da dor certamente são de grande ajuda. Se o paciente não melhorar com doses seguras dos medicamentos prescritos, pode ser necessário seu encaminhamento a um especialista no tratamento da dor para prescrição e monitoração dos medicamentos, para que o paciente consiga dormir e controlar sua dor. As injeções de corticosteróides e anestésicos locais não aceleram a resolução das adesões, mas muitos especialistas em ombro acreditam que uma ou duas injeções intra-articulares são úteis na diminuição da inflamação e da dor durante as fases iniciais da condição.

O tratamento inicial da capsulite adesiva quase sempre é feito através de um programa de fisioterapia supervisionado por um fisiatra ou fisioterapeuta com conhecimento da fisiopatologia e curso clínico dessa condição. O profissional deve ser enfático em relação ao comprometimento do paciente com o tratamento. O curso clínico é variável, podendo persistir por dois anos ou mais nos casos mais severos. O estado emocional do paciente geralmente está relacionado com a crença no diagnóstico e o otimismo em relação ao resultado, bem como com o suporte e cuidados que recebe do médico, terapeuta e família. Em alguns casos nos quais a incapacidade é completamente inaceitável por causa de dor incomensurável, distúrbios do sono, incapacidade laborativa ou dificuldade para realizar atividades relacionadas a seus cuidados pessoais, podem ser consideradas medidas cirúrgicas mais agressivas.

A prescrição da fisioterapia deve explicar claramente o diagnóstico e o regime de tratamento necessário para que se supere a rigidez. O terapeuta deve compreender que somente um programa de alongamento suave e progressivo direcionado para superar a contratura capsular, evitando desencadear maior inflamação, pode ajudar o paciente a melhorar sua movimentação. As modalidades como ultra-som, calor e massagens podem trazer conforto e devem ser utilizadas a critério do terapeuta, não deixando de lado o alongamento assistido, ativo, lento e progressivo, estimulando o paciente para que não desista da terapia. Além do programa de manipulação que deve ser realizado três vezes por semana, o terapeuta deve treinar o paciente e supervisionar o cumprimento de um programa de alongamento domiciliar diário, com a utilização de polias sobre a cabeça, um bastão de alongamento e outros exercícios específicos para auxiliar o paciente a vencer a rigidez. O paciente deve ser avaliado por seu médico pelo menos uma vez por mês, onde pode ser revisto o progresso da terapia, avaliar o movimento e o *status* psicológico e físico do paciente. A cada mês, é feita uma consideração sobre a continuação da fisioterapia ou a passagem para uma abordagem cirúrgica ou manipulação. Se o paciente apresentar progressos e sua atitude for positiva, não existem motivos para mudança no programa de tratamento. Se existir pouco ou nenhum progresso em relação à diminuição da dor ou aumento da mobilidade do ombro, um tratamento mais agressivo, como a manipulação ou a liberação cirúrgica da cápsula, deve ser considerado.

Intervenção Cirúrgica

Quando se decide por levar o paciente à sala de cirurgia para tratamento mais agressivo, o cirurgião deve estar preparado para realizar uma manipulação fechada e, se necessário, uma liberação capsular por via artroscópica. Na minha prática, o tratamento de primeira linha quase sempre é uma manipulação fechada sob anestesia. O paciente é cientificado de que será feita uma tentativa de alongar e conseqüentemente liberar as aderências capsulares com uma terapia física – como a manipulação enquanto a pessoa está adormecida e os músculos relaxados. Como esse procedimento é realizado em período de tempo relativamente curto, ele é agendado como a primeira cirurgia do dia para que o paciente não fique esperando por muito tempo. Após a indução anestésica, um agente músculo-relaxante rápido é administrado e a manipulação é realizada.

1. Com o paciente em decúbito dorsal, mova o braço envolvido em elevação frontal até que se encontrem as aderências. Nesse ponto, aplique pressão firme e constante até sentir que as

aderências foram liberadas. Não devem ser utilizadas manobras abruptas ou forçadas. Quando o cirurgião libera as aderências, geralmente se ouve um ruído de estalo, e o braço se move para uma posição de elevação quase total.

2. Mova o ombro para a posição de abdução em 90 graus e de forma suave, mas firme, rode o braço em rotação externa, comumente sentindo a liberação de outras aderências. A seguir, com o braço ainda em 90 graus de abdução, rode o ombro em rotação interna. Na maioria das vezes, a rotação interna máxima é inferior à externa, não devendo ser feitas tentativas de exceder o ponto onde se encontra uma firme resistência.
3. A próxima manobra é a rotação externa com o braço em abdução neutra. Um assistente estabiliza a articulação colocando a mão na frente do ombro e exercendo pressão em direção posterior. O cirurgião roda externamente o braço, liberando as aderências da cápsula anterior.
4. Mova o braço por sobre o tórax para liberar as aderências da cápsula posterior.
5. Repita todas as etapas da manipulação para se assegurar de que todas as aderências possíveis foram liberadas. Se a manipulação for bem-sucedida, o cirurgião pode optar por infiltrar um agente anestésico na articulação; como 20 ml de xilocaína a 1% com epinefrina.

O paciente retorna ao programa de fisioterapia durante cinco dias por semana, além de continuar a realizar exercícios para a amplitude de movimentos em casa, começando no dia seguinte à manipulação. Após uma semana, o paciente é reavaliado. Se não for observada melhora significativa na amplitude de movimentos ativos após quatro a cinco semanas, pode ser considerada uma segunda manipulação. Raramente, uma terceira manipulação é necessária, mas a resolução final e completa da rigidez geralmente requer seis, oito ou mais semanas de tratamento continuado.

Liberação Capsular Artroscópica para a Capsulite Adesiva

A liberação capsular artroscópica é considerada quando a capsulite adesiva não resolve com a manipulação ou quando os sintomas são extremamente severos e dolorosos, a despeito de vários meses de tratamento conservador. Isso ocorre com maior freqüência quando a capsulite adesiva está associada a diabetes ou em casos recalcitrantes de doença idiopática, encontrados com maior freqüência no ombro congelado secundário. A liberação capsular é feita sob anestesia geral na seguinte seqüência:

1. Faça uma suave manipulação para liberar o máximo de aderências possíveis.
2. Cuidadosamente, insira o artroscópio no portal posterior, distendendo e lavando a articulação para retirar o sangue.
3. Crie um portal anterior utilizando uma técnica de fora para dentro no centro do triângulo subescapular.
4. Faça uma artroscopia diagnóstica e registre a anatomia em vídeo com o artroscópio posicionado nos portais anterior e posterior.
5. Remova a sinóvia hiperplásica e outros detritos com um *shaver*, mas somente o suficiente para permitir uma visualização clara da cápsula.
6. Com o artroscópio no portal anterior e uma cânula de operação Crystal lisa (Arthrex, Inc., Naples, FL) no portal posterior, comece a liberação da cápsula posterior. Eu prefiro abrir o plano entre a cápsula e o músculo rotador subjacente com o uso de um pino de Steinmann com ponta afilada de ¼ de polegada inserido através da cânula, antes da liberação capsular. O pino pode desenvolver, de modo seguro, um plano para a pinça seguir superior e inferiormente ao portal (Fig. 6-3).
7. Use uma pinça do tipo *basket* de ponta quadrada, preferivelmente a pinça de liberação capsular estilo Harriman (Dyonics, Smith & Nephew, Inc., Andover MA), para dividir os tecidos posteriores (Fig. 6-4). Faça a liberação posterior da cápsula, começando no portal posterior a cerca de 2 cm de distância do *labrum* posterior, faça incisão na cápsula primeiro superiormente, acima da glenóide, seguindo o caminho criado pelo pino de Steinmann (Fig. 6-5).
8. Resseque um segmento da cápsula posterior, começando no portal posterior e fazendo uma angulação próximo à glenóide conforme a pinça cortante se aproximar do recesso inferior

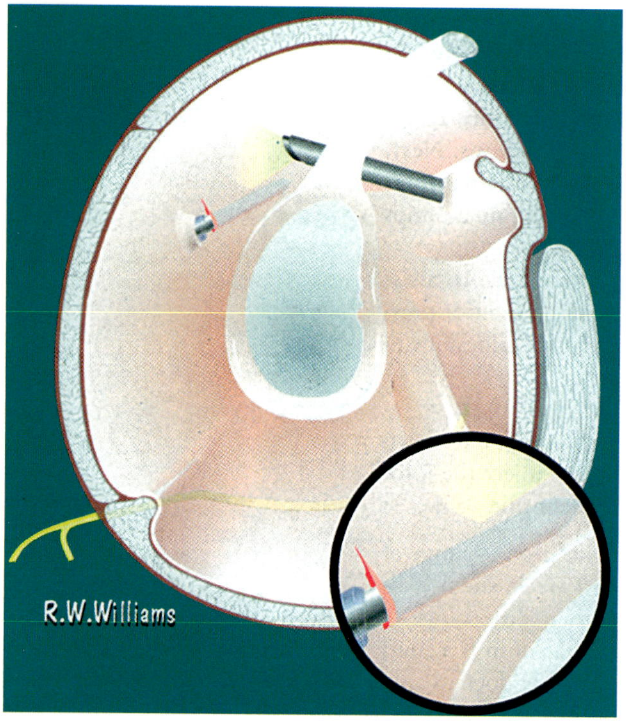

FIGURA 6-3. Um pino de Steinmann de ¼ de polegada é útil para a separação entre a cápsula posterior e o manguito rotador subjacente antes de cortar a cápsula.

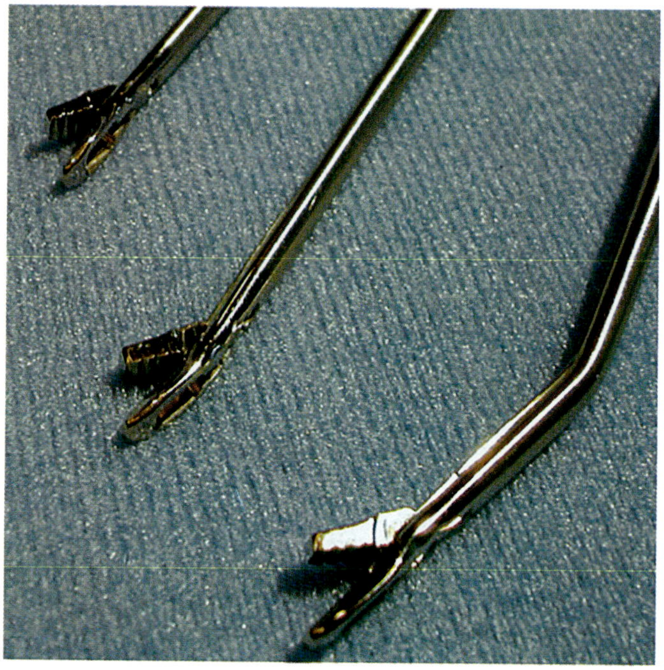

FIGURA 6-4. As pinças de liberação capsular estilo Harriman (Dyonics, Smith & Nephew, Inc., Andover, MA) são úteis para liberar a contratura da capsulite adesiva.

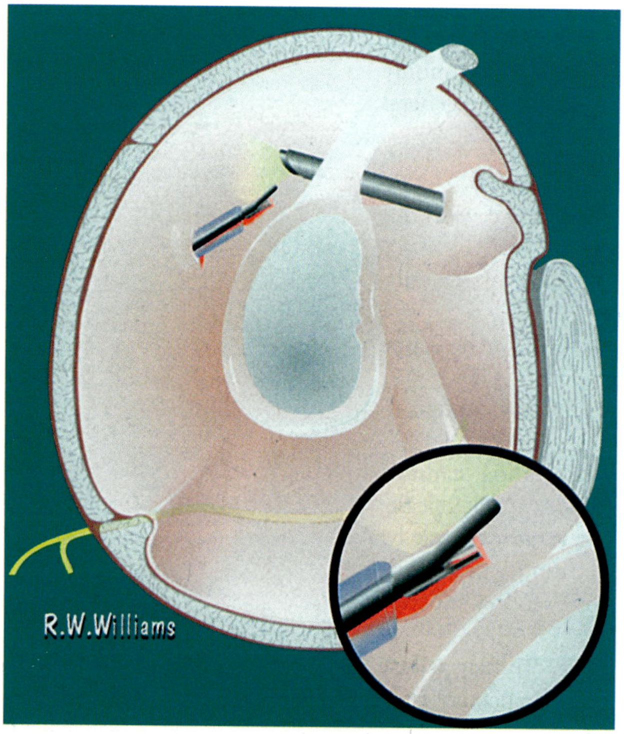

FIGURA 6-5. A cápsula é liberada superiormente a partir do portal posterior, abaixo do músculo do manguito rotador, para o intervalo rotador.

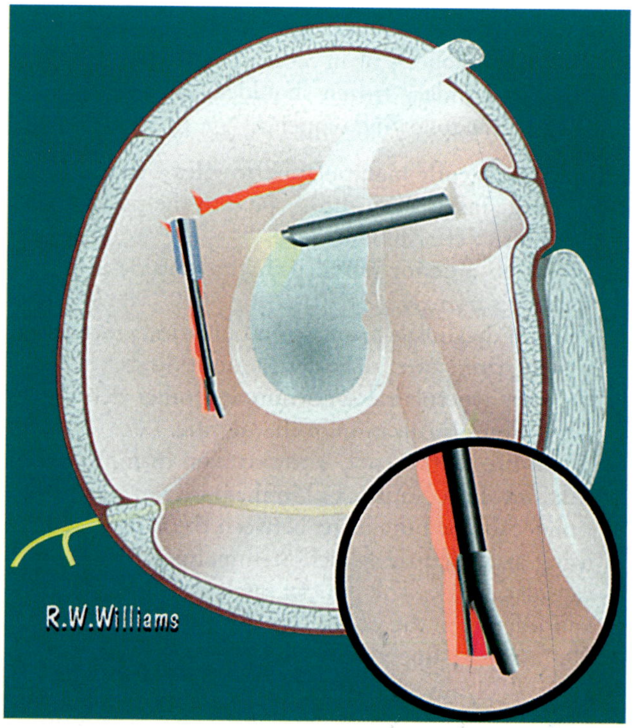

FIGURA 6-6. A cápsula posterior é aberta a partir do portal posterior para o recesso inferior, fazendo uma angulação próximo à glenóide.

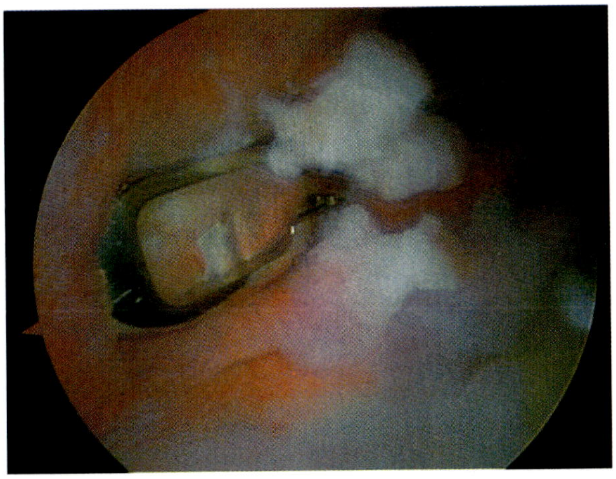

FIGURA 6-7. A pinça Harriman remove um segmento de 6 mm da cápsula.

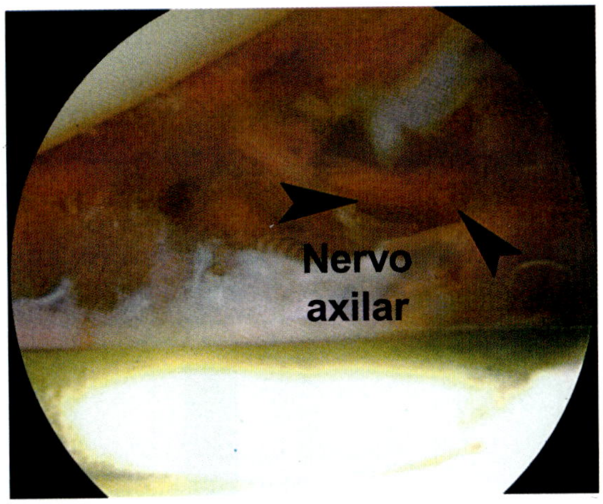

FIGURA 6-8. O nervo axilar está em risco durante a transecção do recesso axilar.

(Fig. 6-6). Se a cápsula inferior foi rompida pela manipulação, não é necessário continuar através do recesso axilar (Fig. 6-7). Tome cuidado para evitar qualquer penetração profunda através da cápsula, especialmente por mais de 1 cm de distância da margem labral, para evitar danos ao nervo axilar (Fig. 6-8).

9. Mude a ótica para o portal posterior e insira uma cânula de operação na frente. Corte o intervalo rotador com o uso de um instrumental eletrocirúrgico, a pinça *basket* e o *shaver* (Fig. 6-9). Tome cuidado para não danificar o tendão do bíceps, mas remova todo o tecido contraído do intervalo rotador entre a borda anterior do supra-espinhal e o limite superior do tendão subescapular. Remova o tecido fragmentado com um *shaver* (Fig. 6-10).

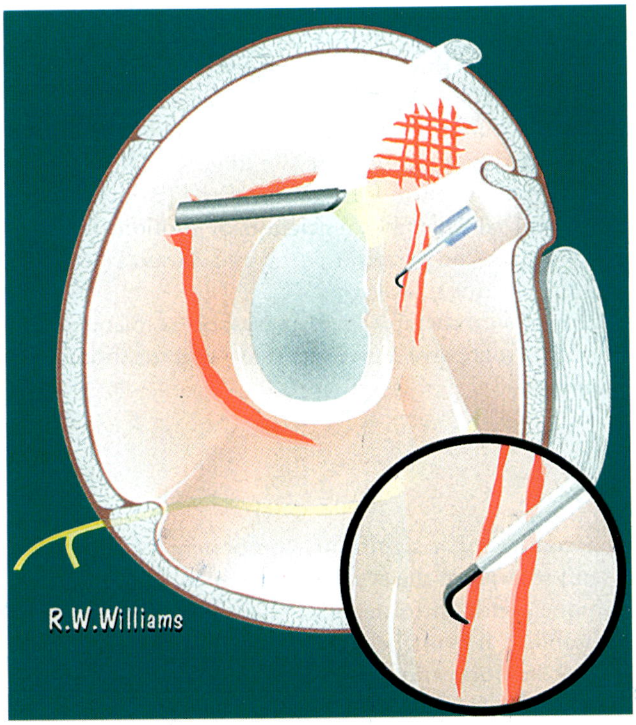

FIGURA 6-9. O instrumental eletrocirúrgico é útil para dividir os tecidos contraídos do intervalo rotador.

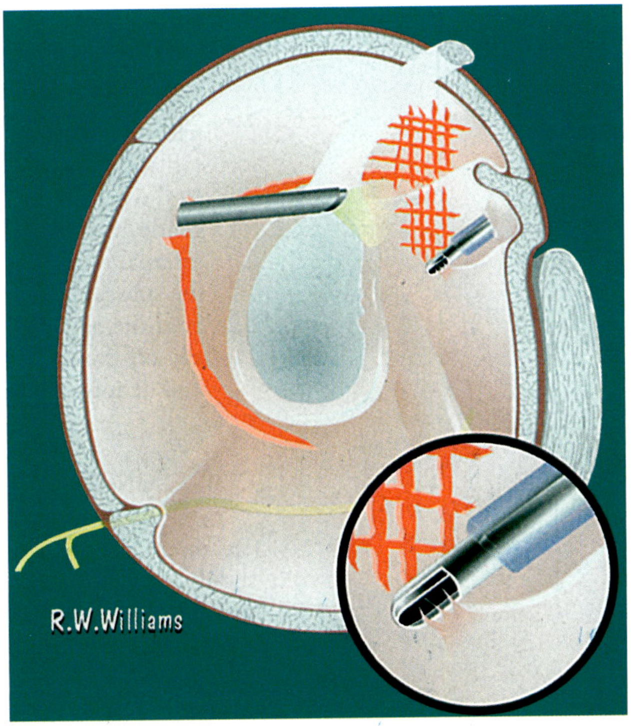

FIGURA 6-10. O tecido do intervalo rotador é completamente removido com um *shaver*.

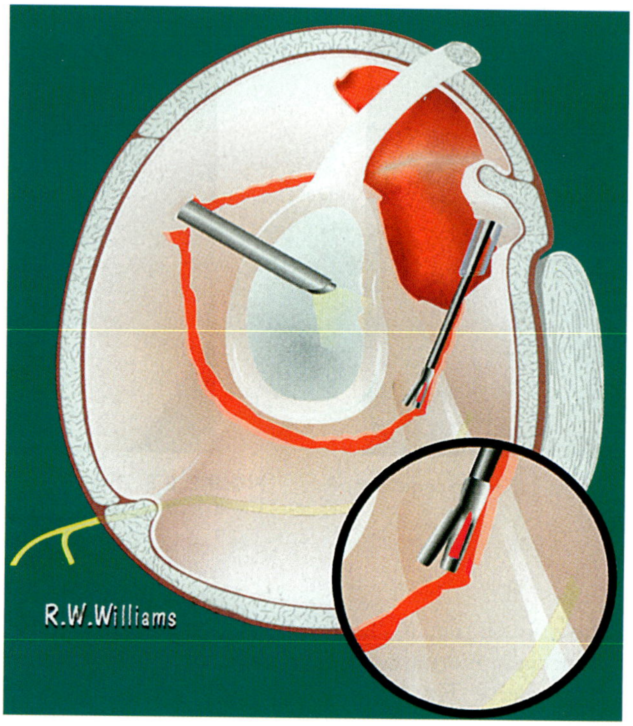

FIGURA 6-11. Corte a cápsula anterior posteriormente ao tendão subescapular, fazendo uma angulação inferior na direção da glenóide.

10. Divida a cápsula anterior e o ligamento médio com o instrumental eletrocirúrgico e a pinça de liberação capsular através da superfície do músculo subescapular até a posição de quatro horas (Fig. 6-11). Esta liberação acontece a aproximadamente 2 cm de distância da margem labral. Na posição de quatro horas, a direção da liberação se volta mais para o *labrum*, de modo que se uma com o corte capsular posterior na posição de seis horas, tomando cuidado de manter os instrumentos sob visualização direta. Geralmente, esse procedimento sangra pouco, mas pode haver um considerável edema de tecidos moles, associado à liberação. O cirurgião deve evitar um bombeamento de alta pressão, observando os tecidos moles do pescoço e do tórax para prevenir problemas causados pelo edema pós-operatório.
11. No término da liberação, remova o braço da tração e faça outra manipulação suave. Se ainda houver uma restrição considerável ao movimento, especialmente a rotação externa, reinsira a ótica no portal posterior e libere uma porção do tendão subescapular utilizando o instrumental eletrocirúrgico.
12. O paciente deve iniciar um programa de fisioterapia ordenado assim que for tolerado, geralmente durante o primeiro dia de pós-operatório. São encorajados exercícios progressivos e assistidos para a amplitude de movimentos e exercícios para aumento do tônus muscular.

CONCLUSÕES

O tratamento da capsulite adesiva é responsável por grande número de procedimentos na minha prática clínica de ombro. A cronicidade e a severidade dos sintomas, juntamente com a natureza benigna da doença, determinam uma abordagem singular ao tratamento, diferente de outras condições que causam graus semelhantes de incapacidade. Acredito que a maioria dos pacientes, quando recebe orientações aceitáveis, suporte emocional e medicamentos para diminuição da dor, pode superar o problema sem a necessidade de cirurgia. Trinta por cento dos pacientes, na minha experiência, eventualmente serão submetidos a uma manipulação e 10% destes necessitarão de segunda mani pulação. Cinco por cento dos pacientes eventualmente necessitam de liberação capsular cirúrgica. O resultado final de todas as formas de tratamento é o mesmo: a maioria dos pacientes supera a condição e recupera uma função de ombro relativamente normal. É importante evitar o tratamento excessivo nas fases iniciais, mas estar preparado para oferecer manipulação e liberação capsular artroscópica aos pacientes que falham em progredir em ritmo satisfatório. Na minha experiência com mais de 1.000 casos, nunca tive conhecimento de uma recorrência da capsulite adesiva no mesmo ombro, mas 10% de meus pacientes desenvolvem aderências no ombro oposto.

7

TENDÃO DO BÍCEPS

O tendão da cabeça longa do bíceps é uma fonte comum de desconforto no ombro. No passado, havia controvérsias sobre o papel do bíceps na gênese da dor Neer (1) afirma que a degeneração do bíceps geralmente era resultado do impacto subacromial e que o tratamento deveria incluir a descompressão subacromial. Com o desenvolvimento da artroscopia do ombro e das imagens de ressonância magnética (RM), descobrimos que a degeneração do bíceps com subseqüente ruptura pode ser um evento primário, que ocorre sem abrasão subacromial antecedente. O tendão do bíceps pode ser acometido pela fricção na superfície áspera do sulco intertubercular, especialmente quando ele se curva sobre a entrada da articulação glenoumeral. A irritação crônica resultante causa inflamação do tendão, dor, esgarçamento e eventual ruptura. O tendão também está sujeito às alterações degenerativas naturais do tempo. Conforme suas fibras se rompem, o tendão se torna edemaciado dentro de um envoltório de sinóvia reativa e geralmente subluxa do sulco bicipital, aumentando a dor crônica. O propósito deste capítulo é discutir a avaliação clínica do tendão do bíceps, explorar os meios diagnósticos disponíveis e apresentar várias opções de tratamento por via artroscópica assistida.

HISTÓRIA CLÍNICA DA DOENÇA BICIPITAL

Um paciente com dor associada a tendão do bíceps danificado ou inflamado tem uma apresentação similar à de uma pessoa com manguito rotador sintomático. Os sintomas podem ser agudos, subagudos ou crônicos. Quando um evento agudo produz uma ruptura aguda e completa do tendão do bíceps, o paciente geralmente se apresenta como uma emergência. A ruptura geralmente acompanha uma atividade forçada, como levantamento de pesos, arremesso de objetos ou queda acidental. Um estalo audível pode estar associado à ruptura, juntamente com uma dor significativa na região anterior do braço. O edema subseqüente, equimose e fraqueza são incômodos e geralmente precipitam a consulta. O paciente geralmente teme ter rompido o manguito rotador (Fig. 7-1).

A ruptura completa e crônica do bíceps é uma ocorrência mais comum na minha prática. O paciente pode notar alteração no contorno da região superior do braço associada a dor moderada ou percepção de fraqueza muscular. O paciente procura o consultório preocupado com um abaulamento na região superior do braço. Pode haver história de ruptura prévia do manguito rotador e, algumas vezes, de reparo cirúrgico. Apesar de os sintomas não serem intensos, o paciente fica preocupado com o abaulamento.

A situação clínica mais comum é a de uma ruptura subaguda do tendão do bíceps. A dor começa de forma insidiosa e progride para uma dor incômoda e incapacitante. A queixa geralmente é de aumento dos sintomas durante atividades que alonguem o bíceps, como a extensão do braço para alcançar um objeto no banco traseiro de um carro, o movimento do volante ou o arremesso de uma bola. O levantamento de peso e a participação em lutas, como nas atividades que utilizam martelos, exacerbam a dor. Se o tendão do manguito rotador estiver envolvido, pode haver dor noturna associada a enfraquecimento da abdução.

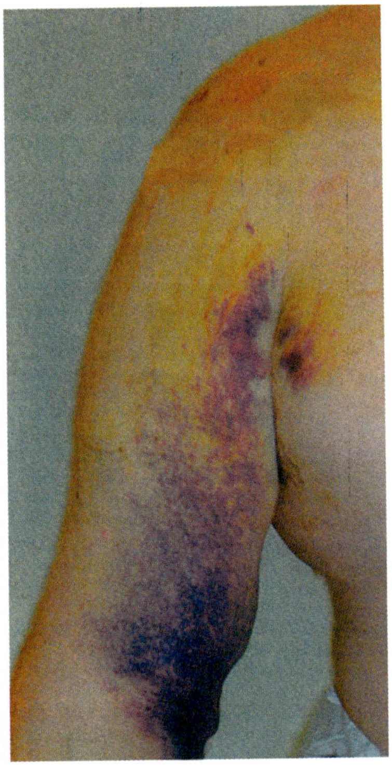

FIGURA 7-1. O edema e a equimose após uma ruptura aguda do bíceps podem ser dramáticos e alarmantes para o paciente.

EXAME FÍSICO PARA A PATOLOGIA DO TENDÃO DO BÍCEPS

O diagnóstico de uma ruptura aguda da cabeça longa do tendão do bíceps é aparente. O paciente está ansioso, geralmente segurando o braço em uma posição de defesa, em uma tipóia. O braço pode estar edemaciado e geralmente apresenta uma descoloração abaixo da axila até o cotovelo. O contorno da musculatura do bíceps pode parecer normal, ou pode estar notavelmente anormal, demonstrando tendência de queda na face lateral, formando o clássico contorno do músculo do "Popeye". Observa-se sensibilidade, geralmente de grau leve, na área do sulco bicipital e faces anterior e superior do braço. Se o manguito rotador e tendão subescapular estiverem intactos, a amplitude de movimentos do ombro geralmente está preservada, apesar de o paciente relutar em mover o braço por medo da dor. O teste do manguito rotador, especialmente com rotações interna e externa em abdução neutra, e o teste da "pressão sobre o ventre muscular" documentam a força do subescapular sem dor.

Uma ruptura completa isolada e crônica do tendão do bíceps apresenta poucos sintomas. O contorno do braço é anormal, especialmente quando o bíceps está flexionado (Fig. 7-2). A amplitude de movimentos e a força dos músculos do ombro estão relativamente intactas. Pode haver sensibilidade à palpação do sulco bicipital ou da extremidade superior do músculo. Pode haver achados físicos de envolvimento do manguito rotador (veja Capítulo 14).

Sintomas relacionados com problemas no tendão do bíceps são de diagnóstico mais difícil. O examinador inicialmente deve afastar a possibilidade de problemas mais sérios do manguito rotador ou lesão do tendão subescapular antes de iniciar o tratamento. O achado mais comum é uma área de sensibilidade acentuada ao redor do sulco bicipital na face anterior do ombro. Essa área é palpada com mais facilidade quando o paciente está em decúbito dorsal e com os músculos relaxados (Fig. 7-3). O examinador aplica suave pressão na região lateral ao processo coracóide enquanto o braço é levado em rotações interna e externa. O tendão é facilmente palpado e, quando inflamado, é extremamente sensível. Pode haver certa confusão se o examinador aplicar pressão excessiva, pois mesmo um tendão do bíceps normal pode se mostrar doloroso quando firme-

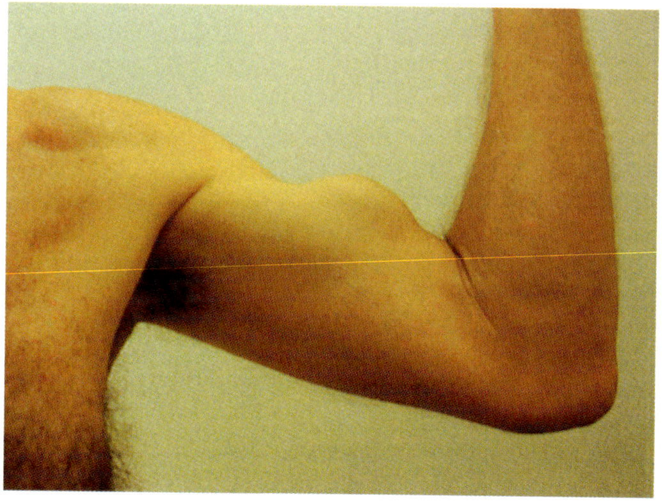

FIGURA 7-2. O contorno do bíceps assume a clássica deformidade "Popeye" vista em muitos casos de ruptura crônica do tendão do bíceps.

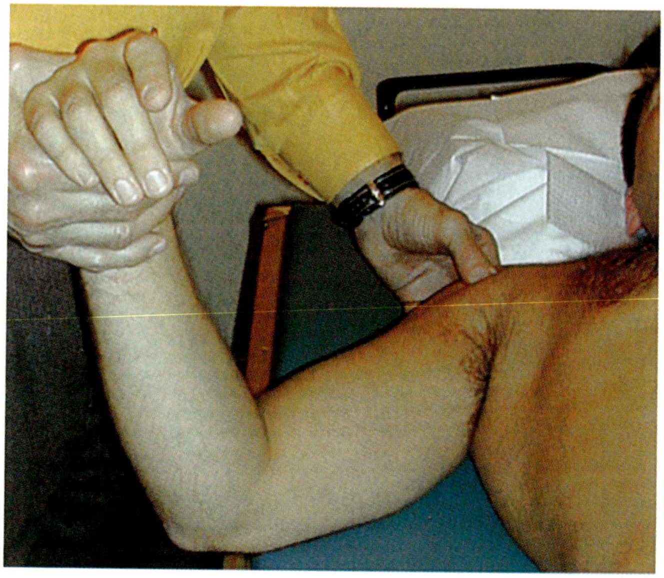

FIGURA 7-3. O tendão do bíceps é facilmente palpado com o paciente em decúbito dorsal e o deltóide relaxado.

mente comprimido. O ombro oposto deve ser palpado para que seja comparado o grau de sensibilidade.

O teste físico especialmente útil para o bíceps é o teste de Speed, ou o teste de estresse do bíceps, juntamente com sua contrapartida, o teste reverso do bíceps (Fig. 7-4). Faça o teste de Speed pedindo para o paciente posicionar o braço à frente de seu corpo, logo abaixo da altura do ombro, com o cotovelo estendido e o antebraço supinado. O examinador aplica força para baixo ao nível do punho. Dor na região anterior superior do braço e na área do ombro constitui um teste positivo. O teste continua com o braço na mesma posição, mas com o antebraço pronado. Quando a força para baixo é aplicada novamente, a dor é significantemente menor. A combinação desses dois testes é o sinal clínico mais consistente na diferenciação entre a patologia bicipital e doença do manguito rotador, articulação acromioclavicular (AC) ou doença degenerativa glenoumeral.

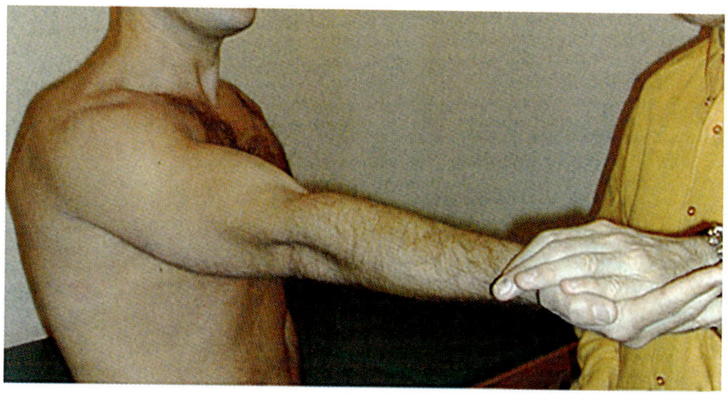

FIGURA 7-4. O teste de Speed é o achado isolado mais preciso para a inflamação do tendão do bíceps.

IMAGENS DO TENDÃO DO BÍCEPS

As radiografias geralmente são normais nos casos de doença bicipital isolada, exceto pela ocorrência ocasional de cistos ou esporões dentro e ao redor do sulco bicipital. Como existe uma conhecida correlação entre a patologia do tendão do bíceps e a doença do manguito rotador, pode haver alterações relacionadas ao impacto, como esporões ou irregularidade óssea na superfície inferior do acrômio ou na articulação AC.

A RM documenta claramente a condição do tendão do bíceps. O tendão normal assemelha-se a um grão de café situado no centro do sulco bicipital em projeção axial (Fig. 7-5). As projeções sagital e coronal revelam um tendão uniforme que, geralmente, é circundado por uma fina bainha de líquido brilhante. No caso de ruptura aguda, observa-se um edema de grande monta, na área do intervalo rotador, ausência do tendão do bíceps e, algumas vezes, uma massa de tecidos moles na área da face superior do sulco bicipital. Na presença de coto residual na articulação, este pode ser visto de modo infreqüente nos cortes sagitais ou coronais oblíquos. Quando o tendão apresenta alterações degenerativas, inflamação ou esgarçamento, ele aparece como uma massa irregular ou oval, com um sinal de intensidade intermediária na RM circundado por acúmulo de líquido, consideravelmente diferente do formato normal de grão de café. Na imagem sagital, o tendão também pode aparecer achatado e apresentar um sinal intermediário (cinza) em vez do sinal escuro normal (Fig. 7-6). O diâmetro do tendão pode ser maior do que o do sulco bicipital ou pode ser fino ou achatado; o tendão pode estar subluxado medialmente, algumas vezes luxado na direção de ou medialmente às fibras rompidas do tendão subescapular. A fixação do tendão subescapular na tuberosidade menor pode estar rompida e deve ser avaliada. As fibras anteriores do subescapular normalmente continuam lateralmente para contribuir na formação do ligamento umeral transverso, estabilizando dessa forma o bíceps no sulco. A ruptura no ligamento pode ser causada por uma lesão real no tendão subescapular ou por edema crônico e hipertrofia do tendão do bíceps, e pode romper as fibras anteriores, liberando o bíceps para se mover progressivamente para fora do sulco em uma divisão do tendão subescapular ou anterior/ posterior a ele (Fig. 7-7).

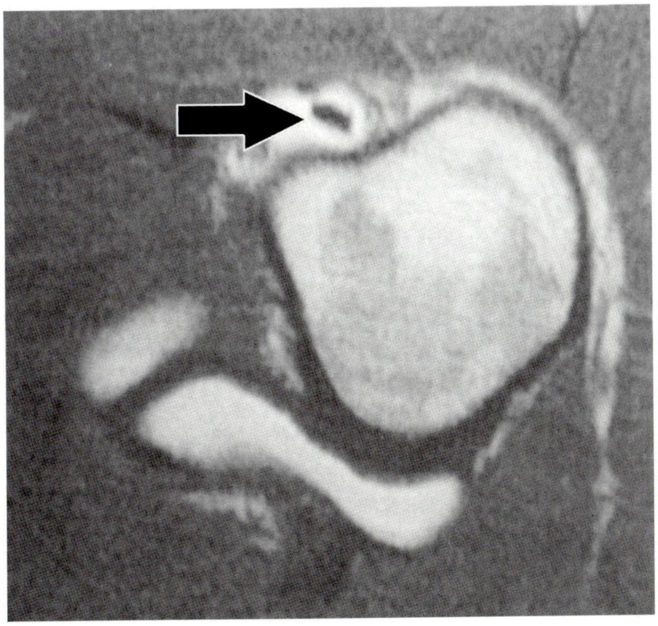

FIGURA 7-5. O tendão do bíceps normal assemelha-se a um grão de café na imagem axial de ressonância magnética.

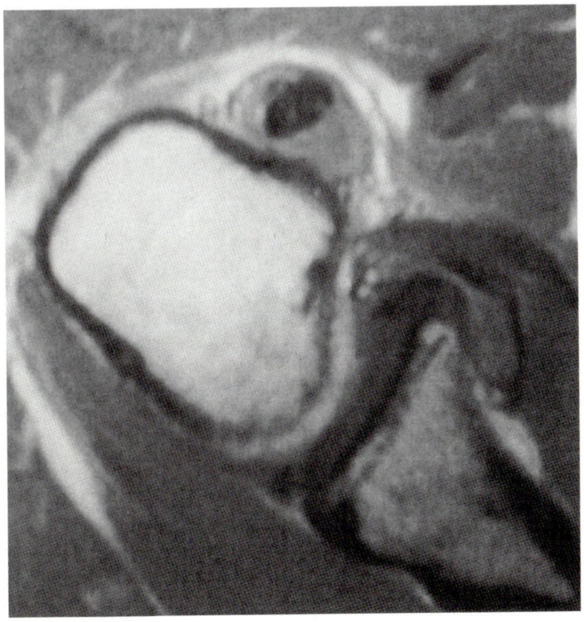

FIGURA 7-6. O tendão do bíceps esgarçado aparece como uma massa edemaciada e irregular na imagem sagital de ressonância magnética.

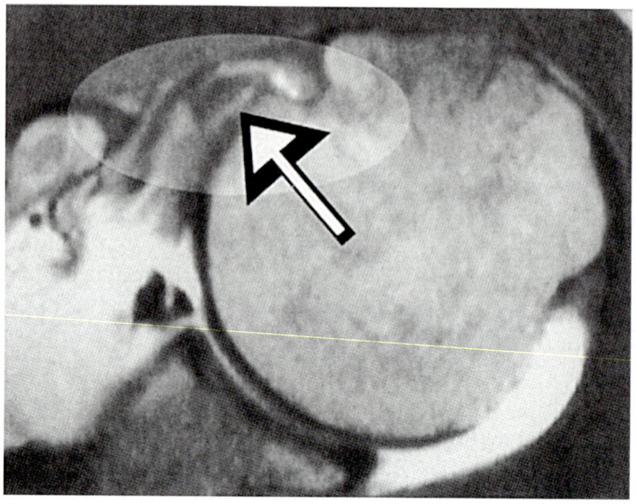

FIGURA 7-7. O tendão do bíceps acometido pode estar subluxado medialmente e aparecer espessado ou achatado.

TRATAMENTO DA DOENÇA DO TENDÃO DO BÍCEPS

Há alguns anos, o tratamento cirúrgico da lesão do tendão do bíceps era um grande desafio cirúrgico. As incisões eram grandes, a dissecação cirúrgica era extensa, necessitando da divisão dos tecidos do intervalo rotador e da transecção anatômica do tendão do bíceps profundamente na articulação. Além da cicatriz esteticamente inaceitável, o potencial de lesão iatrogênica do *labrum*, do manguito rotador e do músculo deltóide era significativa (Fig. 7-8).

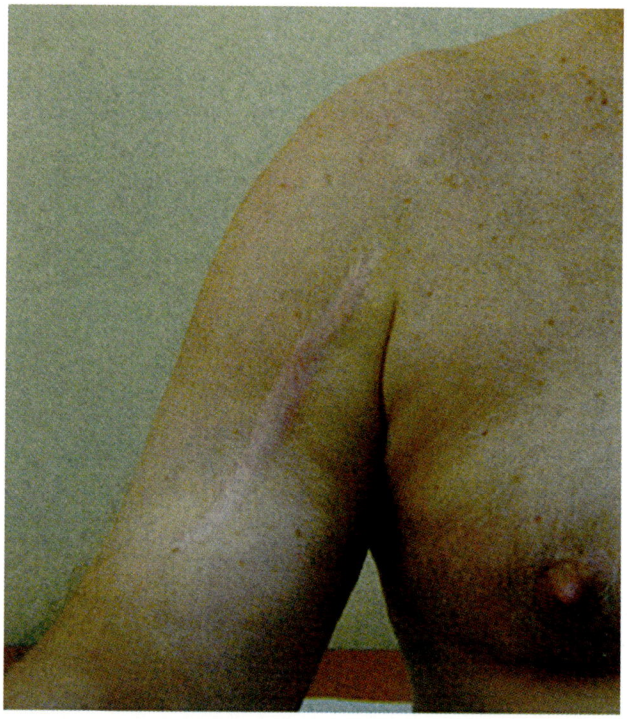

FIGURA 7-8. A cicatriz previamente associada a cirurgia aberta para o reparo do tendão do bíceps era longa e esteticamente inaceitável.

Descrevo o tratamento que a equipe do Southern California Orthopedic Institute (Van Nuys, CA) utiliza para a patologia do tendão do bíceps apresentando vários cenários clínicos comuns encontrados na prática. Existe certa superposição entre os casos, e destaco as opções e as etapas de tomada de decisão ao longo do caminho.

Cenários de Tratamento

Cenário 1: Tendinite Crônica do Bíceps com Esgarçamento do Tendão com ou sem Subluxação

O paciente é um carpinteiro ativo, de meia-idade, que se queixa de dor com início insidioso na região anterior do ombro, associada ao uso do martelo no trabalho e quando joga beisebol nos fins de semana. A dor surgiu há três meses e melhora um pouco com gelo, medicamentos orais e repouso. Seu clínico geral o encaminhou para tratamento fisioterápico de uma síndrome de "impacto" quando o laudo da RM sugeriu que o manguito rotador estava comprimido sob a articulação AC. Ele está bastante preocupado em perder seu trabalho ou, pior, deixar de jogar beisebol, se o problema não for resolvido. Ele está ansioso para encontrar o tratamento definitivo mais rápido, porque não consegue lidar com a incapacidade pelo tempo maior do que o necessário.

O exame físico documenta movimento, força e estabilidade normais durante a avaliação do ombro, mas demonstra acentuada sensibilidade localizada na face anterior do úmero proximal ao redor do sulco bicipital, em comparação com o ombro oposto normal. O teste de estresse do bíceps em supinação é considerado positivo por recriar a dor, enquanto o teste de estresse em pronação produz uma dor consideravelmente menor. A hiperextensão do ombro exacerba os sintomas.

As radiografias são normais, exceto por alguns pequenos cistos ao redor do sulco bicipital. Observa-se contorno acromial do tipo 2C, mas não se identifica nenhum esporão acromial anterior significativo. A RM com gadolínio é diagnóstica. O tendão do bíceps está dilatado e deformado, com recesso de edema circundante no sulco intercondilar. O tendão está "empoleirado" em uma posição subluxada na parede medial do sulco bicipital (Fig. 7-7). As fibras superiores do tendão subescapular estão indistintas e provavelmente rompidas, mas o volume do tendão é normal, com o contorno da articulação AC na superfície inferior normal para a idade do paciente. As superfícies da articulação glenoumeral são lisas e livres de defeitos articulares.

O paciente tem várias opções:

1. Ele pode aceitar a dor e tratá-la utilizando medicamentos para tal fim, esperando a ruptura do tendão, diminuindo os sintomas em algum momento no futuro.
2. Ele pode tentar uma infiltração única de cortisona ao redor do tendão do bíceps em combinação com medicações antiinflamatórias orais e fisioterapia.
3. Ele pode ser submetido a procedimento artroscópico para avaliação do ombro e reparo do problema do bíceps.

Considerando que a terceira opção foi escolhida, pode ser realizada uma tenodese de C.W, do bíceps videoassistida. Essa técnica é uma combinação dos métodos artroscópico e *mini-open*. Batizei esta cirurgia em homenagem aos Drs. Richard Caspari e Steven Weber, que me ensinaram a abordagem subpeitoral para a área do bíceps. A artroscopia é utilizada para avaliar e documentar o estado de toda a anatomia do ombro, bem como do bíceps, e para debridar e liberar o tendão. O procedimento *mini-open* utiliza uma pequena exposição estética e atraumática da pele, expondo o úmero proximal para a refixação do tendão do bíceps ao osso. As etapas da tenodese C.W. do bíceps são as seguintes:

1. Faça a avaliação glenoumeral artroscópica padrão de 15 pontos registrada em vídeo e a avaliação bursal de 8 pontos. Ao avaliar o tendão do bíceps, é importante puxá-lo para dentro da articulação utilizando uma sonda inserida na cânula anterior. O tendão danificado pode não ser visto, a menos que isso seja feito, pois a área mais seriamente danificada geralmente se localiza fora da articulação na área do sulco (Fig. 7-9). É importante avaliar e documentar o estado do manguito rotador nos lados articular e bursal. Apesar do manguito geral-

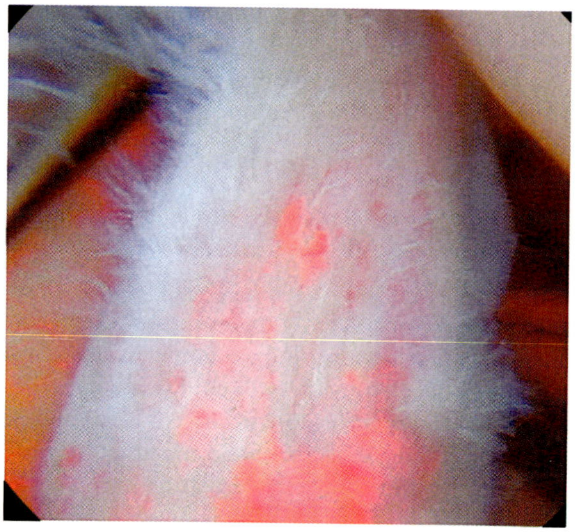

FIGURA 7-9. O bíceps pode parecer normal até que seja puxado para dentro da articulação, demonstrando um esgarçamento.

mente estar normal, o cirurgião pode encontrar um caso de "impacto" consistindo de esgarçamento do lado bursal do manguito e fragmentação do ligamento coracoacromial, que pode se beneficiar do debridamento e da suavização subacromial.

2. Raspe a porção esgarçada do tendão do bíceps através do portal glenóide médio anterior padrão, para remover grandes fragmentos que possam impedir a remoção do coto do tendão. Transeccione o tendão logo acima da fixação labral, deixando um fragmento de poucos milímetros ainda preso a ele para servir como guia (Fig. 7-10). Essa divisão incompleta serve a dois propósitos: assegura que a posição de repouso normal do tendão seja mantida, para

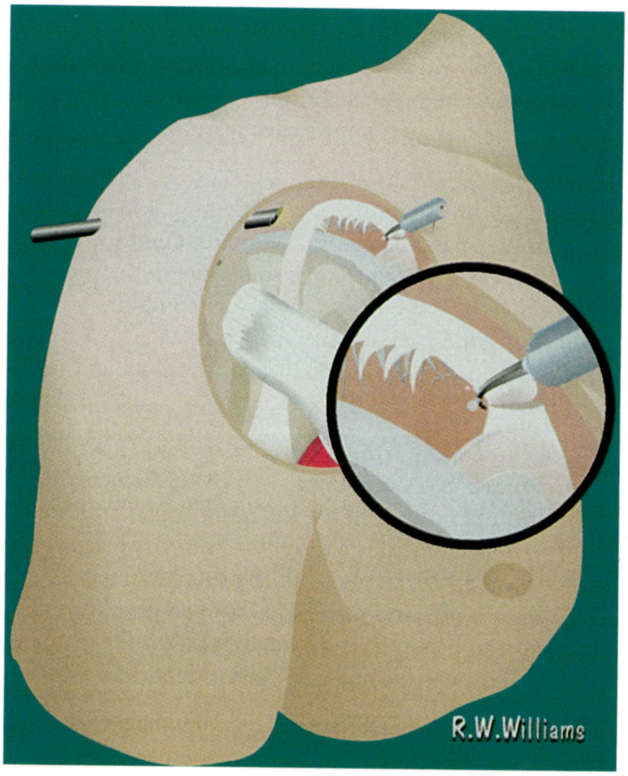

FIGURA 7-10. O tendão do bíceps é transeccionado 90%, deixando um pequeno fragmento para manter o tônus normal.

auxiliar na calibração da tensão apropriada durante a tenodese, e simplifica enormemente a localização do tendão através da palpação digital durante a exposição cirúrgica. Eu prefiro cortar o tendão utilizando um Subacromial Electrode (Linvatec, Inc., Largo, FL). Esse instrumental possui ponta cortante de 1 mm que permite a divisão precisa do tendão acima do *labrum*, evitando que remanescentes do tendão possam causar irritação no pós-operatório.

3. Remova o braço do equipamento de tração e rotação do ombro (Shoulder Traction and Rotation-STaR) (Arthrex Inc., Naples, FL), aplique uma malha tubular estéril e esvazie o Vacupac, para permitir que o paciente role posteriormente. Encha novamente o Vacupac nessa posição e incline a mesa posteriormente em 30 graus. Esta posição modificada permite o fácil acesso à axila para a abordagem cirúrgica CW. Prepare novamente a pele exposta e a axila com solução de Betadine e faça a tricotomia dos pêlos axilares, se isso ainda não foi feito.
4. Delineie a borda inferior do tendão peitoral com uma caneta de marcação. Faça uma linha de incisão perpendicular à borda inferior do tendão, começando a 2 cm acima da borda inferior e se estendendo 3 cm abaixo da axila (Fig. 7-11). Faça uma incisão na pele com cuidado e desenvolva pequenos retalhos de pele.
5. Abra o plano natural entre o tendão peitoral e os tendões conjuntos utilizando uma dissecação digital. Esta é uma etapa importante, mas algumas vezes difícil, porque uma fáscia comum cobre ambos os tendões. Incisione a fáscia com instrumento cortante, na direção das fibras, e utilize a ponta dos dedos para sentir a borda inferior rolada do peitoral. Acompanhe a superfície inferior-posterior do peitoral lateralmente para localizar a fixação umeral. Libere cuidadosamente as bandas aderidas do tendão para permitir a retração do peitoral lateralmente e do tendão conjunto medialmente com o uso de afastadores Army-Navy. Palpe a superfície anterior do úmero para localizar o tendão do bíceps no sulco. Se o tendão estiver completamente rompido ou tiver sido liberado de modo incompleto durante a artroscopia, sua localização se torna mais difícil, porque ele não possui nenhum tônus. O tendão do bíceps geralmente está coberto por sinóvia espessa e pode ser de difícil palpação. Se esse for o caso, sinta a porção inferior do sulco bicipital como uma concavidade no úmero medial à fixação do peitoral. Insira os afastadores de Hohman em ângulo reto de duas pontas, em ambos os lados do úmero, para afastar os tecidos para exposição (Fig. 7-12).
6. Abra e remova todos os tecidos moles que cobrem o tendão do bíceps e passe um fio de sutura branco pela porção superior do tendão exposto próximo à porção inferior do sulco bicipital. Esse fio atua como um marcador da tensão de repouso. Marque a localização do fio no

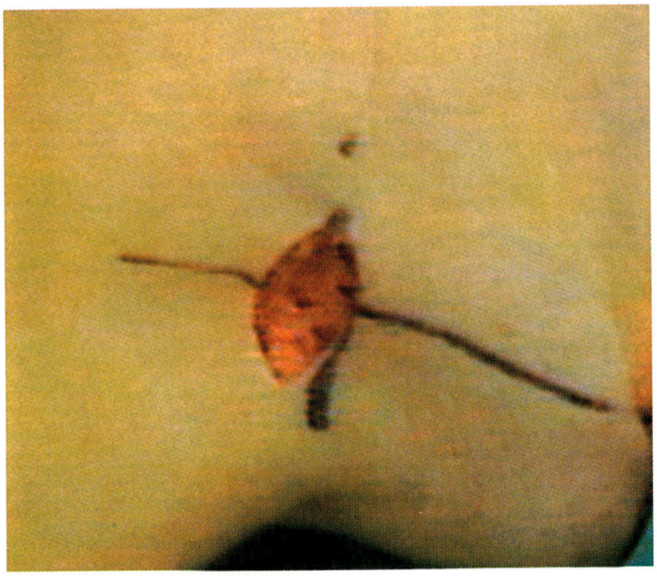

FIGURA 7-11. A incisão de 5 cm para a tenodese de CW é perpendicular à borda inferior do tendão peitoral.

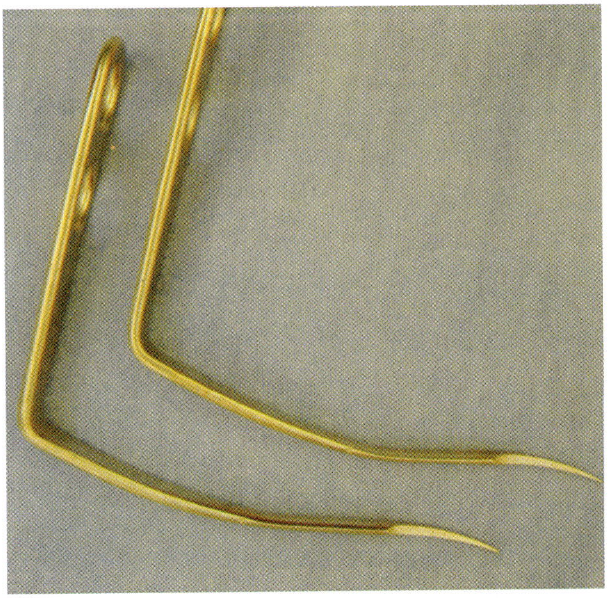

FIGURA 7-12. Os afastadores de Hohmann em ângulo reto e pontiagudos são ideais para a exposição do sulco bicipital.

úmero adjacente com um instrumental eletrocirúrgico (Fig. 7-13). Coloque uma pinça curva ou a ponta de seu dedo sob o bíceps e puxe o tendão para recuperá-lo da articulação. Se o bíceps estiver completamente rompido, estime a tensão apropriada segurando o tendão na posição no sulco com uma pinça e com o cotovelo em extensão. Insira o fio de sutura de marcação através do tendão na extremidade superior do úmero exposto. Isso marca a posição apropriada para a implantação do tendão no osso. Observe que o tendão geralmente apresenta degenerações em um comprimento substancial, que inclui grande parte da porção que reside no sulco bicipital. Excise a porção degenerativa da extremidade do tendão (geralmente 5 cm), deixando aproximadamente 2 cm de tendão acima da sutura de marcação, que será a porção a ser implantada no osso (Fig. 7-14).

7. Fixe a extremidade do bíceps com um ponto duplo ou ponto *baseball* utilizando fio Ethibond verde nº 2 (Ethicon, Inc., Somerville, NJ) em uma agulha cortante. Comece no final do tendão e passe a agulha cinco vezes em um dos lados do fio de marcação e depois pelo outro lado, saindo na ponta. Meça o diâmetro da extremidade do corte do tendão utilizando um calibrador para escolher a broca apropriada para ser utilizada no osso (Fig. 7-15).
8. Limpe o sítio de implantação no osso passando o instrumento eletrocirúrgico no sulco bicipital. Evite a lesão dos tendões adjacentes mantendo-se na linha média. Use cureta e compressas para remover os detritos de tecidos moles.
9. Perfure o primeiro orifício no úmero em um ponto próximo à extremidade superior da incisão onde o fio de marcação foi passado através do bíceps, utilizando a broca que corresponde ao tamanho medido do tendão do bíceps. Esse orifício deve ser próximo à extremidade inferior do sulco bicipital e na extremidade superior da exposição cirúrgica. Use uma cureta para limpar o orifício e suavizar as bordas e uma rugina para remover os tecidos moles que estejam obstruindo o caminho.

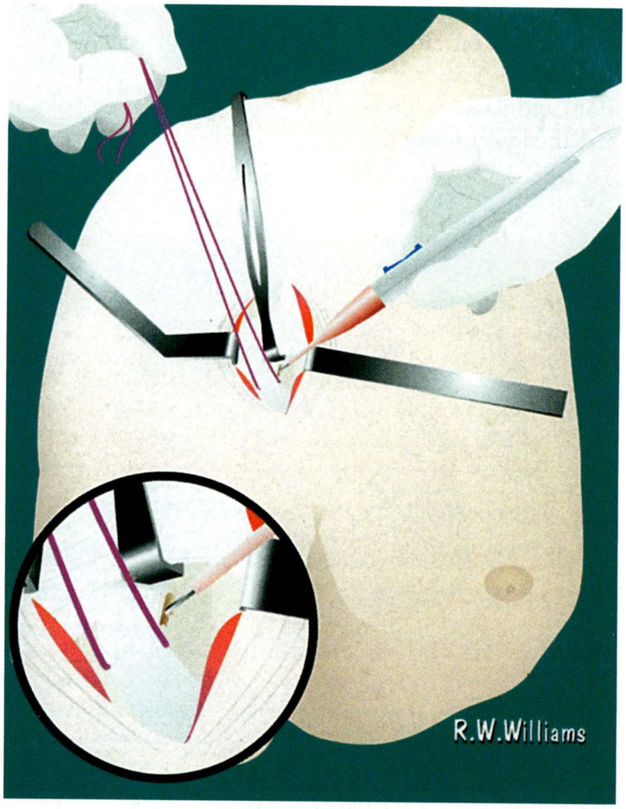

FIGURA 7-13. Um fio é passado através da porção superior do tendão exposto do bíceps e uma marca correspondente é feita no osso com instrumental eletrocirúrgico nesse local.

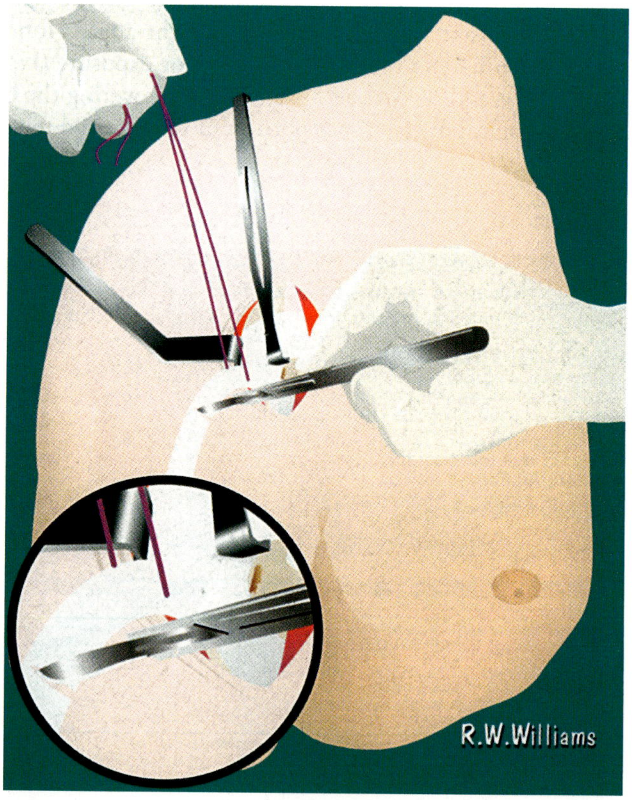

FIGURA 7-14. O fio de sutura branco é passado através do tendão do bíceps na extremidade superior da exposição cirúrgica, e a porção degenerada do tendão é excisada.

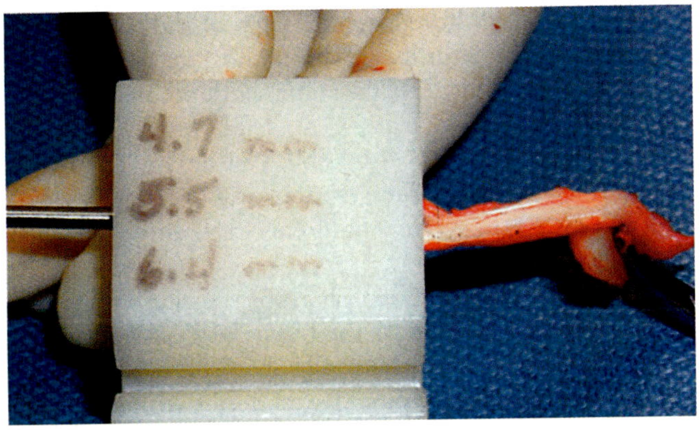

FIGURA 7-15. Meça o diâmetro da extremidade do tendão do bíceps para determinar o tamanho da broca para o orifício umeral superior.

10. Perfure o segundo orifício para a passagem do fio entre 2 e 3 cm distais ao primeiro orifício utilizando uma pequena broca de 1 mm. Angule este orifício na direção do primeiro orifício para facilitar a passagem do fio (Fig. 7-16).
11. Carregue o passador de fio Shuttle-Relay (Linvatec, Inc., Largo, FL) em um gancho Crescent de tamanho médio, em um cabo Spectrum. Insira a agulha no orifício inferior e posicione a ponta da agulha para fora da parede posterior do osso, angulando-a na direção do orifício superior. Role o Shuttle na direção do canal medular por cerca de 10 cm e recupere-o pelo orifício superior utilizando uma pinça pequena (Fig. 7-17).

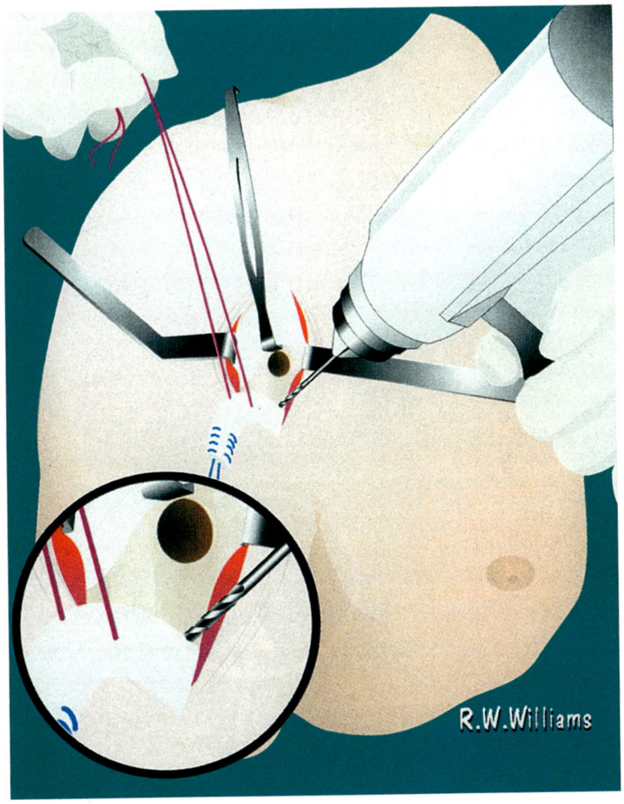

FIGURA 7-16. Perfure o primeiro orifício um pouco maior que o diâmetro do bíceps na extremidade inferior do sulco bicipital e o segundo orifício de 7/64 de polegada distalmente, a 2 cm.

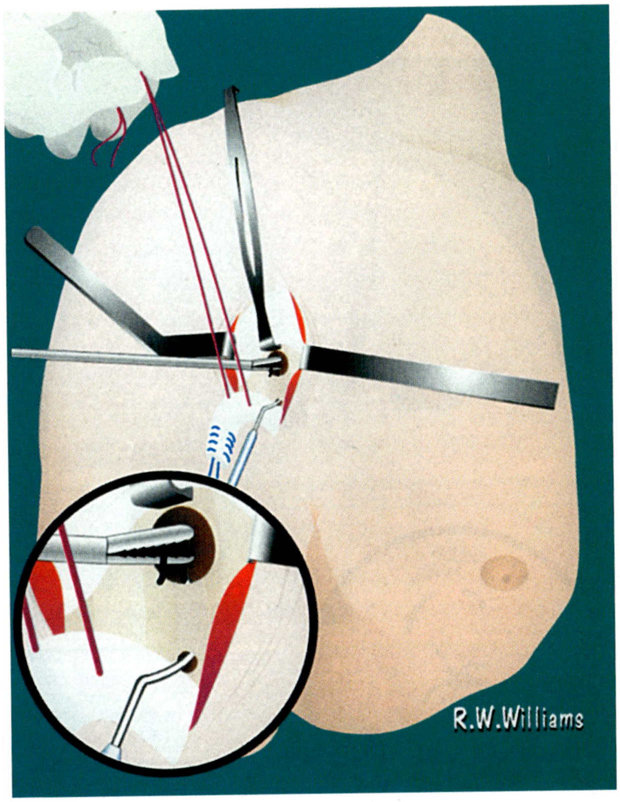

FIGURA 7-17. Insira o gancho Crescent no orifício inferior e passe o Shuttle-Relay (Linvatec, Inc., Largo, FL) pelo canal medular e recupere-o através do orifício superior com uma pinça artroscópica.

12. Carregue ambas as partes do fio-líder verde no orifício do Shuttle, fora do orifício superior. Puxe a extremidade distal do Shuttle, fazendo com que o fio seja levado através do orifício superior e para fora do orifício inferior. Passe os fios ao redor de cada lado do tendão do bíceps.
13. Puxe cuidadosamente os fios-líderes de sutura que saem dos orifícios distais, fazendo com que a extremidade do tendão entre no orifício proximal. Observe a ponta do tendão e use um pequeno elevador para guiá-lo para o orifício superior, conforme ele é avançado. Ele deve passar facilmente até que o fio de marcação branco fique em posição adjacente ao orifício superior.
14. Estenda o cotovelo e supine a mão para estabelecer a tensão apropriada no tendão. Amarre as duas extremidades do fio sobre o topo do tendão do bíceps (Fig. 7-18). Verifique a tensão do reparo final palpando-o com uma sonda. O fio de marcação deve estar localizado ao nível do orifício superior, e o cotovelo deve estender-se completamente sem que o bíceps cause restrições.
15. Irrigue copiosamente o campo durante todo o tempo de cirurgia, feche a fáscia e os tecidos subcutâneos com fios absorvíveis e aplique Steri-Strips na pele.
16. O tratamento pós-operatório inclui o apoio em uma tipóia "Ultra Sling" (dj Orthopedics, Inc., Carlsbad, CA), exercícios imediatos para punho e mão, flexão suave do cotovelo e exercícios de pêndulo do ombro. A elevação assistida do ombro começa após um semana, e os exercícios de resistência começam após quatro semanas. A atividade total do bíceps é liberada em 10 semanas.

A tenodese do bíceps de CW possui diversos benefícios:

1. Uma completa avaliação registrada em vídeo de todo ombro e da bursa.
2. O debridamento artroscópico e a descompressão subacromial podem ser feitos conforme a necessidade.
3. A transecção limpa do tendão do bíceps mantém um tônus de repouso normal.
4. A incisão subpeitoral *mini-open* atraumática não produz lesão muscular (Fig. 7-19).

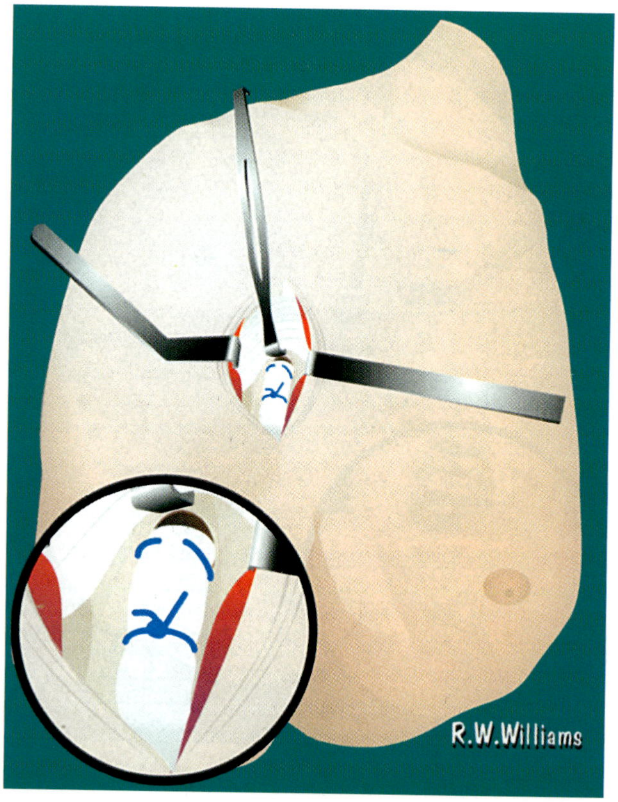

FIGURA 7-18. Puxe o tendão para o orifício superior e bloqueie-o em seu lugar amarrando os fios.

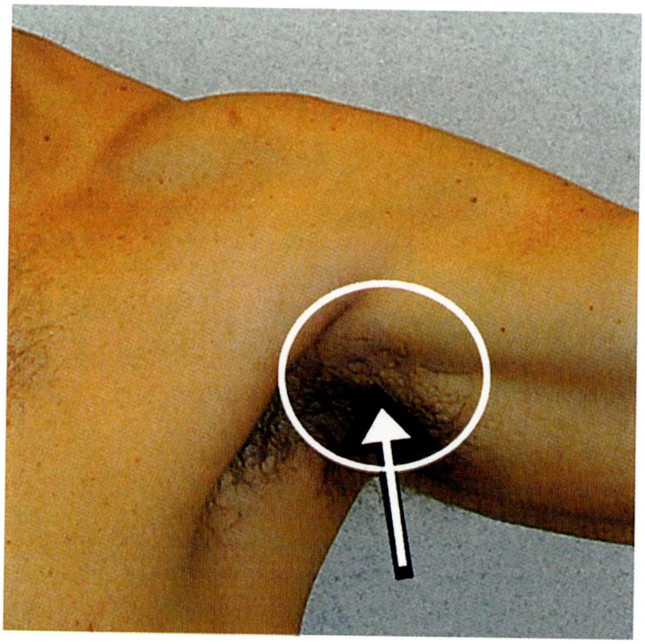

FIGURA 7-19. A cicatriz cirúrgica na prega axilar anterior, utilizada para a tenodese do bíceps CW, é quase invisível.

5. Todo o segmento do tendão do bíceps acometido pode ser ressecado.
6. Tendão firme e ajustado na ancoragem óssea não necessita de implantes caros.
7. O tônus normal de repouso do bíceps é mantido.
8. A rápida mobilização evita complicações pós-operatórias.

Cenário 2: Tendão do Bíceps Degenerado Combinado com Ruptura do Manguito Rotador

A paciente é uma saudável mulher de 65 anos com ombro dominante cronicamente doloroso. Os sintomas começaram de modo insidioso durante a prática de exercícios, e a ruptura do manguito rotador foi diagnosticada pela RM. A dor noturna persistente e a fraqueza durante as atividades do dia-a-dia fizeram com que a paciente procurasse tratamento.

O exame físico era consistente com uma ruptura do manguito rotador, incluindo sensibilidade na área de impacto e no tendão do bíceps. Os testes de força do manguito rotador para elevação e rotação externa foram positivos. O teste de estresse do bíceps, apesar de ser de difícil isolamento, foi positivo. A articulação AC não estava dolorosa à palpação.

As radiografias documentaram acrômio tipo 3-A com alterações moderadas da articulação AC e esporões; exceto essas alterações, a articulação glenoumeral estava normal. A RM revelou uma ruptura de toda a espessura do manguito rotador, que incluía o supra-espinhal e a metade anterior dos tendões do infra-espinhal. Os tendões pareciam degenerados e estavam retraídos em 1,5 cm, e os músculos do manguito demonstravam uma atrofia moderadamente avançada. O tendão do bíceps estava esgarçado, espessado e degenerado. O tendão e o músculo subescapular estavam intactos (Fig. 7-5).

Existem diversas opções para o tratamento deste problema: tratar o ombro com fisioterapia e medicações antiinflamatórias, reparo do bíceps juntamente com o manguito rotador ou ressecamento do tendão do bíceps e reparo do tendão do manguito rotador por via artroscópica. Como a dor é crônica e limita a qualidade de vida da paciente, é apropriado avaliar seu ombro artroscopicamente; descomprimir o acrômio e a articulação AC conforme a necessidade; debridar, ressecar e liberar o tendão do bíceps e reparar o tendão do manguito rotador. Não acredito que a paciente venha a se beneficiar significativamente de um tempo extra de cirurgia para o reparo do tendão, porque sua simples ressecção, provavelmente, irá aliviar os sintomas relacionados com a doença do bíceps.

O debridamento do tendão do bíceps requer quatro etapas:

1. Posicione o paciente para a artroscopia, crie os portais anterior e posterior e avalie, com documentação em vídeo, o estado da anatomia.
2. Avalie cuidadosamente o estado do tendão do manguito rotador para determinar se o tendão do bíceps é necessário para suplementar o reparo do manguito rotador.
3. Se o manguito for reparado sem o uso do bíceps como enxerto, resseque o tendão, cortando-o o mais distalmente possível de seu ponto de fixação. Este procedimento é mais bem realizado com uma pinça *basket* curva ou eletrodo subacromial introduzido através do portal anterior. Após o corte do tendão, remova o coto proximal utilizando *shaver* ou bisturi.
4. Suavize e debride o acrômio e a articulação AC, e repare o tendão do manguito rotador.

Cenário 3: Esgarçamento do Bíceps e Subluxação com Ruptura de Toda a Espessura do Bíceps em um Indivíduo Jovem e Ativo

Um advogado atlético de 44 anos lesionou seu ombro dominante durante um evento recreacional de *kickboxi* há cinco meses. Ele sentiu uma ruptura e sentiu dor e uma fraqueza persistente. Ele apresentava uma história de tendinite em ambos os ombros e já tinha sido submetido a várias infiltrações com cortisona e fisioterapias. Antes de ser avaliado por um ortopedista, ele havia sido tratado por quiroprata, massoterapeuta, naturopata e um acupunturista. Ele estava preocupado com o lado estético, alívio da dor, força, função e mínimo tempo de afastamento do trabalho.

O exame físico documentou sensibilidade, fraqueza e dor através do teste dos músculos do manguito rotador e bíceps. O movimento do ombro e sua estabilidade eram normais.

Os estudos radiológicos demonstraram um arco acromial do tipo 3C, articulações glenoumerais e AC normais e uma leve subluxação superior umeral proximal. A RM foi realizada em um *scanner* Tesla 0,6 aberto, porque o paciente alegava ser claustrofóbico. A imagem é de razoável qualidade técnica, com uma quantidade considerável de artefatos de movimento e indefinições de imagens na região lateral do ombro. A despeito desses contratempos, o exame documentou uma quantidade considerável de líquido na bolsa, sugerindo uma ruptura de toda a espessura do tendão supra-espinhal com mínima retração e mínima atrofia muscular, tendão do bíceps esgarçado e edemaciado com tendões do subescapular, manguito posterior e superfícies articulares normais.

As opções neste caso eram cirúrgicas, pois o tratamento conservador já havia falhado e o paciente é um homem jovem e atleta, que não aceita menos que o melhor resultado possível. Eu consideraria as seguintes opções:

1. Encaminhar o paciente para uma segunda opinião, para avaliação e opção de mudança de médico.
2. Se ele escolher permanecer sob meus cuidados, sugerir uma artroscopia com registro em vídeo com descompressão subacromial (*i. e.*, suavização), se for observado impacto e reparo do manguito rotador com tenodese do bíceps.

A decisão de realizar o reparo do bíceps por via artroscópica ou com uma exposição CW pode ser tomada no momento da cirurgia, mas deve ser previamente discutida com o paciente.

Abordagem para a Tenodese do Bíceps

Tenodese do Bíceps somente com Sutura Artroscópica

A tenodese do bíceps pode ser realizada por via artroscópica com uma técnica de sutura e com o método que utiliza âncoras de sutura. O método que utiliza somente a sutura é realizado através das seguintes etapas:

1. Faça uma artroscopia diagnóstica completa, com registro em vídeo, dos 15 pontos glenoumerais e dos 8 pontos bursais e qualquer debridamento necessário. Palpe o tendão do bíceps e teste sua estabilidade, forçando-o para fora do sulco com uma sonda (Fig. 7-20).
2. Passe uma faixa de um fio Fiberwire nº 2 anteriormente e depois ao redor do tendão do bíceps, com o uso de uma pinça através do portal médio-glenoidal anterior, de modo que ambas as extremidades livres saiam através da cânula (Fig. 7-21).

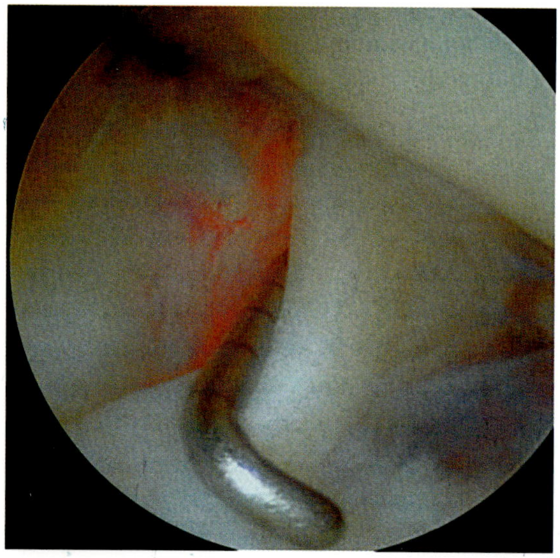

FIGURA 7-20. O tendão do bíceps é luxado na direção do tendão do subescapular.

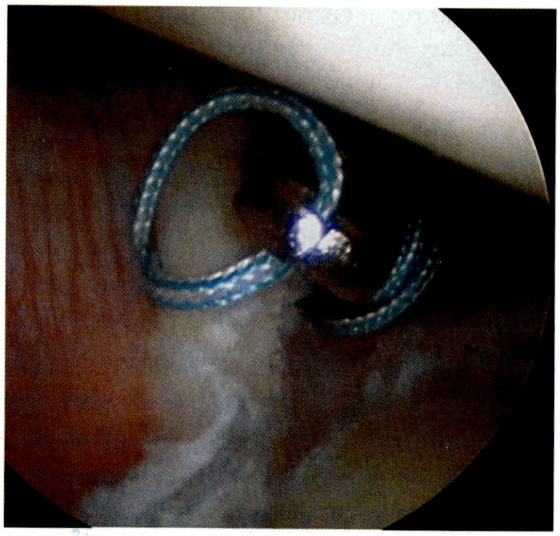

FIGURA 7-21. Uma das faixas do Fiberwire é passada anteriormente e ao redor do tendão do bíceps.

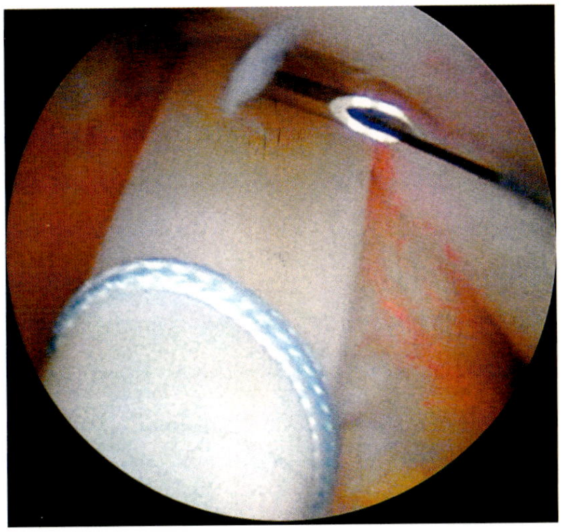

FIGURA 7-22. A agulha de peridural é passada através do tendão do bíceps e um passador de fio Shuttle-Relay (Linvatec, Inc., Largo, FL) é passado através da agulha e recuperado fora da cânula anterior.

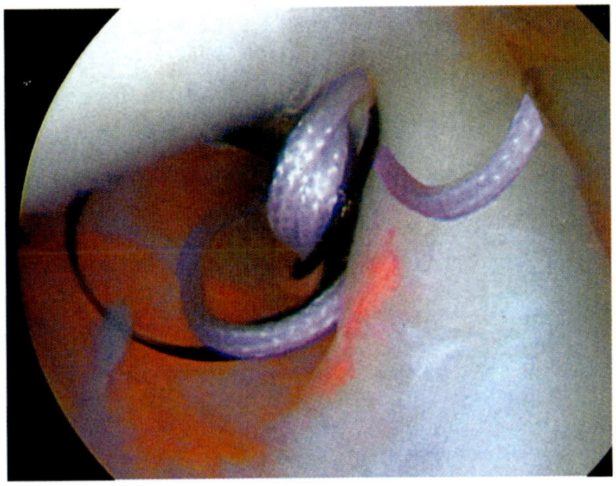

FIGURA 7-23. Carregue uma extremidade do Fiberwire no Shuttle (Linvatec, Inc., Largo, FL) fora da cânula anterior e puxe-o através dos tecidos do intervalo rotador.

3. Utilizando uma pinça através do portal médio-glenoidal anterior, capture e puxe o tendão do bíceps mais para dentro da articulação. Insira uma pequena agulha de peridural através do tecido do intervalo rotador e através do centro do tendão do bíceps, o mais lateralmente possível.
4. Insira o passador de fio Shuttle-Relay através da agulha e retire-o através da cânula anterior (Fig. 7-22).
5. Carregue uma extremidade do fio Fiberwire nº 2 no orifício do Shuttle fora da cânula anterior e passe-o através do tendão do bíceps, intervalo rotador e para fora através da pele (Fig. 7-23).
6. Puxe o tendão do bíceps novamente para a articulação e passe novamente a agulha de peridural através de um ponto a 1 cm de distância da primeira passagem. Carregue o segundo fio no Shuttle, passe-o através dos tecidos e saia no lado bursal do intervalo rotador, deixando uma ponte generosa de tecido do intervalo rotador entre os dois fios.
7. Prenda os dois fios fora da pele para estabilizar temporariamente o tendão do bíceps.
8. Remova o segmento intra-articular do tendão da seguinte maneira:
   a. Corte 90% do tendão do bíceps 5 mm abaixo do fio Fiberwire (Fig. 7-24).

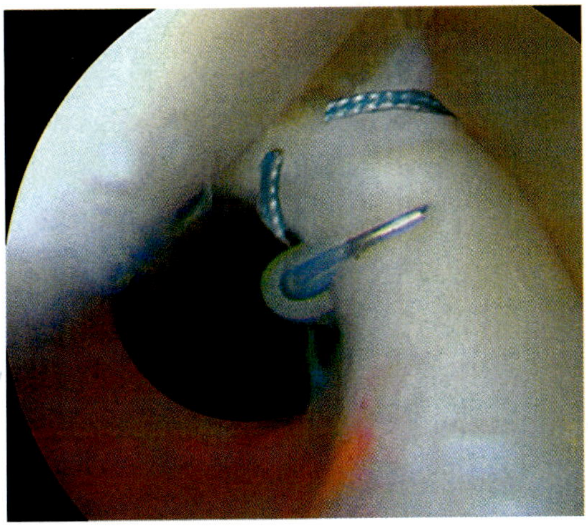

FIGURA 7-24. O tendão do bíceps inicialmente é cortado com o eletrocautério 5 mm abaixo do anel de sutura.

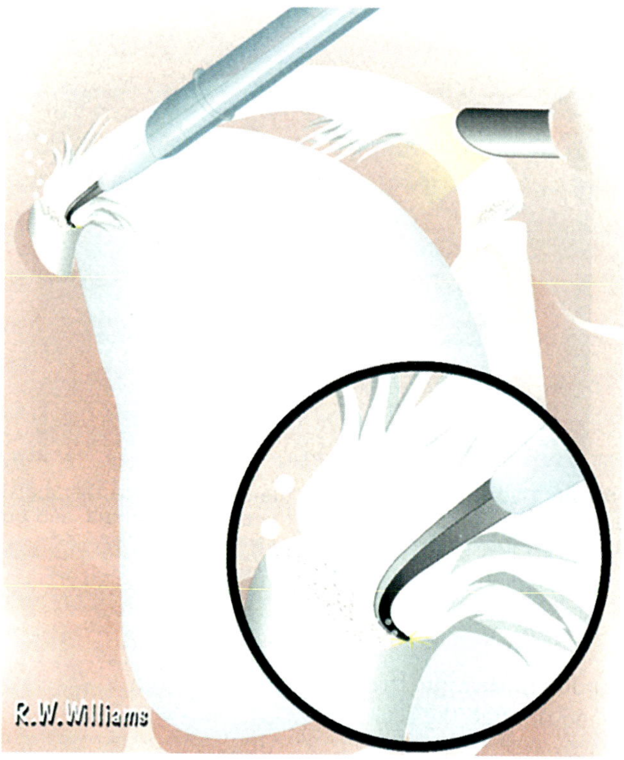

FIGURA 7-25. Logo acima do *labrum*, corte a outra extremidade do tendão do bíceps em 90%.

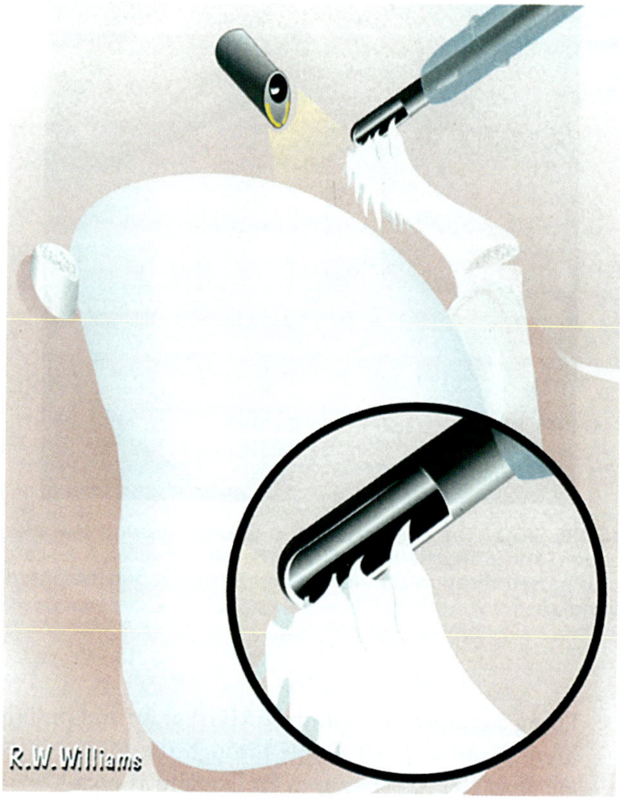

FIGURA 7-26. O coto do tendão do bíceps é liberado e removido.

b. Faça um segundo corte no tendão do bíceps logo acima da fixação labral utilizando o eletrocautério ou uma pinça *basket* (Fig. 7-25). A preservação de uma porção do tendão intacta facilita na hora de fazer outro corte. A seguir, complete o corte superior e depois o inferior, removendo o coto do tendão (Fig. 7-26).
c. Mude o braço para a posição de bursoscopia, descomprima o arco acromial conforme seja necessário, incluindo o esporão inferior da articulação AC.

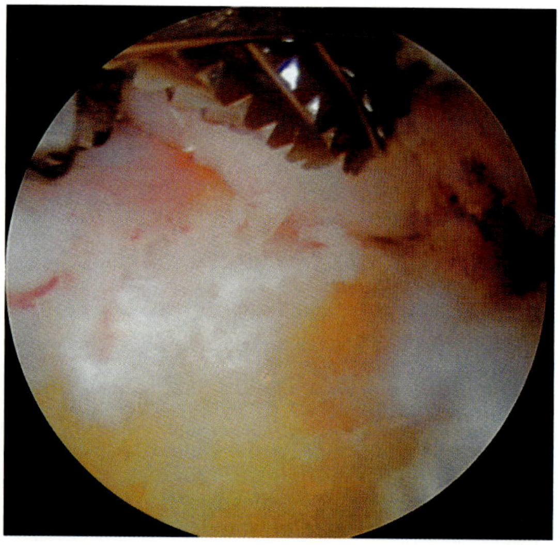

FIGURA 7-27. Prepare o sulco bicipital para a tenodese raspando levemente a cortical.

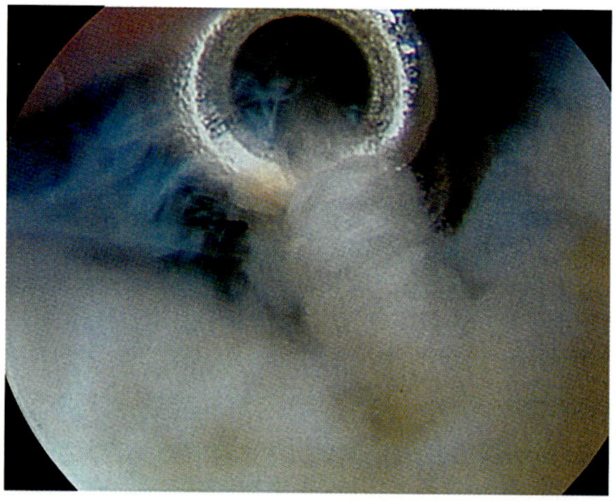

FIGURA 7-28. Recupere ambos os fios e amarre-os através da cânula lateral, para ancorar o bíceps ao tecido do intervalo rotador.

9. Repare a porção posterior do manguito rotador utilizando suturas lado a lado, mas deixe a área do intervalo rotador aberta para ter uma visualização clara da área do bíceps.
10. Prepare o úmero para o reparo do manguito rotador com debridamento e leve abrasão do osso do colo anatômico adjacente à cartilagem articular, incluindo a área do sulco bicipital sob o tendão do bíceps (Fig. 7-27).
11. Reposicione o braço para aproximadamente 40 graus de abdução utilizando a polia móvel do sistema de tração de Três Pontos (veja Capítulo 18) e, se necessário, rode externamente o braço para posicionar o sulco do bíceps mais diretamente sob o portal acromial ântero-lateral.
12. Recupere ambas as extremidades do fio através da cânula ântero-lateral e amarre-as sobre uma ampla ponte do tecido do intervalo rotador utilizando um nó modificado Revo (Arthrex, Inc., Naples, FL) (Fig. 7-28). Isso completa a tenodese artroscópica com sutura somente.

Tenodese Artroscópica do Bíceps com Âncoras de Sutura

A decisão de realizar uma tenodese completamente artroscópica é feita quando um paciente ativo apresenta ruptura do manguito rotador tratável através do reparo artroscópico, com um paciente que não deseja arriscar uma potencial deformidade e leve fraqueza resultante de uma tenotomia do bíceps (*i. e.*, liberação). Para a maioria dos pacientes com baixa demanda, que podem ficar de repouso para a cicatrização do reparo do manguito rotador, uma técnica que utilize somente a sutura é adequada para segurar o tendão do bíceps enquanto ele cicatriza. Quando os tecidos do intervalo rotador são deficientes ou o paciente tem altas demandas ou não é confiável, geralmente escolho o acréscimo de uma fixação com âncora para suplementar a tenodese dos tecidos moles.

A técnica é similar à do reparo-padrão da porção anterior do manguito, com algumas exceções. Primeiro, o portal de inserção da âncora algumas vezes deve ser mais anterior do que o utilizado para o manguito, posicionado na maioria das ocasiões diretamente através da cânula de cirurgia. Segundo, a posição do braço pode ser mudada para ajudar na visualização, movendo-o para uma posição de um pouco mais de abdução e leve rotação externa. A compreensão dos potenciais benefícios de posicionamento do Sistema de Tração de Três Pontos antes da cirurgia facilita este processo para a colocação ideal da âncora e dos fios. Terceiro, o retardo das etapas finais do reparo para depois da tenodese do bíceps permite a melhor visualização nos quartos tensos da bolsa anterior. Eu prefiro incorporar a borda anterior do tendão supra-espinhal no segundo ponto da âncora do bíceps, se parecer apropriado.

As etapas adicionais da tenodese com âncora são as seguintes:

13. Crie um orifício piloto para a âncora no osso preparado no sulco bicipital. O portal de inserção ideal para este orifício geralmente é o portal ântero-lateral padrão, que já contém a cânula de trabalho (Fig. 7-29).
14. Insira uma âncora Super-Revo carregada com duas faixas de fio Ethibond nº 2 (Fig. 7-30).
15. Leve a faixa verde-púrpura que sai do orifício para fora da cânula com um gancho de crochê.
16. Passe o gancho de sutura em crescente de cima para baixo, através de uma porção saudável do tendão do bíceps, pelo portal anterior 1 cm lateral à âncora. Coloque o passador de fios Shuttle-Relay através da agulha e retire-o com a pinça através do portal posterior. Tome cuidado para não embaraçar os fios e o Shuttle. Posicione a pinça acompanhando a linha do primeiro fio, que fica posicionada na cânula posterior (Fig. 7-31).
17. Carregue o fio no orifício do Shuttle fora da cânula posterior e puxe-o de volta através do tendão de baixo para cima, puxando a extremidade anterior do Shuttle (Fig. 7-32).
18. Repita as etapas com o fio colorido. Desta vez, inclua uma porção da borda anterior do manguito rotador e o tendão do bíceps.
19. Mantenha a ótica na cânula lateral, junte ambos os fios verdes fora da cânula anterior com um gancho de crochê. Amarre os fios verdes com um nó de bloqueio deslizante e corte as extremidades dos fios.
20. Repita a seqüência de amarração para o fio colorido, passando o segundo membro através de uma porção do manguito anterior e fixando-o junto ao tendão do bíceps.

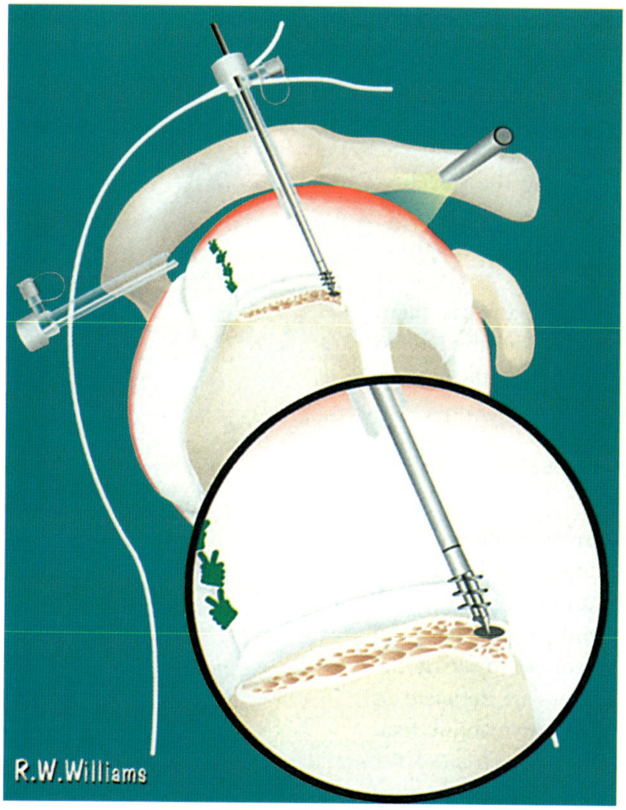

FIGURA 7-29. A âncora Super-Revo (Arthrex, Inc., Naples, FL) é inserida diretamente através do portal médio-glenoidal anterior depois da preparação do sulco bicipital e criando um orifício piloto.

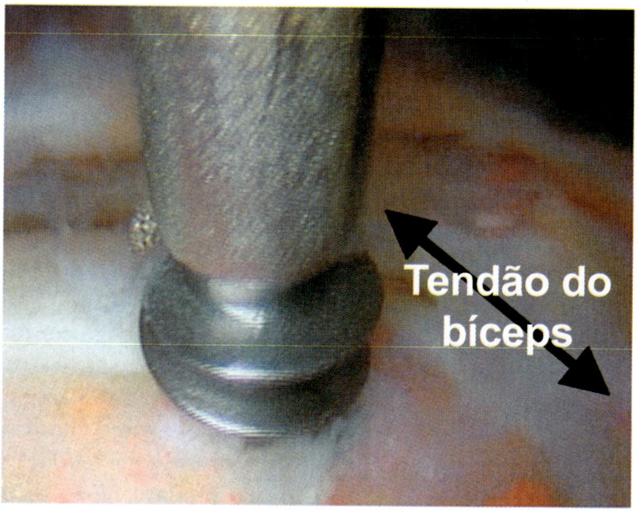

FIGURA 7-30. Insira a âncora Super-Revo (Arthrex, Inc., Naples, FL) pelo orifício piloto no sulco bicipital.

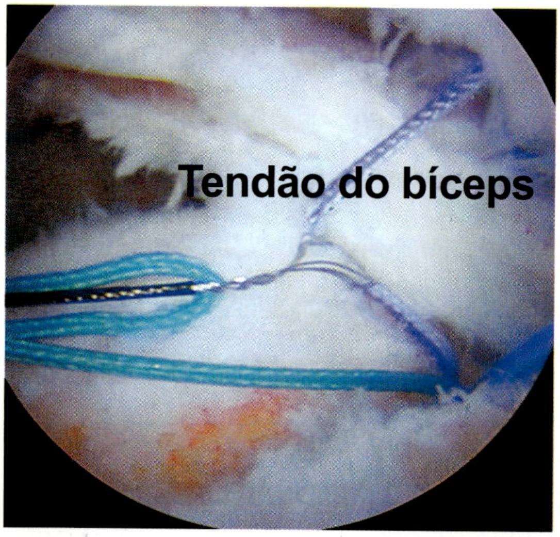

FIGURA 7-31. A primeira agulha em crescente é passada através do tendão do bíceps ao nível da grande tuberosidade, e o Shuttle (Linvatec, Inc., Largo, FL) é recuperado fora do portal posterior com uma pinça.

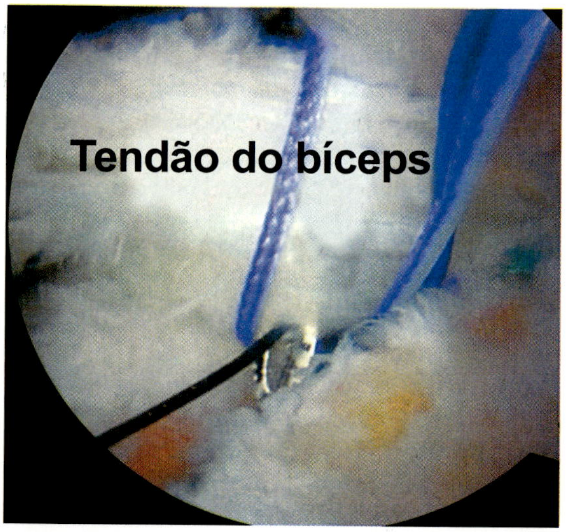

FIGURA 7-32. O fio verde-púrpura é puxado através do tendão do bíceps com o Shuttle (Linvatec, Inc., Largo, FL).

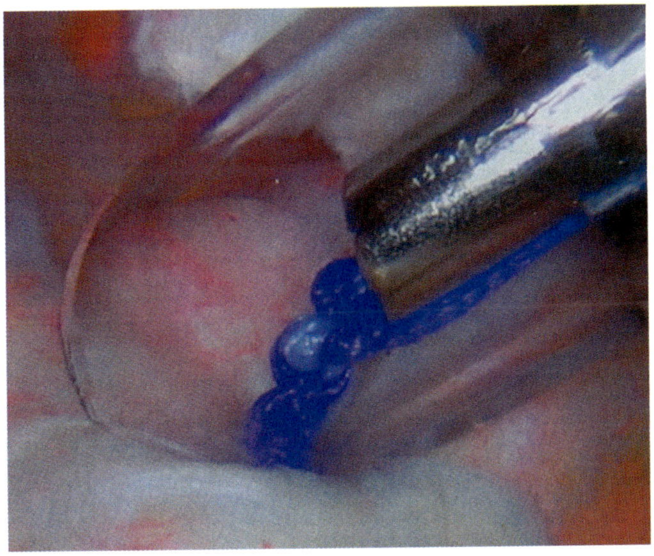

FIGURA 7-33. Amarre os fios através do portal ântero-superior com o uso de nós de bloqueio deslizante.

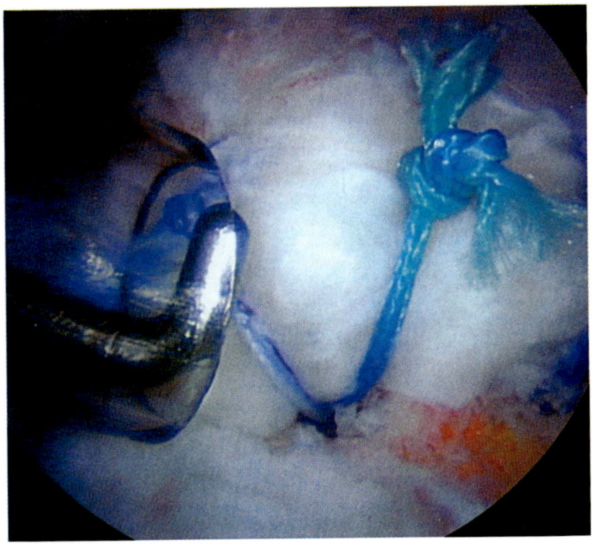

FIGURA 7-34. A tenodese artroscópica do bíceps com âncora de sutura inclui a borda anterior do manguito e o tendão do bíceps.

21. Reúna os fios brancos dentro do portal ântero-lateral com o gancho de crochê para amarração (Fig. 7-33).
22. A tenodese artroscópica do tendão do bíceps com âncoras de sutura gera uma sólida fixação do tendão do bíceps e da porção anterior do manguito ao osso (Fig. 7-34).
23. Complete o reparo do manguito, se necessário, com a inserção de outras âncoras ou fios adicionais (Fig. 7-35).
24. O tratamento pós-operatório é idêntico ao utilizado para o reparo artroscópico do manguito rotador.

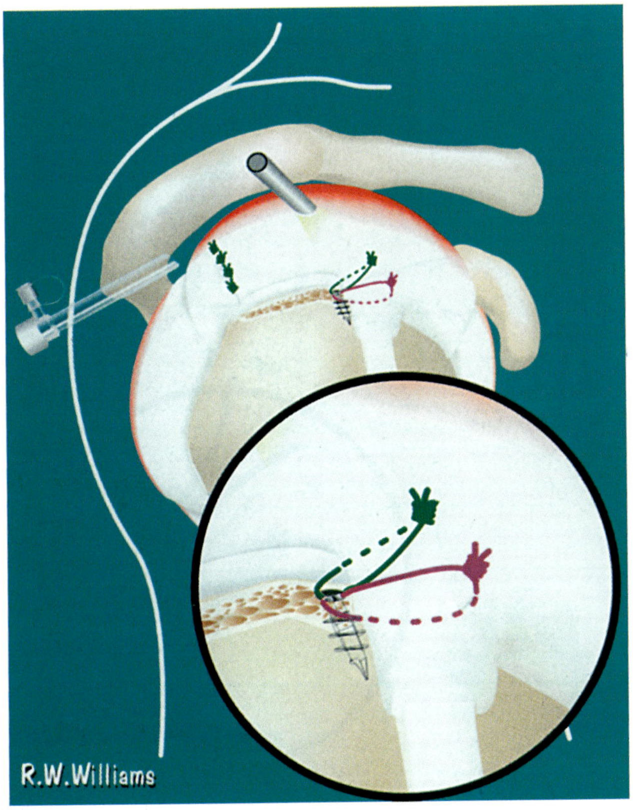

FIGURA 7-35. A tenodese artroscópica do bíceps do tendão ao osso é firmemente ancorada com dois fios e uma âncora Super-Revo (Arthrex, Inc., Naples, FL).

Tenodese Fechada do Bíceps Manguito BMS

Existe outra técnica que utilizo quando o paciente reluta em ser submetido a uma incisão *mini-open* CW para tenodese e não possui ruptura do manguito rotador: a tenodese fechada do bíceps manguito de Buford, Mehalik e Snyder (BMS). A técnica é similar à delineada no cenário 3, mas como não existe a abertura do manguito através da qual se visualiza o bíceps, é necessário abrir o intervalo rotador para fazer a tenodese. Eu prefiro utilizar um fio Ethibond como guia no tendão e para ancorá-la com o uso de uma âncora de pressão, a âncora Ultra Fix (Linvatec, Inc., Largo, FL). Este é um novo procedimento para mim, e sem maior experiência não posso preconizar esta cirurgia.

A tenodese fechada do bíceps manguito BMS pode ser realizada conforme as seguintes etapas:

1. Avalie o bíceps e o manguito rotador através de uma artroscopia glenoumeral, documentando o esgarçamento do tendão.
2. Crie um engate Mehalik passando inicialmente um fio Fiberwire nº 2 ao redor da face anterior do tendão, conforme já foi delineado anteriormente (Fig. 7-36).
3. Puxe o tendão do bíceps para a articulação e insira uma agulha de peridural por via percutânea através de uma punção bursal ântero-lateral, para passar diretamente através do centro do tendão do bíceps. Passe um passador de fio Shuttle-Relay através da agulha e retire-o pelo portal médio-glenoidal anterior (Fig. 7-37).
4. Carregue ambas extremidades do fio no Shuttle e leve-o através do tendão e para fora da pele (Fig. 7-38).
5. Complete o engate Mehalik do bíceps puxando as extremidades do fio para deslizar o nó até o tendão do bíceps e prenda-o firmemente (Fig. 7-39).
6. Corte o segmento intra-articular do tendão do bíceps logo abaixo do anel do fio de sutura e adjacente ao *labrum*, utilizando um eletrocautério (Fig. 7-40).
7. Remova o segmento intra-articular do tendão do bíceps com uma pinça grande (Fig. 7-41).

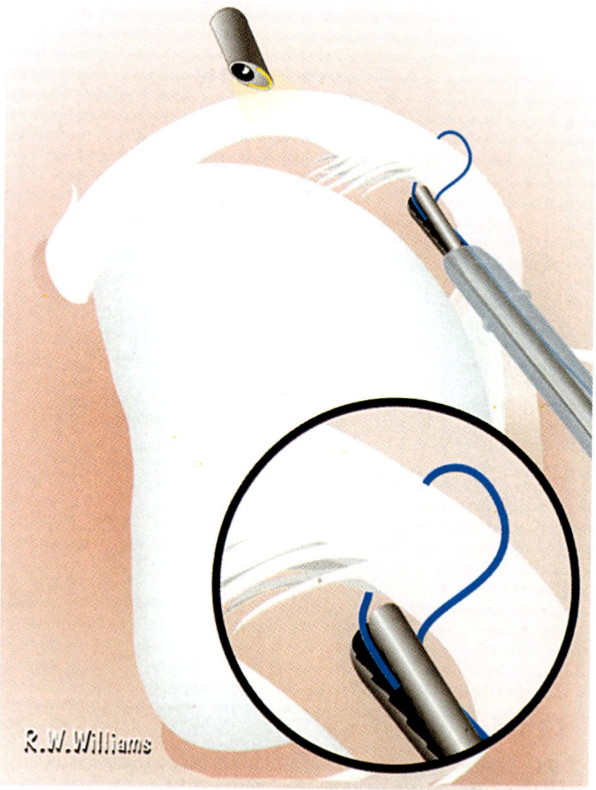

FIGURA 7-36. O Fiberwire nº 2 é passado através do bíceps com o uso de uma pinça através do portal médio-glenoideal anterior.

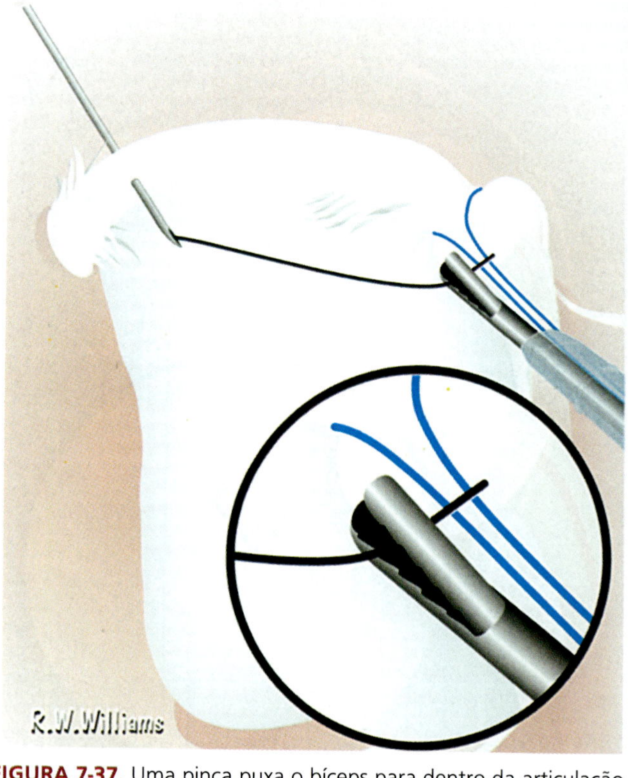

FIGURA 7-37. Uma pinça puxa o bíceps para dentro da articulação, e uma agulha de peridural é passada através do centro.

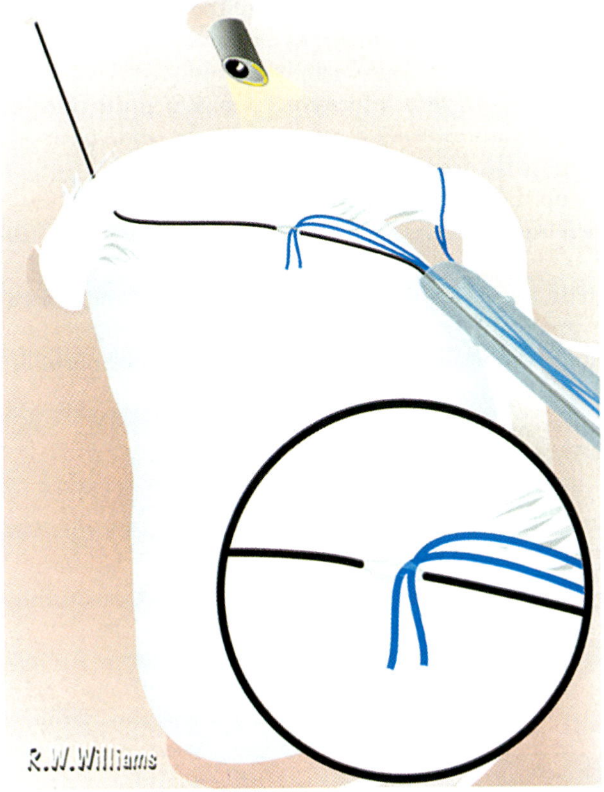

FIGURA 7-38. Ambas as extremidades do Fiberwire são passados através do bíceps com o Shuttle-Relay (Linvatec, Inc., Largo, FL).

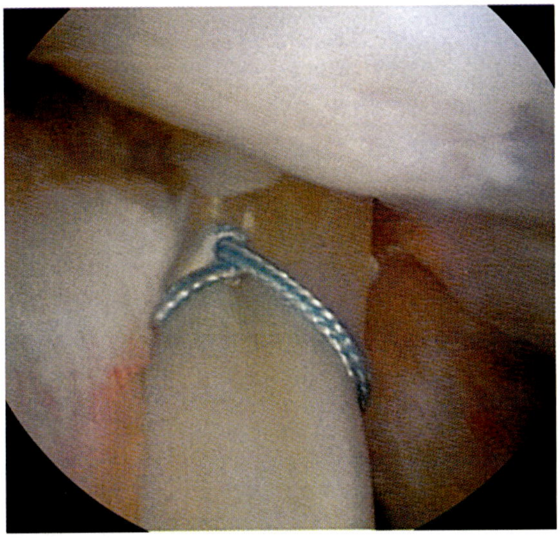

FIGURA 7-39. Puxe ambas as extremidades do fio para tracionar o engate Mehalik para bíceps firmemente ao redor do músculo.

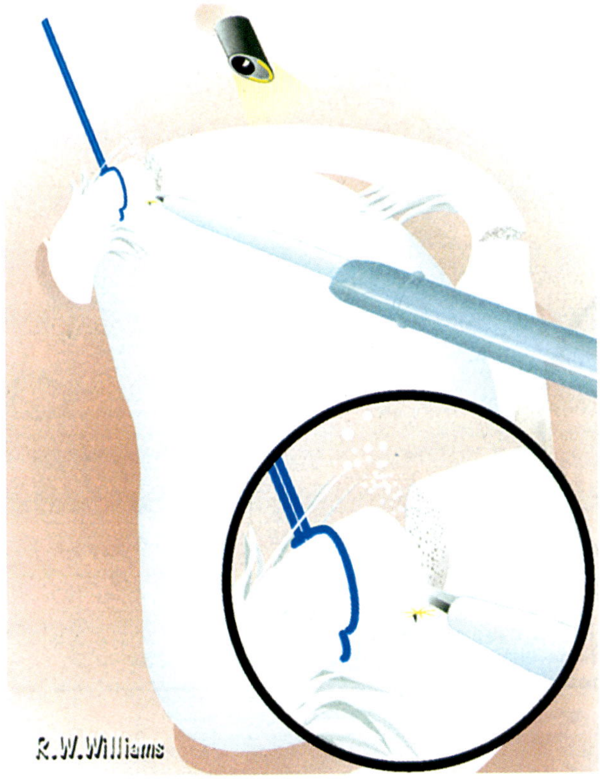

FIGURA 7-40. Corte o tendão do bíceps em dois locais com o eletrocautério.

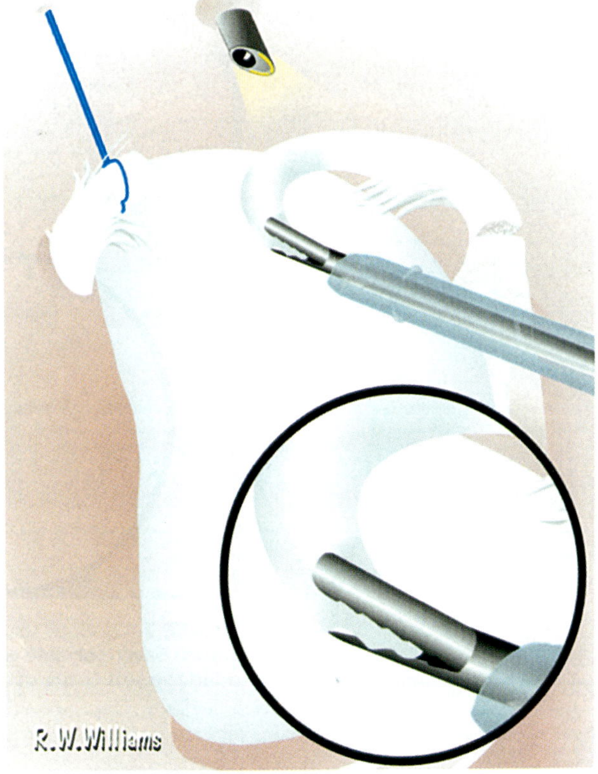

FIGURA 7-41. Utilize uma pinça para remover o segmento do tendão do bíceps.

8. Reposicione o ombro para bursoscopia. Insira a ótica no espaço subacromial; avalie manguito rotador, tecido bursal e acrômio; e localize os fios.
9. Recupere ambos os fios para fora do portal acromial ântero-lateral e carregue-os dentro de um Suture Saver (Linvatec, Inc., Largo, FL) para proteção. Abra o ligamento umeral transverso distal às suturas, utilizando um eletrocautério subacromial ou outro instrumental de corte para expor o tendão do bíceps.
10. Retraia o tendão puxando o fio para expor o sulco umeral.
11. Prepare o sulco do modo previamente descrito e crie um orifício piloto para a âncora escolhida.
12. Carregue ambas extremidades do fio no orifício de uma âncora Ultra-Fix de 5,5 mm. (Fig 7-43).
13. Insira a âncora no orifício piloto através do portal acromial ântero-lateral e penetre o máximo possível com o equipamento (Fig. 7-44).
14. Proteja o tendão a ser preparado puxando os fios através da âncora (Fig. 7-45).
15. Balance o gatilho da pistola de inserção para expandir as asas de fixação. Mantenha firme pressão na âncora para prevenir o desprendimento enquanto a pistola é retirada. Passe uma faixa do fio sob o tendão e amarre os fios com um nó Revo (Figs. 7-46 e 7-47).
16. O tratamento pós-operatório é similar ao utilizado para a tenodese CW (Fig. 7-48).

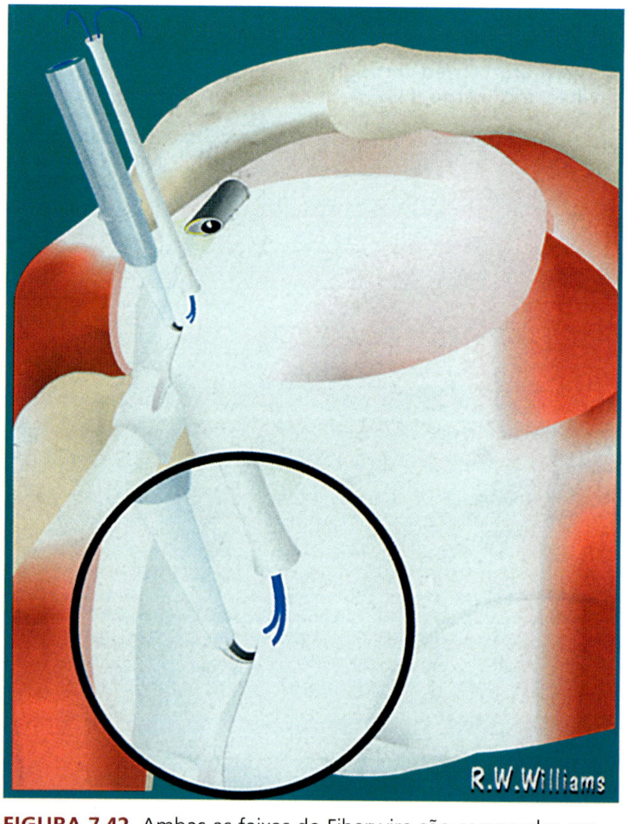

FIGURA 7-42. Ambas as faixas do Fiberwire são carregadas em um Suture Saver por medida de precaução, e o eletrocautério é utilizado para abrir os tecidos moles do sulco bicipital.

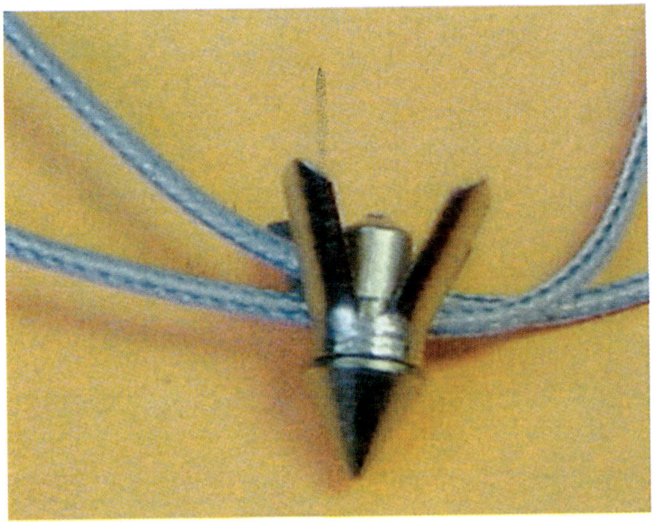

FIGURA 7-43. Carregue ambas extremidades do fio na âncora Ultra Fix (Linvatec, Inc., Largo, FL).

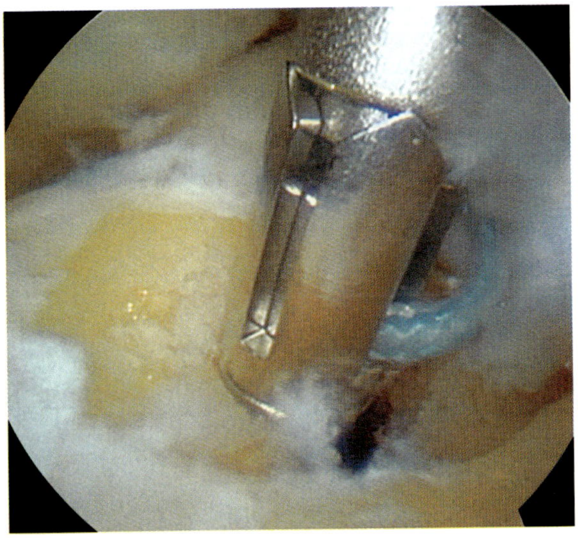

FIGURA 7-44. Insira a âncora Ultra-fix (Linvatec, Inc., Largo, FL) no orifício piloto.

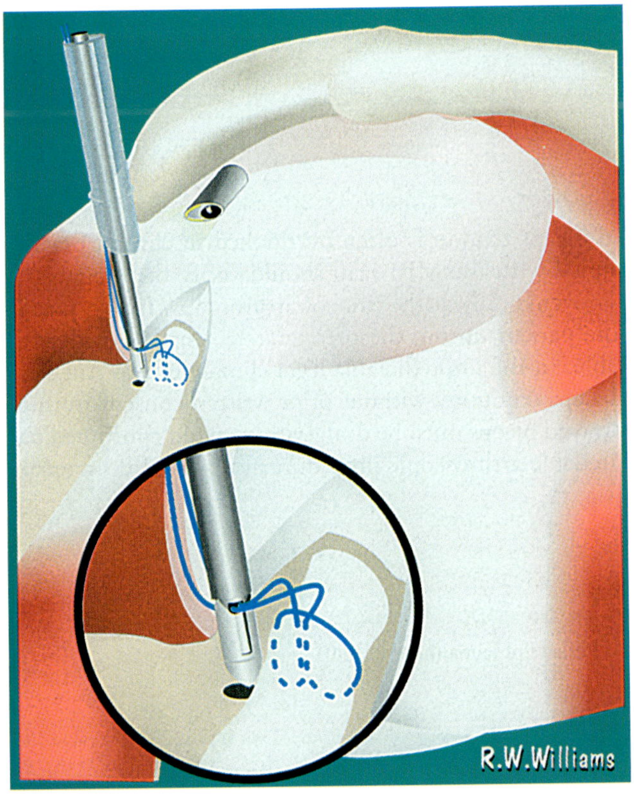

FIGURA 7-45. Os fios são puxados através da saída da âncora e avançados pelo orifício piloto.

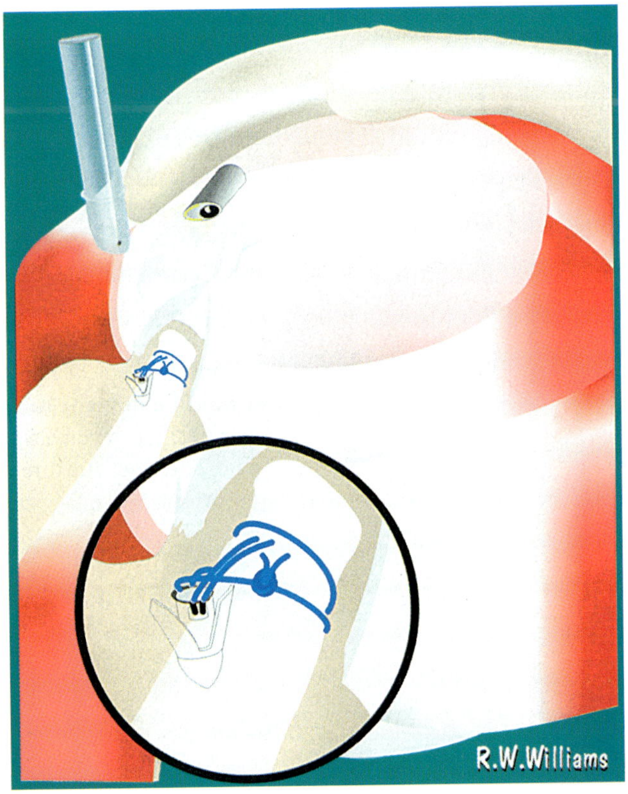

FIGURA 7-46. A fixação final do bíceps ao osso utilizando uma âncora Ultra-fix (Linvatec, Inc., Largo, FL) resulta em uma fixação segura do tendão ao osso.

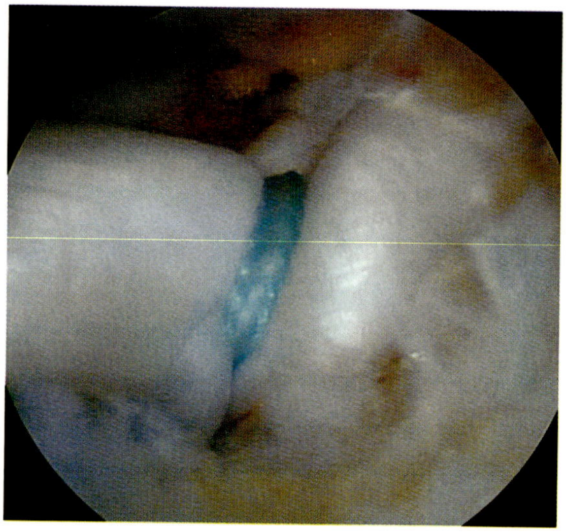

FIGURA 7-47. O tendão do bíceps é mantido tensionado contra o osso preparado para cicatrização.

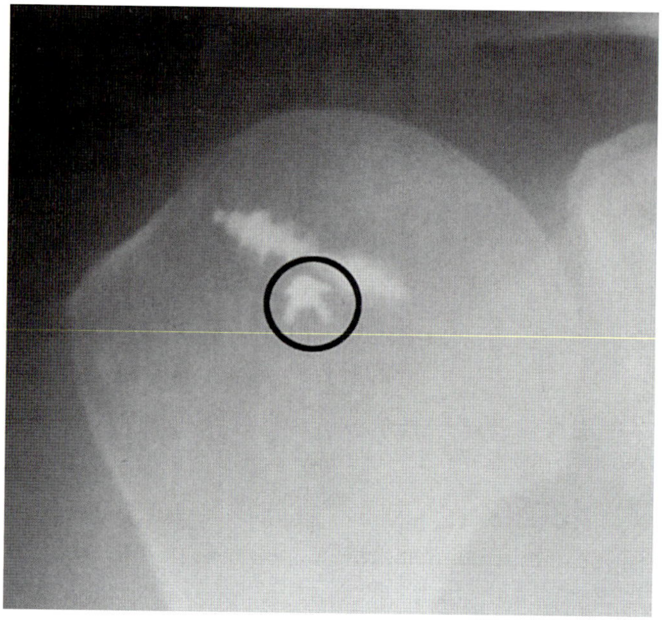

FIGURA 7-48. A radiografia demonstra a posição da âncora Ultra-fix (Linvatec, Inc., Largo, FL) no sulco proximal do bíceps.

CONCLUSÕES

O problema causado pelo tendão do bíceps doloroso geralmente não é diagnosticado na prática clínica. Os achados clínicos clássicos, juntamente com imagem de RM, devem verificar o diagnóstico na maioria dos casos, mas alguns casos somente são descobertos no momento da artroscopia. É importante discutir essa possibilidade com o paciente durante o pré-operatório e rever as técnicas cirúrgicas disponíveis. No imprevisível âmbito legal de Los Angeles, eu hesitaria em realizar uma tenotomia do bíceps sem o consentimento prévio do paciente. Entretanto, um bíceps gravemente esgarçado deve ser tratado para evitar a persistência da dor e potencial ruptura. Procedimento artroscópico confiável oferece uma solução sustentável.

REFERÊNCIA BIBLIOGRÁFICA

1. Neer CS II. *Shoulder Reconstruction.* Philadelphia: Saunders, 1990.

8

INSTABILIDADE GLENOUMERAL

Na primeira vez que presenciei a dissecação cirúrgica necessária para realizar a reconstrução aberta tradicional do ombro para a instabilidade anterior traumática, tive o desejo de aprender ou desenvolver um método melhor de reconstruir o ombro sem o dano iatrogênico associado (Fig. 8-1). A instabilidade de ombro possui vários aspectos. O cenário clássico é a dramática luxação anterior traumática com uma fratura por compressão da cabeça umeral posterior e uma avulsão do *labrum* anterior e da cápsula. Vendo através do artroscópio, os cirurgiões puderam reconhecer várias outras condições patológicas sutis, ainda que muito importantes, relacionadas com a instabilidade. Estas incluem as rupturas capsulares e ligamentares, lesões do *labrum* posterior e dos ligamentos, lesões do manguito rotador e patologia bicipital e labral superior. Detritos intra-articulares e inflamação dos tecidos moles (*i. e.*, sinovite) geralmente também são encontrados. O cirurgião artroscópico que pode visualizar, compreender e reparar essas patologias é capaz de oferecer a seus pacientes um meio de tratamento que evita o dano cirúrgico iatrogênico associado com o reparo aberto tradicional.

ANATOMIA DA INSTABILIDADE DO OMBRO

A anatomia da articulação glenoumeral é extremamente complexa. A função essencial do ombro é posicionar a mão no espaço de modo que ela possa realizar uma determinada tarefa. Isto requer que o ombro tenha uma movimentação global e ao mesmo tempo estável. Entretanto, a anatomia óssea não oferece essa estabilidade porque a grande esfera da cabeça umeral é equilibrada em uma glenóide consideravelmente menor. O *labrum* melhora o componente glenóide da estabilidade através da fixação da circunferência ao redor da borda da cabeça umeral, acrescentando largura e profundidade extras à cavidade glenóide. Os tecidos ligamentares são especializados e participam seletiva e coletivamente na estabilização da articulação, dependendo do arco de movimento em particular.

Apesar de Bankart (1) e outros terem descrito a patologia da instabilidade de ombro antes de 1950, somente após o desenvolvimento do artroscópio os cirurgiões foram capazes de visualizar *in vivo* a anatomia e apreciar os diversos aspectos complexos e fascinantes da instabilidade do ombro. Através do artroscópio, o cirurgião é capaz de apreciar que são os ligamentos capsulares anteriores juntamente com o tendão subescapular e o manguito rotador que proporcionam o suporte de tecidos moles necessário para assegurar a estabilidade articular. Como a disposição variável dos ligamentos capsulares anteriores pode ser confundida com situações patológicas, o artroscopista deve estudar cuidadosamente e compreender completamente a anatomia do ombro.

Existem três espessamentos distintos, chamados ligamentos glenoumerais anteriores, dentro da cápsula anterior do ombro. Eles se originam das superfícies anterior e inferior da cabeça umeral e se inserem na glenóide anterior. Esses três ligamentos glenoumerais recebem seus nomes de acordo com seus pontos de origem no úmero. O ligamento glenoumeral superior se origina da porção superior do úmero anterior na área da tuberosidade menor e se insere anteriormente ao tubérculo superior da glenóide, geralmente em associação com o *labrum* superior e a inserção do bíceps. O ligamento glenoumeral médio se origina em uma área abaixo do ligamento superior na tuberosidade menor e colo anatômico do úmero. Ele se insere ao longo do colo anterior da glenói-

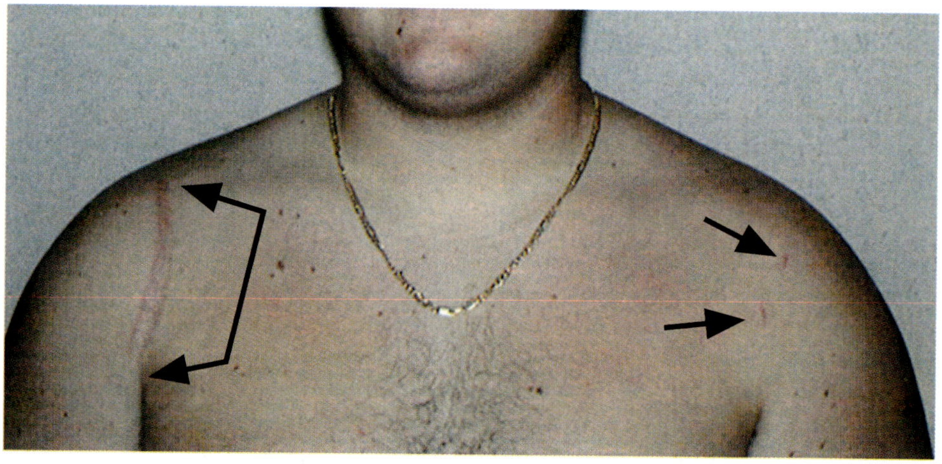

FIGURA 8-1. A reconstrução artroscópica do ombro dá ao cirurgião e ao paciente a oportunidade de reparo do ombro com mínima lesão iatrogênica.

de 1 a 2 mm abaixo da margem da cartilagem articular. Ele também pode se inserir diretamente no quadrante superior do labrum da glenóide.

O ligamento glenoumeral inferior é composto de três estruturas distintas e reconhecíveis. A banda superior do ligamento glenoumeral inferior se origina em uma área no colo do úmero abaixo do ligamento médio. Ele cursa através da face anterior da articulação e se insere ao longo da região frontal da glenóide na margem da cartilagem articular, geralmente em combinação com o *labrum* anterior da glenóide. A inserção geralmente se estende do quadrante ântero-inferior para uma área imediatamente acima da incisura glenóide anterior. O recesso axilar é a segunda porção do complexo do ligamento inferior. O recesso inclui o tecido capsular abaixo da banda superior e se insere ao longo do colo da glenóide através do *labrum* a partir de uma área que engloba os 30 a 40% inferiores da margem da glenóide. A terceira seção, ou banda posterior, do ligamento inferior, se assemelha com a banda anterior. Como sua contraparte anterior, esta banda posterior geralmente entra no *labrum* a partir da margem da cartilagem articular próximo ao ponto médio da glenóide.

Função dos Ligamentos Glenoumerais

A função dos ligamentos glenoumerais foi elucidada em vários estudos clássicos. Turkel, O'Brien, Rodosky e outros demonstraram que a estabilidade proporcionada pelos ligamentos é específica para a posição do braço no momento em que o estresse é aplicado (2-4). Em abdução neutra, os ligamentos inferiores estão frouxos, e o ligamento glenoumeral superior e o ligamento coracoumeral estabilizam e protegem o ombro de uma subluxação inferior. Se estas estruturas de suporte superior estão danificadas ou são deficientes, o ombro subluxa inferiormente. Nos graus maiores de abdução, a cápsula inferior fica tensionada através do recesso axilar, gerando suporte para esta área.

Conforme o braço abduzido é rodado externamente, a banda anterior do ligamento inferior e, depois, os ligamentos médio e subescapular se tornam importantes estabilizadores, protegendo contra uma translação anterior em excesso. Quando o braço está posicionado totalmente acima da cabeça com um grau maior de abdução e rotação externa, a banda superior e o recesso axilar do ligamento inferior se tornam estabilizadores mais importantes. Da mesma forma, com o braço em adução, as forças que causam um vetor de subluxação posterior sofrem resistência da banda posterior do ligamento inferior. Esse mecanismo, combinado com a cápsula do intervalo rotador, ligamento coracoumeral e cápsula posterior, apóia o ombro na face posterior. O'Brien *et al.* (3) demonstraram que na face posterior da cápsula a banda superior do ligamento inferior também desempenha um papel importante. Para que a cabeça umeral luxasse posteriormente no modelo cadavérico do estudo, era necessária a transecção dos ligamentos capsulares posteriores e estender a liberação proximalmente para o quadrante ântero-superior. Esse achado parece ser condizente com o fato de que uma lesão ligamentar isolada raramente é suficiente para permitir uma luxação completa, mas pode permitir uma subluxação da articulação.

Função do *Labrum*

O *labrum* da glenóide reconhecidamente tem um efeito estabilizador na articulação. Apesar de ser extremamente variável, o *labrum* na maioria das vezes forma um anel fibrocartilaginoso completo ao redor da borda da superfície articular da glenóide. Uma teoria conclui que o *labrum* serve como um selo a vácuo para a cabeça umeral, como uma ventosa fixada contra uma esfera lisa (5). O *labrum* serve como um contraforte ou cunha ao redor da face minimamente côncava da glenóide. Esta cunha ajuda a restringir o excesso de translação da cabeça umeral, atuando como um bloqueio contra choques. Como o *labrum* anterior da glenóide atua como um ponto de ancoragem para o complexo ligamentar anterior, geralmente este é o sítio de falha na luxação de ombro. Perry (6) demonstrou que a resistência da união entre o *labrum* e a glenóide anterior varia significativamente conforme o paciente envelhece. Ela observou que a resistência da união para espécimes do sexo masculino na ocasião do nascimento era de aproximadamente 13 kg, enquanto aos 13 anos de idade esta resistência chegava aos 64 kg. Para as mulheres, a resistência da união era aproximadamente 30% em cada caso. Isto pode explicar por que uma lesão de Bankart é tão comumente vista quando a primeira luxação ocorre durante a adolescência. Em pacientes mais maduros, quando a união do *labrum* da glenóide é mais firme, os tecidos geralmente falham por uma ruptura através da cápsula anterior, produzindo a lesão da avulsão umeral do ligamento glenoumeral (AUGU) (7) e do tendão subescapular ou manguito rotador.

Variações Labrais

Existem diversas variações comuns nos ligamentos glenoumerais e no *labrum*. As mais importantes são o complexo de Buford e o orifício sublabial anterior. Essas variações foram discutidas com maiores detalhes no Capítulo 3 e devem ser revistas e compreendidas antes de prosseguir com a cirurgia da instabilidade do ombro (veja Figs. 3-20, 3-21, 3-22 e 3-23).

HISTÓRIA E EXAME CLÍNICO PARA A INSTABILIDADE DE OMBRO

História do Paciente

Nos casos da clássica luxação anterior, o diagnóstico de uma instabilidade de ombro problemática a partir da história do paciente não é difícil. Entretanto, quando existe um problema de subluxação funcional sutil do ombro, o diagnóstico pode ser vago. Uma revisão cuidadosa da história pode gerar pistas importantes para o diagnóstico. Quando um evento traumático significativo como uma queda ou giro do braço – particularmente na posição de abdução e rotação externa (*i. e.*, a posição do arremesso) – ocorreu, devem ser considerados os sintomas anteriores ao acidente com ou sem uma luxação verdadeira, a possibilidade de dano da cápsula anterior e a frouxidão subseqüente. Após o evento inicial, um tempo assintomático pode enganar em relação à severidade da situação até que outro estresse ocorra na posição instável. Se o ombro luxa e necessita de uma redução manipulativa, o diagnóstico é direto. Quando os sintomas são de deslizamento da articulação ou simplesmente uma dor e sensação de 'braço morto' após um arremesso, o diagnóstico é mais incerto (8,9). Um exame cuidadoso juntamente com uma revisão das radiografias e, algumas vezes, com a avaliação de uma ressonância magnética com gadolínio e posicionamento de abdução e rotação externa (ABRE), geralmente confirma o diagnóstico (veja Fig. 8-11). A dor que ocorre em um ombro instável durante arremessos pode ser sentida na região posterior da articulação. Os sintomas ocorrem com o braço em uma posição de risco. Essa posição ocorre entre o final da preparação do arremesso e o início da fase de aceleração do arremesso. Walsh (10) e Jobe (11) demonstraram que existe uma condição de contato labral póstero-superior com a região posterior do manguito rotador e a tuberosidade maior que pode estar associada com a frouxidão anterior e contribuir para a confusão nessa situação. Eles chamam essa condição de *impacto interno*.

No caso da instabilidade "atraumática" ou multidirecional, o paciente típico se apresenta com uma história de evento minimamente traumático que resultou em uma sensação de deslizamento ou estalo do ombro. A situação comum é uma queda durante a prática de esportes ou uma lesão por levantamento durante o trabalho, mas pode ser um evento benigno como um mergulho, arremesso de uma bola com a mão voltada para cima ou a rolagem do ombro no leito. A subluxação do ombro geralmente reduz de modo imediato e espontâneo. A dor, apesar de poder ser aguda e grave, geralmente é mais branda, sendo descrita como um desconforto. Na presença de um evento mais traumático, como uma lesão por torção forçada, o ombro pode estar verdadeiramente luxado, necessitando de uma redução por manipulação.

Após o episódio inicial, o ombro parece estar solto, e os episódios de instabilidade se tornam mais comuns, ocorrendo com um evento provocativo menor. Os sintomas são tais que o atleta ou trabalhador jovem prefere evitar as situações que incitam o deslizamento do ombro e procura por tratamento clínico.

Um pequeno subgrupo de pacientes descobre um meio de subluxar voluntariamente o ombro. Eles aprendem a fazer esse 'truque' para diversão ou provocação de seus parentes e colegas, e utilizam esse artifício para chamar a atenção ou para atingir objetivos escusos.

Exame Físico

A inspeção do ombro deve avaliar a simetria muscular e óssea entre os dois lados. Raramente a anatomia é idêntica, freqüentemente sendo observada uma hipertrofia no ombro de um arremessador. A menos que haja uma deficiência crônica do manguito rotador, os músculos do manguito geralmente são normais. Certos pacientes com frouxidão ligamentar generalizada em uma síndrome de Ehlers-Danlos apresentam como características extremidades longas e magras, algumas vezes apresentando escoliose.

Incisões cirúrgicas prévias, se presentes, devem ser identificadas e relacionadas com qualquer tipo de atrofia muscular, particularmente nos deltóides anterior e posterior. A amplitude de movimentos do ombro deve ser testada e registrada com o paciente em pé e deitado, incluindo a elevação frontal e rotações interna e externa. O excesso de frouxidão dos cotovelos, quirodáctilos e joelhos deve ser avaliado porque possivelmente indica uma deficiência estrutural do colágeno.

Classicamente, a instabilidade do ombro pode ser avaliada através de um dos quatro testes abaixo:

1. Sinal do sulco subacromial (*i. e.*, para subluxação inferior).
2. Teste da apreensão anterior e teste da supressão apreensão.
3. Teste da instabilidade posterior, incluindo os sinais de aviso precoce.
4. Teste do deslizamento ântero-posterior (AP).

O *teste do sulco subacromial* é realizado com o paciente em pé e com os músculos do ombro relaxados. O examinador exerce um estresse firme e constante direcionado para baixo através do punho do paciente e observa o espaço abaixo da borda ínfero-anterior. No caso de frouxidão inferior do ombro, sugerindo o relaxamento do ligamento glenoumeral superior e ligamentos coracoumerais no intervalo rotador, o ombro irá apresentar um recesso inferior, sendo observado um hiato no espaço subacromial (Fig. 8-2). O resultado do teste deve ser comparado com o lado oposto. Na presença de uma frouxidão ligamentar congênita, o espaço subacromial pode ser igual e indolor em ambos os lados. Nos casos de instabilidade traumática ou frouxidão inferior sintomática, o paciente pode sentir uma sensação desagradável de subluxação conforme o ombro desliza pela borda inferior, e pode fazer uma contração reflexa contra esse deslizamento. Se o recesso umeral inferior melhora com a rotação externa do ombro, significa que os tecidos do intervalo rotador estão intactos.

O *teste da apreensão anterior* é realizado com o paciente em decúbito dorsal e com a escápula e úmero apoiados na mesa de exame. O braço é movido para uma posição de 90 graus de abdução e cuidadosamente rodado para a posição de preparação do arremesso. O paciente é orientado a relatar qualquer tipo de apreensão ou desconforto significativo, e quando relata tal desconforto

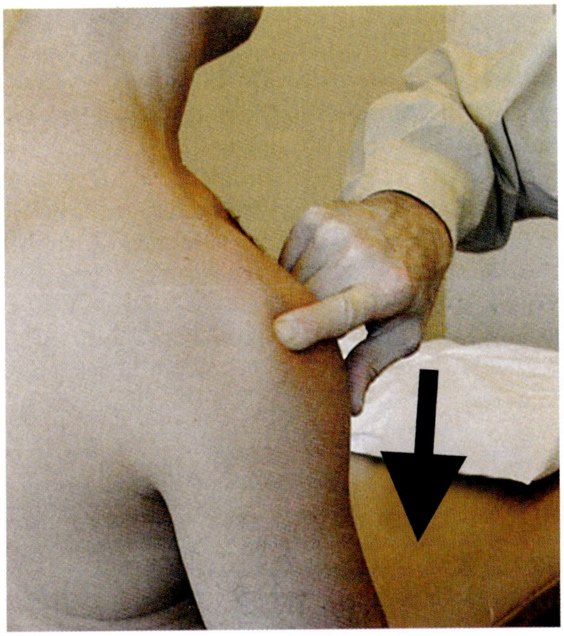

FIGURA 8-2. O teste do sulco inferior documenta a frouxidão na cápsula inferior e tecidos do intervalo rotador.

não se prossegue com a rotação (Fig. 8-3). Quando os sintomas são desencadeados, o teste de supressão da apreensão é aplicado através da colocação da palma da mão do examinador sobre a região anterior do ombro, que irá exercer uma firme pressão direcionada posteriormente, mantendo o braço na posição de abdução-rotação externa na qual o paciente relatou os sintomas. Se a pressão anterior alivia os sintomas da apreensão ou a dor, o teste é considerado positivo (Fig. 8-4). Após alguns momentos, a mão do examinador é removida, permitindo que o ombro subluxe novamente. Se os sintomas recorrerem, o diagnóstico de frouxidão anterior está confirmado.

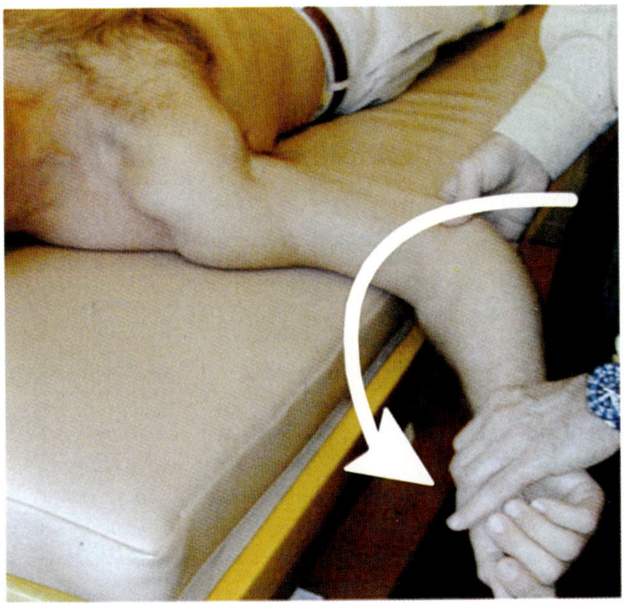

FIGURA 8-3. O teste da apreensão anterior é realizado com o paciente em decúbito dorsal sobre a mesa de exame com o braço posicionado em abdução e rotação externa.

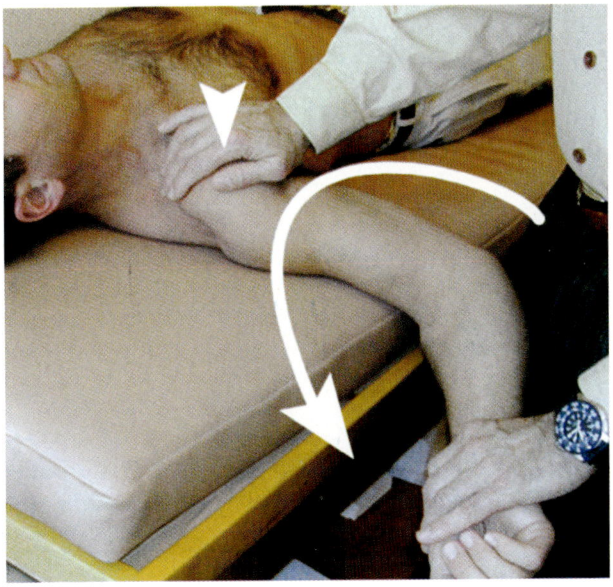

FIGURA 8-4. Para realizar o teste de supressão da apreensão, o médico aplica uma pressão posteriormente direcionada sobre a região anterior do ombro, para aliviar a subluxação e diminuir os sintomas.

O teste clássico da *instabilidade posterior* se inicia com o posicionamento do ombro do paciente em 90 graus de abdução e rotação interna. Eu prefiro colocar o paciente em uma posição relaxada de decúbito lateral, mas o teste pode ser feito com o paciente em pé. O examinador estabiliza a escápula com uma mão, colocando a outra mão no cotovelo flexionado do paciente. O braço é aduzido através do tórax do paciente enquanto o examinador aplica uma suave força direcionada posteriormente ao longo do eixo do úmero. O braço é movido da abdução para a adução. Na presença de uma frouxidão posterior, ele provavelmente subluxará quando o braço cruzar o tórax e irá reduzir com um clique palpável quando o braço é movido em abdução (Fig. 8-5).

Um teste especial e muito importante para a instabilidade posterior, que eu chamo de desafio dos sinais precoces de aviso EWS, pode ser feito pedindo-se para o paciente fazer um determinado movimento, ou desafio, para causar voluntariamente um "estalo" ou instabilidade. Uso o termo EWS em homenagem a Eric Wynne Snyder, um estudante de medicina que, visitando meu consultório, observou esse teste em ação e ajudou a compreender e repensar as relações da frouxidão posterior do ombro. É importante observar a reação do paciente diante do desafio EWS, tentando determinar se ele pode ser um subluxador voluntário. Existem três grupos de respostas.

O paciente do grupo 1 não compreende o desafio EWS ou não deseja realizar o teste. Essa resposta negativa indica que o paciente provavelmente tem sintomas involuntários. Esses pacientes provavelmente apresentarão uma resposta bem-sucedida à cirurgia.

O paciente do grupo 2 é classificado com subluxador posicional. Eles movem o ombro com relutância para uma posição de flexão frontal e adução, causando uma subluxação posterior do ombro. O retorno do braço à posição de adução neutra resulta em um estalo, e o ombro reduz. A presença de uma significativa escápula alada durante essa manobra é um mau sinal prognóstico por indicar um sério desequilíbrio no ritmo escapuloumeral. Se, conforme o ombro subluxa, a escápula permanece estável contra a parede torácica, a patologia provavelmente é uma deficiência capsular, uma situação que tem um melhor prognóstico com o reparo cirúrgico. A subluxação nesse grupo pode causar desconforto ou ser relativamente indolor. Na minha experiência, os pacientes que relatam dor e apreensão durante o desafio EWS são melhores candidatos ao reparo (Fig. 8-6).

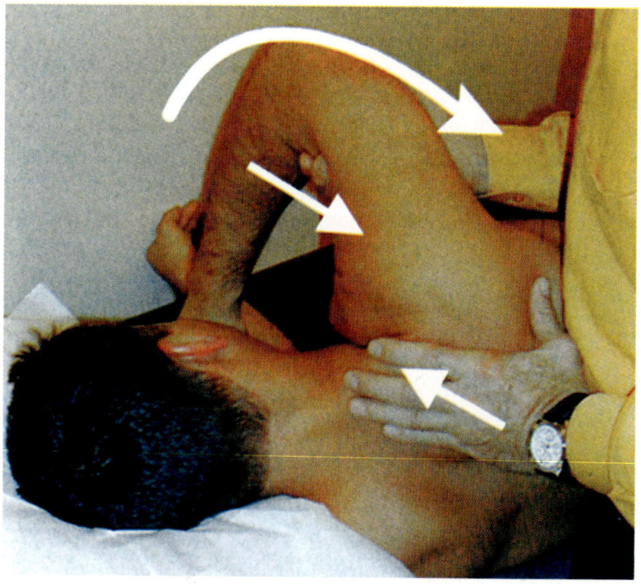

FIGURA 8-5. O teste da instabilidade posterior é realizado com o braço posicionado em adução e flexão frontal com uma força direcionada posteriormente através do cotovelo e com a escápula estabilizada.

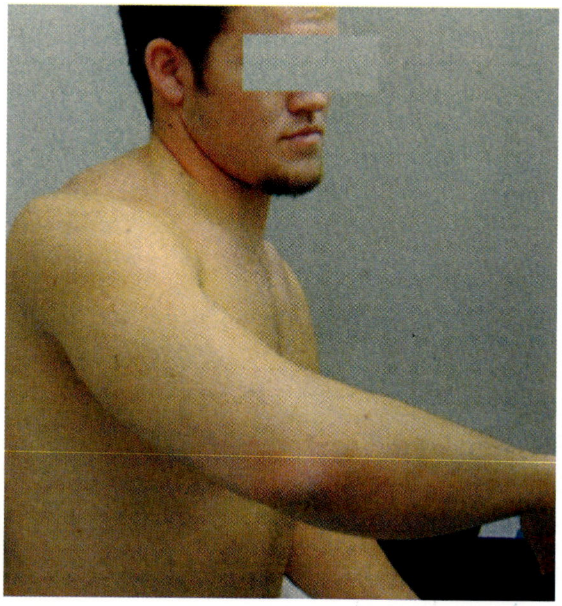

FIGURA 8-6. Um paciente com subluxação posterior posicional demonstra como o ombro subluxa quando é aduzido através do tórax.

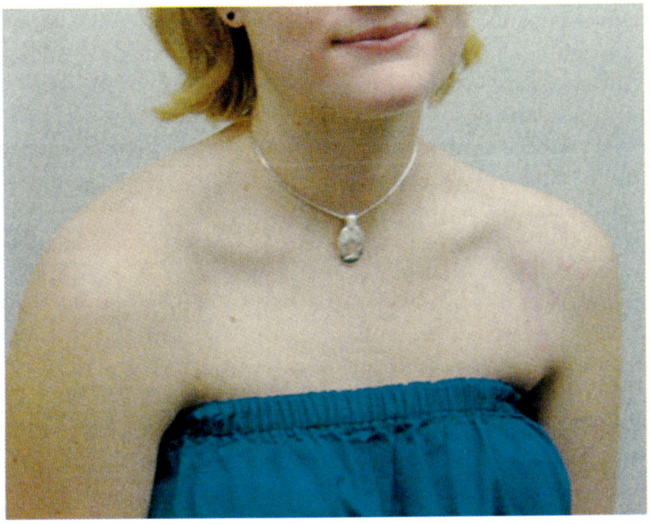

FIGURA 8-7. Esta paciente foi submetida a três estabilizações malsucedidas, mas ainda demonstra um resultado positivo para o sinal de aviso do desafio precoce com uma instabilidade muscular posterior voluntária.

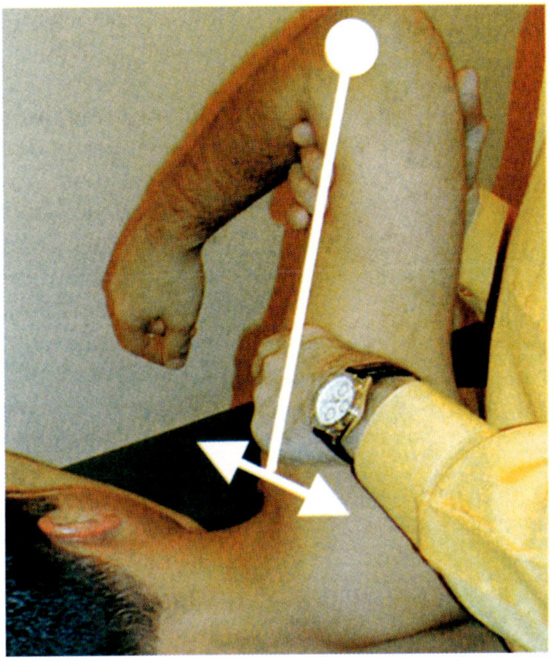

FIGURA 8-8. O teste de deslizamento ântero-posterior é realizado na posição lateral, com o braço do paciente apoiado pelo médico.

Os pacientes do grupo 3 são conhecidos como subluxadores "musculares" voluntários. Quando fazem o desafio EWS, eles subluxam o ombro de forma fácil e consciente, geralmente com o braço posicionado ao longo do corpo. Eles têm a capacidade de ativar seletivamente os músculos rotadores enquanto aparentemente relaxam os músculos posteriores do manguito, fazendo com que a cabeça umeral curse sobre o *labrum* posterior. Geralmente esses pacientes sorriem como se tivessem orgulho de sua capacidade de realizar o desafio EWS. Esse grupo provavelmente não se beneficiará de uma cirurgia, pois não apresentam uma incapacidade significativa e porque eles provavelmente irão distender qualquer tipo de reparo, aberto ou artroscópico, que seja realizado (Fig. 8-7).

O exame clínico final, o *teste de deslizamento AP* para a translação anterior posterior, começa com o paciente em uma posição lateral sobre a mesa de exame com a cabeça apoiada em um travesseiro e o braço mantido pelo examinador em 90 graus de abdução e rotação neutra. O dorso do paciente deve estar voltado para o lado do examinador na mesa de exame e em leve rotação posterior, apoiado pelo quadril do examinador (Fig. 8-8). O paciente deve ser orientado a relaxar a musculatura do ombro de modo que o reflexo da apreensão não confunda o quadro clínico. O peso do braço é utilizado para comprimir a articulação do ombro enquanto a mão do examinador segura a articulação e suavemente translaciona a cabeça umeral através da articulação nas direções anterior e posterior. O cotovelo é mantido fixo, como um ponto eixo. Se ocorrer uma translação significativa na direção da borda do *labrum*, o ombro é considerado patológico. Algumas vezes, observa-se uma hiperfrouxidão, podendo ocorrer uma subluxação indolor. Essa mesma técnica do deslizamento AP deve ser utilizada em todos os casos de instabilidade como parte do exame sob anestesia antes da artroscopia.

Raios X e Imagens de Ressonância Magnética das Instabilidades Aguda e Crônica

A avaliação radiológica é muito importante em todos os casos de instabilidade do ombro. As quatro incidências-padrão – AP, axilar, articulação acromioclavicular Zanca e incidência lateral do arco subacromial lateral – são valiosas. Os achados críticos são as fraturas e outras deficiências ósseas da glenóide anterior ou posterior, lesões de Hill-Sachs ou outros defeitos da cabeça umeral corpos estranhos. Sinais de artrite ou outras alterações crônicas também afetam o processo decisório para a cirurgia.

A importância da obtenção de uma visualização clara da glenóide deve ser destacada. Apesar de a reconstrução artroscópica ser capaz de recuperar uma porção da glenóide anterior, pode não ser possível superar um defeito significativo de mais de 20% da largura AP da glenóide sem o uso de enxertos ósseos (Fig. 8-9). Se as imagens de raios X não forem claras, estudos adicionais como a tomografia computadorizada ou a RM podem ser mais úteis.

Apesar de as radiografias geralmente estarem normais em pacientes com instabilidade multidirecional, casos raros como o da displasia congênita da glenóide ou deformidade pós-traumática por fratura da glenóide ou cabeça umeral devem ser descobertos. As quatro incidências-padrão são adequadas para avaliar essas situações em potencial.

As imagens de RM são bastante úteis para as avaliações das instabilidades quando o diagnóstico é incerto. O caso típico de uma luxação anterior em um atleta jovem sem ruptura significativa da glenóide não requer uma RM se o reparo artroscópio é planejado. Quando existem dúvidas sobre a realização da reconstrução em um determinado caso, a RM pode ser valiosa. Quando a luxação ocorre em pacientes de meia-idade e idosos, a possibilidade de danos ao manguito rotador, ruptura do subescapular ou lesão do bíceps deve ser excluída. A instabilidade crônica e recorrente provavelmente será o resultado quando uma avulsão anterior ou posterior significativa está presente, sobretudo quando ela se estende para a área do *labrum* superior. A melhor técnica para a avaliação dessa patologia é a realização de uma RM após a injeção intra-articular de gadolínio para contrastar as imagens (Figs. 8-10 e 8-11).

As seqüências-padrão são úteis para a avaliação da cabeça umeral, do manguito com *labrum* superior, do tendão do bíceps e do subescapular. A posição ABRE é uma projeção axial com o braço em abdução e rotação externa. Essa posição exerce tensão sobre os ligamentos anteriores e geralmente demonstra o deslocamento do *labrum* se este for instável (Fig. 8-12).

O *labrum* posterior e a cápsula devem ser avaliados, da mesma forma que as estruturas anteriores. Uma desinserção da cápsula posterior ou a lesão em avulsão umeral reversa do ligamento glenoumeral (AURGU) geralmente resulta em problemas crônicos e deve ser pesquisada nas imagens (Fig. 8-13).

A situação final é a de uma instabilidade multidirecional ou a também chamada frouxidão pancapsular. Pacientes com frouxidão congênita com um trauma superposto podem apresentar achados de dano, *labrum* anterior ou posterior, *labrum* superior, lesões da região anterior para a

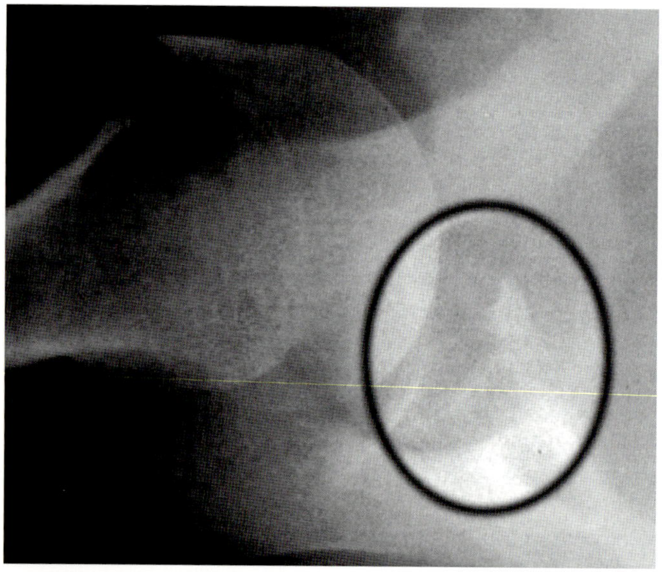

FIGURA 8-9. A incidência axial é importante para a avaliação da glenóide a procura de uma perda ou deficiência óssea.

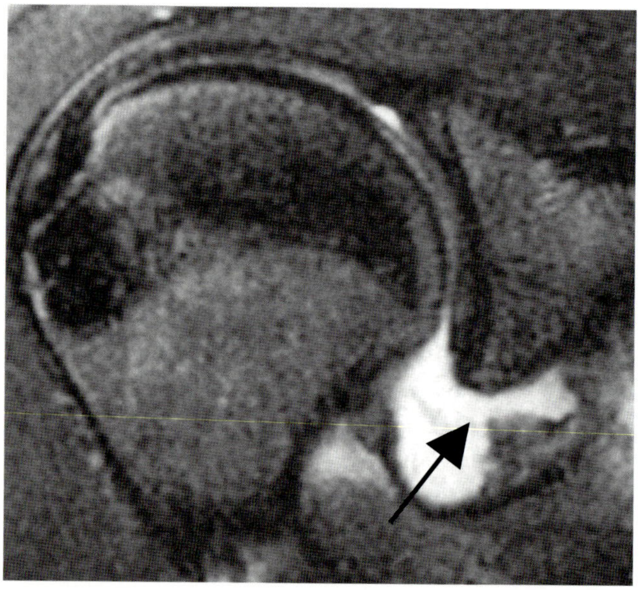

FIGURA 8-10. A projeção coronal de ressonância magnética é utilizada para a documentação da ruptura labral ântero-inferior.

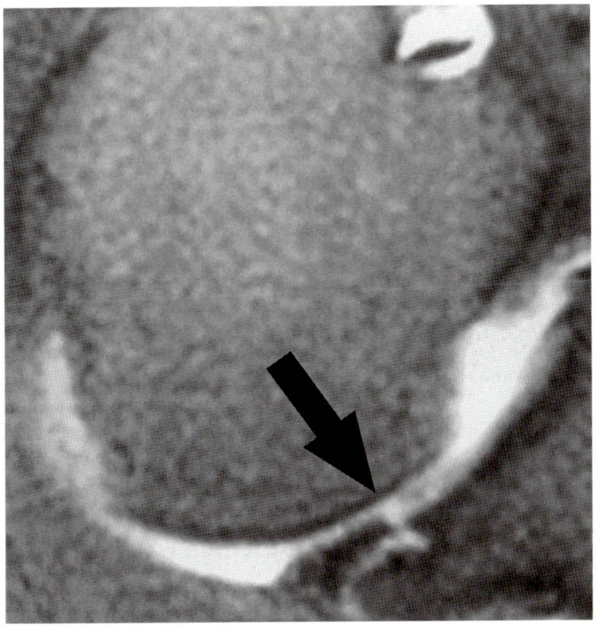

FIGURA 8-11. A imagem axial de ressonância magnética com contraste revela a maioria das rupturas ântero-inferiores e posteriores do *labrum* associadas com instabilidade.

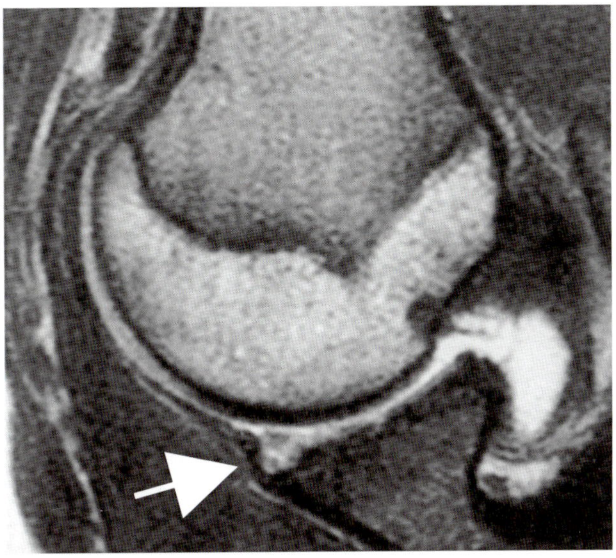

FIGURA 8-12. A incidência de ressonância magnética com gadolínio em abdução e rotação externa demonstra a desinserção do *labrum* anterior.

posterior (SLAP), corpos livres ou lesão do manguito rotador. O grau de frouxidão capsular pode ser estimado após a injeção intra-articular de gadolínio antes da realização das imagens, apesar de não ser possível a correlação direta entre a aparência de um delineamento capsular em particular com o grau real da frouxidão clínica ou, mais importante, instabilidade sintomática. Tipicamente, não solicito imagens de RM para os pacientes de rotina com instabilidade de ombro. Prefiro rever as radiografias, examinar o paciente e solicitar as imagens de RM somente para os casos complexos com dor incomum ou história de trauma que indique que pode haver mais do que uma simples frouxidão capsular. A imagem também é valiosa quando já houve uma cirurgia prévia malsucedida, especialmente após um procedimento de modificação capsular térmica.

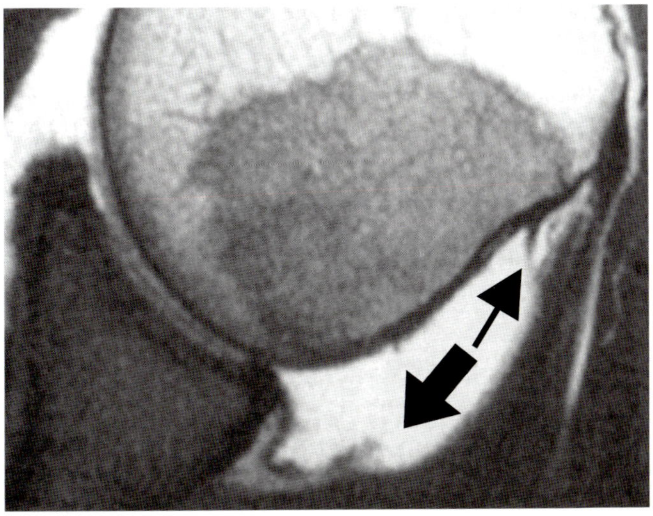

FIGURA 8-13. A cápsula posterior está avulsionada da face posterior da cabeça umeral na avulsão umeral inversa da lesão do ligamento glenoumeral.

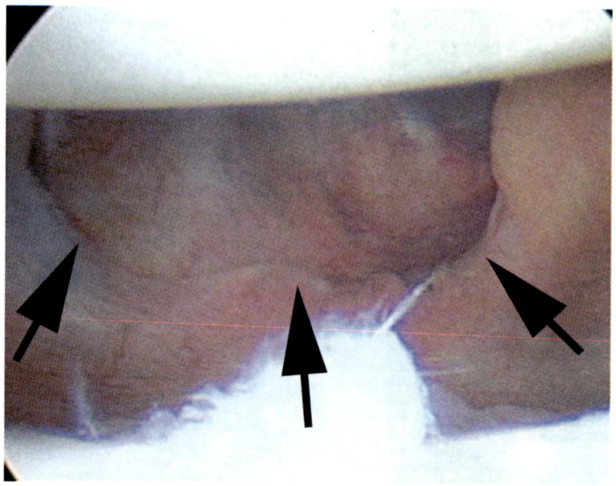

FIGURA 8-14. Este paciente sofreu uma lesão com avulsão umeral inferior do ligamento glenoumeral descoberta na artroscopia que necessitou de cirurgia aberta e reparo.

CONSIDERAÇÕES SOBRE A AVALIAÇÃO DA INSTABILIDADE DO OMBRO

Cada situação associada com os três tipos de instabilidade – anterior, posterior e multidirecional – é discutida em capítulos separados a seguir. É comum se encontrarem diversas combinações dessas patologias coexistindo. O cirurgião artroscopista experiente está preparado para avaliar esses casos e, na maioria das situações, realizar o reparo necessário. Ocasionalmente, a patologia é mais complexa ou extensa do que o esperado, e a cirurgia aberta passa ser uma opção mais razoável (Fig. 8-14). A informação colhida a partir da avaliação artroscópica pode auxiliar o cirurgião durante o planejamento da cirurgia aberta.

REFERÊNCIAS BIBLIOGRÁFICAS

1. Bankart ASB. The pathology and treatment of recurrent dislocation of the shoulder joint. *Br J Surg* 1938;26:23.
2. Turkel SJ, Panio MW, Marshall JL, *et al.* Stabilizing mechanisms prevention preventing anterior dislocation of the glenohumeral joint. *J Bone Joint Surg Am* 1981;63:1208.
3. O'Brien SJ, Neve S, Arnoczky SP. Anatomy and histology of the inferior glenohumeral complex of the shoulder. *Am J Sports Med* 1990;18:449.
4. Rodosky MW, Rudert MJ, Harner CD, *et al.* The role of the long head of the biceps and superior glenoid labrum in anterior stability of the shoulder. Presented at the Annual Meeting of the Arthroscopy Association of North America, Orlando, Florida, 1990.
5. Matsen FA 3rd, Harryman DT 2nd, Sidles JA. Mechanics of glenohumeral instability. *Clin Sports Med* 1991;10:783-788.
6. Perry J. Anatomy and biomechanics of the shoulder in throwing, swimming, gymnastics and tennis. *Clin Sports Med* 1983;2:247.
7. Wolf EM, Cheng JC, Dickson K. Humeral avulsion of glenohumeral ligaments as a cause of anterior shoulder instability. *Arthroscopy* 1995;11:600-607.
8. Rowe CR. Recurrent anterior transient subluxation of the shoulder. The "dead arm" syndrome. *Orthop Clin North Am* 1988;19:767-772.
9. Burkhart SS, Morgan CD, Kibler WB. Shoulder injuries in overhead athletes. The "dead arm" revisited. *Clin Sports Med* 2000;19:125-158.
10. Walsh G, Boileau P, Noel E, Donell ST. Impingement of the deep surface of the supraspinatus tendon on the posterosuperior glenoid rim: an arthroscopic study. *J Shoulder Elbow Surg* 1992;1:238.
11. Jobe CM. Evidence linking posterior superior labral impingement and shoulder instability. Paper presented at the American Shoulder and Elbow Surgeons Closed Meeting, Seattle, Washington, September 1991.

DVD

9

INSTABILIDADE ÂNTERO-INFERIOR

O padrão de instabilidade mais comum no ombro é a instabilidade ântero-inferior traumática. Apesar de comum, cada caso deve ser considerado como uma situação singular, e o cirurgião deve estar preparado e equipado com as armas e habilidades necessárias para completar todos os aspectos necessários do reparo que pode ser encontrado, incluindo as lesões do *labrum* superior da face anterior para a posterior (SLAP); lesões da região posterior da cápsula, do *labrum* e lesão do manguito rotador. No Capítulo 8, faço uma revisão de nossa abordagem para a avaliação clínica do paciente com instabilidade. Neste capítulo, faço uma discussão do algoritmo geral utilizado pela equipe de ombro do South California Orthopedic Institute para a realização de um reparo anatômico completo das instabilidades ântero-inferiores do ombro. Nossa abordagem atual evoluiu durante os últimos 17 anos gastos no estudo e desenvolvimento da cirurgia artroscópica para as instabilidades. Muitas das técnicas que utilizamos parecem ser semelhantes às descritas em meu primeiro livro (1993), mas os importantes refinamentos mencionados neste capítulo, apesar de sutis, são responsáveis pela tremenda melhora no índice de sucesso cirúrgico e na satisfação do paciente. A mudança técnica mais significativa foi o acréscimo da plicatura da cápsula póstero-inferior como uma parte integral da maioria das reconstruções ântero-inferiores. A instalação cuidadosa das âncoras na face da glenóide anterior, a inclusão da plicatura da cápsula anterior, a completa mobilização do *labrum* anterior e o reparo cuidadoso das lesões SLAP e da desinserção do ligamento glenoumeral médio são agora etapas padronizadas do procedimento.

Para facilitar nossa tarefa cirúrgica, muitos instrumentos foram lançados ou aperfeiçoados. A recém-lançada âncora Mini-Revo (Arthrex, Inc., Naples, FL) mantém seus 2,7 mm, mas apresenta um orifício maior, o que veio a facilitar a passagem e amarração dos fios. Um martelete ósseo é fornecido junto com a âncora para diminuir o risco de quebra da âncora durante sua colocação no osso rígido. Suture Saver Sleeves (Linvatec, Inc., Largo, FL) são utilizadas para armazenar e proteger os pontos de plicatura, tornando a amarração dos fios mais fácil no final do procedimento. Melhores cânulas, agulhas de sutura e Shuttle-Relays (Linvatec, Inc., Largo, FL) tornam a passagem dos fios mais fácil e melhoraram as técnicas de amarração dos nós, eliminando as complicações que no passado eram comumente associadas com a amarração dos nós.

■ RECONSTRUÇÃO PARA AS INSTABILIDADES ÂNTERO-INFERIORES

Posicionamento do Paciente

Nós realizamos todos os casos de instabilidade anterior com o paciente na posição de decúbito lateral, apoiado em coxins. Um exame da instabilidade registrado em vídeo é realizado antes da artroscopia para avaliar e documentar a amplitude de movimentos e o grau de instabilidade presente. Podemos utilizar a câmera de vídeo do artroscópio sem a ótica para esse registro em vídeo (Fig. 9-1). O braço é então suspenso em 70 graus de abdução e 10 graus de flexão frontal com uma Shoulder Traction and Rotation Sleeve (StaR) (Arthrex, Naples, Inc., FL), mas o braço pode ser

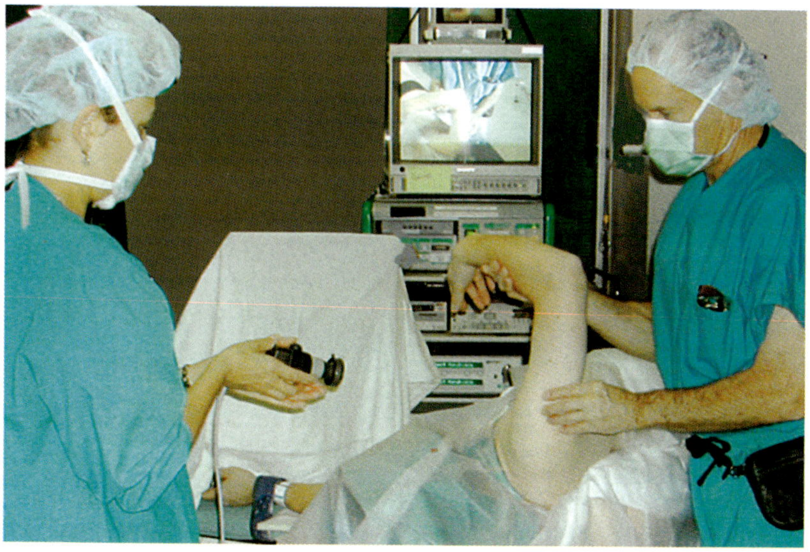

FIGURA 9-1. O exame ligamentar sob anestesia registrado em vídeo é uma parte importante de qualquer reparo de instabilidade.

facilmente reposicionado quando necessário com o uso da faixa de distração lateral para uma tração em dois pontos (veja Capítulo 2).

Reconstrução Ântero-Inferior

1. Crie um portal médio-glenoidal posterior padrão (PMGP) e um portal ântero-superior alto (PAS) com o uso de técnicas de fora para dentro. Insira uma agulha de peridural 1 cm anterior ao canto do acrômio anterior de modo que ela entre na articulação no intervalo rotador imediatamente anterior ao tendão do bíceps. Faça uma pequena incisão na pele e insira uma cânula Crystal de parede lisa (Arthrex, Inc., Naples, FL) adaptada com um obturador de ponta afilada. Use uma sonda artroscópica para palpar os tecidos durante o exame completo dos 15 pontos da anatomia do ombro. Tenha um cuidado especial com a inserção do bíceps, *labrum* anterior e ligamentos, com o *labrum* posterior e o inferior e com as inserções das cápsulas anterior e posterior na cabeça umeral.
2. Realize uma plicatura póstero-inferior da cápsula na maioria dos casos. As exceções podem ser os casos em que houve uma única luxação anterior com pouca frouxidão capsular posterior e uma lesão de Hill-Sachs insignificante sem perda óssea na glenóide anterior.
   a. Debride cuidadosamente qualquer porção esgarçada do *labrum* posterior com o uso de um *shaver* de ponta lisa de 4 mm. Faça uma abrasão da cápsula posterior e inferior e da margem capsular do *labrum* com uma fresa sinovial (Fig. 9-2).
   b. Crie um portal médio-glenoidal anterior (PMGA) utilizando a técnica de fora para dentro. Insira a agulha de peridural em um ponto 2 cm inferior e 1 cm medial a partir do PAS. A posição do portal é crucial e deve penetrar na articulação logo acima do tendão subescapular, a cerca de 1 cm do sítio de sua inserção na cabeça umeral. Insira uma cânula Crystal com *labrum* no portal para funcionar como a cânula alternativa para o trabalho com o Shuttle-Relay Suture Passer (Linvatec, Inc., Largo, FL) durante a plicatura posterior.
   c. Substitua a cânula posterior por uma cânula cirúrgica de 8,4 mm. Visualize com o artroscópio no PAS durante a plicatura posterior.
   d. Siga as etapas para a plicatura póstero-inferior com o uso de fios Ethibond ou PDS (Ethicon, Inc., Somerville, NJ) da forma descrita no Capítulo 12. Se a cápsula estiver intensamente distendida e alargada e o *labrum* posterior for deficiente e arredondado, utilize a técnica de sutura em formato de 8 *pinch-tuck* (Fig. 9-3).
   e. Conforme cada ponto for sendo executado, armazene os pares de fios dentro de um Suture Saver. Se os fios forem amarrados assim que forem posicionados, a articulação pode ser tensionada em tal grau que torna difícil a visualização dos tecidos anteriores para o reparo do *labrum* anterior (Fig. 9-4).

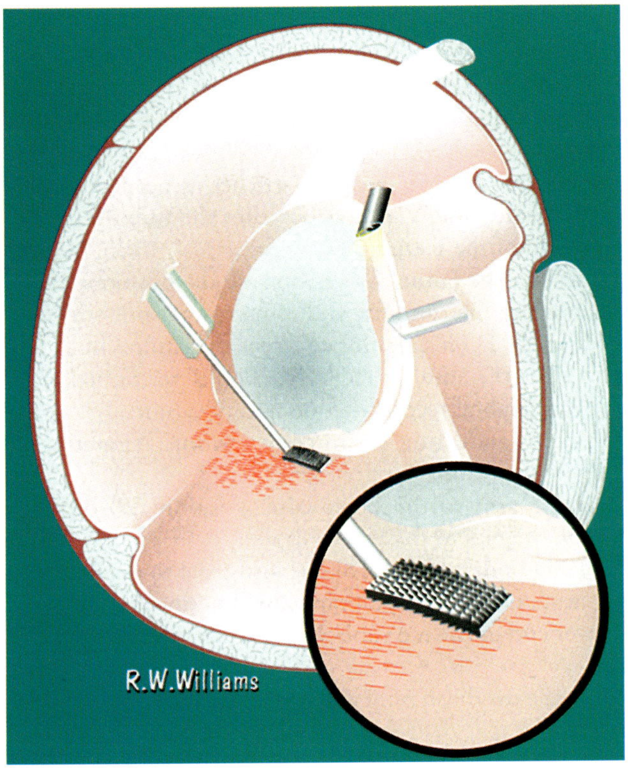

FIGURA 9-2. Faça a abrasão das cápsulas póstero-inferior e anterior e da borda labral com uma lixa sinovial.

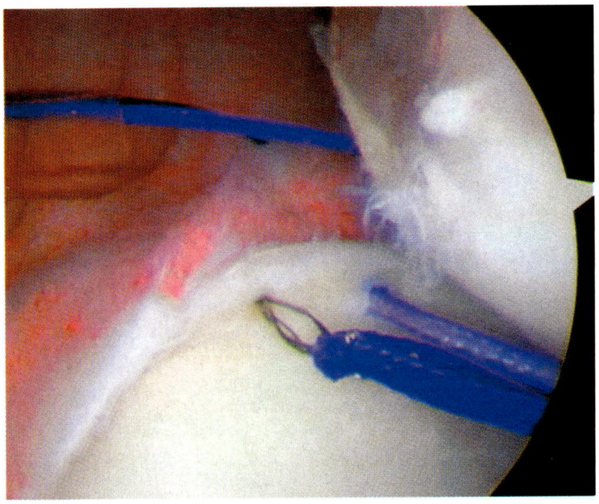

FIGURA 9-3. A primeira etapa na reconstrução anterior é a plicatura da cápsula póstero-inferior com o uso de fios PDS ou Ethibond.

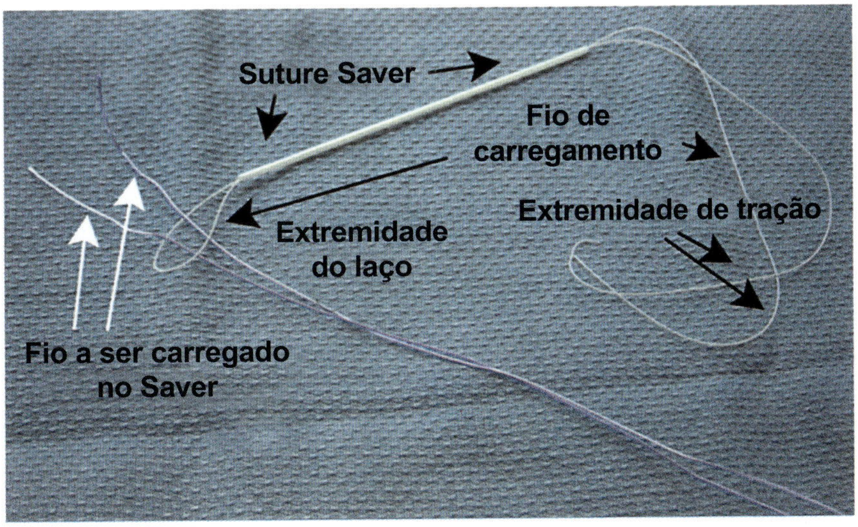

FIGURA 9-4. O Suture Saver (Linvatec, Inc., Largo, FL) é uma fina bainha plástica carregada com um laço de fio 2-0, que é utilizado para puxar ambas as extremidades do fio de plicatura dentro.

f. Passe o Suture Saver sobre os fios de plicatura e por dentro da cânula cirúrgica até chegar à cápsula (Fig. 9-5). O Suture Saver mantém unidos os dois membros do fio, impedindo que os fios fiquem presos em outros fios (Fig. 9-6).
g. Coloque uma pinça na extremidade do Saver, juntamente com os fios, para mantê-lo em posição de modo que os fios permaneçam na cápsula.
h. Continue a plicatura póstero-inferior conforme a necessidade. Geralmente faço duas suturas duplas ou três suturas simples, mas altero o número e o padrão, dependendo da condição dos tecidos.
i. Mova todos os fios cobertos por Suture Savers para fora da cânula posterior através de uma haste-guia, removendo a cânula e reinserindo a cânula Crystal lisa de volta sobre a haste (Fig. 9-7). Essa técnica armazena os fios fora da cânula e fora do caminho durante a realização da reconstrução anterior.

3. Faça a reconstrução e plicatura capsulolabral ântero-inferior.
   a. Mantenha o braço na posição de artroscopia de 70 graus de abdução. Se a visualização anterior não for adequada, aplique uma tração em dois pontos.
      I. Mude a posição do braço para a posição de bursoscopia (20 graus de abdução) movendo os pesos para o cabo amarelo.
      II. Aplique a faixa lateral estéril sob o StaR Sleeve distal à extremidade superior.
      III. Estenda o braço telescópico e a polia para um ponto imediatamente superior à articulação do ombro e prenda a extremidade inferior do cabo vermelho em sua saída na parte inferior do pólo de tração.
      IV. Prenda a faixa lateral na polia sobre a cabeça com um aparelho tipo "balança de peixe" e um conector em formato de gancho em S.
      V. Movimente a tração até que a balança registre 15 libras (Fig. 9-8).
   b. Insira a cânula Crystal lisa de 6 mm no PMGA e a ótica no PAS para a reconstrução anterior. Debride a borda anterior da glenóide removendo os tecidos esgarçados para permitir

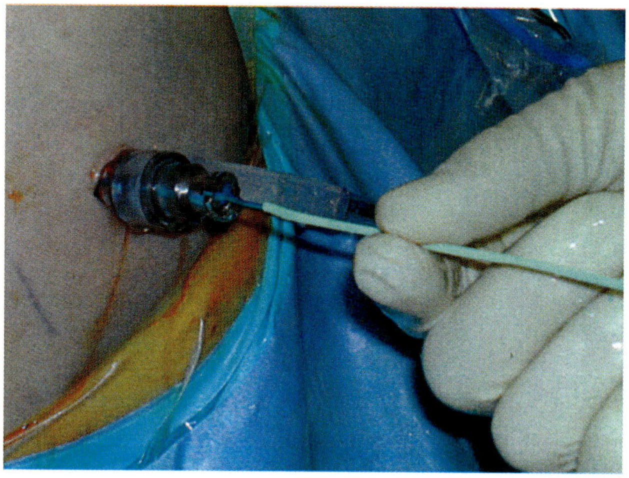

FIGURA 9-5. Trabalho com o Suture Saver (Linvatec, Inc., Largo, FL) sobre os fios e dentro da cânula posterior.

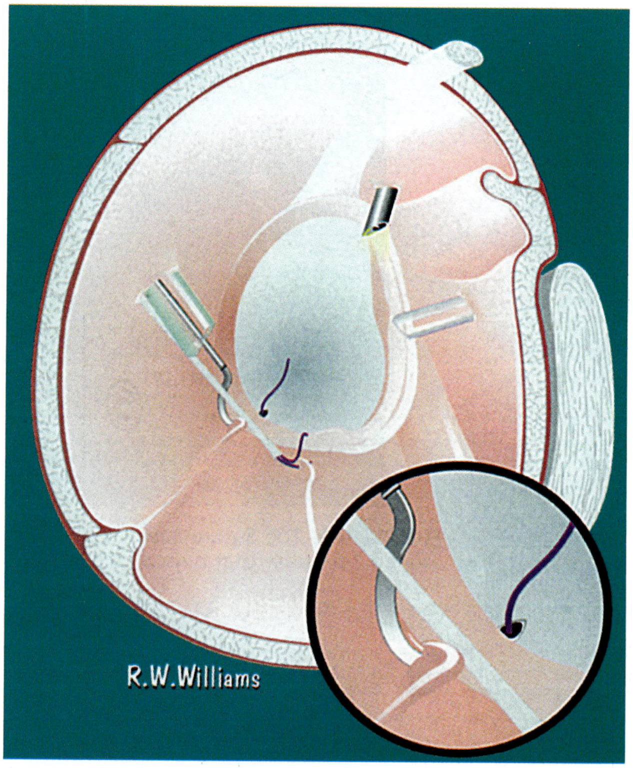

FIGURA 9-6. O Suture Saver (Linvatec, Inc., Largo, FL) é passado sobre os fios de plicatura e para dentro da articulação para impedir que esses fios se misturem com outros fios.

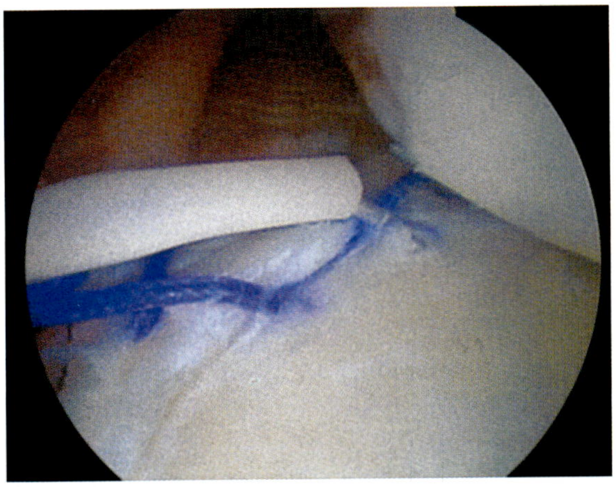

FIGURA 9-7. Os fios de plicatura e os Suture Savers (Linvatec, Inc., Largo, FL) são armazenados fora da cânula Crystal posterior (Arthrex, Inc., Naples, FL).

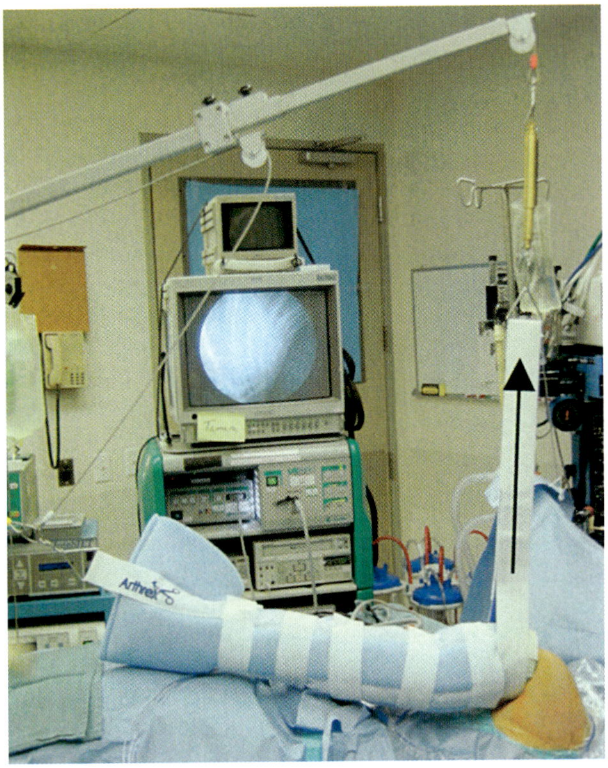

FIGURA 9-8. A faixa de tração lateral é presa à polia no braço telescópico sobre a cabeça com um aparelho tipo "balança de peixe".

uma visualização limpa da articulação. O cirurgião pode se confundir se o *labrum* cicatrizou na glenóide abaixo da borda, parecendo não estar defeituoso. Essa situação é chamada de lesão em avulsão da camada periostal-labral anterior (ALPSA) (1) (Fig. 9-9).

c. Mobilize completamente o *labrum* anterior e a cápsula do colo da glenóide utilizando uma lâmina Liberator e um *shaver* (Fig. 9-10). Libere os tecidos até a posição de 6

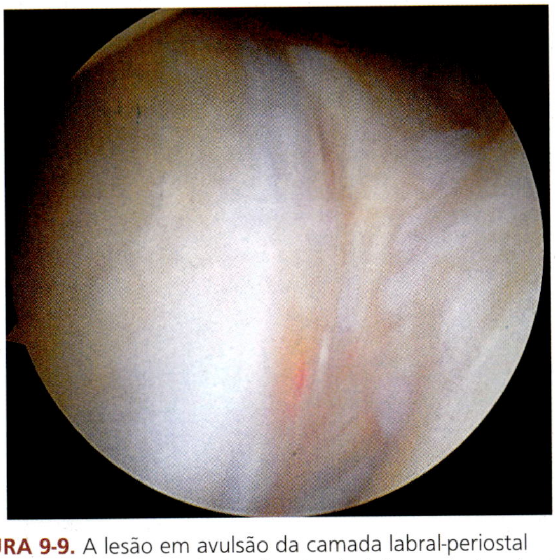

FIGURA 9-9. A lesão em avulsão da camada labral-periostal anterior é reconhecida pela localização do *labrum* abaixo do nível da cartilagem articular associada com frouxidão nos ligamentos anteriores.

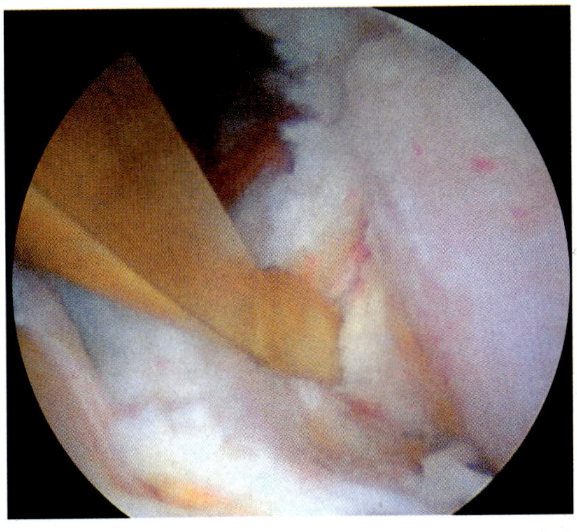

FIGURA 9-10. O elevado Liberator (linvatec, Inc., Largo, FL) é utilizado para separar o *labrum* anterior e a cápsula do colo da glenóide.

horas, tomando cuidado de não comprometer os fios de plicatura posterior previamente passados (Fig. 9-11).

d. Teste a liberdade da mobilidade dos tecidos anteriores prendendo a borda labral com uma pinça avançando-a até a borda da superfície articular. Se a borda labral flutuar livremente até a superfície, a mobilização é completa (Fig. 9-12). Se os tecidos ainda estiverem tensos, continue a liberar os tecidos utilizando um pino de Steinmann de ¼ de polegada como uma alavanca até que haja liberdade de movimento da borda labral até a superfície da cartilagem articular.
e. Debride e faça uma leve abrasão do colo anterior da glenóide para remover os tecidos moles e expor o osso esponjoso. Não remova osso de apoio da borda da glenóide (Fig. 9-13).
f. Crie o primeiro orifício piloto para a âncora mais inferior através da inserção do Impactor Mini-Revo através do PMGA e coloque a ponta a 2 mm da face da cartilagem articular da glenóide na posição de 5 horas. Golpeie o cabo do impactor para marcar o orifício, inserindo aproximadamente dois terços da ponta no osso. Eu prefiro perfurar o orifício, além de me assegurar de que o encaixe é adequado para a colocação da âncora. Se a posição é aceitável, termine o orifício piloto com a broca Mini-Revo até a linha de acomodação horizontal (Fig. 9-14).
g. Crie e perfure dois outros orifícios ao longo da borda da cartilagem nas posições de 4:30 e 3:30 (Fig. 9-15).
h. Faça uma rosca no orifício piloto com o martelete Mini-Revo. Essa importante parte do procedimento sempre deve ser feita para assegurar que a âncora Mini-Revo de titânio esteja completamente acomodada abaixo do osso subcondral sem que haja o risco de quebrá-la durante sua inserção no osso rígido da glenóide (Fig. 9-16).
i. Mude a cânula Crystal no PMGA para uma cânula cirúrgica de 8,4 mm antes de inserir a primeira âncora Mini-Revo.

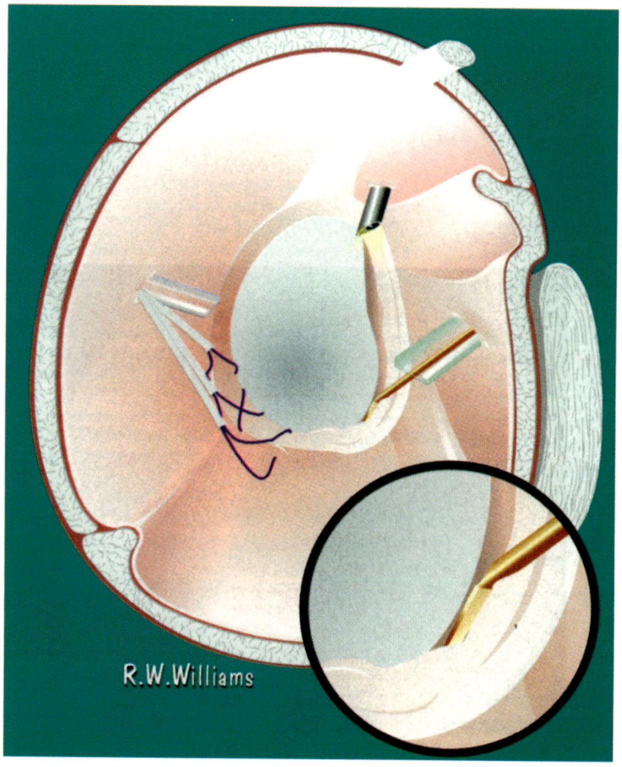

FIGURA 9-11. É crucial desinserir toda a cápsula ântero-inferior e o *labrum* com o elevador Liberator (Linvatec, Inc., Largo, FL).

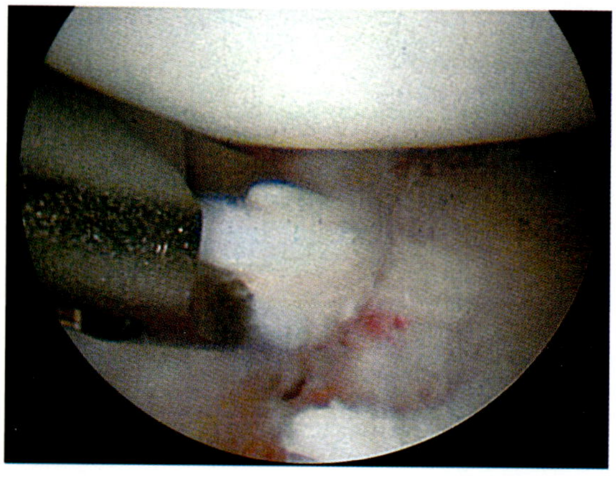

FIGURA 9-12. Quando os tecidos capsulares anteriores são mobilizados de modo adequado, eles podem ser facilmente reposicionados na borda da glenóide com o uso de uma pinça.

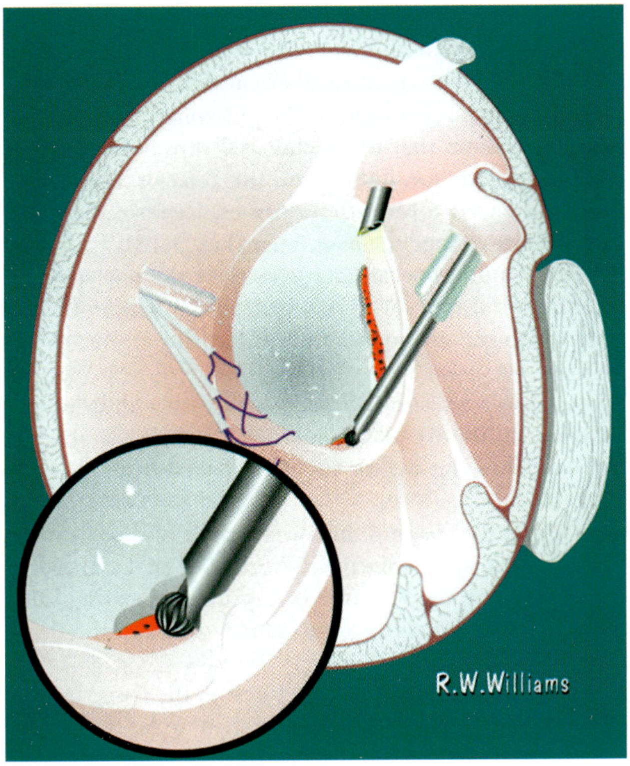

FIGURA 9-13. Debride e raspe suavemente a superfície óssea da glenóide anterior.

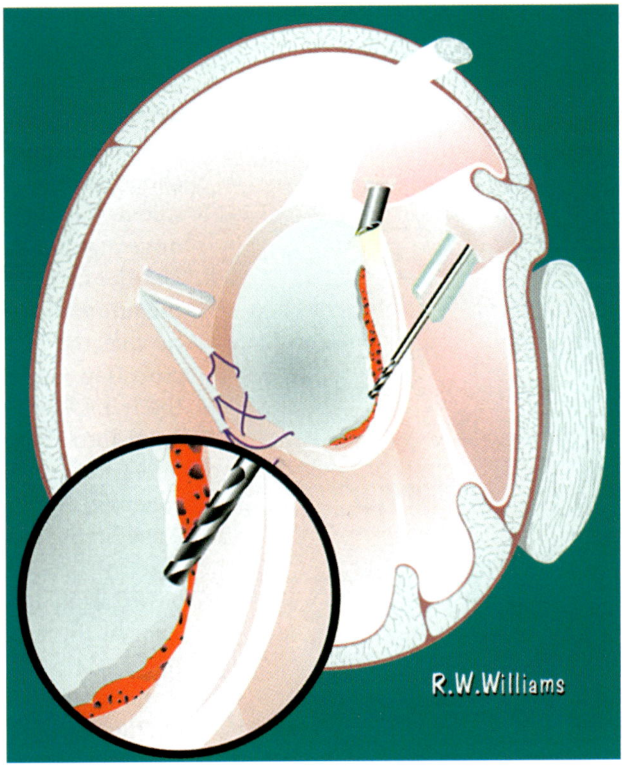

FIGURA 9-14. O primeiro orifício piloto para a âncora Mini-Revo (Linvatec, Inc., FL) é iniciado com uma marcação na face da glenóide na posição de 5 horas.

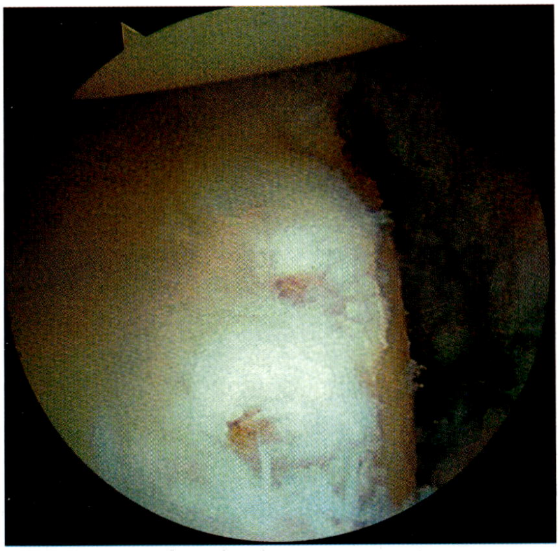

FIGURA 9-15. Os três orifícios piloto ântero-inferiores estão no local ideal: 2 mm na face da glenóide.

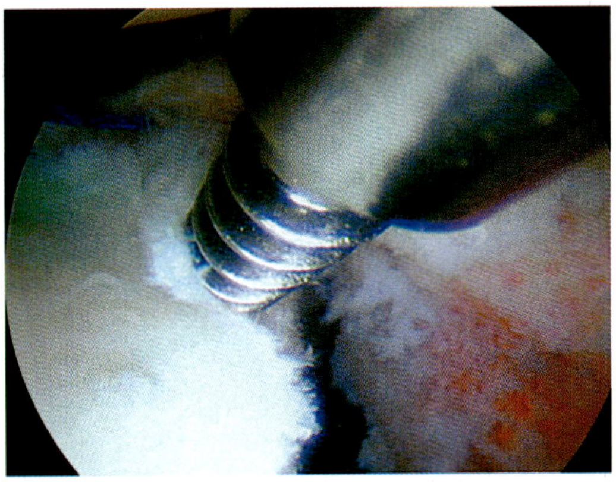

FIGURA 9-16. A preparação final do orifício piloto é feita com o uso do martelete Mini-Revo (Linvatec, Inc., Largo, FL).

j. Insira a primeira âncora Mini-Revo carregada com um fio Ethibond número 2 na cânula cirúrgica localizada no PMGA. Tenha a certeza de que a cânula está apropriadamente posicionada na chave de parafuso de modo que o orifício esteja alinhado com a linha de orientação vertical (Fig. 9-17). Aparafuse completamente a âncora no orifício piloto até que a linha de acomodação horizontal esteja completamente abaixo do osso. Alinhe o traço de orientação vertical na direção da cápsula ântero-inferior para assegurar que o orifício da âncora esteja direcionado para esses tecidos. Remova a chave de parafusos, tomando cuidado para não mudar seu alinhamento (Fig. 9-18).

k. Use o gancho de crochê através da cânula posterior para recuperar um dos filamentos do fio que sai do orifício na face ântero-inferior da âncora. Faça com que o gancho passe por baixo da âncora para que os fios não se cruzem (Fig. 9-19).

l. Insira um gancho de sutura Spectrum curvo carregado com um Shuttle-Relay a 1 cm do PMGA e crie um ponto de plicatura saudável através do tecido da cápsula ântero-inferior, 1 a 2 cm abaixo da âncora e 1 cm lateral da borda labral (Fig. 9-20).

m. Um método alternativo que é útil na criação dos pontos mais baixos utiliza um impactor Caspari Suture modificado (Arthrotek, Inc., Warsaw, IN) (Fig. 9-21). A agulha é passada da região anterior para a posterior, prendendo uma porção da cápsula e saindo sob o *labrum* em uma posição imediatamente inferior à âncora. Passe o Shuttle-Relay através dos tecidos (Fig. 9-22).

n. Se a cápsula estiver extremamente dilatada, crie um ponto *pinch-tuck* no tecido, passando a ponta da agulha através de uma dobra de 1 cm na cápsula e depois por sob o *labrum*. Role a roda no gancho em formato de crescente para levar o Shuttle (Linvatec, Inc., Largo FL) até a articulação. Segure a ponta do Shuttle com uma pinça miniatura e recupere-a através da cânula posterior.

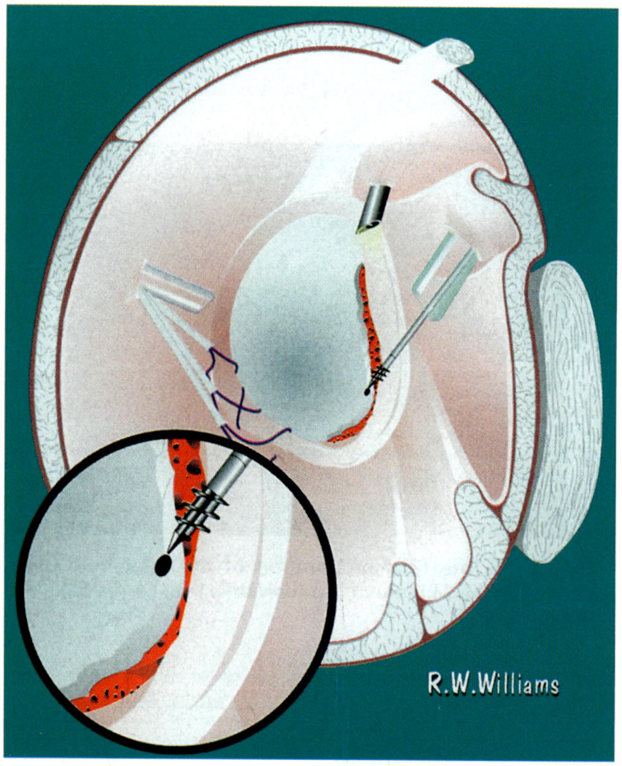

FIGURA 9-17. Insira a primeira Mini-Revo (Linvatec, Inc., Largo, FL) no orifício mais baixo.

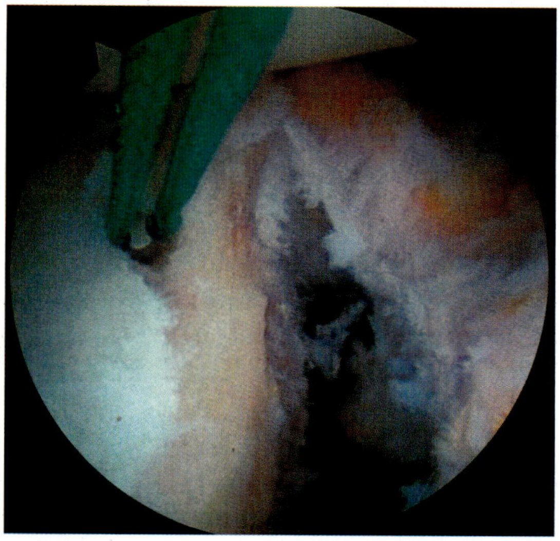

FIGURA 9-18. A primeira âncora Mini-Revo (Linvatec, Inc., Largo, FL) é inserida no osso, e o fio é alinhado na direção dos ligamentos ântero-inferiores.

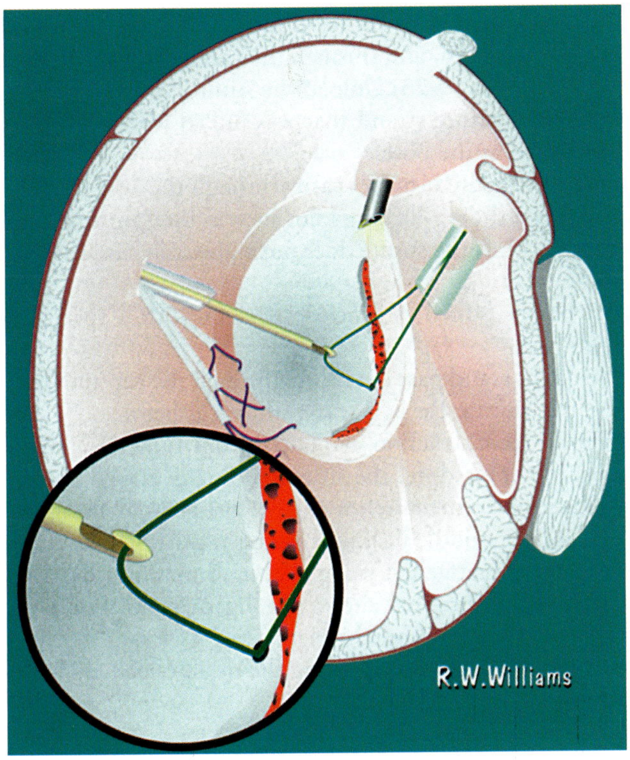

FIGURA 9-19. O gancho de crochê recupera o filamento inferior do fio que sai pela face anterior da âncora.

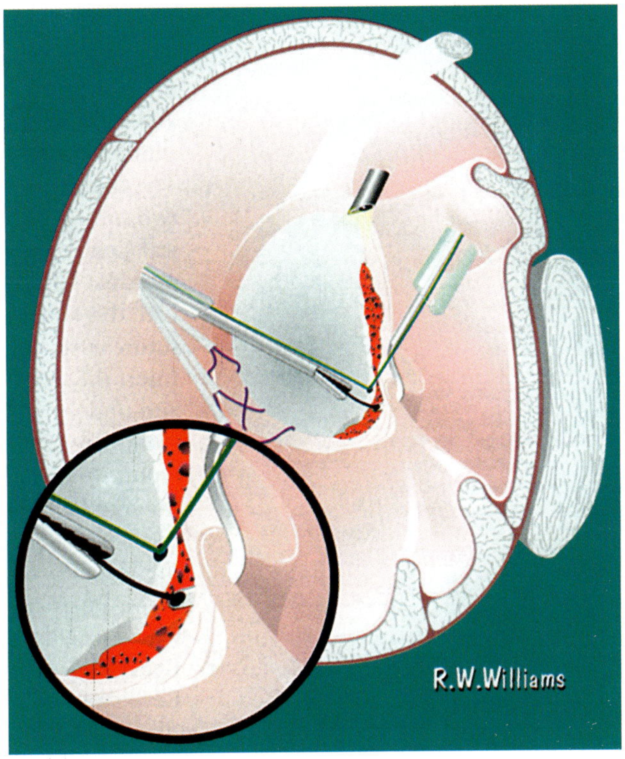

FIGURA 9-20. A agulha curva de sutura carregada com um Shuttle-Relay (Linvatec, Inc., Largo, FL) é passada através da cápsula e sob o *labrum* para criar um ponto de reparo em plicatura.

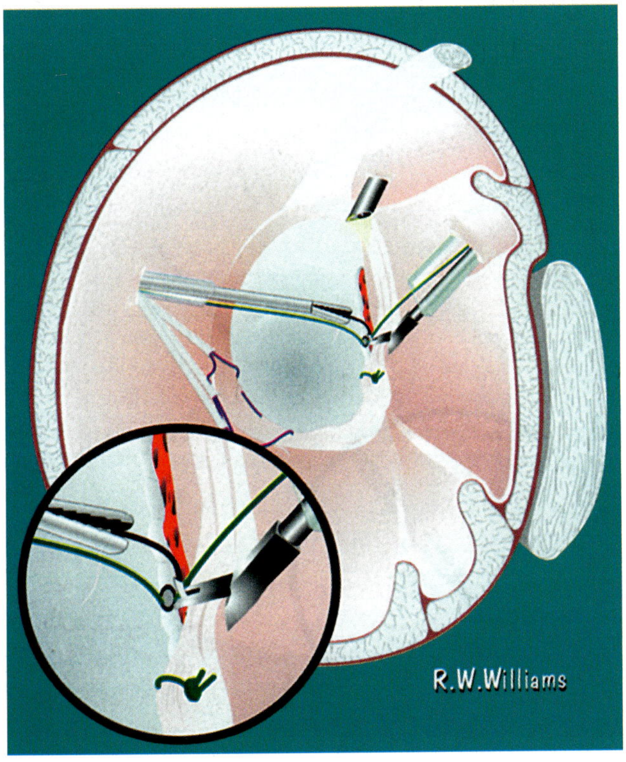

FIGURA 9-21. O Impactor Caspari Suture facilita a tarefa, algumas vezes difícil, de passar o Shuttle (Linvatec, Inc., Largo, FL) mais inferior sob o *labrum*.

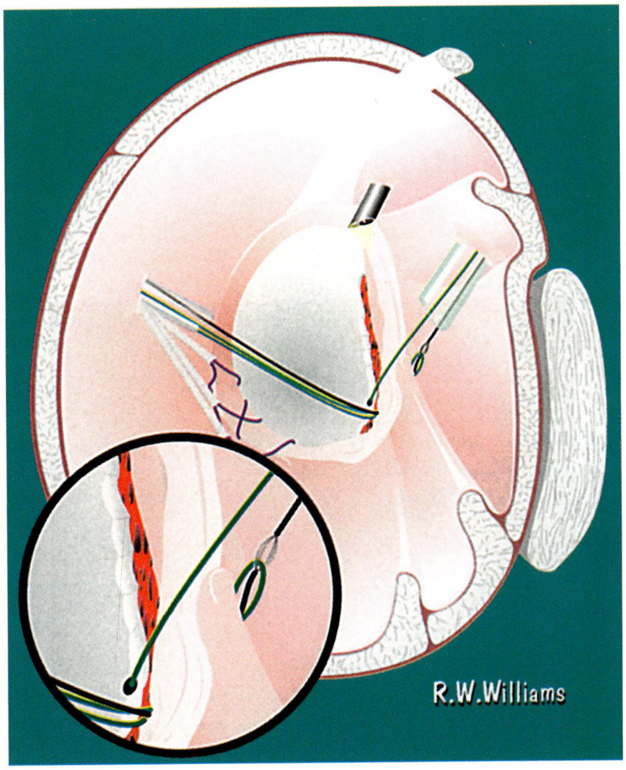

FIGURA 9-22. O Impactor Caspari Suture modificado é uma ferramenta útil para a passagem dos fios mais inferiores.

o. Fora do portal posterior, carregue o fio no orifício do Shuttle, levando-o de volta à articulação, sob o *labrum* e através da cápsula, puxando-o de volta a partir da extremidade anterior do Shuttle (Fig. 9-23). Retire o fio do Shuttle e tracione-o para encurtar o filamento que foi puxado com o Shuttle, pois este será utilizado como poste.

p. Teste a mobilidade do fio para ter a certeza de que ele se move facilmente através do orifício. Amarre os dois filamentos do fio com o uso de um nó deslizante-bloqueante como o nó do Samsung Medical Center (SMC) (Fig. 9-24). Se os fios não deslizam com facilidade, use o nó Revo *multiple half-hitch*.

q. Corte as extremidades dos fios com uma pinça *basket* ou microtesouras ou com um cortador de fios especializado, deixando um fragmento de 2 mm.

r. Insira a segunda âncora Mini-Revo e passe o fio através da 'imbricação' da cápsula e sob o *labrum* utilizando o Shuttle-Relay. Amarre os fios da mesma forma descrita anteriormente.

s. Complete a reconstrução ântero-inferior com a terceira âncora Mini-Revo ao redor da posição de 3:30 do relógio. Neste momento, o fio geralmente é passado através do ligamento médio e se dobra na direção da borda anterior da glenóide juntamente com o *labrum*. Se o sítio da âncora do ligamento médio foi rompido como parte da patologia, ele pode ser reinserido com o uso dos mesmos métodos descritos anteriormente, mas colocando a âncora no sítio original do ponto de ancoragem do ligamento, que geralmente se localiza logo acima da incisura médio-glenoidal (Fig. 9-25).

t. Repare qualquer patologia com lesão SLAP que esteja presente utilizando a técnica de reparo SLAP com o Big Eye Revo Suture Sling (veja Capítulo 12).

4. Amarre os fios da plicatura posterior.

   a. Mantenha a ótica no PSA e visualize os Suture Savers armazenados fora da cânula Crystal lisa posterior.

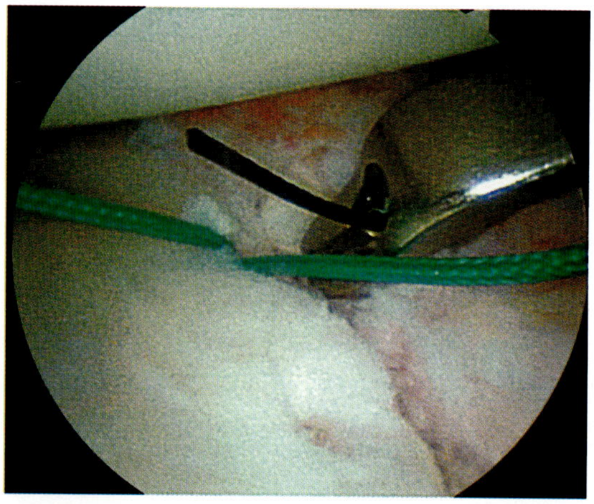

FIGURA 9-23. O Shuttle-Relay Suture Passer (Linvatec, Inc., Largo, FL) é carregado com o fio posterior e é levado através da articulação, sob o *labrum* e para fora através do portal médio-glenoidal anterior.

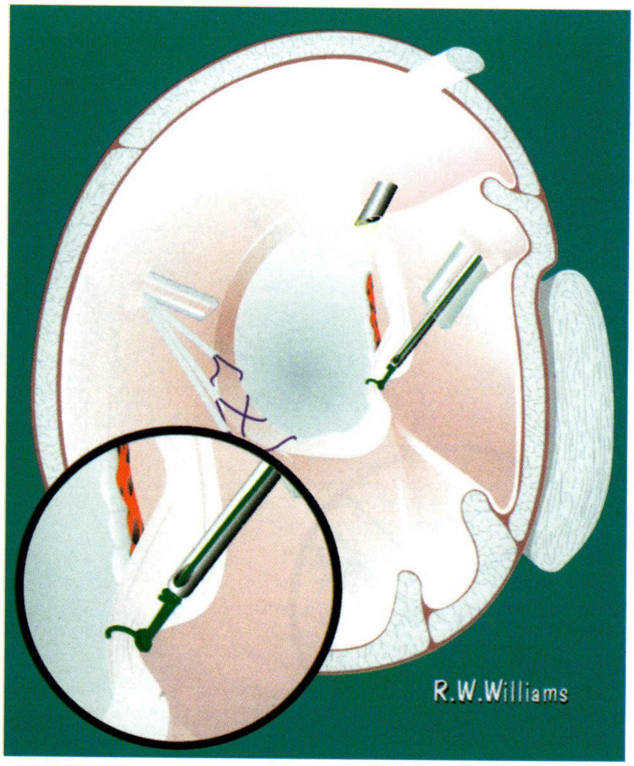

FIGURA 9-24. Amarre os fios utilizando o nó deslizante-bloqueante como o nó do Samsung Medical Center.

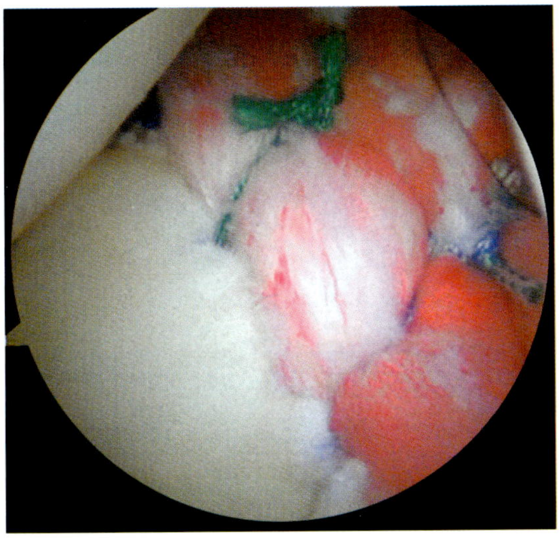

FIGURA 9-25. A reconstrução anterior completa consiste em uma cunha labral anterior firme com uma cápsula anterior bem tensionada.

b. Libere a pinça em um dos Suture Savers e remova a cânula.
c. Fora do portal posterior, insira a pinça artroscópica através da cânula Crystal e agarre as extremidades do primeiro par de fios. Puxe os fios juntamente com o Suture Saver através da cânula (Fig. 9-26).
d. Empurre a cânula Crystal para o portal posterior sobre o Saver. O Saver protege os fios durante a inserção da cânula e guia a cânula para a localização apropriada para a amarração (Fig. 9-27).
e. Remova o Suture Saver e amarre os fios com o uso de um nó Tennessee Slider para o PDS ou um nó Revo para fios trançados (Fig. 9-28).
f. Recupere e amarre o segundo e terceiro pares de fios.
g. Feche o portal posterior utilizando um gancho de sutura Crescent e um fio PDS (veja Capítulo 12).
h. Uma avaliação final da articulação a partir do portal ântero-superior documenta que a cabeça umeral está bem equilibrada no centro da glenóide e que a lesão de Hill-Sachs foi rodada posteriormente, não sendo mais visível (Fig. 9-30).

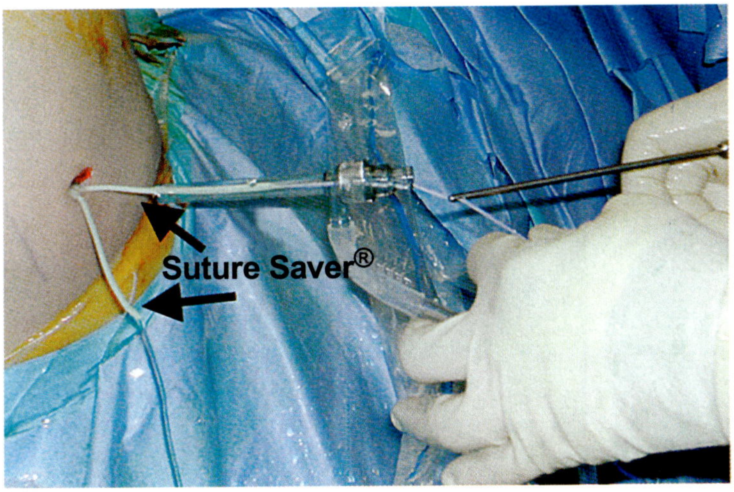

FIGURA 9-26. Use uma pinça artroscópica na ponta dos fios para puxá-los juntamente com o Suture Saver (Linvatec, Inc., Largo, FL) através da cânula Crystal (Arthrex, Inc., Naples, FL).

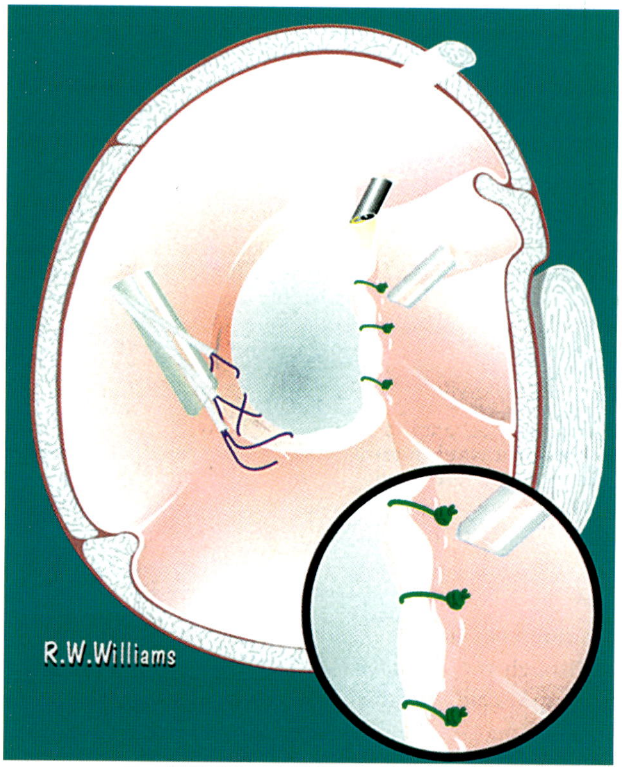

FIGURA 9-27. Empurre a cânula Crystal (Arthrex, Inc., Naples, FL) através do portal posterior sobre o Suture Saver (Linvatec, Inc., Largo, FL.)

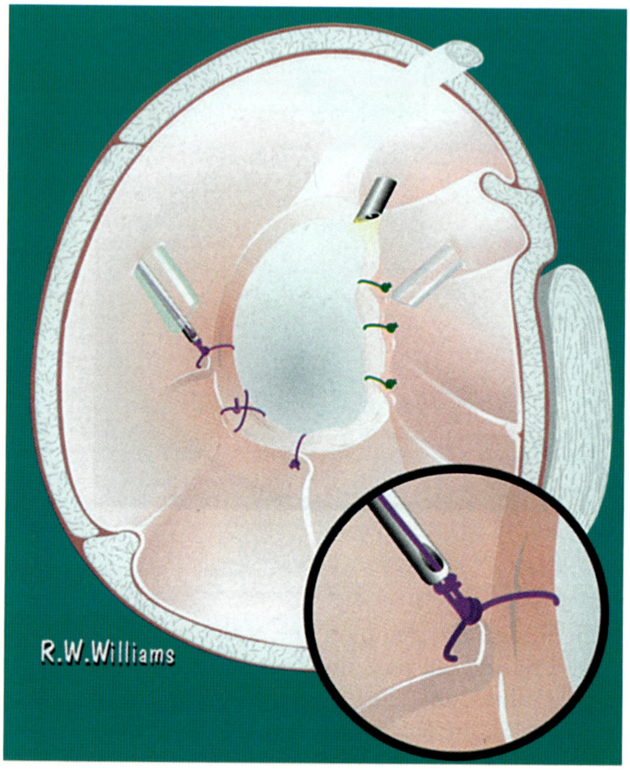

FIGURA 9-28. Amarre os fios posteriores através da cânula.

5. No pós-operatório, apóie o braço em uma tipóia de rotação neutra, o Ultra Sling (dj Orthopedics, Inc., Carlsbad, CA) durante 4 a 6 semanas (Fig. 9-31). Encoraje os movimentos ativos do cotovelo, punho e da mão utilizando uma bola de borracha no primeiro dia após a cirurgia. Comece os exercícios pendulares suaves, rotações interna e externa isométrica e elevação frontal assistida com o uso de uma polia após 7 a 10 dias. Inicie um programa formal de fisioterapia se o progresso for lento e a rotação externa for inferior a 35 graus, 6 semanas após a cirurgia. Inclua recomendações explícitas para o fisioterapeuta evitar uma manipulação forçada em rotação externa em abdução durante os primeiros 3 meses. A amplitude de

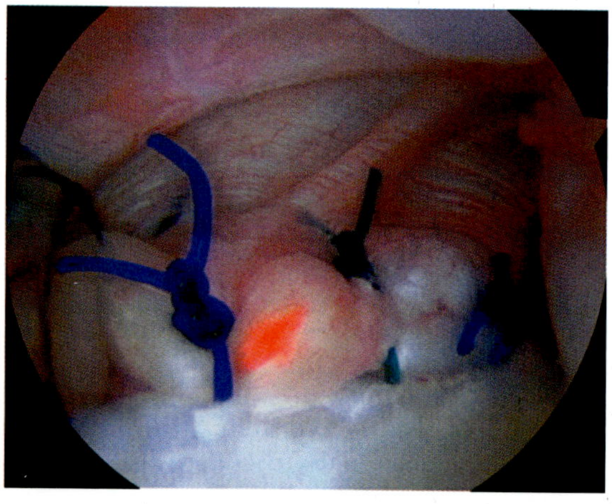

FIGURA 9-29. O reparo posterior foi realizado com três fios PDS (Ethicon, Inc., Sommerville, NJ) para suplementar a reconstrução anterior.

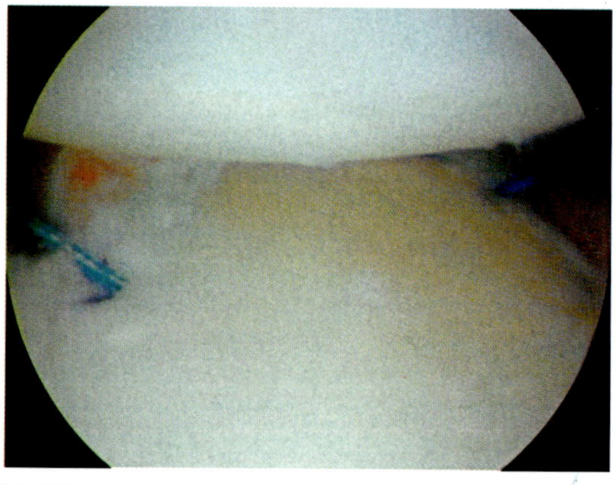

FIGURA 9-30. A vista final a partir do portal ântero-superior demonstra uma articulação equilibrada.

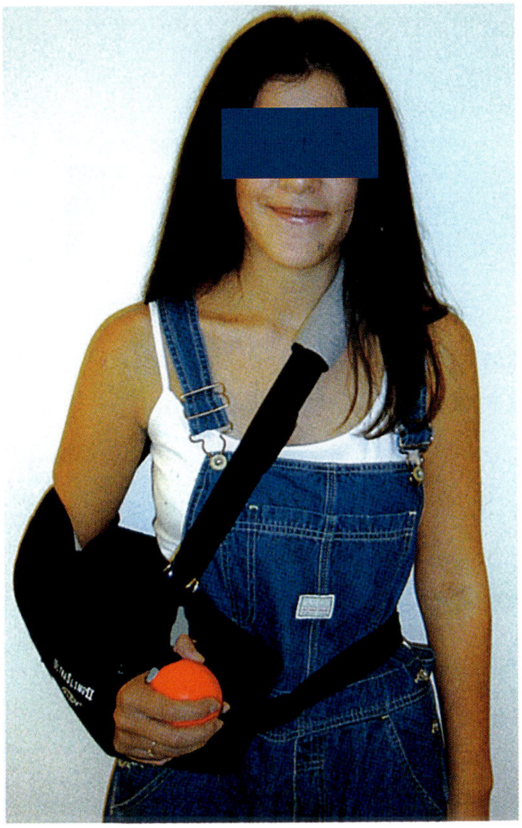

FIGURA 9-31. O braço é apoiado em uma Ultra Sling (dj Orthopedics, Inc., Carlsbad, CA), uma tipóia com rotação neutra, por 4 a 6 semanas após a cirurgia.

movimentos ativa e o fortalecimento são aceitáveis. Estimule o paciente para um programa de recuperação da atividade de arremesso, incluindo esportes de contato aos 6 meses, desde que sua força e movimento estejam próximos ao normal e os sintomas de instabilidade tenham desaparecido.

CONSIDERAÇÕES SOBRE O REPARO DA INSTABILIDADE ÂNTERO-INFERIOR

Minha experiência com o reparo artroscópico da instabilidade ântero-inferior nos últimos 17 anos evoluiu do inquietante para o extremamente satisfatório. As técnicas artroscópicas iniciais, incluindo as suturas transglenóides, grampos metálicos, pinos absorvíveis para a glenóide e parafusos canulados com arruelas, apresentaram índices de falhas inaceitavelmente altos e várias complicações. Os registros iniciais na literatura se basearam nessas cirurgias não-anatômicas e levaram muitos cirurgiões a acreditar que todas as técnicas de reconstrução artroscópica eram inferiores aos métodos abertos (Fig. 9-32). Atualmente, utilizando as técnicas descritas anteriormente, podemos esperar atingir um resultado bem-sucedido com excelente estabilidade e movimento e um retorno essencialmente completo às atividades para mais de 95% dos pacientes. As falhas geralmente são atribuíveis a uma nova lesão violenta no período pós-operatório inicial, manipulação exageradamente vigorosa por um fisioterapeuta ou seleção inadequada do paciente (*e. g.*, tentativa de reparo em casos com grave deficiência óssea).

Alguns casos devem ser submetidos a cirurgias abertas. Na presença de uma fratura significativa da borda anterior da glenóide (> 20%), um grande defeito na face posterior da cabeça umeral ou uma severa lesão ligamentar (*e. g.*, após um procedimento prévio de encolhimento capsular, uma lesão HAGL ou avulsão umeral no ligamento glenoumeral), a artroscopia deve ser interrompida e o ombro aberto (Fig. 9-33). Na minha experiência, essas intercorrências acontecem em

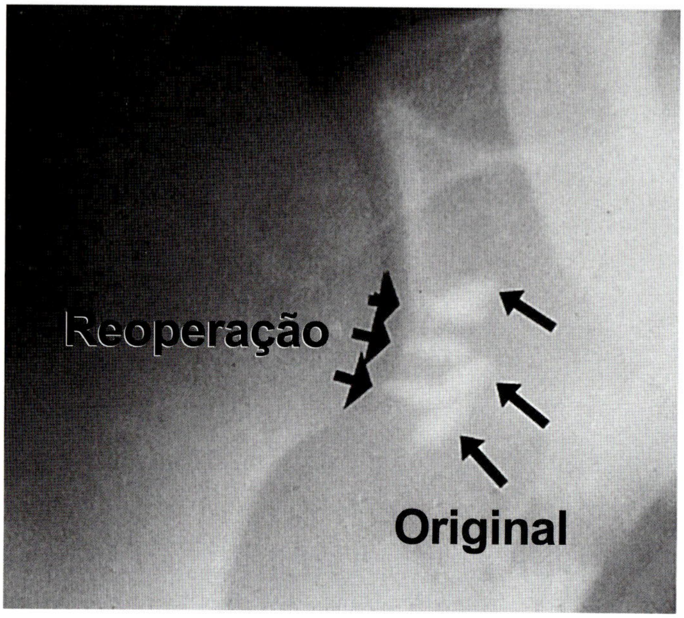

FIGURA 9-32. A primeira reconstrução foi realizada com o uso de âncoras Mitek (Poway, CA) e falhou porque as âncoras foram inseridas 1 cm abaixo do nível da articulação. O reparo, refeito com o uso de âncoras Mini-Revo (Linvatec, Largo, FL) colocadas na face anterior da cartilagem articular, foi bem-sucedido.

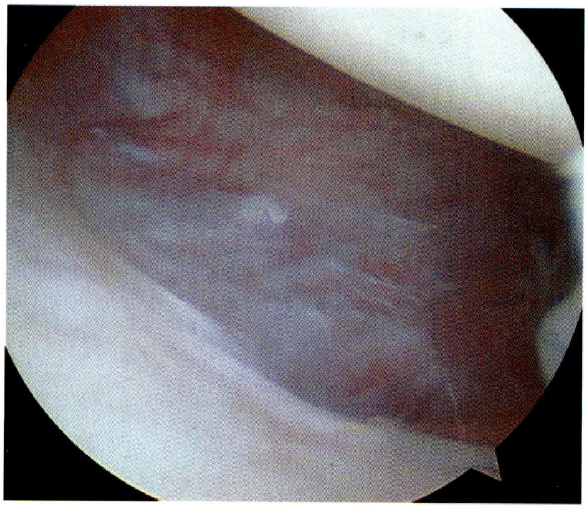

FIGURA 9-33. O paciente apresenta uma severa instabilidade depois de ter sido tratado para uma leve subluxação através de um encolhimento capsular térmico.

5% dos casos levados à sala de cirurgia. Parece que, se for possível a restauração de um bom tônus nas cápsulas anterior e posterior, a reconstrução do *labrum* na face da glenóide e o reparo dos ligamentos suspensórios superiores, o ombro pode se recuperar com um resultado previsivelmente excelente.

REFERÊNCIA BIBLIOGRÁFICA

1. Neviaser T. ALPSA lesion. Artigo apresentado no Annual Meeting of the Arthroscopy Association of North America, Boston, MA, April 1992.

10

INSTABILIDADE POSTERIOR

A instabilidade posterior traumática do ombro é menos comum do que a instabilidade anterior. Apesar de poder ocorrer como um problema unidirecional, a instabilidade posterior é encontrada com maior freqüência como um componente das frouxidões completas do ombro combinada a luxação anterior ou instabilidade multidirecional. As reconstruções cirúrgicas abertas tradicionais rotineiramente não são bem sucedidas para a instabilidade posterior, e a morbidade cirúrgica é alta (Fig. 10-1). No Capítulo 9, na seção que trata da instabilidade ântero-inferior, discuto o tratamento cirúrgico artroscópico das formas mais sutis de frouxidão posterior com o uso de fios simples ou trançados para a plicatura da cápsula póstero-inferior. No Capítulo 11, discuto uma plicatura posterior "formal" utilizada como um componente do tratamento da instabilidade multidirecional. Neste capítulo, me concentro nas técnicas para o reparo das lesões em avulsão capsulolabral traumáticas, denominadas lesões de Bankart, e uma avulsão capsular umeral chamada de avulsão umeral reversa do ligamento glenoumeral (RHAGL).

POSICIONAMENTO PARA A ESTABILIZAÇÃO POSTERIOR

O paciente é posicionado na mesa de cirurgia da mesma forma utilizada para a artroscopia padrão do ombro. O exame ligamentar registrado em vídeo sob anestesia é similar e documenta o grau do deslizamento ou subluxação posterior, bem como outros componentes da frouxidão. Se a história e os estudos por imagens pré-operatórias confirmarem o diagnóstico, procedemos com o reparo posterior descrito adiante.

CRIAÇÃO DOS PORTAIS PARA A ESTABILIZAÇÃO POSTERIOR E ARTROSCOPIA DIAGNÓSTICA

Crie o portal médio-glenoidal posterior (PMGP) inicial numa posição um pouco mais superior do que a utilizada para a reconstrução anterior com plicatura posterior. A incisão na pele é feita 2 a 3 cm inferior e 2 cm medial a partir do canto posterior do acrômio. A cânula deve entrar na articulação 2 cm acima do equador da glenóide imediatamente lateral à linha articular. O portal médio-glenoidal anterior (PMGA) é criado com o uso da técnica de dentro para fora através do posicionamento da cânula posterior no centro do triângulo subescapular e empurrando uma haste-guia por dentro da cânula, através da cápsula anterior e sob a pele. Uma pequena contra-incisão é feita e a haste é liberada anteriormente. A segunda cânula é inserida sobre a haste-guia e trabalhada na direção da articulação. Um completo exame de 15 pontos da anatomia é registrado em vídeo. Se for identificada uma desinserção labral posterior, prosseguimos com o reparo posterior.

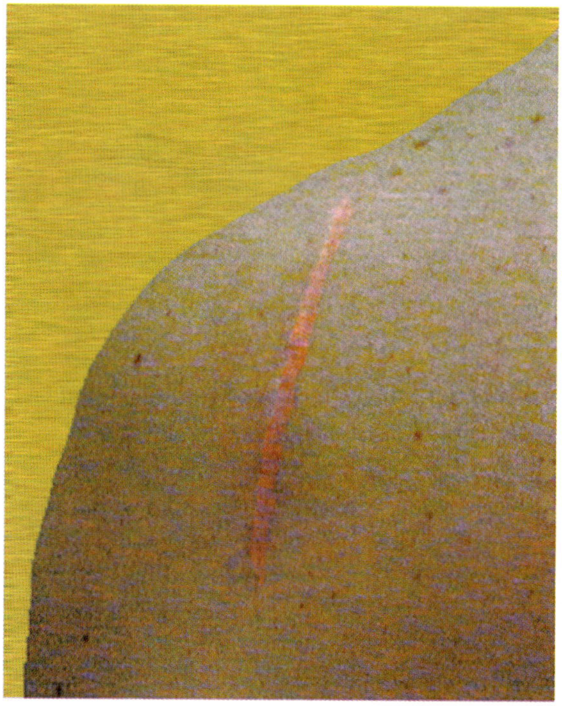

FIGURA 10-1. A grande incisão necessária para as reconstruções posteriores abertas pode ser desfigurante no paciente jovem.

TÉCNICA CIRÚRGICA ARTROSCÓPICA PARA A ESTABILIZAÇÃO POSTERIOR

1. Com a ótica no portal ântero-superior (PAS), insira um *shaver* de 4 mm com raio total na cânula do PMGP para raspar qualquer fragmento do *labrum* posterior e reativar a sinóvia. O *labrum* raramente está desviado medialmente, como geralmente é observado na instabilidade anterior. Geralmente o *labrum* está meramente desinserido da borda, o que torna os ligamentos frouxos (Fig. 10-2).
2. Não libere o *labrum* da glenóide posterior, como é necessário no reparo anterior, pois o objetivo é a restauração do *labrum* na posição original na borda da glenóide e fazer uma plicatura dos tecidos capsulares. Geralmente é possível preparar o osso abaixo do *labrum* desinserido com o uso de uma lâmina *shaver* de 4-mm para limpar e reavivar o osso. Uma broca esférica de 4 mm algumas vezes é necessária (Fig. 10-3). Os tecidos moles devem ser retirados o

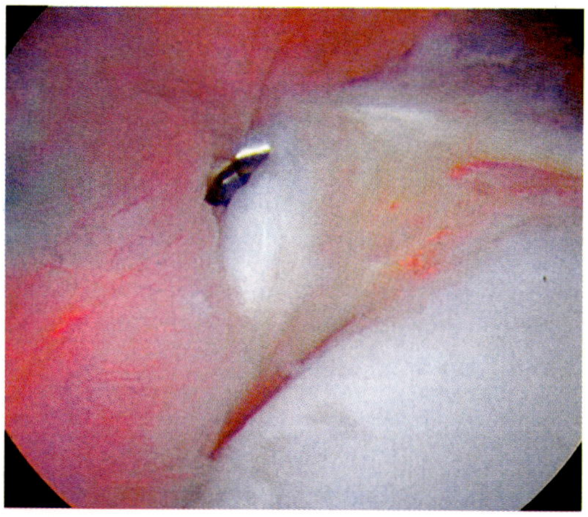

FIGURA 10-2. A borda do *labrum* está desinserida da glenóide na instabilidade posterior, mas raramente está completamente desinserida.

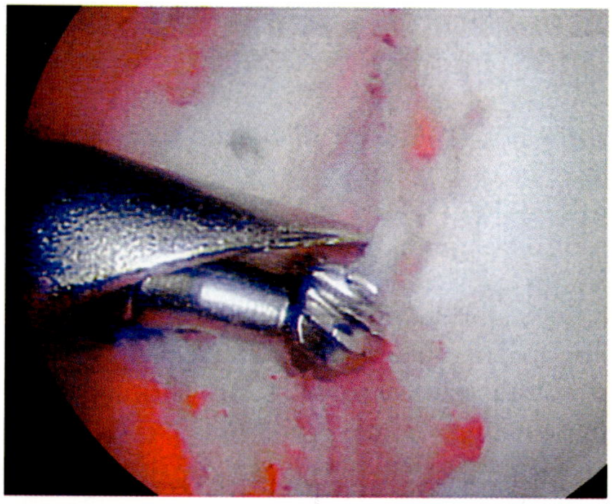

FIGURA 10-3. Uma broca esférica de 4 mm é utilizada para limpar o osso.

suficiente para permitir a visualização do osso abaixo do *labrum* e assegurar uma posição adequada para a inserção das âncoras de sutura. Se a cartilagem articular estiver danificada, pode ser desejável a mobilização do *labrum* o suficiente para permitir um pouco de avanço anterior para cobrir o osso subcondral exposto.

3. Um segundo portal, o portal póstero-lateral (PPL), geralmente é necessário para a inserção das âncoras de sutura no ângulo apropriado. Planeje esse portal através da inserção de uma agulha de peridural na articulação em um ponto aproximadamente 3 cm inferior e 2 cm lateral ao PMGP. O ângulo da agulha deve ser tal que se aproxime da glenóide em uma direção que permita a inserção das âncoras no osso preparado sem desviar sob a cartilagem articular. Podem ocorrer variações na posição em pacientes maiores ou menores. Depois de estabelecer a posição do PPL, faça uma incisão na pele. Em pacientes maiores, posso escolher inserir uma cânula Crystal lisa (Arthrex, Inc., Naples, FL) no PPL, mas geralmente é melhor passar o *punch* Mini-Revo (Arthrex, Inc., Naples, FL), perfurar e ancorar diretamente através dos tecidos sem uma cânula.
4. Mantenha a ótica no PMGP ou no PAS para o reparo; use o portal que proporcione a melhor visualização durante a cirurgia. Neste capítulo, descrevo o procedimento como se a ótica estivesse posicionada no PAS e a cânula auxiliar utilizada para a recuperação do Shuttle-Relay Suture Passer (Linvatec, Inc., Largo, FL) posicionada no PMGA. Se a visualização a partir do PMGP for melhor, você pode optar por manter a ótica nesse portal para preparar o osso e inserir as âncoras, mas mudando para o PAS para observar a sutura com os instrumentais de amarração passando através do PMGP.
5. Insira o *impactor ósseo* Mini-Revo (diáfise dourada) através do PLP para iniciar a criação do orifício piloto para a âncora mais inferior em uma posição de 7 horas. Crie o orifício piloto na borda do osso preparado em uma região adjacente ao *labrum* e não necessariamente na face da cartilagem articular. Isso é diferente da posição de âncora necessária para uma reconstrução labral anterior. Crie o orifício inicial, tomando cuidado para não desviar sob a cartilagem articular ou dividir a borda da glenóide, e termine o orifício com a broca Mini-Revo, assegurando que a perfuração seja interrompida em uma posição imediatamente abaixo da marca de acomodação horizontal (Fig. 10-4).
6. Use o rosqueador Mini-Revo a seguir, inserindo-o até que o ombro rosqueado crie uma indentação na cartilagem. Os detritos devem ser removidos com um *shaver*.
7. Insira a primeira âncora Mini-Revo através do PPL (ou cânula se for utilizada) e observe cuidadosamente sua completa acomodação no anel horizontal na chave (Fig. 10-5). Oriente o guia de alinhamento vertical para o tecido labral póstero-inferior. Remova a chave de parafusos, visualize a âncora e teste os fios (Fig. 10-6).

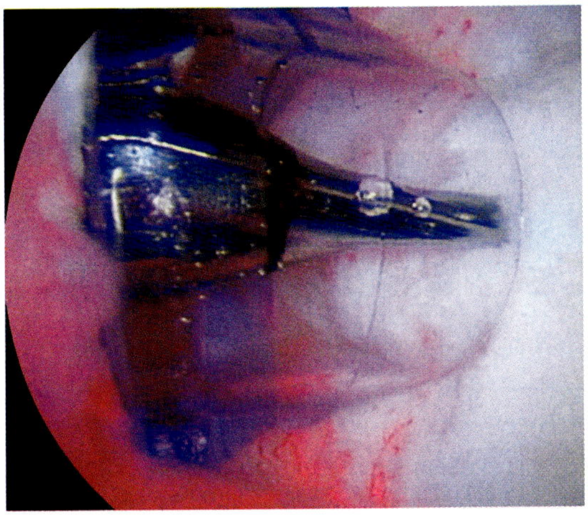

FIGURA 10-4. Crie o primeiro orifício piloto posterior com o uso de um *punch* Mini-Revo (Arthrex, Inc., Naples, FL) e perfure na posição de 7 horas.

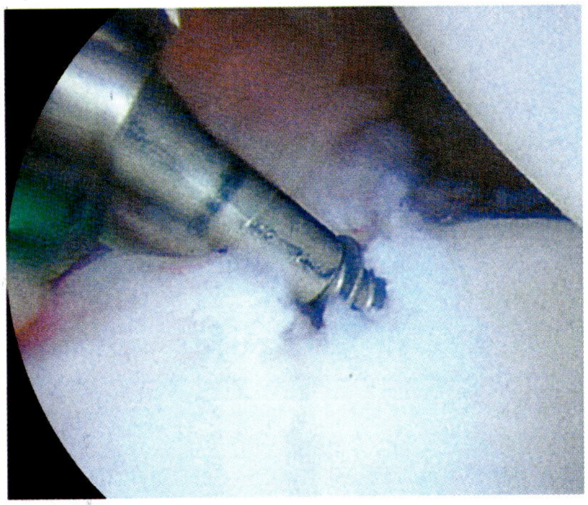

FIGURA 10-5. A primeira âncora Mini-Revo (Arthrex, Inc., Naples, FL) é inserida no orifício piloto na posição de 7 horas.

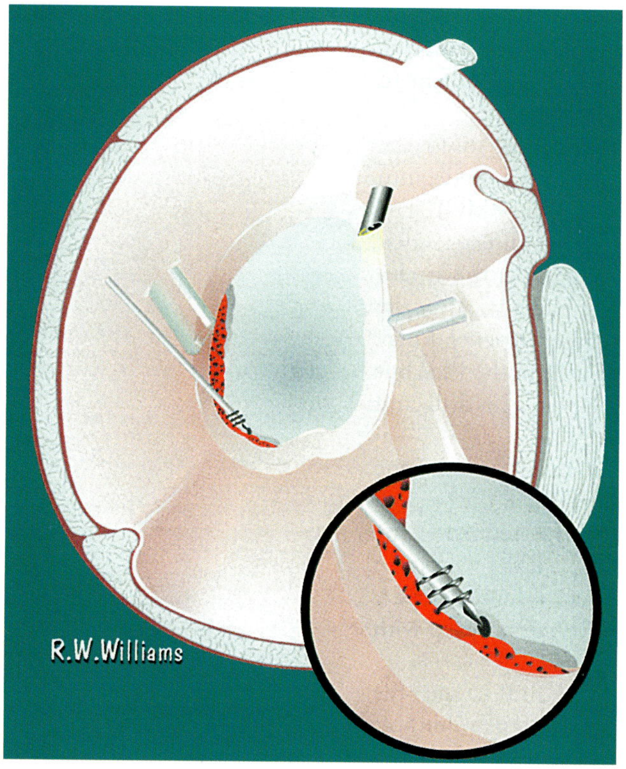

FIGURA 10-6. A Mini-Revo (Arthrex, Inc., Naples, FL) pode ser inserida diretamente através de um portal na pele, se desejado.

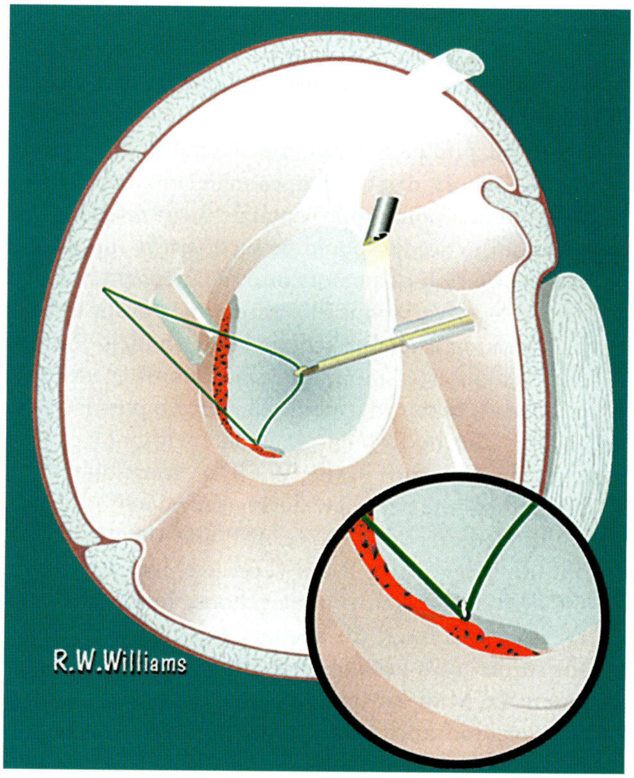

FIGURA 10-7. Use o gancho de crochê para recuperar o fio póstero-inferior pelo portal médio-glenoidal anterior.

8. Use um gancho de crochê para recuperar o filamento mais inferior do fio próximo ao *labrum* através do PMGA (Fig. 10-7).
9. Insira um gancho de sutura curvo através de uma cânula de 8,4 mm no PMGP para criar um ponto *pinch tuck* na cápsula posterior. Crie o ponto passando a ponta da agulha através da cápsula a uma distância de 1 cm ou mais do *labrum* e criando uma prega de 4 mm no tecido. A distância exata é baseada na frouxidão percebida da cápsula posterior (Fig. 10-8). Manobre a ponta da agulha sob o *labrum* desinserido e passe o Shuttle-Relay pela articulação. Prenda a extremidade do Shuttle com uma pinça miniatura e puxe-o para fora através do portal MGA (Fig. 10-9).
10. Carregue 2 cm de fio no orifício do Shuttle e puxe-o de volta através da cânula, por sob o *labrum*, através da cápsula plicada e através da cânula do PMGP (Figs. 10-10 e 10-11).

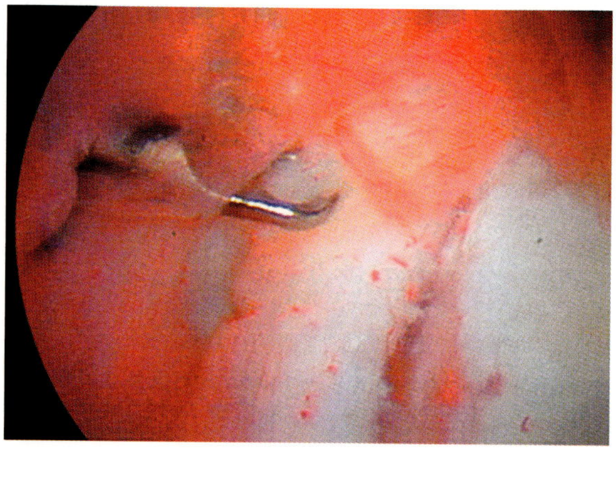

FIGURA 10-8. Estime a quantidade de frouxidão capsular agarrando uma dobra do tecido e avançando-a até a borda da glenóide.

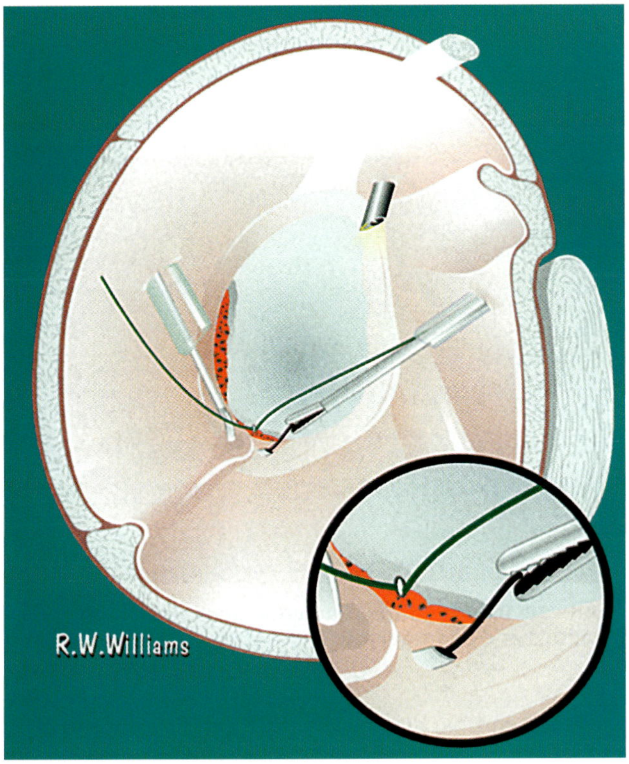

FIGURA 10-9. Crie um generoso ponto *pinch tuck* na cápsula póstero-inferior, passe a agulha sob o *labrum* e puxe o Shuttle para fora através do portal médio-glenoidal anterior.

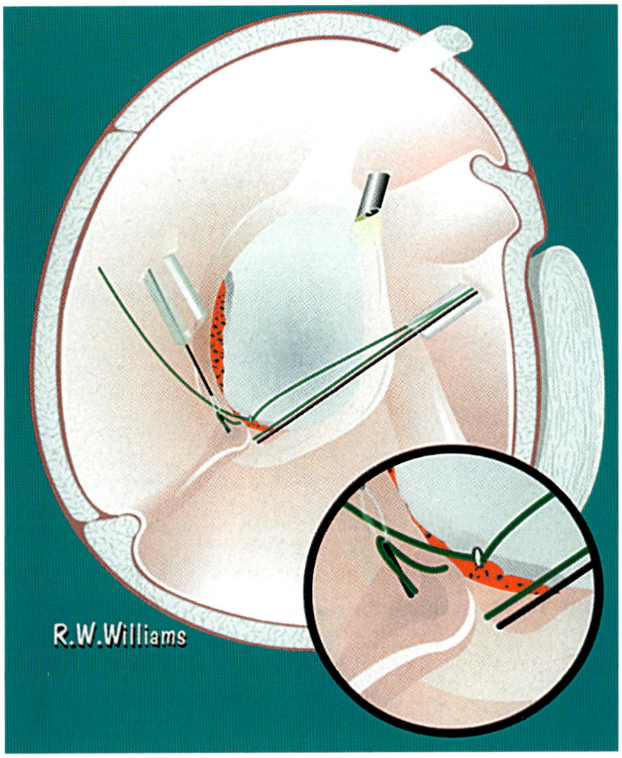

FIGURA 10-10. O Shuttle é puxado de volta através do portal médio-glenoidal posterior, levando o fio sob o *labrum* e através da dobra capsular.

11. Amarre os dois filamentos do fio com o uso de um nó deslizante-bloqueante, criando dobras na cápsula sobre a borda da glenóide, fazendo com que este volte a se posicionar sobre o osso preparado. Corte o excesso de fio, deixando uma ponta de 3 mm (Fig. 10-12).
12. Repita todo o procedimento para a segunda, terceira e, se necessário, quarta âncoras. Teste o reparo posterior final com o uso de uma sonda (Fig. 10-13).

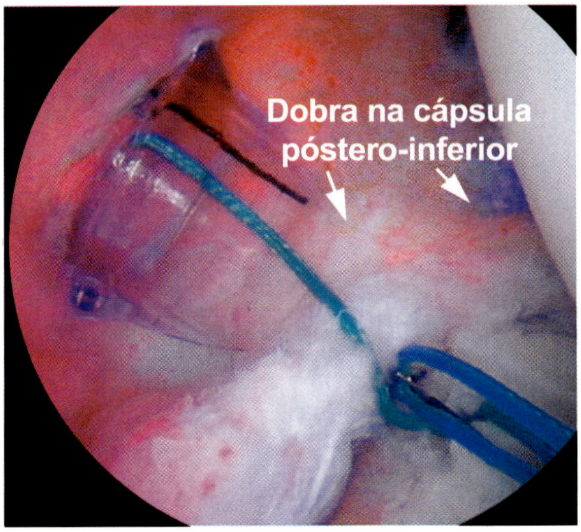

FIGURA 10-11. A dobra capsular posterior é incorporada ao *labrum*, aumentando o suporte e a área da superfície de suporte de peso da glenóide.

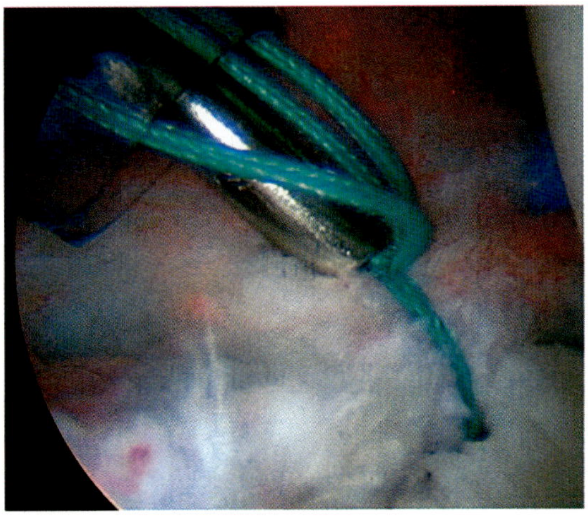

FIGURA 10-12. Amarre o fio inferior com um nó do Samsung Medical Center.

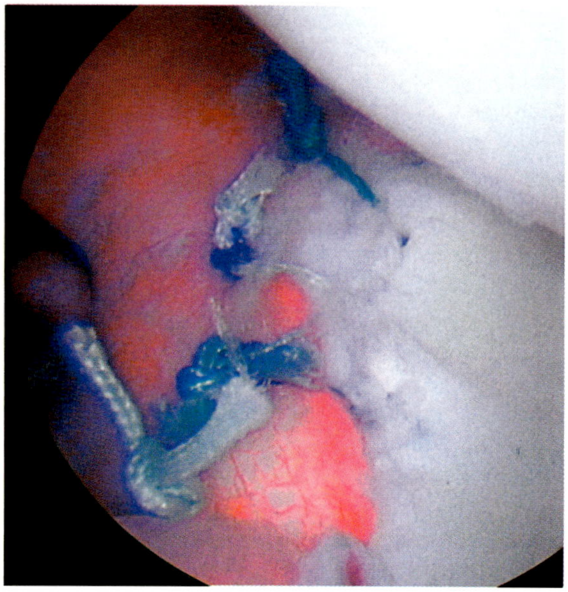

FIGURA 10-13. Avalie o reparo palpando-o com uma sonda.

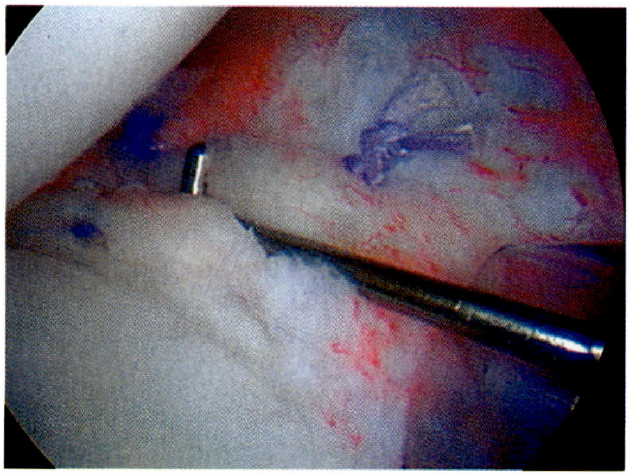

FIGURA 10-14. Dois pontos em formato de 8 na região ântero-inferior equilibram a cápsula e aumentam a estabilidade.

13. Se a instabilidade posterior era crônica e os ligamentos e cápsula anterior parecerem frouxos, acrescento dois ou três pontos de plicatura com o uso de fio PDS simples (Ethicon, Inc., Somerville, NJ), em formato de 8, ou fios trançados em jaquetão, dependendo da condição dos ligamentos e do *labrum* (Fig. 10-14).
14. Geralmente faço o fechamento do intervalo rotador para aumentar a segurança da estabilização posterior. Um ou dois fios PDS são suficientes se o espaço está alargado e existem tecidos de qualidade adequada (veja Capítulo 11).

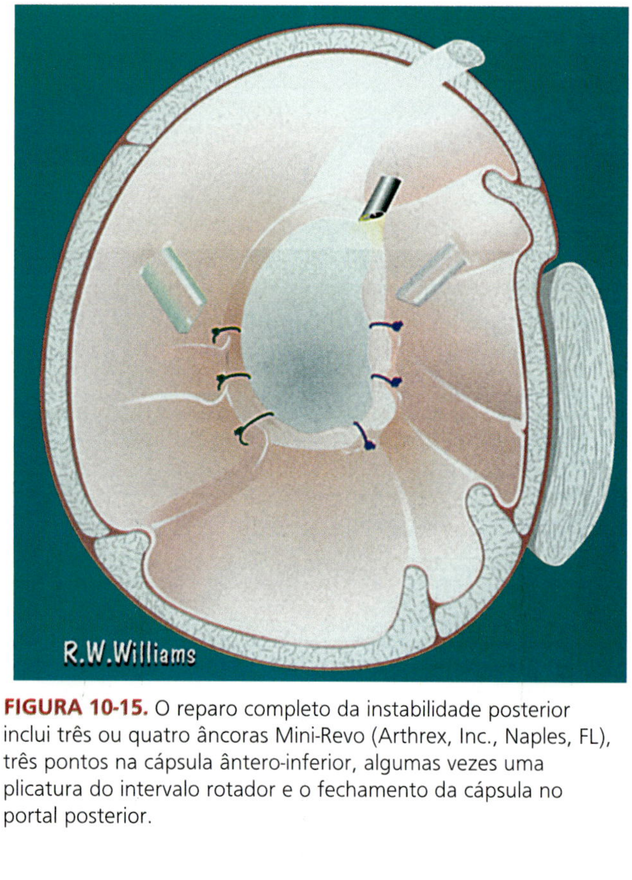

FIGURA 10-15. O reparo completo da instabilidade posterior inclui três ou quatro âncoras Mini-Revo (Arthrex, Inc., Naples, FL), três pontos na cápsula ântero-inferior, algumas vezes uma plicatura do intervalo rotador e o fechamento da cápsula no portal posterior.

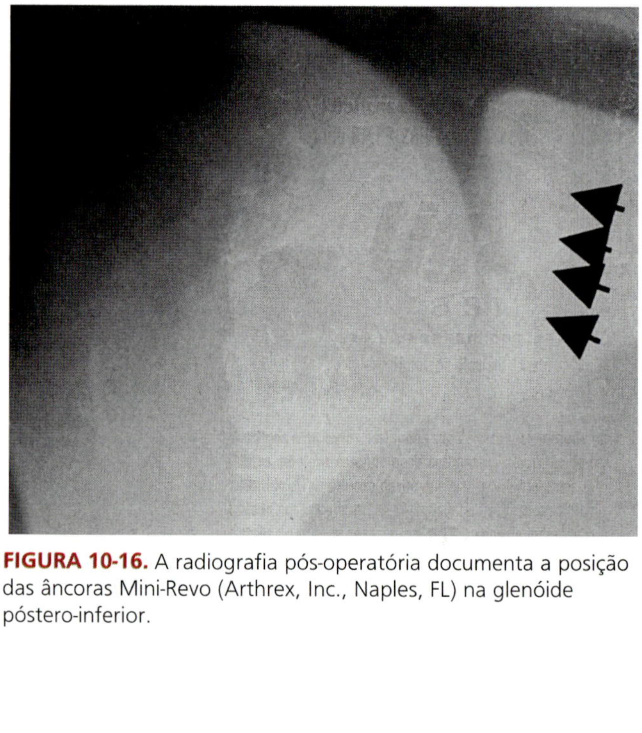

FIGURA 10-16. A radiografia pós-operatória documenta a posição das âncoras Mini-Revo (Arthrex, Inc., Naples, FL) na glenóide póstero-inferior.

15. No término da cirurgia, se houver um espaço no portal capsular posterior, feche-o com um ponto de plicatura utilizando fio PDS nº 1 da forma utilizada para a plicatura pancapsular (Fig. 10-15) (veja Capítulo 11).
16. Se você considerar o procedimento terminado, remova os instrumentais e feche os portais com uma sutura simples com Vicryl 3-0. Aplique Steri-Strips (3M, St. Paul, MN) e injete 20 mL de Xilocaína a 1,0% na articulação. Aplique curativos absorvíveis e coloque o braço em uma tipóia Ultra Sling (dj Orthopedics, Inc., Carlsbad, CA). Dê alta para o paciente com instruções semelhantes às fornecidas para a reconstrução anterior (veja Capítulo 9). Obtenha uma radiografia pós-operatória na primeira consulta após a cirurgia para documentar a posição das âncoras (Fig. 10-16).

AVULSÃO UMERAL INVERSA DOS LIGAMENTOS GLENOUMERAIS

Existe uma condição um tanto quanto rara em uma pequena porcentagem de pacientes com instabilidade posterior. A patologia é uma completa avulsão da fixação posterior da cápsula do ombro na diáfise do úmero. Ela foi batizada de lesão RHAGL para indicar que é similar, mas oposta à lesão em avulsão umeral do ligamento glenoumeral (HAGL), descrita pelo Dr. Eugene Wolf, na qual a cápsula anterior está completamente avulsionada (1). O diagnóstico da lesão RHAGL pode ser suspeitado na avaliação de uma artrografia por ressonância magnética de boa qualidade que utilize contraste com gadolínio (veja Fig. 8-13 no Capítulo 8). O ligamento rompido pode ser visto como uma linha capsular descontínua nas incidências ântero-posteriores ou axilares com um delineamento normal do *labrum* posterior. Ocasionalmente, descobri a lesão RHAGL por acidente durante a visualização da cápsula através do portal anterior durante a segunda metade da avaliação artroscópica inicial de 15 pontos em um paciente com instabilidade anterior. A cápsula parece estar ausente, e a musculatura posterior do manguito é visível ao redor da cânula posterior. A cápsula pode ser pinçada com uma pinça artroscópica e levada até o colo umeral no local em que houve a ruptura (Fig. 10-17).

Tratamento da Lesão RHAGL

O reparo das lesões RHAGL é um exercício artroscópico bastante rotineiro. O procedimento necessita das mesmas duas cânulas anteriores e de uma cânula médio-glenoidal posterior usada para o reparo do Bankart posterior. A ótica é mantida no PAS. As âncoras de sutura podem ser a âncora-padrão Big Eye Revo de 4 mm ou a Super Revo de 5 mm carregadas com um ou dois filamentos de fio Ethibond número 2. O portal posterior deve gerar um ângulo direto para a cabeça umeral posterior em um nível de posição com a área nua posterior.

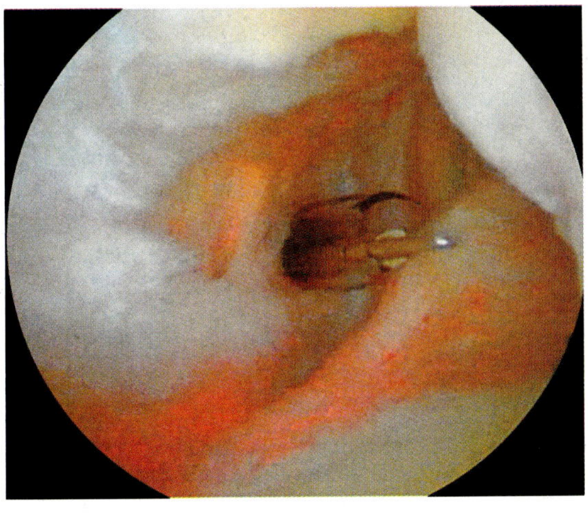

FIGURA 10-17. A avulsão umeral inversa do ligamento glenoumeral é mais bem observada a partir do portal ântero-superior.

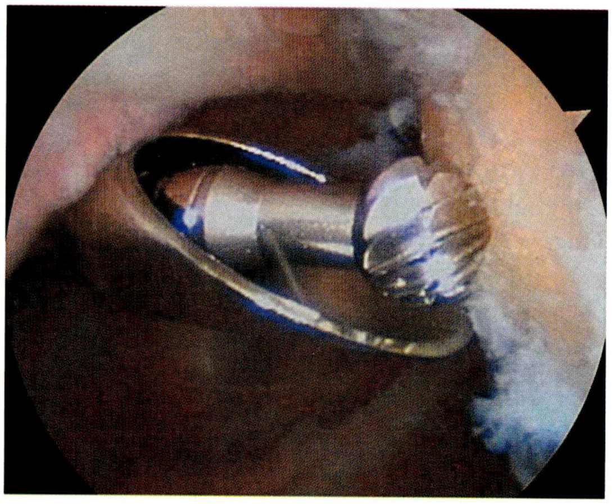

FIGURA 10-18. Limpe e perfure levemente o colo umeral posterior na preparação para a inserção das âncoras.

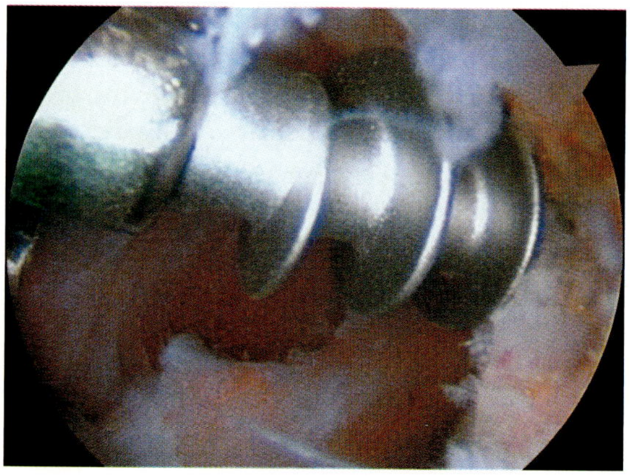

FIGURA 10-19. Insira a âncora Revo (Arthrex, Inc., Naples, FL) no orifício piloto na cabeça umeral posterior.

Para o reparo de uma lesão RHAGL devem ser obedecidas as seguintes etapas:

1. Debride e faça uma leve abrasão no sítio de inserção na cabeça umeral posterior para prepará-la para a reimplantação do ligamento (Fig. 10-18).
2. Reduza o ligamento utilizando um instrumental circular Crab Claw (Linvatec, Inc., Largo, FL) e estime o número de âncoras necessárias. Geralmente duas âncoras são suficientes.
3. Crie um pequeno orifício inicial para a âncora inferior com o uso do *punch* Mini-Revo. O osso geralmente é mole na face posterior da cabeça, não sendo necessária a criação de um orifício piloto profundo. Se o osso for excessivamente mole, uma âncora Super-Revo deve ser utilizada, não sendo necessário o orifício piloto.
4. Insira a primeira âncora Big Eye Revo ou Super-Revo no orifício piloto. Alinhe a linha de guia vertical na direção da borda do ligamento rompido e remova a chave de parafusos. Remova a chave e teste a estabilidade da âncora puxando os fios (Fig. 10-19).
5. Se dois fios estão carregados na âncora, armazene um par dos fios fora da cânula utilizando um Suture Saver (Linvatec, Inc., Largo, FL) e trocando a técnica *stick* para impedir uma dobra do fio quando o primeiro fio é passado e amarrado (veja Capítulo 5).
6. Leve o primeiro filamento do fio que sai da âncora mais próxima à cartilagem para fora através do PMGA com um gancho crochê. Pode ser necessário puxar o fio através do portal posterior com o uso de uma pinça Crab Claw para facilitar a recuperação a partir do portal anterior.

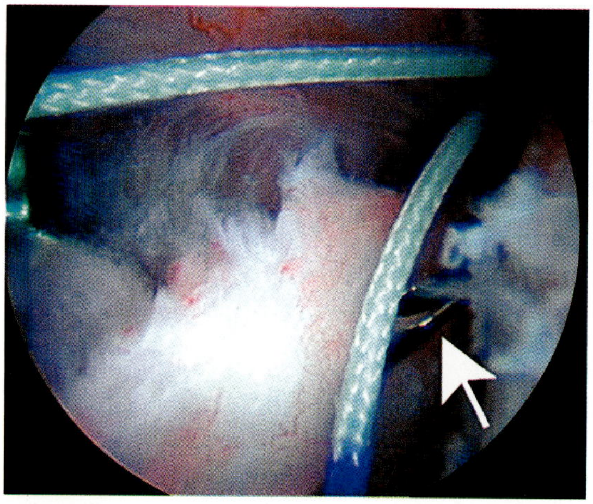

FIGURA 10-20. A primeira passagem da agulha é feita com uma agulha Crescent (Linvatec, Inc., Largo, FL) através da borda do ligamento inferior rompido.

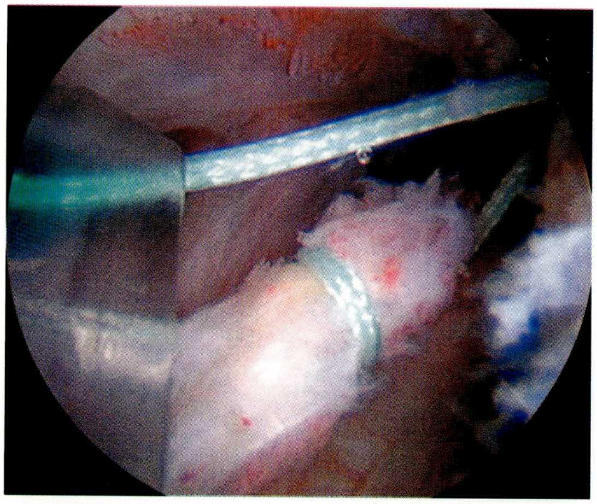

FIGURA 10-21. Passe a agulha Crescent (Linvatec, Inc., Largo, FL) uma nova vez através da borda da cápsula, recupere-a com o Shuttle (Linvatec, Inc., Largo, FL) e leve o fio de volta através da cápsula para formar o laço italiano.

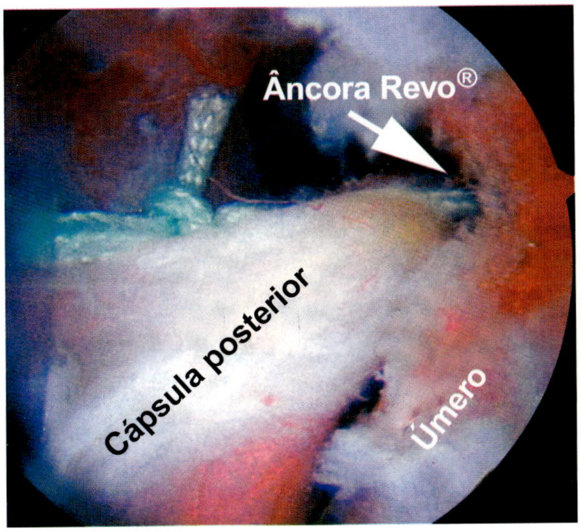

FIGURA 10-22. Amarre os filamentos dos fios do laço italiano com o uso de um nó Revo modificado.

7. Como a cápsula posterior é relativamente frágil, acredito que seja vantajoso mantê-la mais firme com o uso de uma dupla passagem do mesmo filamento do fio para criar uma borda rolada que resista ao rompimento do fio. Eu chamo esse ponto de *ponto do laço italiano.*
8. Insira uma agulha Crescent através de uma porção saudável da borda inferior do ligamento rompido e envie o Shuttle-Relay para a articulação (Fig. 10-20).
9. Recupere o Shuttle pelo PMGA com o uso de uma pinça. Carregue o fio e puxe-o de volta através do tecido. Descarregue o Shuttle fora do PPL.
10. Converta o ponto simples em um ponto em laço italiano recuperando o mesmo membro do fio que inicialmente foi passado através dos tecidos de volta ao PMGA.
11. Passe a agulha Crescent novamente através da borda da cápsula 1 cm superior ao fio prévio. Passe o Shuttle pela articulação, recupere-o, carregue o fio e leve o Shuttle de volta novamente através do PMGP (Fig. 10-21).
12. Como os fios não deslizam com um laço italiano, amarre os dois filamentos com o uso de um nó Revo modificado (Fig 10-22).
13. Repita as âncoras e fios até que toda a cápsula posterior esteja novamente fixada ao úmero.
14. Termine o reparo passando dois ou três fios lado a lado entre o restante dos retalhos superior e inferior da cápsula (Fig. 10-23). Use a técnica descrita para o fechamento do portal capsular posterior para a instabilidade multidirecional (Fig. 10-24) (veja Capítulo 11).

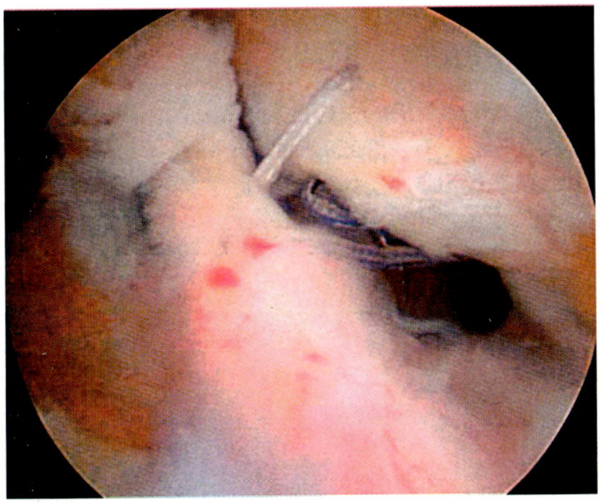

FIGURA 10-23. O restante do retalho da cápsula é fechado com o uso de suturas lado a lado.

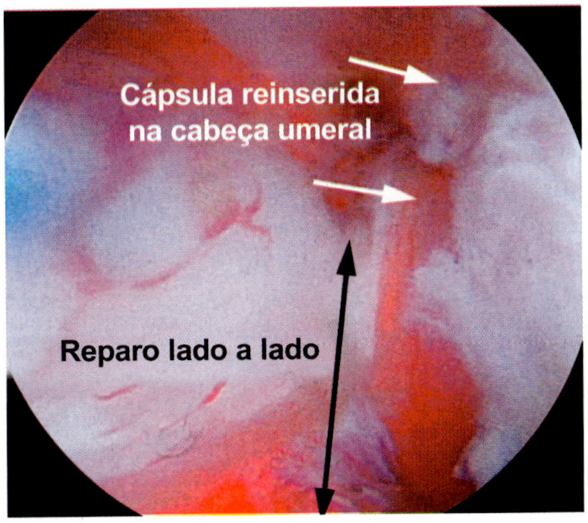

FIGURA 10-24. O término do reparo da avulsão umeral inversa do ligamento glenoumeral utiliza duas ou três âncoras e várias suturas lado a lado.

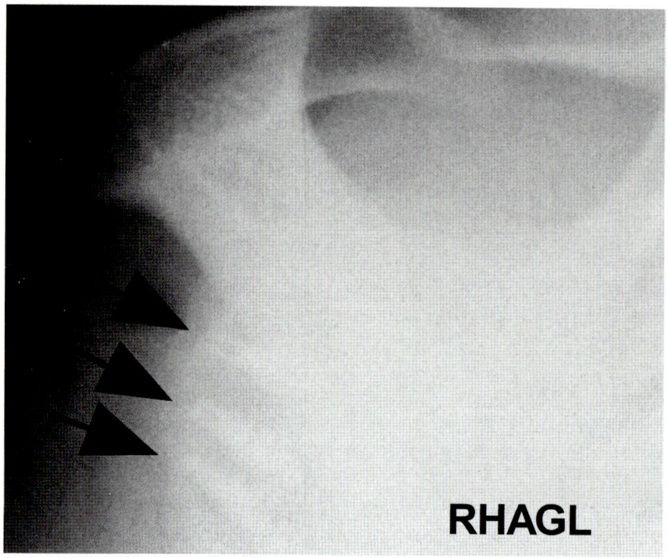

FIGURA 10-25. A radiografia pós-operatória documenta a posição das âncoras na face posterior da cabeça umeral após uma avulsão umeral inversa do reparo do ligamento glenoumeral.

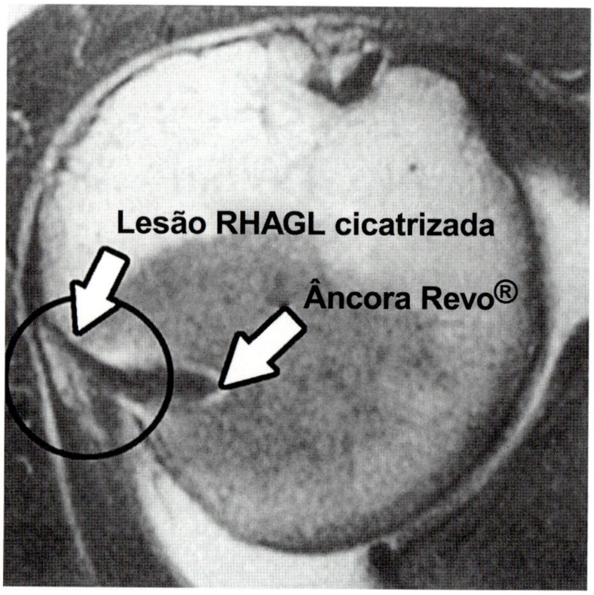

FIGURA 10-26. Uma imagem pós-operatória de ressonância magnética documenta que a avulsão umeral inversa do ligamento glenoumeral cicatrizou de volta ao osso.

Reabilitação Pós-operatória após Reparo Labral Posterior e Reparo RHAGL

O paciente é advertido sobre o risco potencial de mover o ombro em rotação interna e adução. A tipóia Ultra Sling é mantida durante 6 semanas, removendo-a somente para o banho ou quando o paciente está sentado. Exercícios-padrão para a mão, cotovelo e punho são realizados imediatamente após a cirurgia, mas a elevação frontal, rotação interna e adução estão proibidas durante 6 semanas. Uma radiografia é realizada na primeira visita pós-operatória para documentar a posição das âncoras (Fig. 10-25). O programa de fisioterapia é similar ao utilizado para a reconstrução anterior, mas deve-se tomar cuidado em evitar o alongamento em adução e a rotação interna (Fig. 10-26).

Áreas Potenciais de Problemas durante a Reconstrução Labral Posterior

O problema mais comum que encontro durante a realização de uma reconstrução posterior ocorre quando criamos o PLP para a inserção das âncoras. É importante angular a agulha guia em uma direção que definitivamente seja de lateral para medial. É fácil criar os orifícios pilotos em um ângulo errado fazendo túneis sob a cartilagem articular (muito rasos) ou dividindo a cortical (muito íngremes).

Outro problema é não remover uma quantidade suficiente de tecidos esgarçados da cartilagem articular e do *labrum* antes da criação dos orifícios pilotos. O cirurgião deve ter uma visão limpa da área-alvo antes de começar a criação dos orifícios, de modo a não perder as referências de orientação.

O cirurgião não precisa tentar avançar o *labrum* centralmente. Como o *labrum* geralmente não está completamente desinserido da glenóide, não é possível ou necessário movê-lo. O objetivo é fechar a divisão labral de volta à sua posição original, tensionar a cápsula posterior, fazer uma plicatura do intervalo rotador e equilibrar o reparo acrescentando alguns pontos de plicatura ântero-inferiores.

CONSIDERAÇÕES FINAIS SOBRE A INSTABILIDADE POSTERIOR

A instabilidade posterior do ombro é considerada um desafio cirúrgico bastante difícil para o cirurgião de ombro que utiliza técnicas abertas. A abordagem cirúrgica requer uma dissecação cuidadosa dos tendões e músculos do manguito rotador posterior, resultando em uma cicatriz repugnante. Sugere-se que o ombro seja protegido em uma órtese em rotação externa por 6 semanas de modo a permitir que os músculos e tendões cicatrizem juntamente com a cápsula e o *labrum*. A literatura conclui que, mesmo nas melhores situações, o reparo aberto das instabilidades pode não ser previsivelmente bem sucedido.

A realização dessa cirurgia com o uso da visualização artroscópica resolve vários dos problemas encontrados durante a cirurgia aberta. Os portais são pequenos, não há a necessidade de lesão iatrogênica do músculo ou tendão, e toda a cápsula articular pode ser reparada, se necessário. Não mantenho necessariamente meus pacientes em uma órtese, mas tenho obtido sucesso com o uso de uma tipóia simples com rotação neutra, a Ultra Sling. O caso incomum de uma lesão RHAGL provavelmente nunca deve ser reconhecido sem uma visualização artroscópica através do portal anterior. Um cirurgião artroscópico habilitado pode reparar prontamente essa avulsão capsular posterior por via artroscópica, evitando um procedimento aberto desnecessário.

REFERÊNCIA BIBLIOGRÁFICA

1. Wolf EM, Cheng JC, Dickson K. Humeral avulsion of glenohumeral ligaments as a cause of anterior shoulder instability. *Arthroscopy* 1995;11:600-607.

11

INSTABILIDADE MULTIDIRECIONAL DO OMBRO OU OMBRO SOLTO

A instabilidade multidirecional do ombro, também chamada ombro solto, é uma condição interessante, mas de difícil compreensão e avaliação. Pacientes com ombro solto formam um grupo misto, incluindo alguns com uma leve frouxidão subjacente conjugada com um episódio de trauma significativo. Muitos pacientes com frouxidão congênita são considerados portadores de uma variante da síndrome de Ehlers-Danlos, apresentando um defeito intrínseco do colágeno que resulta em tecidos capsulares de má qualidade. Alguns pacientes apresentam displasia da glenóide, e alguns possuem problemas psicossociais e comportamentos inadequados. Felizmente, com o advento do artroscópio, pudemos ter uma maior compreensão das condições anatomopatológicas associadas a esse grupo diverso de pacientes, que, portanto, têm novas oportunidades de tratar problemas específicos com terapias apropriadamente planejadas. O Capítulo 8 discute a história, exame físico e estudos por imagens adequados para esse grupo de pacientes. Neste capítulo, discuto o reparo através da cirurgia artroscópica.

PLICATURA PANCAPSULAR ARTROSCÓPICA PARA A INSTABILIDADE CAPSULAR

Minha participação no desenvolvimento da técnica cirúrgica artroscópica para a reconstrução em casos de instabilidade multidirecional atraumática está entre as conquistas mais gratificantes de minha carreira profissional. O problema da frouxidão pancapsular tipicamente é encontrado em indivíduos jovens, saudáveis e atletas, que geralmente estão incapacitados para a prática desportiva e trabalhos manuais por causa da condição de seus ombros. Como esses pacientes geralmente são capazes de realizar suas atividades do dia-a-dia normalmente sem problemas extremos, no passado não era uma decisão fácil a sugestão de que eles deveriam ser submetidos a um doloroso procedimento cirúrgico aberto que poderia resultar em uma grande e desfigurante cicatriz, algumas vezes anterior e posterior, no ombro. Tipicamente, eles teriam que utilizar um aparelho gessado ou imobilização durante 2 meses, com riscos de lesão neurológica, perda da força e movimento, e algumas vezes ainda apresentariam uma incompetência capsular.

Para superar esses potenciais riscos da abordagem cirúrgica aberta, desenvolvemos uma cirurgia denominada plicatura pancapsular artroscópica (PPCA). Os objetivos da cirurgia eram soberbos:

1. Avaliar completamente a anatomia do ombro por via artroscópica.
2. Tratar toda a patologia associada.
3. Enrijecer seletivamente os ligamentos frouxos.

4. Ampliar de forma efetiva o *labrum* e, conseqüentemente, a superfície de suporte de peso da glenóide.
5. Melhorar o efeito de "bloqueio de choque" do *labrum*.
6. Completar a cirurgia com o máximo grau de segurança e o mínimo de cicatrizes cirúrgicas.

Realização da Plicatura Pancapsular Artroscópica

A preparação para a plicatura constitui cinco etapas:

1. Posicione o paciente em decúbito lateral padrão para a artroscopia de ombro. Realize cuidadosamente um exame ligamentar registrado em vídeo para avaliar e documentar o estado pré-operatório da frouxidão do ombro.
2. Faça a artroscopia diagnóstica de 15 pontos. Nos casos incomuns, a cápsula posterior é extremamente frouxa e redundante, e o *labrum* é normal ou um tanto quanto plano (Fig. 11-1).
3. Avalie o grau de subluxação glenoumeral visível através da translação da cabeça umeral na glenóide e a observação do grau de ressalto em relação à glenóide (Fig. 11-2).
4. Apóie o braço em 70 graus de abdução e em 10 graus de flexão utilizando o StaR Sleeve e o Sistema de Tração de Três Pontos da Arthrex, Inc. (Naples, FL). Nessa posição, a cápsula posterior não fica completamente relaxada, diminuindo o risco de captação de uma quantidade excessiva da cápsula no recesso axilar durante o procedimento de plicatura, o que poderia resultar em uma perda da abdução. A visão da cápsula no recesso inferior pode ser melhorada durante a cirurgia com o auxílio de um assistente que irá segurar a face medial do braço a meio caminho entre a axila e o cotovelo, promovendo uma suave translação da cabeça umeral em uma direção superior. Algumas vezes, um pouco de rotação durante essa manobra melhora ainda mais a visualização (Fig. 11-3).
5. Crie um portal médio glenoidal posterior (PMGP) utilizando um mandril de ponta romba com a cânula artroscópica. Desenvolva o portal ântero-superior (PAS) em uma região imediatamente anterior ao tendão do bíceps. Avalie a anatomia a partir dos dois portais e utilize o *shaver* conforme o necessário. Insira uma cânula Crystal de 6 mm (Arthrex, Inc., Naples, FL), criando um portal médio glenoidal anterior (PMGA) logo acima do tendão subescapular, utilizando a técnica de fora para dentro, visualizando a partir do portal posterior. Mantenha a ótica no PAS para a visualização durante o reparo posterior.

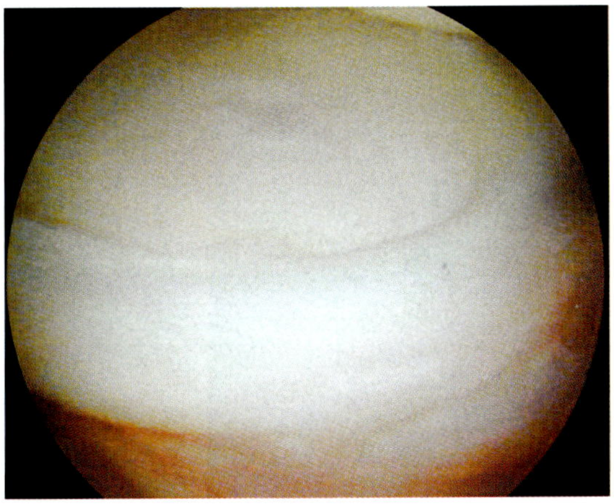

FIGURA 11-1. A cápsula póstero-inferior é extremamente frouxa, mas o *labrum* é normal.

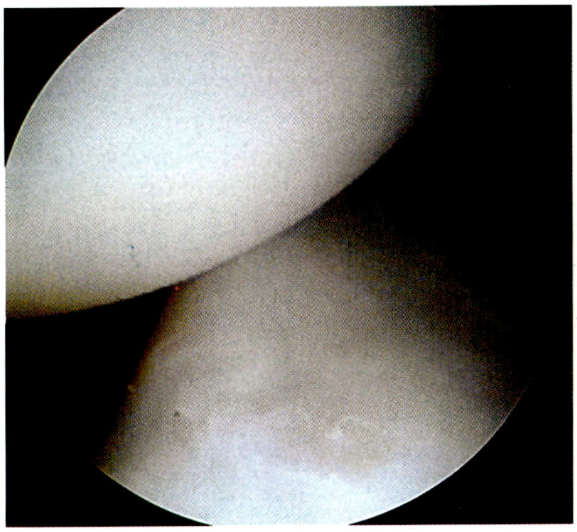

FIGURA 11-2. A cabeça umeral desliza sobre a margem da glenóide anterior e inferiormente quando está pendente em tração.

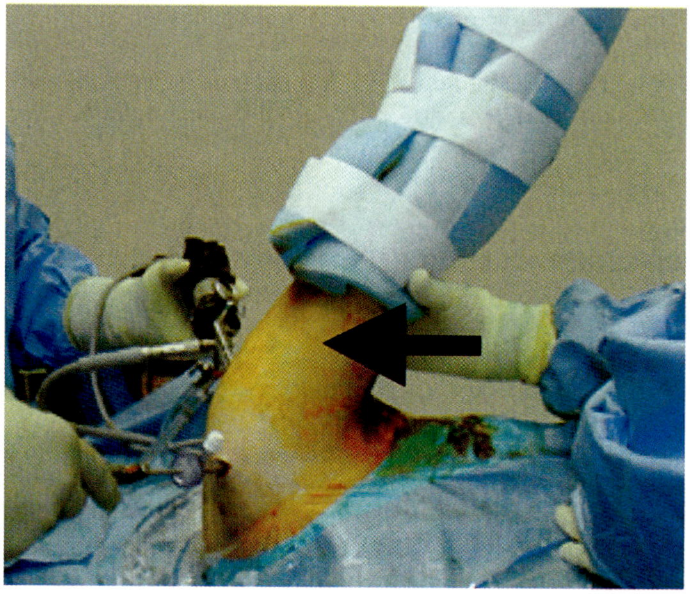

FIGURA 11-3. A visualização da cápsula anterior é melhorada em grande parte com o auxílio de um assistente, que irá fazer uma translação superior do úmero na glenóide.

A plicatura posterior pode ser obtida obedecendo às seguintes etapas:

6. Utilize uma lima sinovial através da cânula Crystal inserida no PMGP para preparar os tecidos com uma leve abrasão da cápsula e da borda labral completamente ao redor dos quadrantes anterior, inferior e posterior (Fig. 11-4). A manobra da lima deve romper os tecidos superficiais o suficiente para causar um sangramento sinovial quando a bomba artroscópica estiver desligada, mas sem violar a integridade da cápsula (Fig. 11-5).
7. Insira uma cânula de cirurgia de 8,4 mm através do PMGP. Estime o grau de frouxidão capsular com o uso de uma pinça atraumática para avaliar a facilidade de avanço de uma porção da cápsula até a borda labral.

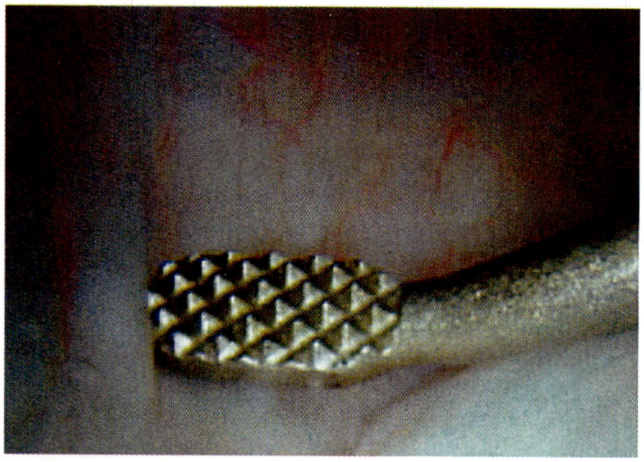

FIGURA 11-4. Faça a abrasão da cápsula e da borda labral com uma lima sinovial.

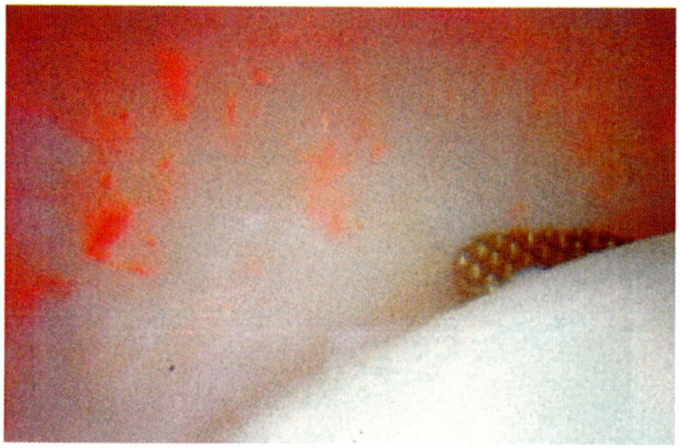

FIGURA 11-5. A lima causa uma leve ruptura da sinóvia e da cápsula, resultando em um sangramento superficial.

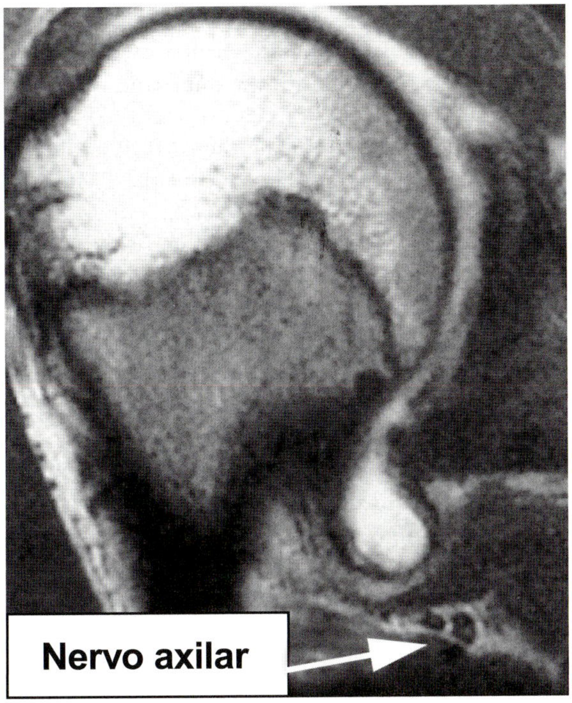

FIGURA 11-6. O nervo axilar se localiza logo abaixo da cápsula, estando em risco quando se passa a agulha de sutura.

8. Use um gancho de sutura Spectrum de 45, 60 ou 90 graus (utilize o que gere o melhor ângulo para o ponto pretendido) carregado com um passador de fios Shuttle-Relay (Linvatec, Inc. Largo, FL) através do PMGP e comece a plicatura inferior. Utilize o ponto capsular *pinch-tuck*. O propósito da utilização dessa técnica é evitar a necessidade de passar a agulha através dos tecidos profundos da axila, onde o nervo axilar pode ser lesionado (Fig. 11-6). Como o comprimento da agulha é fixo e relativamente curto, uma dobra de tecido de qualquer largura desejada pode ser criada, a despeito do comprimento da agulha. O ponto é criado através da passagem da ponta da agulha perpendicularmente através da cápsula a aproximadamente 1 a 1,5 cm do *labrum* na posição de 6:30 horas. Gire a agulha e avance-a para fora da cápsula e depois de volta para dentro de modo a capturar um "pedaço" de 4 a 5 mm de tecido (Fig. 11-7).

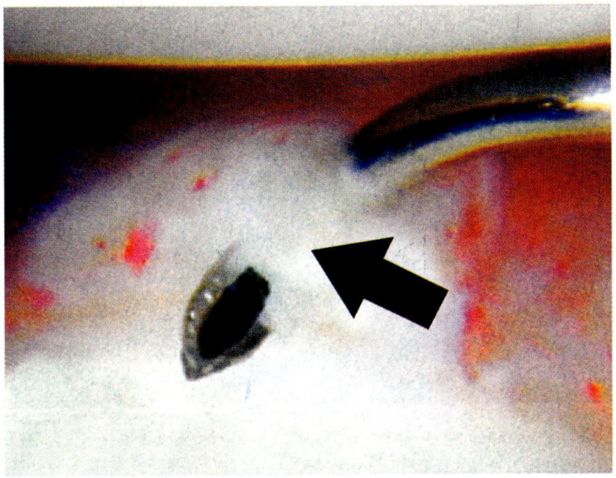

FIGURA 11-7. O ponto de plicatura é feito com a passagem da agulha através de uma dobra da cápsula a aproximadamente 1 cm do *labrum*.

9. Mova a ponta da agulha para a junção *labrum*-cápsula na posição de 6 horas e passe-a através da articulação, saindo próximo à junção do *labrum* com a cartilagem articular. Role o direcionador no cabo do Spectrum para enviar o Shuttle para dentro da articulação e recupere o fio através do PMGA com uma pinça (Fig. 11-8).
10. Carregue um filamento de fio nº 2 trançado no orifício do Shuttle fora do PMGA e passe-o de volta através da cânula, através do *labrum* e cápsula e para fora através do PMGP, tracionando o membro posterior do Shuttle (Fig. 11-9).
11. Depois de completar o passo inicial do ponto *pinch-tuck*, determine se é melhor criar um ponto em formato de 8 ou um ponto em jaquetão horizontal. Eu uso o ponto em formato de 8 quando o *labrum* está esgarçado e o ponto em jaquetão horizontal quando ele está normal e robusto, como em um atleta jovem.
12. Para criar um ponto em formato de 8, recupere o filamento posterior do fio (aquele que já foi passado através dos tecidos) de volta pelo PMGP e para fora pelo PMGA com o gancho de crochê (Fig. 11-10).
13. Repita o ponto *pinch-tuck* em uma posição 1 cm mais posterior e paralela ao ponto inicial. Tente passar a agulha através do *labrum* a uma profundidade diferente mais central ou perifericamente para desenvolver uma ponte forte e oblíqua do ponto em jaquetão durante sua passagem sobre o *labrum* (Fig. 11-11).
14. Passe o Shuttle e recupere-o através do PMGA. Carregue o membro do fio trançado no orifício do Shuttle e passe o instrumento através dos tecidos, saindo da articulação através do PMGP (Fig. 11-12).
15. Recupere o outro filamento do fio com um gancho de crochê (Fig. 11-13).
16. Amarre os dois membros dos fios com o uso do nó Revo modificado (Arthrex, Inc., Naples, FL). Eu uso um nó não-deslizante nessa situação, porque o fio segue uma via tortuosa através dos tecidos e o nó deslizante pode danificar o *labrum*, cortando-o durante sua passagem. O nó é amarrado na cápsula em uma distância afastada da superfície articular (Fig. 11-14).

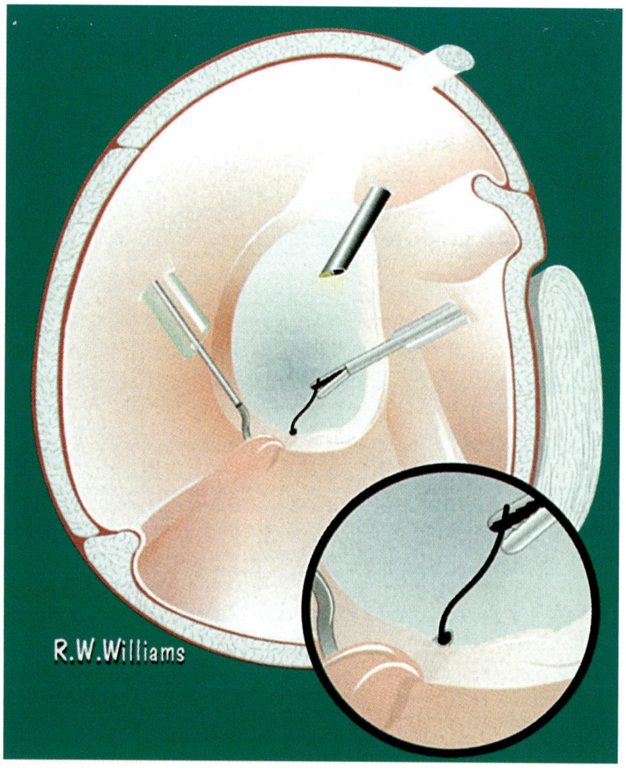

FIGURA 11-8. Complete o primeiro ponto passando a agulha sob o *labrum* e recuperando o Shuttle (linvatec, Inc., Largo, FL) através do portal médio-glenoidal anterior.

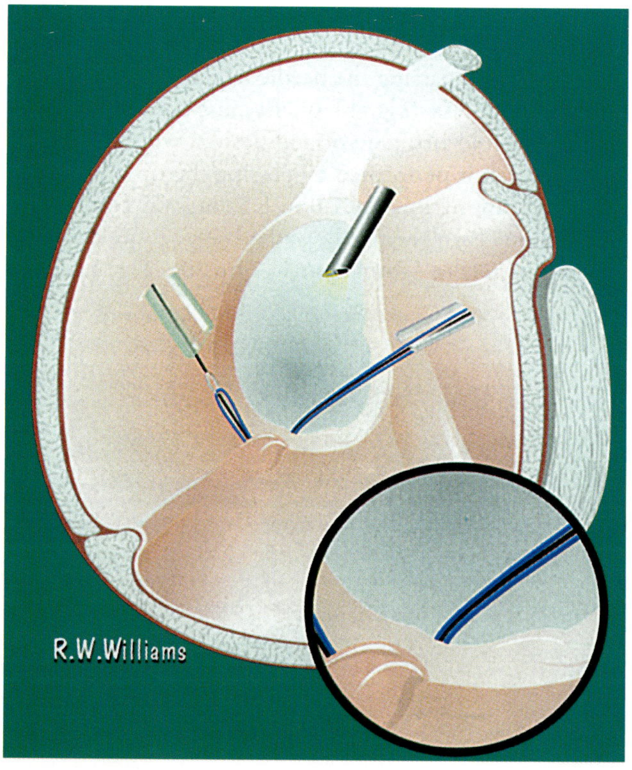

FIGURA 11-9. Carregue o Shuttle (Linvatec, Inc., Largo, FL) e leve o fio de volta sob o *labrum* e para fora através do portal médio-glenoidal.

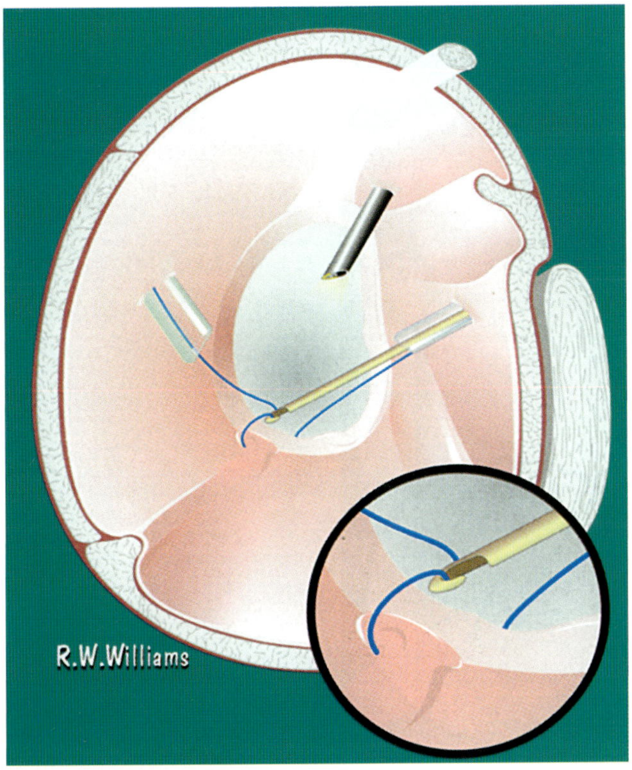

FIGURA 11-10. Recupere o mesmo fio através da cânula posterior para um ponto em formato de 8.

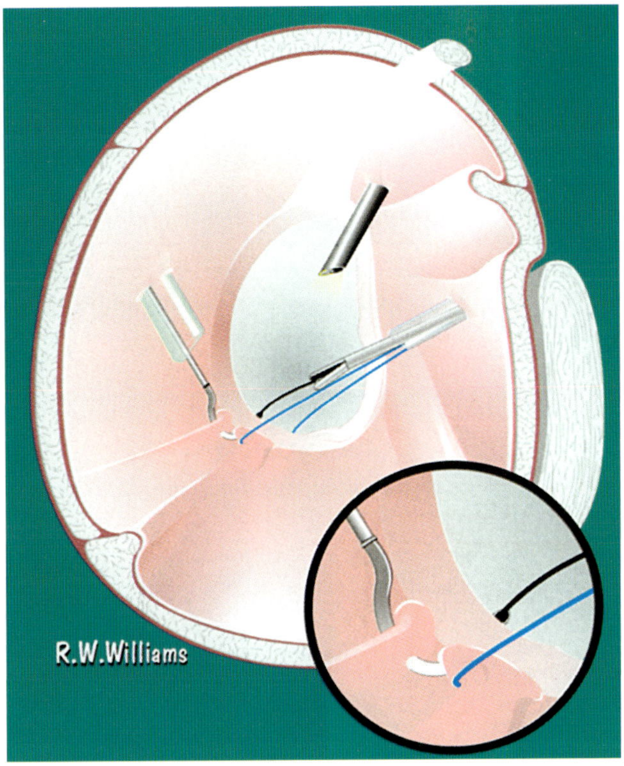

FIGURA 11-11. Passe a agulha novamente através da cápsula e do *labrum*, deixando uma ponte de 1 cm.

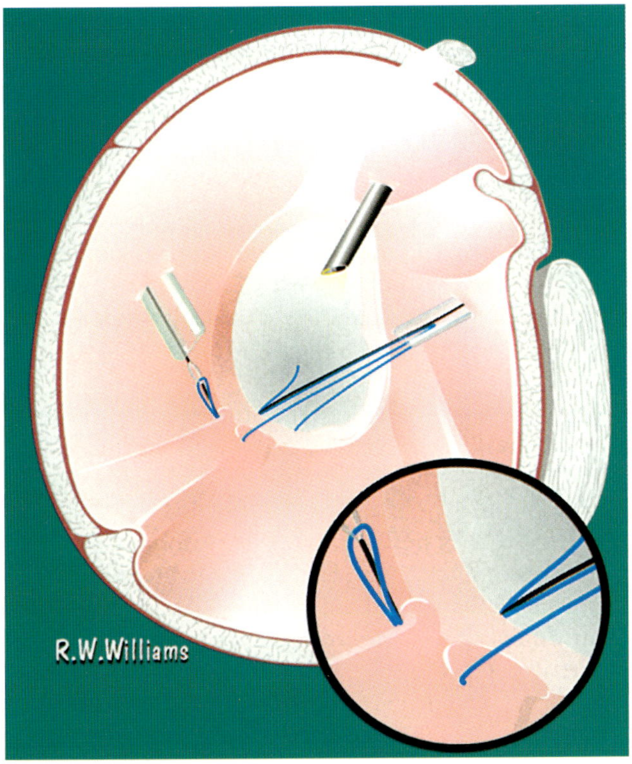

FIGURA 11-12. Carregue o outro membro do fio no Shuttle (linvatec, Inc., Largo, FL) e leve o instrumento através dos tecidos, retirando-o por trás.

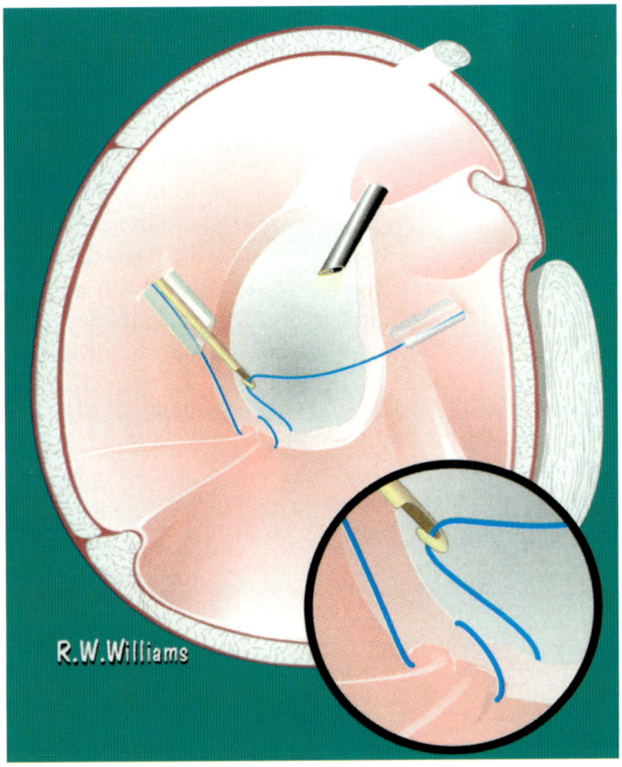

FIGURA 11-13. A segunda ponta do fio é recuperado pelo PSC (Linvatec, Inc., Largo, FL) com um gancho de crochê.

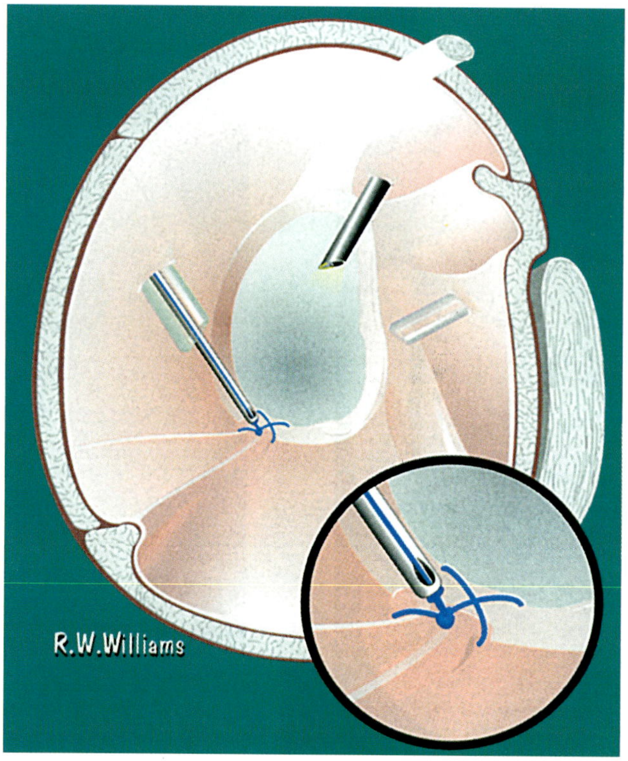

FIGURA 11-14. Amarre os fios com um nó Revo (Arthrex, Inc., Naples, FL) para completar o ponto *pinch-tuck* em formato de 8.

17. O método alternativo, o ponto em jaquetão horizontal, é utilizado na maioria dos casos em atletas adultos jovens com instabilidade multidirecional. Esse método começa com o primeiro ponto *pinch-tuck* da mesma forma da técnica em formato de 8, mas em vez de puxar o mesmo fio através do tecido duas vezes puxamos a extremidade oposta do fio através do tecido para formar uma ponte sobre o *labrum*. Ocasionalmente, alterno entre os dois tipos de pontos de plicatura.
18. Faça o segundo ponto *pinch-tuck* e passe o Shuttle através do *labrum*, recuperando-o através do PMGA (Fig. 11-15).
19. Carregue a outra extremidade do fio no Shuttle e passe o instrumento através dos tecidos e para fora do PMGP para formar o ponto em jaquetão horizontal (Fig. 11-16).
20. Amarre as extremidades do fio com um nó Revo.
21. Crie um outro ponto *pinch-tuck* em jaquetão, ou em formato de 8 no canto póstero-inferior, reunindo novamente uma robusta prega de cápsula para a borda labral. Geralmente é necessário utilizar um ponto de angulação diferente para os pontos subseqüentes porque o ângulo entre a ponta da agulha e o *labrum* varia.
22. O ponto posterior final na posição de 8:30 geralmente é criado com o gancho Spectrum de tamanho médio (Linvatec, Inc., Largo FL). A agulha mais reta geralmente gera uma melhor angulação de abordagem do *labrum* e facilita a passagem do Shuttle. Eu prefiro trocar a cânula de 8,4 mm por uma cânula Crystal lisa para o último fio e para o fechamento da cápsula. Fecho parcialmente a incisão de pele com um ponto para reduzir o escape de líquido ao redor da cânula durante o restante da cirurgia (Fig. 11-17).

A plicatura anterior pode ser feita obedecendo aos seguintes passos:

23. Mova a ótica para o PAS ou PPS, o que der a melhor visualização dos tecidos da cápsula ântero-inferior. Insira a cânula de 8,4 mm no PMGA e uma cânula Crystal com lábio no outro portal.

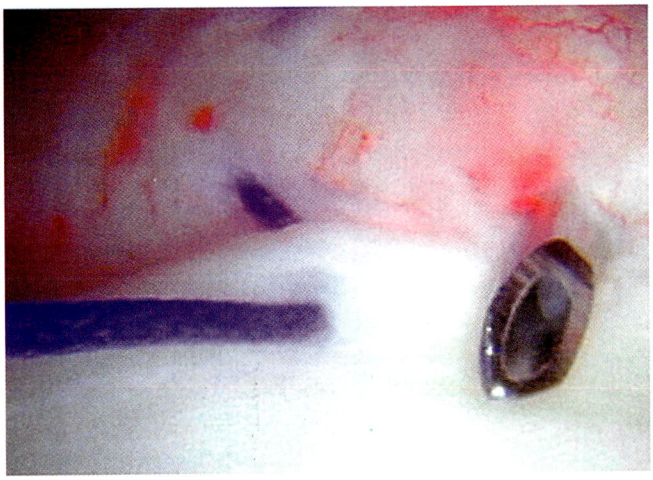

FIGURA 11-15. O segundo ponto *pinch-tuck* paralelo ao primeiro para criar uma dobra do *labrum* sobre o *labrum*.

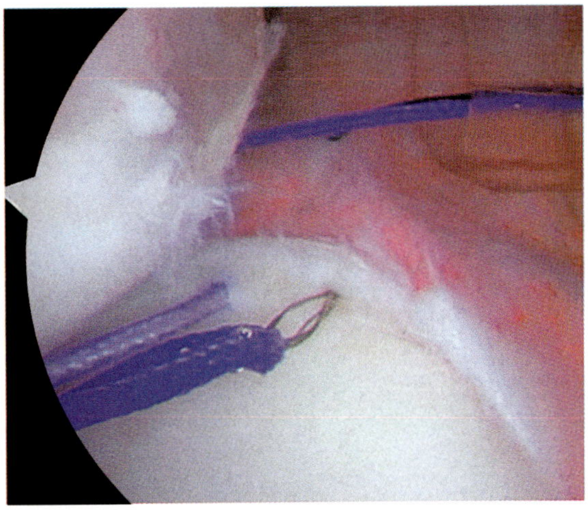

FIGURA 11-16. O Shuttle (largo, Inc., Largo, FL) leva o segundo fio para o ponto em jaquetão horizontal através do *labrum*.

24. Insira um gancho Spectrum na articulação carregada com um Shuttle. O gancho necessita ter uma curva na direção oposta à utilizada no portal posterior. Crie um ponto *pinch-tuck* ou em formato de 8 na posição de 5 horas, entrando na cápsula e passando através do *labrum*, utilizando uma técnica de sutura similar à descrita para a plicatura posterior. Avance o Shuttle pela articulação e recupere-o pelo PPS (Fig. 11-18).

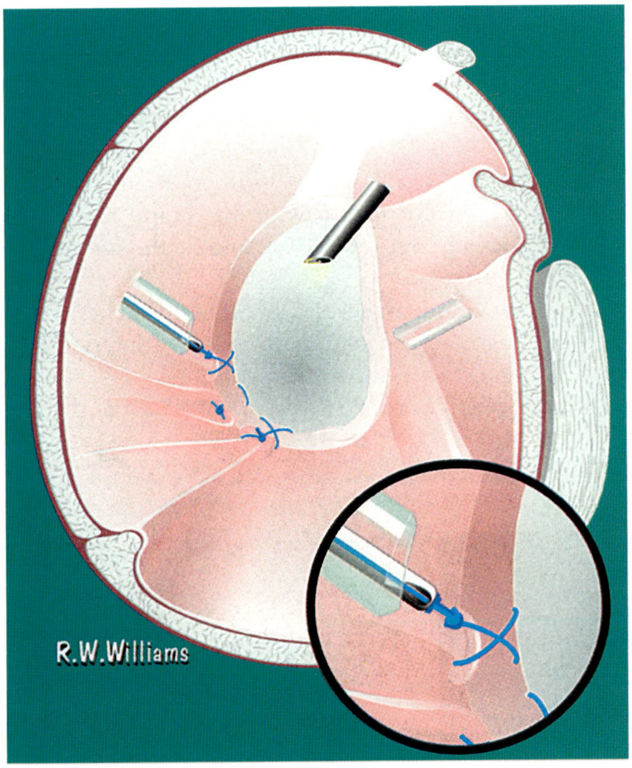

FIGURA 11-17. Os três pontos de plicatura posterior são completados com o uso de dois pontos em formato de 8 e um ponto em jaquetão.

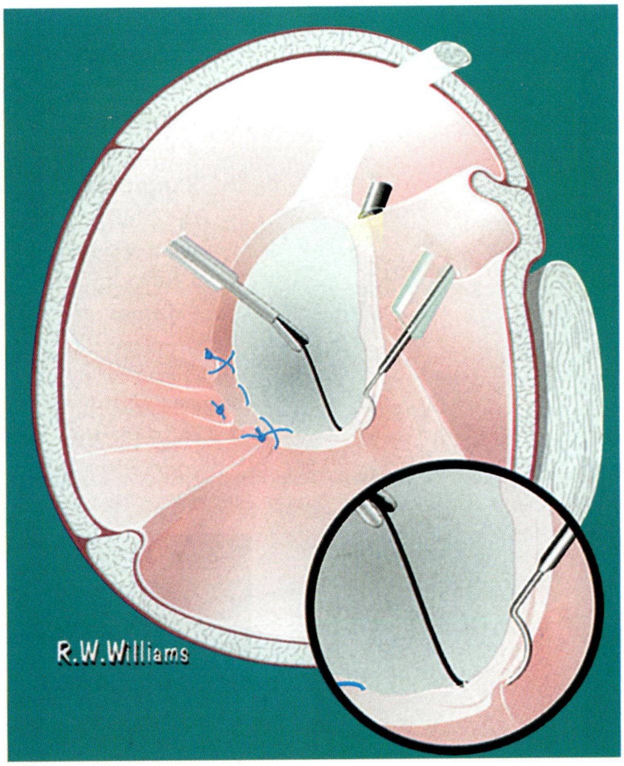

FIGURA 11-18. O gancho curvo e o Shuttle (Linvatec, Inc. Largo, FL) são utilizados para criar uma série de pontos em jaquetão ou em formato de 8 na cápsula ântero-inferior para equilibrar a articulação.

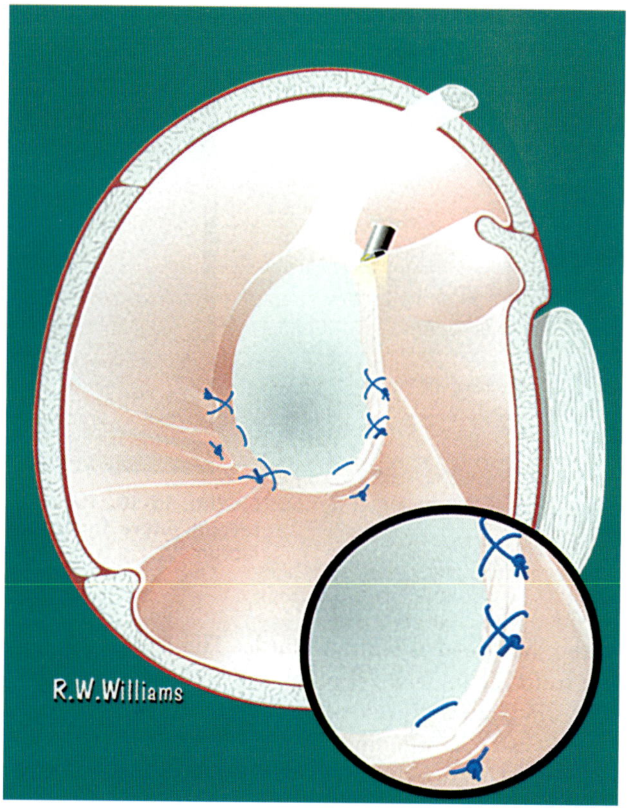

FIGURA 11-19. A plicatura completa com dois ou três pontos em formato de 8 ou em jaquetão nos quadrantes ântero-inferior e póstero-inferior do ombro gera um apoio excelente e equilibrado.

25. Carregue o fio nº 2 trançado no orifício do Shuttle fora do PPS e passe-o através dos tecidos, retirando o Shuttle pelo PMGA.
26. Repita o processo com um ponto paralelo 1 cm anterior ao ponto prévio. Retire o Shuttle através do PMGP, carregue-o com o segundo filamento do fio e transporte-o de volta através dos tecidos, saindo pelo PMGA, amarrando os fios com um nó Revo.
27. Continue o processo de sutura com um ou mais pontos *pinch-tuck* ou em formato de 8 ao redor da face anterior do *labrum*, conforme o necessário para corrigir a frouxidão ântero-inferior (Fig. 11-19).
28. Observe a articulação a partir do portal ântero-superior para avaliar o equilíbrio da articulação (Fig. 11-20).

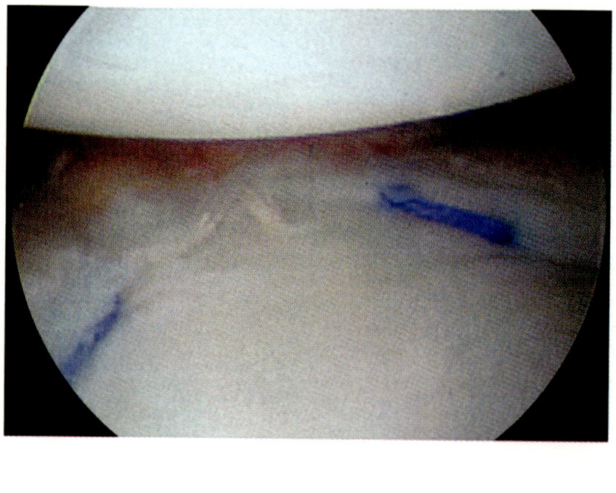

FIGURA 11-20. Uma plicatura anterior completa equilibra o reparo posterior, equilibrando a cápsula e alargando o *labrum*.

Fechamento do Intervalo Rotador

Em aproximadamente 75% dos meus casos de PPCA, faço o fechamento do intervalo rotador. A decisão relacionada a este fechamento é feita após o término dos pontos anteriores e posteriores e através da visualização da área do triângulo subescapular a partir do portal posterior. Se houver um espaço claramente proeminente entre a borda superior do ligamento glenoumeral médio e o ligamento glenoumeral superior além de uma quantidade suficiente de tecido para a realização do fechamento, eu fecho o intervalo seguindo as etapas abaixo. Não estou convencido de que os tecidos do intervalo realmente cicatrizam após o fechamento. Acredito que os fios proporcionam uma imobilização interna temporária que diminui o estresse sobre a cápsula inferior e limita a rotação externa e a subluxação inferior durante as primeiras semanas após a cirurgia.

1. Coloque a ótica no PPS e as cânulas Crystal lisas (Arthrex, Inc., Naples, FL) no PAS e PMGA.
2. Insira um gancho Crescent de tamanho médio (Linvatec, Inc., Largo, FL) carregado com um fio PDS nº 1 no PMGA. Avance a agulha através de uma porção robusta da borda principal do ligamento glenoumeral médio. Passe o PDS pela articulação e recupere-o pela cânula Crystal no PAS abaixo do tendão do bíceps (Fig. 11-21).
3. Retire a cânula Crystal até que a ponta se posicione anteriormente à cápsula. Insira a agulha Crescent carregada com um Shuttle-Relay na cânula posicionada no PAS, manobrando a ponta para passar anteriormente à cápsula ao redor do ligamento glenoumeral anterior. Penetre a cápsula, passe o Shuttle-Relay pela articulação e recupere-o pelo PMGA com uma pinça (Fig. 11-22).
4. Carregue o PDS no Shuttle-Relay fora do PAS, passe o fio pela cânula através dos tecidos e retire-o pelo PMGA. Amarre os fios com um nó Tennessee Slider e corte os filamentos anteriores à cápsula (Fig. 11-23).

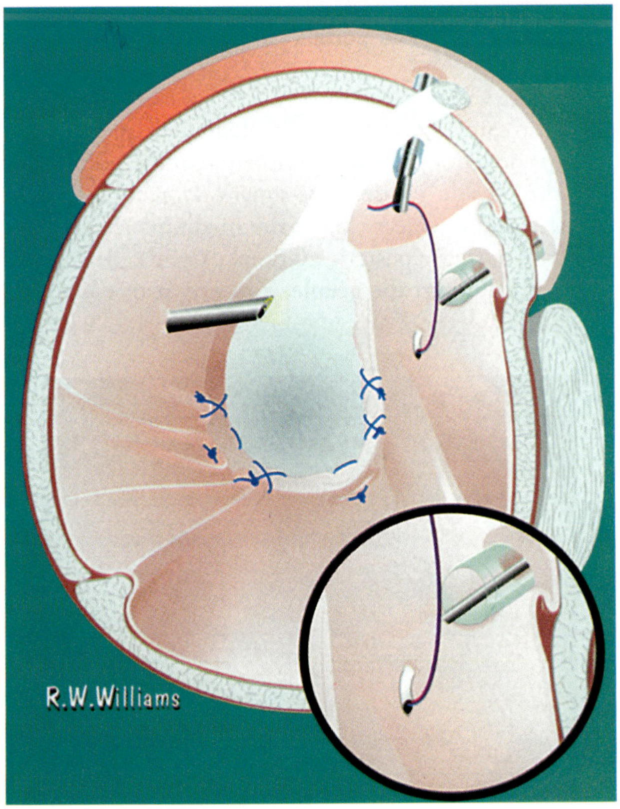

FIGURA 11-21. Um gancho Crescent (Linvatec, Inc., Largo, FL) é passado pelo portal médio-glenoidal anterior e através da borda superior do ligamento glenoumeral médio e o fio PDS (Ethicon, Inc, Somerville) é retirado pelo portal ântero-superior.

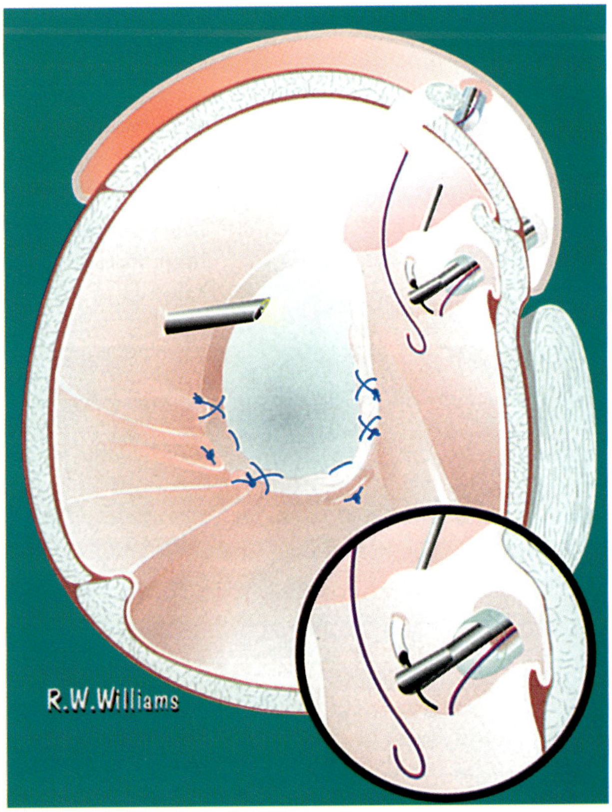

FIGURA 11-22. Passe o gancho Crescent pela cânula ântero-superior; manobre o gancho anteriormente (fora ou na frente da cápsula), ao redor do ligamento glenoumeral superior e de volta através da cápsula e envie o Shuttle (Linvatec, Inc., Largo, FL) para a articulação.

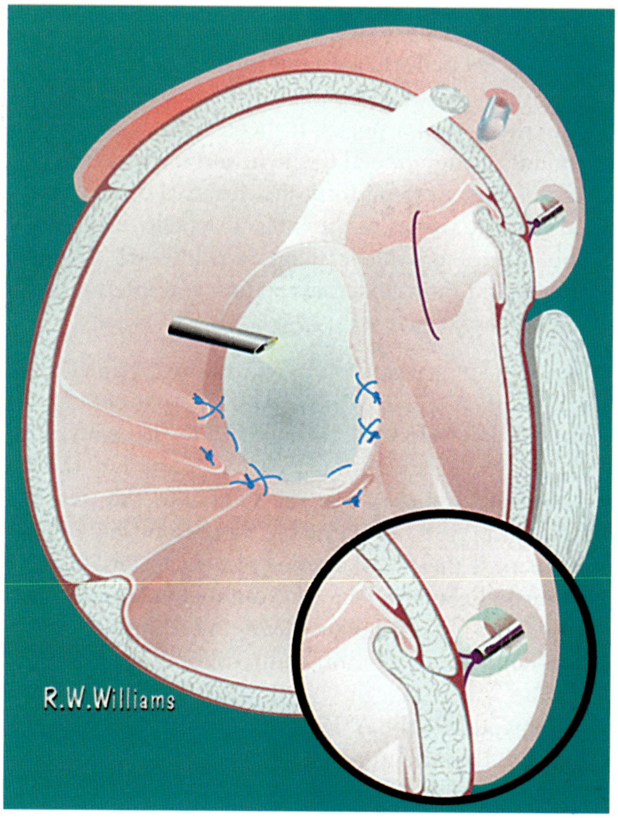

FIGURA 11-23. Carregue o PDS (Ethicon, Inc., Somerville, NJ) no Shuttle (Linvatec, Inc., Largo, FL) fora do portal ântero-posterior, passe o fio através da articulação, retire-o pelo portal médio-glenoidal anterior (PMGA) e amarre os fios através do PMGA.

5. Repita o processo para acrescentar um novo ponto no intervalo rotador se houver tecidos adequados.
6. Sempre feche o grande portal da cápsula posterior após o término da plicatura posterior. Isso cria um avanço efetivo da cápsula um pouco mais superiormente, reduzindo a frouxidão inferior, além de reparar o defeito capsular. Insira o gancho Crescent médio carregado com um fio PDS nº 1 na cânula Crystal posterior. Retire a cânula até a face externa da cápsula e insira

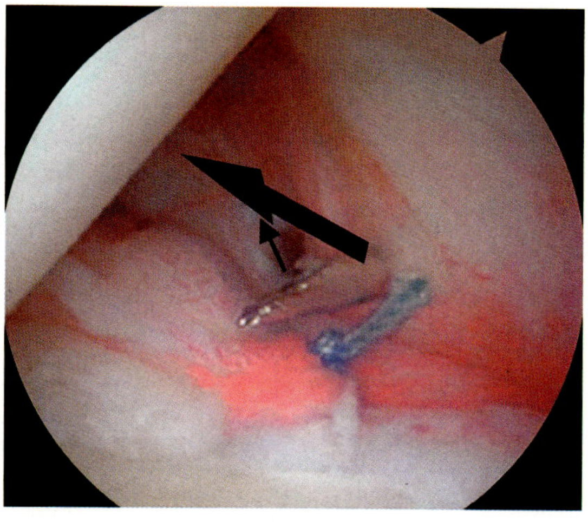

FIGURA 11-24. O primeiro passo para o fechamento do portal posterior é passar a agulha Crescent média (Linvatec, Inc., Largo, FL) através da cápsula acima do orifício.

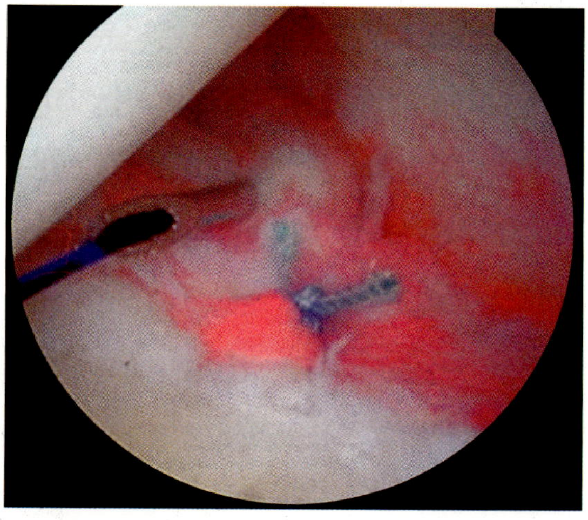

FIGURA 11-25. Passe a Crescent (Linvatec, Inc., Largo, FL) posteriormente à cápsula e alcance a cápsula abaixo do portal.

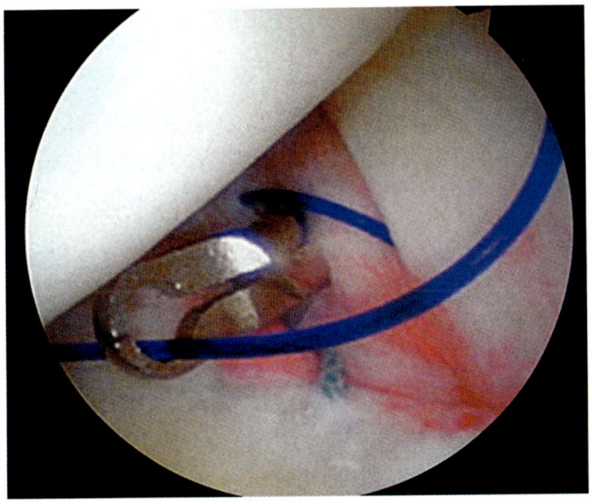

FIGURA 11-26. Recupere o PDS (Ethibond, Inc., Somerville, NJ) com uma pinça através da cânula posterior.

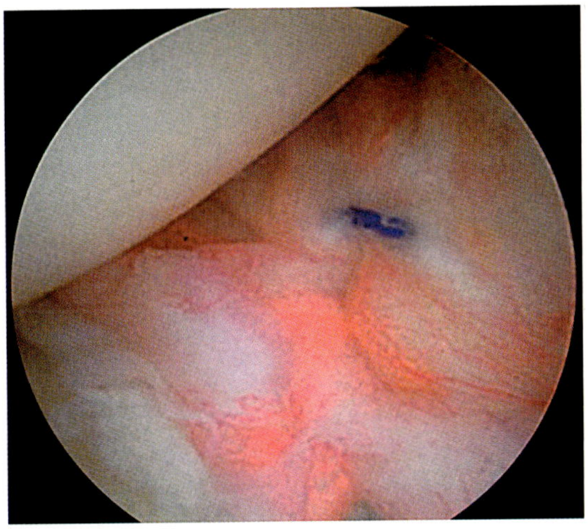

FIGURA 11-27. Quando o portal posterior é fechado plicando a cápsula, ele suporta o retalho da cápsula póstero-inferior.

a agulha, direcionando-a para passar por fora da cápsula e alcançar e penetrar novamente na articulação 1 cm superiormente ao defeito capsular (Fig. 11-24). Manobre a ponta da agulha inferiormente para passar através da fenda do portal e perfure a cápsula novamente por fora 1 cm abaixo. Passe o PDS pela articulação (Fig. 11-25). Recupere o fio pela cápsula posterior com o uso de uma pinça (Fig. 11-26). Eu prefiro amarrar os fios com o nó Tennessee Slider fora da cápsula (Fig. 11-27). Avalie a articulação para ter certeza de que os nós estão firmes e a cabeça permanece centralizada na glenóide (Fig. 11-28).

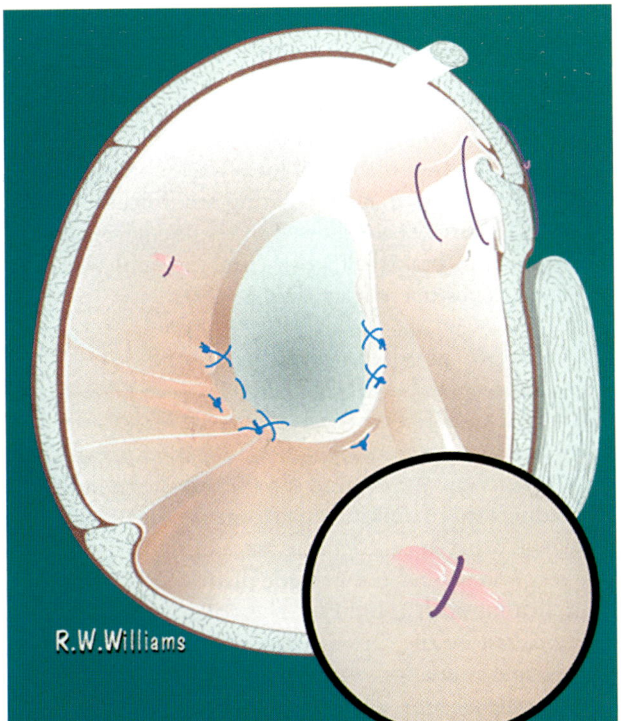

FIGURA 11-28. A avaliação final demonstra a cápsula dobrada sobre o *labrum* ao redor da metade inferior da glenóide, o intervalo rotador e a cápsula posterior fechadas e a cabeça perfeitamente centralizada em seu encaixe.

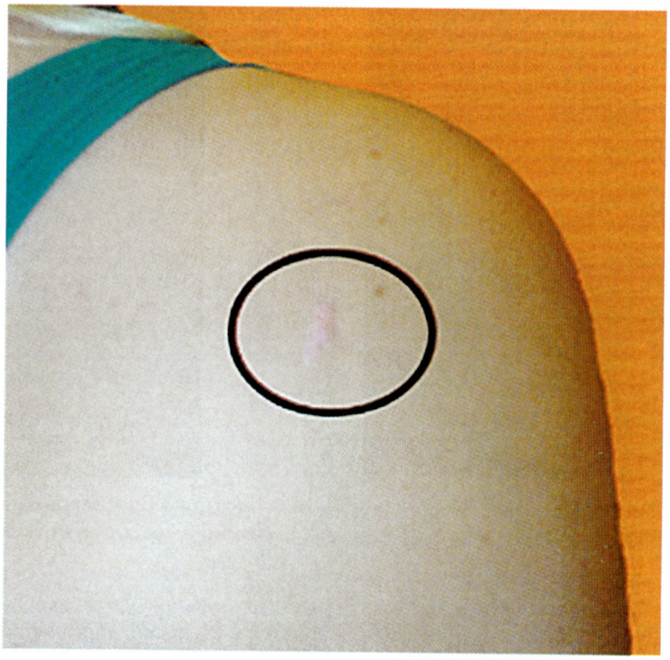

FIGURA 11-29. A incisão posterior para uma plicatura é esteticamente aceitável, especialmente quando é comparada com as incisões abertas utilizadas no passado (veja Fig. 10-1, Capítulo 10).

7. Feche os portais utilizando um fio de Vicryl 4-0 subcutâneo e Steri-Strips, injetando 20 mL de Xilocaína a 10% na articulação. Aplique um curativo absorvente e coloque o braço em um *brace* de rotação neutra Ultra-Sling (dj Orthopedics, Inc. Carlsbad, CA).
8. O tratamento pós-operatório inclui o encolhimento imediato dos ombros e exercícios para o cotovelo, punho e mão com o uso da bola de borracha do Ultra-Sling. Exercícios pendulares suaves são iniciados após 1 semana. A elevação ativa assistida com uma polia e exercícios na piscina são iniciados após 4 semanas, mas nenhum estresse forçado em rotação ou a elevação ativa é permitido durante 6 semanas. O fortalecimento e suave alongamento capsular são iniciados após 6 semanas, novamente evitando qualquer alongamento capsular forçado. Quatro meses após a cirurgia, os pacientes são liberados para retornar às suas atividades normais, exceto as mais extenuantes, como jogar basquetebol, escaladas ou lutas, que devem ser evitadas por pelo menos 6 meses após a cirurgia (Fig. 11-29).

CONSIDERAÇÕES FINAIS SOBRE A INSTABILIDADE MULTIDIRECIONAL E A MODIFICAÇÃO TÉRMICA DA CÁPSULA POR VIA ARTROSCÓPICA

Tenho feito a cirurgia PPCA há 14 anos e considero essa técnica uma das mais confiáveis e satisfatórias entre os procedimentos artroscópicos que faço rotineiramente. Os pacientes devem ser advertidos antes da cirurgia de que irão experimentar uma sensação de rigidez no ombro durante vários meses após a cirurgia e que não devem ficar preocupados com essa situação. Eu não tive nenhuma complicação, como lesão do nervo axilar ou excesso de rigidez, requerendo uma nova cirurgia para a liberação da cápsula. Tive a oportunidade de realizar várias avaliações artroscópicas em pacientes voluntários após um procedimento PPCA prévio e estou satisfeito, pois a dobra capsular cicatriza no *labrum*. O resultado é uma robusta prega de tecido que alarga substancialmente a superfície de suporte de carga do *labrum* e aprofunda a concavidade da glenóide, amplificando seu efeito de absorção de choques (Fig. 11-30).

Vou tecer algumas considerações sobre a técnica de enrugamento capsular térmico, que está sendo utilizada para o tratamento da instabilidade multidirecional. Na minha experiência, essa

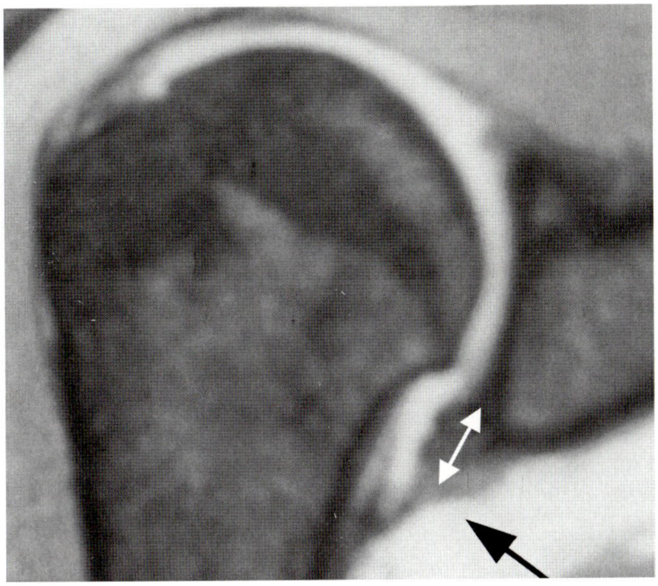

FIGURA 11-30. Imagem de ressonância magnética com gadolínio demonstra a espessura da cápsula inferior e alargamento do *labrum* 6 meses após uma plicatura capsular bem-sucedida.

técnica sem dúvida pode contrair os tecidos através da quebra de ligações de hidrogênio lábeis ao calor, desnaturando o colágeno e causando a perda do padrão helicoidal do colágeno, fazendo com que este entre em colapso. Na temperatura recomendada de 65°C, as outras células encontradas na área, incluindo os nervos, músculos, vasos sangüíneos, células sinoviais e fibroblastos, são desidratadas e destruídas. Existe um intervalo de tempo de 8 a 10 semanas antes que as células vizinhas restantes se recuperem de forma suficiente para repovoar a cápsula e começar a substituir os tecidos destruídos. Durante esse tempo, a cápsula está em risco de distensão se um estresse excessivo for aplicado. Se tudo corre bem, o dano térmico cicatriza bem após alguns meses, permitindo uma reabilitação progressiva.

Infelizmente, a simplicidade dessa técnica a torna atraente para vários cirurgiões. O risco potencial de complicações térmicas é real. Apesar de não serem comuns, algumas dessas lesões iatrogênicas são bastante graves e permanentes. A mais dramática é a necrose capsular. Se os tecidos capsulares não se reconstroem após o tratamento, eles na realidade parecem se desintegrar. Na artroscopia de reavaliação, observa-se pouco ou nenhum tecido restante onde o calor foi aplicado (Fig. 11-31). Não existe terapia cirúrgica simples para a reconstrução da cápsula, exceto talvez um procedimento aberto de enxertia tendinosa através dos tecidos danificados para restaurar o colágeno perdido.

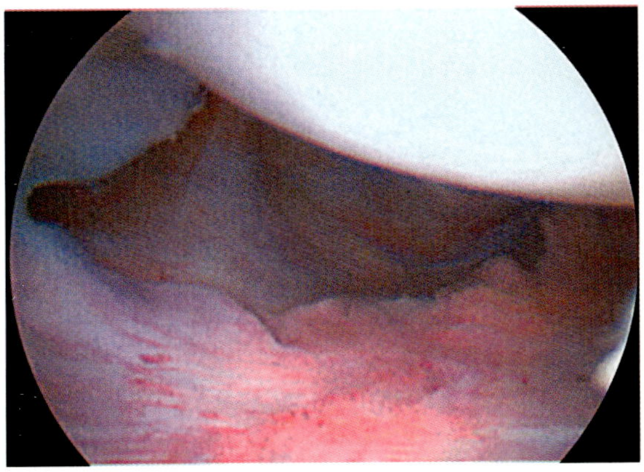

FIGURA 11-31. Uma cápsula desintegrada que necessitou de auto-enxertia capsular para a restauração da estabilidade após um tratamento térmico nessa menina de 15 anos de idade.

Outros pacientes desenvolvem uma fibrose exuberante de seus tecidos capsulares, conseqüentemente perdendo a elasticidade normal necessária para permitir um grau de mobilidade quando os tecidos estão sob estresse. Tenho visto pessoas jovens que foram previamente tratadas com calor para o tratamento de subluxações, sofrendo luxações traumáticas, rompendo o *labrum* da glenóide após um trauma relativamente pequeno.

Existe ainda o risco de dano neurológico quando se utiliza o calor na área axilar. Existem registros de lesão do nervo axilar e outros problemas no plexo braquial. Parece que o calor penetra na fina cápsula do ligamento inferior e danifica os nervos, incluindo o ramo do nervo axilar e seu ramo para o músculo redondo menor. A maioria dos casos felizmente é transitória, mas existem registros de lesão permanente, e o estresse emocional e a dor durante a recuperação pós-operatória são sérios.

Por esses e outros motivos que certamente irão surgir no futuro, não me sinto à vontade para indicar o uso do encolhimento capsular térmico para o tratamento da instabilidade de ombro. Acredito nos benefícios potenciais da energia térmica quando esta é aplicada de forma apropriada e segura, mas não estou convencido de que as técnicas disponíveis atinjam esses padrões.

12

LESÕES DO *LABRUM* SUPERIOR DA FACE ANTERIOR PARA A POSTERIOR DO OMBRO

Em 1981 realizei minha primeira artroscopia diagnóstica do ombro. A anatomia que observei era fascinante, apesar de parecer um tanto confusa. Muitas das estruturas previamente estudadas nos livros e nos departamentos de anatomia pareciam espantosamente diferentes com o artroscópio. A ampliação de 20 × fazia com que mesmo áreas insignificantes de esgarçamento ou de aspereza parecessem substanciais e, portanto, suspeitas como fonte de dor e incapacidade. Essa era a situação quando iniciei meus estudos sobre o sítio de inserção do bíceps na adjacência do *labrum* superior, a também chamada região superior do *labrum*, anterior para posterior (SLAP).

O Dr. James Andrews identificou a associação das rupturas da região ântero-superior do *labrum* em atletas arremessadores de alto nível em 1985. Ele postulou que a lesão era resultante da tração da cabeça longa do tendão do bíceps causada pela atividade no músculo bíceps braquial. Ele tratou esse grupo de elite com debridamento artroscópico isolado com algum sucesso (1).

Em 1990, publicamos nossas observações no *Journal of Arthroscopy* e propusemos o nome de lesões SLAP para indicar uma amplitude de patologia mais complexa relacionada com o *labrum* superior que se estendia da região anterior para a posterior em relação à inserção do tendão do bíceps (2). Nosso sistema de classificação consistia em quatro subgrupos de lesões categorizados pela condição do *labrum* e pela fixação da inserção do bíceps no *labrum* superior e no tubérculo glenóide superior.

CLASSIFICAÇÃO DAS LESÕES SLAP

O tipo 1 apresenta esgarçamento e fragmentação da borda livre do *labrum* superior (Figs. 12-1 e 12-2). Este geralmente é um problema relativamente pequeno que comumente é encontrado durante as artroscopias de rotina em pacientes de meia-idade e em idosos. Classificamos 21% das lesões em nosso estudo como lesões SLAP do tipo 1. Considero essa situação semelhante a um menisco degenerado no joelho e uma fonte possível, mas incomum, de sintomas clínicos.

As lesões do tipo 2 são de longe as mais comuns, ocorrendo em 55% dos pacientes em nosso estudo (Figs. 12-3 e 12-4). Na lesão SLAP do tipo 2, a inserção do bíceps está significativamente desinserida do tubérculo superior da glenóide. Geralmente se observa um esgarçamento associado da borda do *labrum*, que, portanto, deve ser diferenciado do tipo 1. O ligamento glenoumeral médio deve ser considerado instável quando apresenta uma inserção alta no *labrum* superior e deve ser avaliado em relação à sua firmeza.

As lesões SLAP tipo 3 consistem em uma ruptura em alça de balde de um *labrum* superior meniscóide e uma inserção normal do tendão do bíceps (Figs. 12-5 e 12-6). Esse tipo de lesão

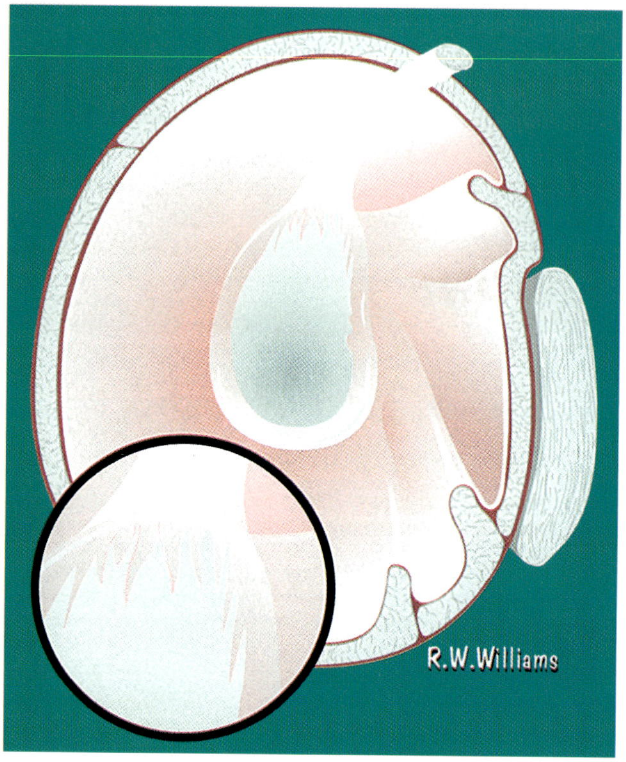

FIGURA 12-1. A lesão SLAP tipo 1 apresenta um esgarçamento da borda superior do *labrum*.

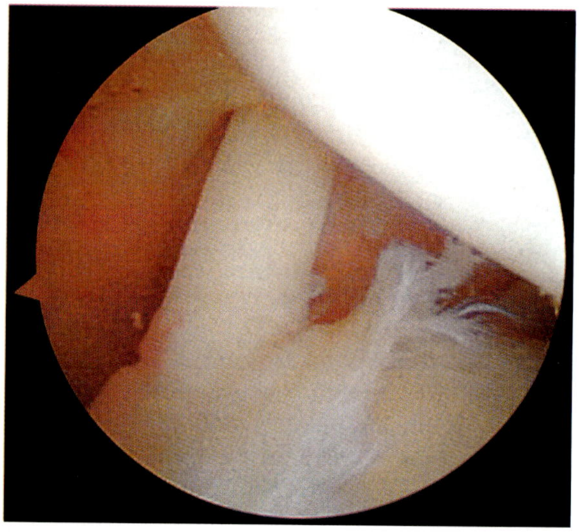

FIGURA 12-2. A lesão SLAP tipo 1 apresenta um esgarçamento da borda superior do *labrum*.

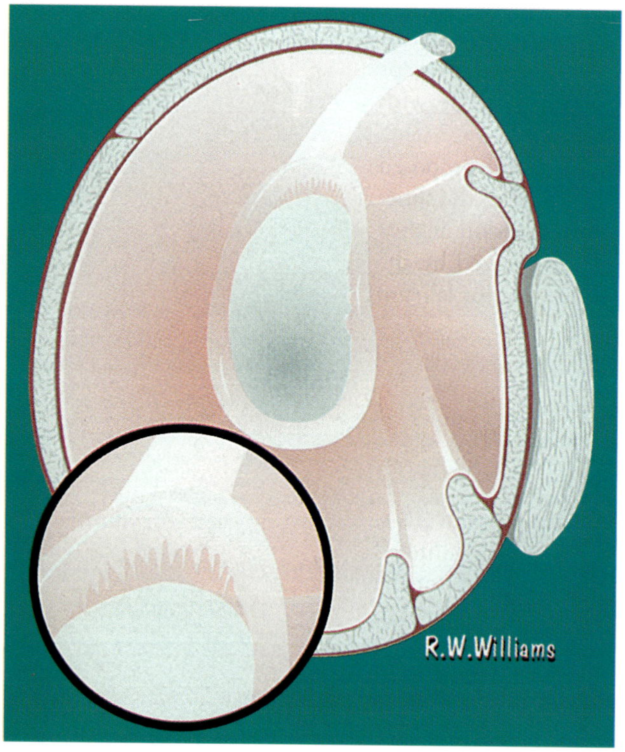

FIGURA 12-3. A lesão SLAP tipo 2 apresenta uma desinserção do bíceps.

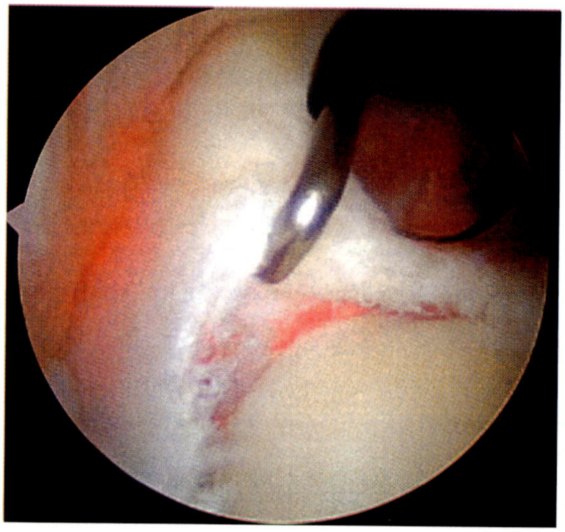

FIGURA 12-4. A lesão SLAP tipo 2 apresenta uma desinserção do bíceps.

SLAP ocorreu em somente 9% de nossos casos. O fragmento do *labrum* geralmente é móvel como uma ruptura em alça de balde do menisco do joelho, mas pode estar dividido em dois, deixando um coto de tecido labral em cada extremidade. Raramente, o ligamento glenoumeral médio pode apresentar uma confluência com o ligamento livre do *labrum* e conseqüentemente considerado instável (Fig. 12-7).

As lesões SLAP tipo 4 constituíram 10% de nossas séries. Essa lesão é similar ao tipo 3 e inclui uma ruptura em alça de balde de um *labrum* superior meniscóide, mas com a ruptura se estendendo até o tendão do bíceps. A divisão do bíceps pode ser mínima ou significativa (Figs. 12-8 e 12-9). Como a lesão do tipo 3, o sítio de fixação do ligamento glenoumeral médio ao *labrum* na área da ruptura determina a importância da lesão em relação à estabilidade do ombro.

Nós também observamos vários casos de lesões SLAP complexas ou combinadas. Na maioria das vezes, são lesões dos tipos 3 e 4 combinadas com uma inserção do bíceps significativamente desinserida, ou lesão tipo 2. Quando essa lesão é encontrada, nós a classificamos como uma lesão SLAP complexa tipos 2 e 3 ou tipos 2 e 4.

Maffet *et al.* (3), Morgan *et al.* (4) e outros expandiram nosso esquema de classificação para incluir outras entidades, como os padrões de instabilidade, variações congênitas e dano capsular. A despeito do sistema utilizado, a tarefa importante do cirurgião é avaliar cuidadosamente a anatomia do *labrum* superior e do bíceps, reconhecer as patologias significativas e estar preparado para reparar a lesão SLAP e as lesões associadas.

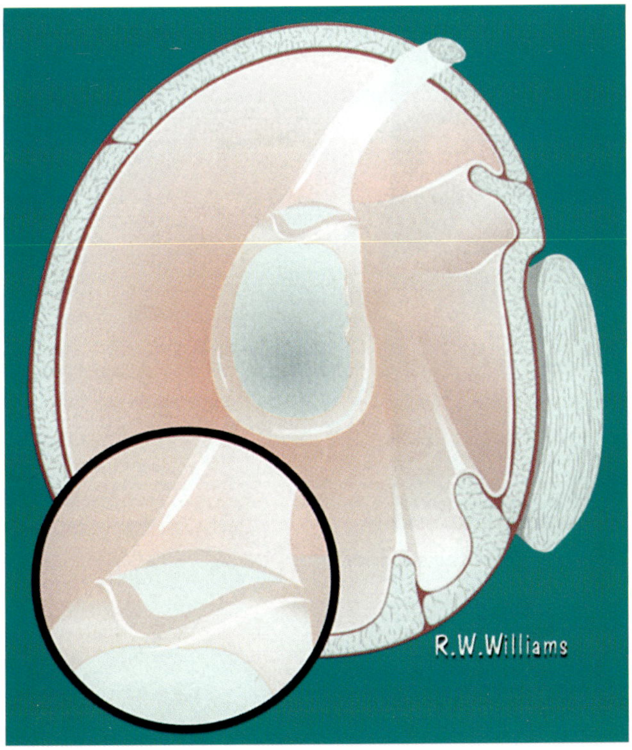

FIGURA 12-5. A lesão SLAP tipo 3 apresenta uma ruptura em alça de balde do *labrum* superior.

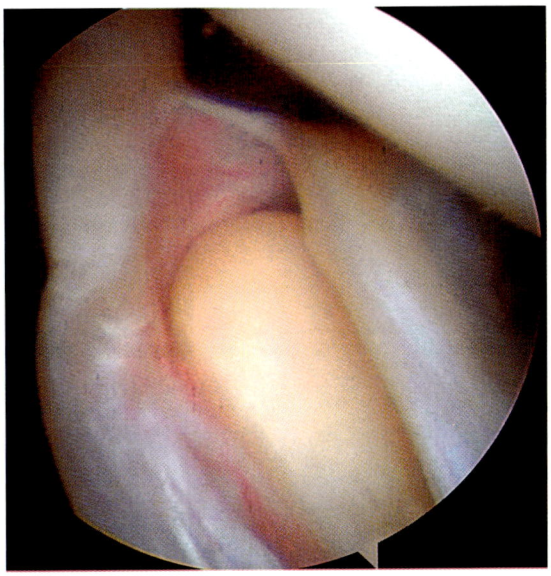

FIGURA 12-6. A lesão SLAP tipo 3 apresenta uma ruptura em alça de balde do *labrum* superior.

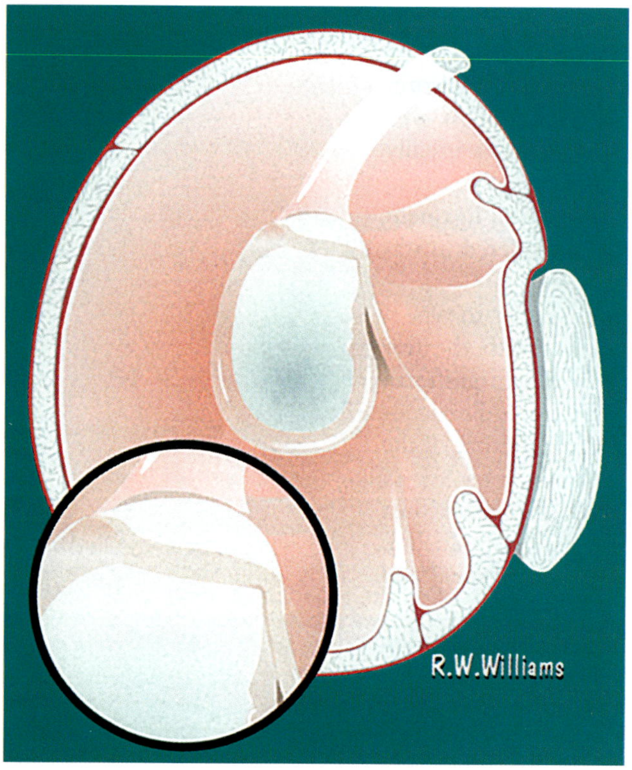

FIGURA 12-7. Ocasionalmente, o ligamento glenoumeral médio está fixado na porção em alça de balde da lesão SLAP tipo 3.

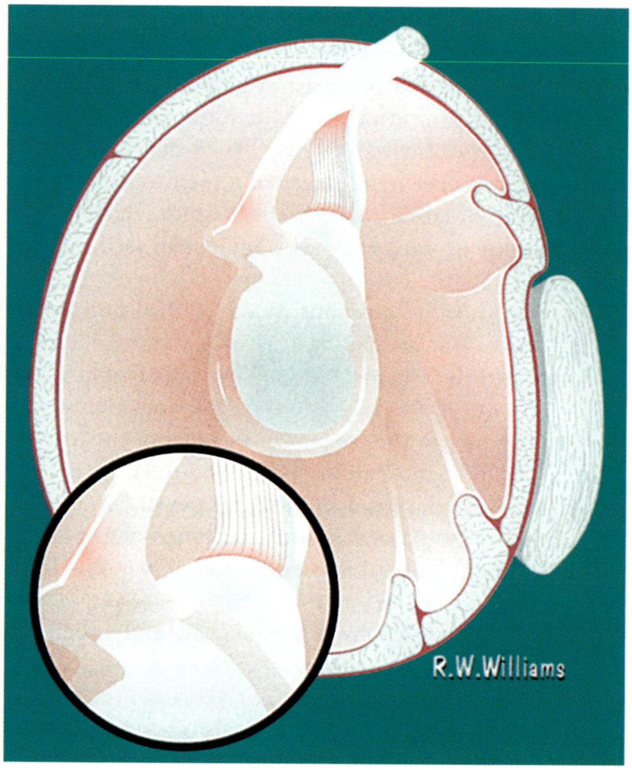

FIGURA 12-8. A lesão SLAP tipo 4 apresenta uma divisão do *labrum* superior que continua pelo tendão do bíceps.

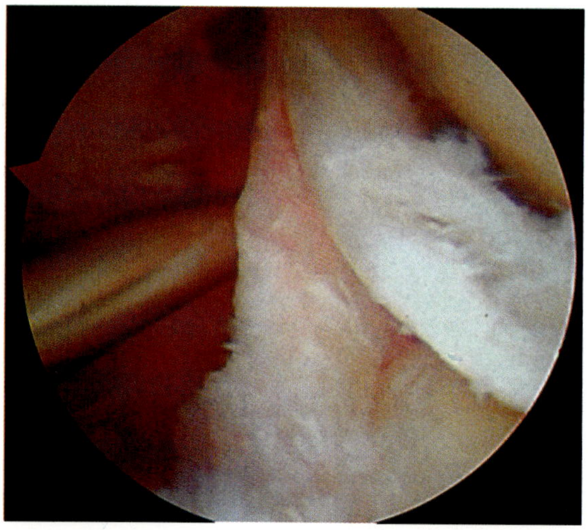

FIGURA 12-9. A lesão SLAP tipo 4 apresenta uma divisão do *labrum* superior que continua pelo tendão do bíceps.

DIAGNÓSTICO: HISTÓRIA, EXAME FÍSICO, IMAGENS E AVALIAÇÃO ARTROSCÓPICA

História

Originalmente, acreditava-se que os sintomas relacionados com uma lesão SLAP estavam confinados aos aspectos mecânicos do *labrum* superior, da fixação do bíceps e da lesão cartilaginosa associada da cabeça umeral e da glenóide. Após nosso estudo inicial, ficou claro que essas lesões geralmente estavam associadas a várias outras patologias do ombro e que o diagnóstico era confuso devido às superposições da história e dos achados clínicos. A história tipicamente é a de um trauma agudo do ombro ou uma situação de sobreuso crônica, como em arremessadores ou jogadores de tênis.

Na situação aguda, a causa geralmente é uma queda sobre o braço hiperestendido. Isso causa uma lesão por impacção no ombro por uma força direcionada superiormente, criando um choque entre a cabeça umeral e o *labrum* superior e a inserção do bíceps. Na presença de um *labrum* superior do tipo meniscóide, o resultado pode ser uma lesão SLAP do tipo 3 ou 4, com a formação de um fragmento em alça de balde. Ocasionalmente, se a força for intensa, uma fratura SLAP pode ocorrer (Fig. 12-10). Essa fratura aparece como uma divisão na cúpula superior do úmero mais anterior do que a lesão posterior lateral tipo Hill-Sachs. Uma lesão do tipo 2 ocorre quando o tendão do bíceps é avulsionado da glenóide superior quando é tensionado sobre a cabeça umeral.

O sintoma associado com uma lesão SLAP geralmente é uma apreensão incômoda ou bloqueio se o fragmento instável ficar preso entre o úmero e a glenóide. Se a força do trauma continua em rotação externa, a ruptura labral pode se estender para os ligamentos anteriores e o labral, resultando em uma lesão de Bankart e em uma luxação anterior. O manguito rotador pode ficar comprimido entre a fixação da tuberosidade e a glenóide superior, resultando em uma ruptura da superfície inferior ou uma ruptura completa do manguito. Observei inúmeros casos nos quais uma lesão SLAP tipo 3 ou 4 ocorreu em combinação com uma fratura da tuberosidade na ausência de luxação.

Casos com lesões SLAP crônicas são igualmente desconcertantes. O paciente comumente se apresenta com uma história de dor no ombro de início insidioso durante a participação em um evento desportivo que utilize o braço por sobre a cabeça. A dor limita a *performance* e pode progredir para um incômodo persistente e crepitação, especialmente com o arremesso forçado. Pode haver relato de dor noturna se o manguito estiver envolvido e atrofia na presença de um cisto ganglionar.

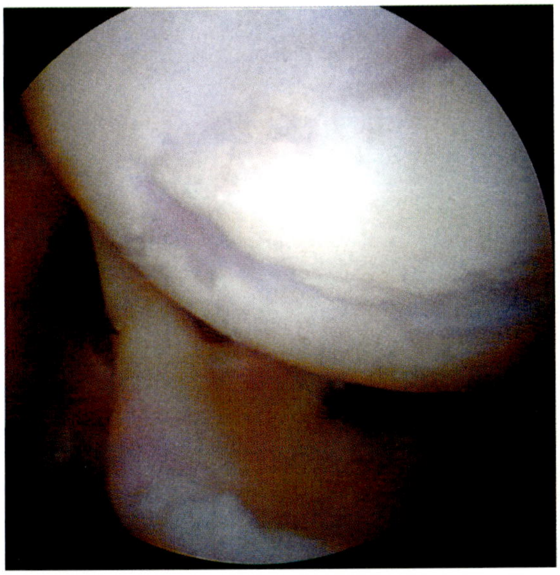

FIGURA 12-10. Uma fratura SLAP é a lesão por compressão da porção superior da cabeça umeral.

Exame Físico

O diagnóstico clínico de uma lesão SLAP é feito por exclusão. Em um estudo feito pelo meu grupo (5), ficou determinado que nenhum teste isolado ou nenhuma combinação de testes pode prever de forma conclusiva e confiável quando e qual tipo de lesão seria encontrada na artroscopia. O teste que se mostrou mais preciso foi o teste de tensão do bíceps de Speed (veja Capítulo 7). Esse teste é feito com o posicionamento do braço do paciente em 90 graus de elevação frontal, com o cotovelo estendido e o antebraço supinado. O examinador aplica uma força ao punho do paciente, criando tensão no tendão do bíceps e produzindo dor quando o tendão ou seu sítio de fixação está inflamado ou lesionado. Apesar de um teste ser muito mais sugestivo de dano do tendão do bíceps do que do labral ou da inserção, ele pode ser útil quando a inserção está instável. Um segundo teste que utilizamos é o teste de compressão-rotação. Esse exame é similar ao teste de McMurray para a ruptura do menisco do joelho. Com o paciente em decúbito dorsal, uma força de compressão é aplicada ao longo do eixo do úmero ao mesmo tempo em que a articulação é rodada, em uma tentativa de aprisionar o fragmento labral entre a cabeça e a glenóide (Fig. 12-11). Um "clique" desconfortável pode estar associado a uma ruptura labral.

Steve O'Brien sugeriu uma manobra, batizada de teste O'Brien, que demonstrou uma correlação razoavelmente boa em meus casos clínicos de lesões SLAP do tipo 2 (6). O braço é posicionado em 20 graus de adução e 90 graus de elevação frontal. O examinador aplica uma força para baixo sobre o antebraço enquanto a mão é pronada e supinada, comparando a dor e a fraqueza resultante de cada manobra. O resultado do teste é positivo quando o paciente relata uma dor que é pior na posição pronada (Fig. 12-12).

Durante o exame físico, se o paciente apresenta um enfraquecimento significativo durante o teste da força da rotação externa ou uma atrofia ipsilateral dos músculos do manguito, o cirurgião deve considerar a possibilidade de compressão do nervo subescapular por um cisto ganglionar associada com a lesão SLAP. O diagnóstico é confirmado com imagens de ressonância magnética (RM) e testes neurodiagnósticos com estudos eletromiográficos (EMG) do nervo supra-escapular para os músculos infra-espinhal e supra-espinhal.

Como várias outras condições patológicas estão associadas a todos os tipos de lesões SLAP, os resultados do exame físico geralmente são confusos. Testes para impacto, patologia da articulação acromioclavicular (AC), do manguito e instabilidade são importantes para uma avaliação completa do ombro com suspeita de lesão SLAP.

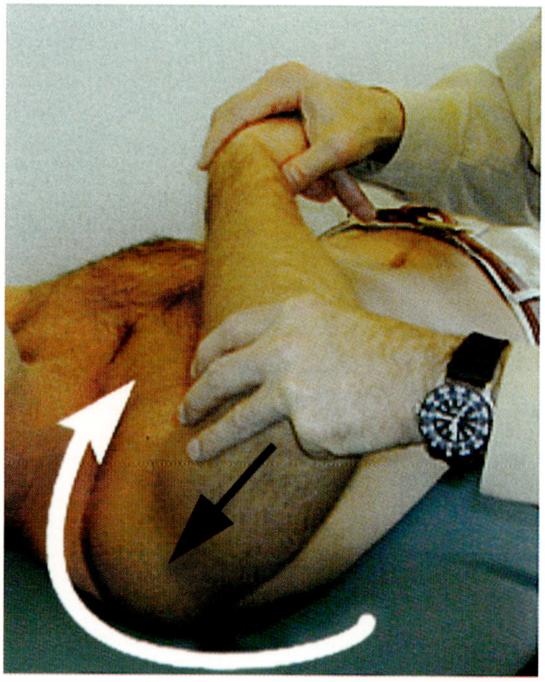

FIGURA 12-11. O teste da compressão-rotação algumas vezes ajuda a diagnosticar um fragmento labral superior instável.

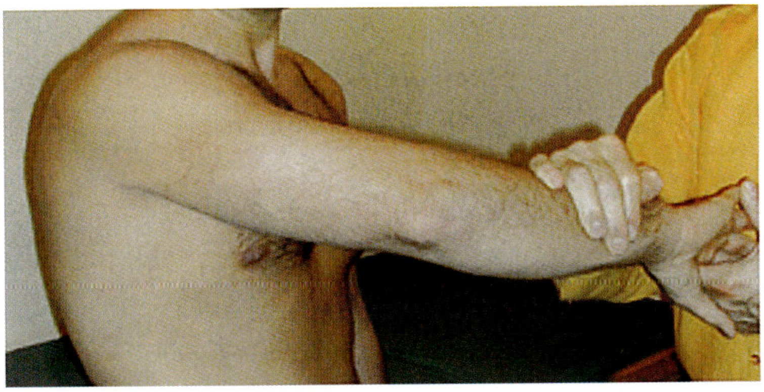

FIGURA 12-12. O teste de O'Brien é realizado com a mão pronada, aduzida e flexionada em 90 graus e com o cotovelo bloqueado em extensão.

Imagens

As radiografias-padrão geralmente são normais nos casos de lesões SLAP isoladas, mas são importantes para excluir outras fontes potenciais de sintomas. Ocasionalmente, uma fratura por compressão da face superior da cabeça umeral ou fratura SLAP pode ser observada na radiografia ântero-posterior (AP) (Fig. 12-9). A RM é o teste mais útil e deve ser solicitada quando um diagnóstico alternativo não é evidente. A RM-padrão, que consiste em imagens ponderadas em T1 e T2 multiplanares, geralmente é útil. Existe uma associação bastante reconhecida entre cistos ganglionares supraglenoidais e lesões SLAP do tipo 2. Esses cistos são o resultado de uma lesão do *labrum* que apresenta uma comunicação associada através da cápsula. O processo degenerativo resultante da lesão termina por levar ao desenvolvimento do cisto, semelhante a um cisto parameniscal no joelho (Fig. 12-13) (veja Capítulo 23).

A RM facilmente demonstra o gânglio, mas algumas vezes falha em revelar o problema labral associado. Nesses casos, uma artrografia por ressonância magnética (ARM) utilizando uma injeção intra-articular de gadolínio diluído é útil. A lesão SLAP pode ser apreciada na seqüência coronal oblíqua na forma de uma profunda fenda entre o *labrum* superior e a glenóide, que se estende ao redor e abaixo da inserção do bíceps. Geralmente, o contraste se difunde para o fragmento labral, fazendo com que ele apareça esgarçado ou indistinto. A incidência axial algumas vezes é útil para visualizar o fragmento labral superior deslocado (Fig. 12-14). Sempre deve ser

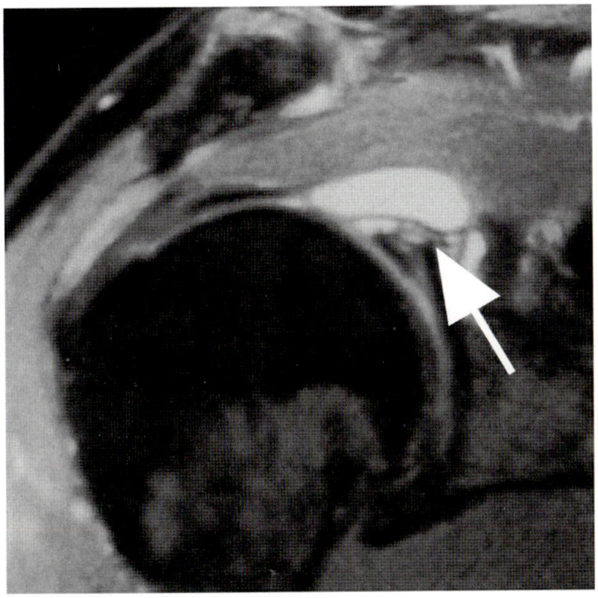

FIGURA 12-13. Um cisto supraglenóide geralmente está associado a uma lesão SLAP tipo 2.

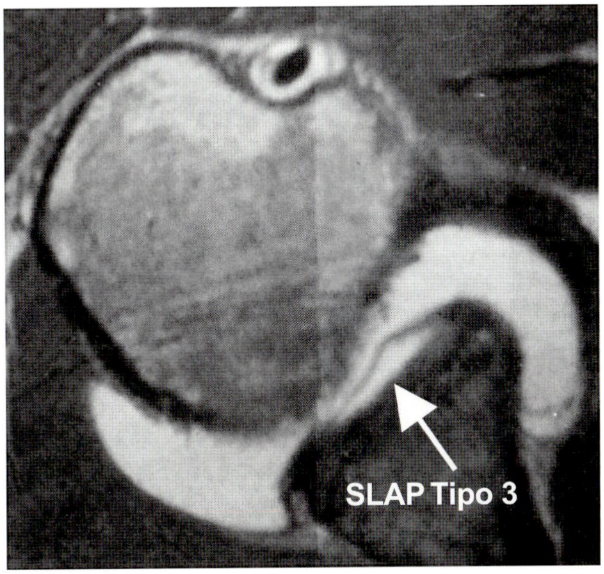

FIGURA 12-14. Uma incidência axial de artrografia por ressonância magnética com gadolínio demonstra uma ruptura do *labrum* superior.

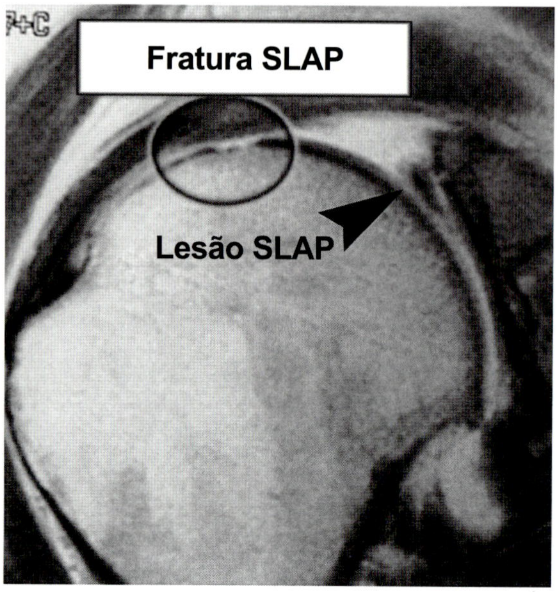

FIGURA 12-15. A artrografia por ressonância magnética demonstra uma fratura SLAP da cúpula da cabeça umeral com uma divisão no *labrum* superior e uma lesão SLAP tipo 3.

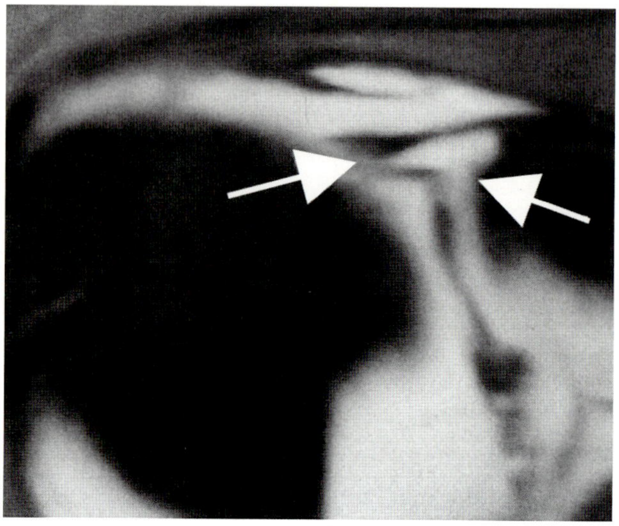

FIGURA 12-16. Esta lesão SLAP tipo 4 com uma divisão envolvendo o *labrum* superior e o tendão do bíceps é facilmente vista na artrografia por ressonância magnética.

lembrado que pode haver uma fenda congênita normal nessa área e que as variações congênitas do *labrum* ântero-superior podem ser enganadoras. O orifício sublabral e o complexo de Buford podem causar confusão se não forem reconhecidos (veja Capítulo 3). Se houver uma divisão labral associada ou uma ruptura do bíceps, como na lesão do tipo 3 ou 4, o fragmento deslocado pode ser de difícil visualização, a menos que a área labral superior seja cuidadosamente estudada (Fig. 12-15). O tendão do bíceps dividido algumas vezes está associado a um *labrum* superior deslocado em uma lesão do tipo 4 (Fig. 12-16).

Avaliação Artroscópica

Com o paciente sob anestesia geral e posicionado em decúbito lateral, uma avaliação completa da mobilidade e da estabilidade da articulação é feita. O grau de translação do ombro em todas as quatro direções deve ser avaliado e comparado com o lado oposto. Geralmente, mesmo com uma lesão SLAP isolada, existe um excesso de translação anterior para os quadrantes inferior e superior. Um certo aumento de movimento é normal no ombro de arremessadores, e esse achado isolado, apesar de não ser diagnóstico, pode sugerir uma patologia.

A avaliação artroscópica padrão geralmente permite o diagnóstico das lesões SLAP. Os tipos 1, 3 e 4 são óbvios quando se observa um esgarçamento ou divisão do *labrum*. É mandatório observar a partir dos portais anterior e posterior para avaliar completamente o grau de envolvimento.

O diagnóstico da lesão do tipo 2 é mais difícil. O *labrum* superior normal geralmente apresenta uma pequena fenda entre o *labrum* e a glenóide. Um grau anormal de frouxidão na inserção do bíceps, *labrum* e ligamentos associados deve ser demonstrado para que seja rotulada uma lesão SLAP. Após a cuidadosa raspagem da borda labral, a estabilidade da inserção do bíceps deve ser determinada. A sonda é inserida através de uma cânula cirúrgica no portal ântero-superior (PAS) e utilizada para elevar a borda labral. A ótica é manobrada para observar a junção da inserção da superfície inferior do *labrum* e o osso glenóide. A cartilagem articular da glenóide geralmente se estende ao redor do canto do osso na situação normal, e a ausência de cartilagem nessa área levanta suspeita de lesão. Áreas de esgarçamento significativo, tecido de granulação ou uma fenda incomumente profunda também podem indicar problemas (Fig. 12-17). A tração sobre o tendão do bíceps

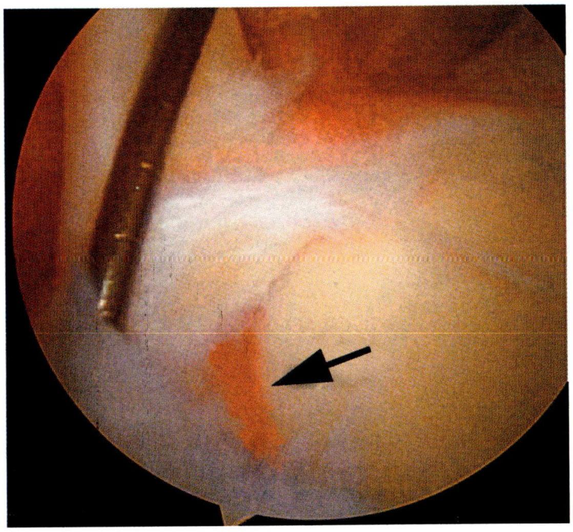

FIGURA 12-17. Uma lesão SLAP tipo 4 apresenta uma fenda profunda sob a inserção do bíceps e pode apresentar tecido degenerativo ou de granulação.

demonstra qualquer tipo de perda da integridade na fixação labral e instabilidade dos ligamentos. Se a tração faz com que o *labrum* se afaste do osso, revelando um espaço significativo de 5 mm ou mais, a estabilidade da inserção é questionável. Da mesma forma, se o *labrum* ântero-superior, ligamento glenoumeral médio ou complexo Buford ficam tensionados quando o bíceps é tracionado, a estabilidade do complexo bíceps-*labrum*-ligamento provavelmente é deficiente (Fig. 12-18).

Como o *labrum* superior é o sítio de fixação do ligamento glenoumeral superior e algumas vezes do ligamento glenoumeral médio, a frouxidão do sítio de fixação pode estar associada a uma instabilidade superior, anterior e inferior da articulação do ombro. Rodoski *et al.* (7) demonstraram que, quando uma lesão SLAP tipo 2 é criada em um espécime cadavérico, ocorre uma diminuição da capacidade de resistir contra as forças de subluxação anterior com o braço em

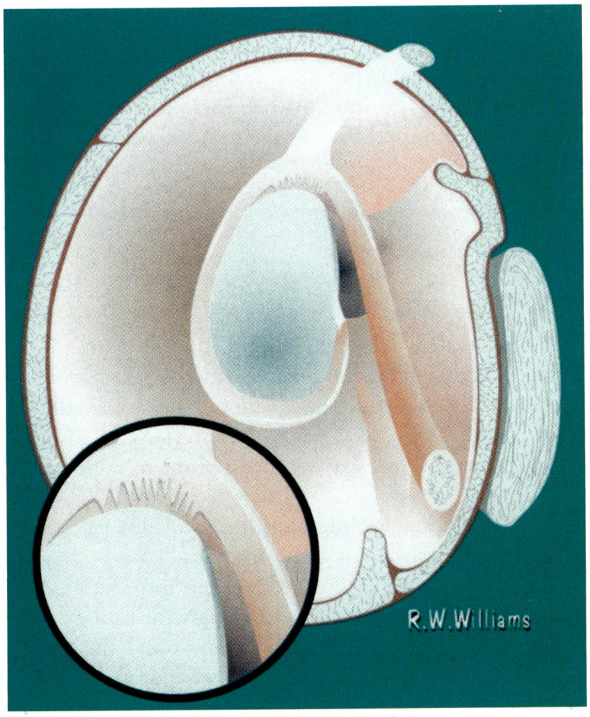

FIGURA 12-18. Um ligamento glenoumeral tipo cordão, especialmente com o complexo de Buford, pode ser incompetente quando está preso a um *labrum* superior frouxo.

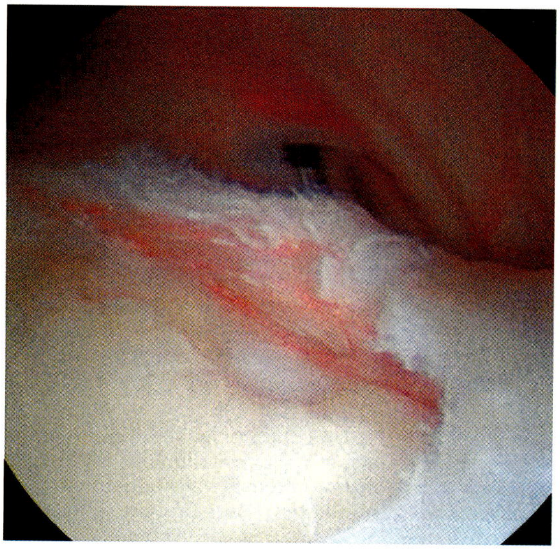

FIGURA 12-19. O sinal do *peel-back* é positivo quando o *labrum* póstero-superior está arrancado da glenóide quando o braço é colocado na posição de arremesso.

abdução e rotação externa. Glousman *et al.* (8) foram os primeiros a observar a importância da cabeça longa do bíceps braquial nos atletas de arremeço. Estudos de EMG demostraram aumento da atividade do bíceps quando o braço está fletido na posição final em abdução e rotação externa. A atividade era ainda maior em indivíduos com instabilidade anterior.

Burkhart (9) sugeriu um teste SLAP adicional. Ele descreveu um subgrupo de lesões SLAP causadas pelo arrancamento do *labrum* da glenóide posterior à inserção do bíceps. Seus estudos sugerem que a fase de preparação do arremesso enrijece a inserção do tendão do bíceps, podendo causar seu arrancamento do osso. Ele acredita que isso pode levar a uma progressiva frouxidão anterior em alguns pacientes. Para testar esse problema durante a cirurgia, o braço é removido da tração e é posicionado em arremesso. Conforme o braço é rodado interna e externamente, pode ser observado o afastamento do *labrum* da glenóide póstero-superior (Fig. 12-19).

TRATAMENTO

Tratamento por Tipo de Lesão

As lesões SLAP do tipo 1 são tratadas com um debridamento conservador dos tecidos esgarçados. Eu prefiro utilizar uma lâmina de *shaver* de raio completo e excisar somente os tecidos rompidos, evitando danificar a inserção do bíceps, o *labrum* ântero-superior ou o ligamento glenoumeral médio. O *shaver* deve ser utilizado através das cânulas anterior e posterior, com a ótica posicionada no lado oposto. Após o uso do *shaver*, utilize uma sonda para avaliar a estabilidade labral da forma descrita anteriormente.

As lesões do tipo 2 são reparadas com a técnica de uma única âncora, com dois fios (UAFD). A âncora Big-Eye Revo de 4 mm (Arthrex, Inc., Naples, FL) ou a âncora Super-Revo de 5 mm é carregada com dois filamentos de fio trançado forte e inserida na glenóide superior logo abaixo do tendão do bíceps. Os fios são passados através do *labrum*, um posterior e outro anterior ao bíceps, formando uma tipóia ao redor do ponto de ancoragem e criando uma firme estabilidade para a cicatrização (a técnica é discutida adiante). Se for necessário, uma âncora Mini-Revo com um único fio pode ser inserida no canto póstero-superior para uma fixação adicional, especialmente para a lesão de Burkhart.

As lesões SLAP tipo 3 devem ter o fragmento instável em alça de balde removido antes da inspeção da fixação da inserção do bíceps. Um pinça *basket* curva e depois um *shaver* são utilizados através da cânula posterior para aparar a fixação posterior do fragmento. Mude o *shaver* para a cânula anterior e remova o restante da porção anterior. Observe com cuidado a localização e o sítio de inserção do ligamento glenoumeral médio antes de completar a ressecção anterior. Ocasionalmente, um ligamento médio tipo corda significativo se prende ao *labrum* ântero-superior, incluindo a porção solta da lesão SLAP tipo 3 ou 4. Se o cirurgião excisar de forma inadvertida a fixação labral nesses casos, o resultado provavelmente será o de uma significativa instabilidade anterior porque o ligamento médio não terá uma inserção na glenóide. Se o sítio de ancoragem do ligamento glenoumeral médio é duvidoso, sugiro um debridamento conservador do fragmento, deixando uma robusta porção presa anteriormente. Se durante a aplicação de tração ao ligamento glenoumeral médio com uma sonda a inserção parece estar instável, os tecidos podem ser reinseridos com segurança à glenóide com o uso de uma ou duas âncoras da forma descrita para o reparo UAFD das lesões SLAP do tipo 2.

As lesões SLAP do tipo 4 são tratadas de forma semelhante às do tipo 3, a menos que a divisão do tendão do bíceps seja grave. Quando mais de 30% do tendão é incluído com a ruptura labral desviada, o cirurgião deve considerar o reparo do tendão, liberando-o, reparando o *labrum* da mesma forma descrita para a lesão SLAP tipo 2 ou realizando uma tenodese do bíceps (Capítulo 7). A decisão depende da idade e do nível de atividade do paciente e da condição do tendão do bíceps. Na maioria dos casos, prefiro excisar o fragmento labral juntamente com a porção do tendão rompido do bíceps presa a esse fragmento. Se o restante do tendão parecer estar saudável sem um esgarçamento significativo e o sítio da inserção está estável, não libero nem faço a tenodese do tendão. Se o tendão parece apresentar processo degenerativo, ele é liberado e geralmente tenodesado, especialmente no paciente jovem e ativo.

Reparo SLAP Posterior

O reparo SLAP UAFD pode ser realizado obedecendo aos passos descritos a seguir:

1. Comece com a ótica no portal póstero-superior padrão (PPS) e uma cânula cirúrgica Crystal (Arthrex, Inc., Naples, FL) no PAS. A chave para a obtenção do alinhamento apropriado para a inserção do saca-bocado e da âncora no tubérculo supraglenoidal é a localização exata do PAS. Esse portal deve ser criado em uma posição precisamente na face superior do intervalo rotador, anterior e levemente superior ao tendão do bíceps. Considero melhor a criação desse portal com o uso da técnica de fora para dentro depois de localizar o ponto ideal com uma agulha de peridural (veja Capítulo 3). Insira a agulha a 2 cm do canto ântero-lateral do acrômio, a ponta da agulha deve ser direcionada ao tubérculo superior, sob o *labrum*, num ângulo de 45 graus (Fig. 12-20). Insira a cânula Crystal lisa ao longo da via escolhida.
2. Raspe os tecidos fora da face superior da glenóide abaixo do *labrum* desinserido e do bíceps e apare a borda esgarçada do *labrum*. Geralmente é útil aparar a porção posterior da glenóide com a ótica no portal anterior e o *shaver* no PPS. O osso da glenóide superior em geral é relativamente mole, e raramente é necessário utilizar uma broca para expor o osso esponjoso (Fig. 12-21).
3. Insira o saca-bocado de tamanho-padrão da Revo através do PAS e crie um orifício piloto no colo da glenóide diretamente abaixo do tendão do bíceps, 2 a 3 mm medial à cartilagem articular (Fig. 12-22). Assegure-se de que o saca-bocado não escape do osso observando cuidadosamente o progresso do saca-bocado. Se a âncora escapar do osso, ela pode não suportar os fios e lesionar o nervo supra-escapular. É necessário direcionar o cabo do saca-bocado em uma direção posterior e lateral com um pouco de pressão para inserir sua ponta no osso (Fig. 12-23).
4. Crie um portal médio-glenoidal anterior (PMGA) com uma segunda cânula Crystal lisa com a técnica de fora para dentro, penetrando logo acima do tendão subescapular a meio caminho entre o *labrum* e a tuberosidade.
5. Insira uma âncora Big Eye Revo de 4 mm ou uma âncora Super Revo de 5 mm carregada com dois fios Ethibond número 2 (Ethicon, Inc., Somerville, NJ) no orifício piloto através do PAS até que o anel horizontal de profundidade esteja posicionado abaixo da superfície óssea (Fig. 12-24). Um dos fios é branco e o outro, verde-escuro. Como o orifício da âncora Big Eye Revo de 4 mm tem um formato oval vertical, os fios se situam um em cima do outro.

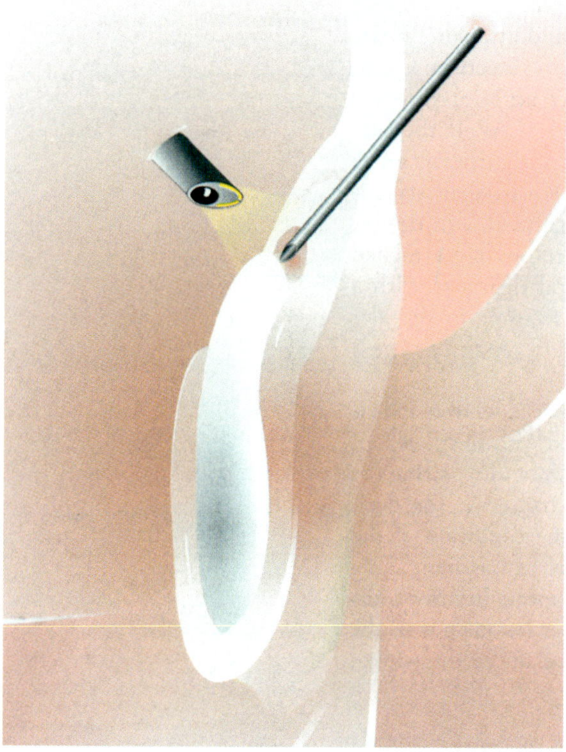

FIGURA 12-20. A agulha de peridural é utilizada para planejar o portal ântero-superior para a inserção apropriada da âncora glenóide superior.

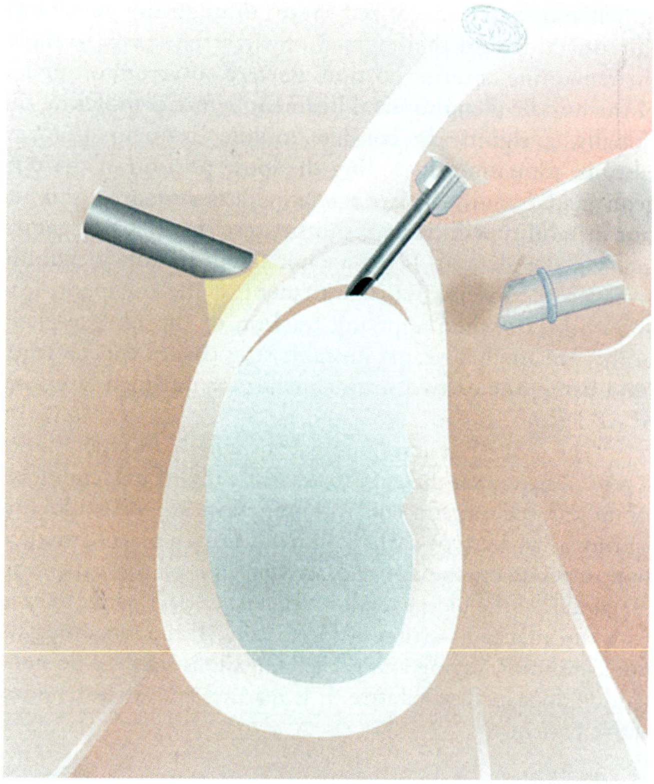

FIGURA 12-21. O osso da glenóide superior é preparado com o uso de um *shaver* de 4,0 mm através do portal ântero-superior.

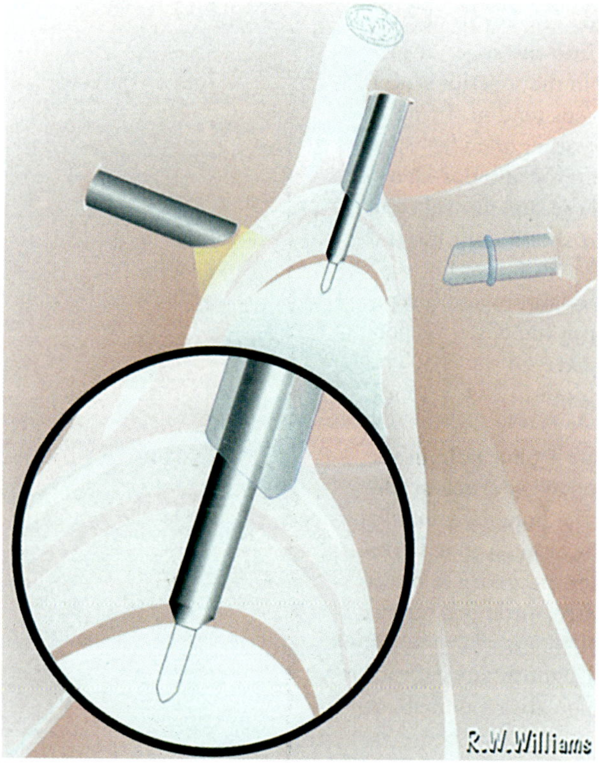

FIGURA 12-22. O saca-bocado Revo (Arthrex, Inc., Naples, FL) deve ser utilizado para criar o orifício piloto na glenóide superior abaixo da borda da cartilagem.

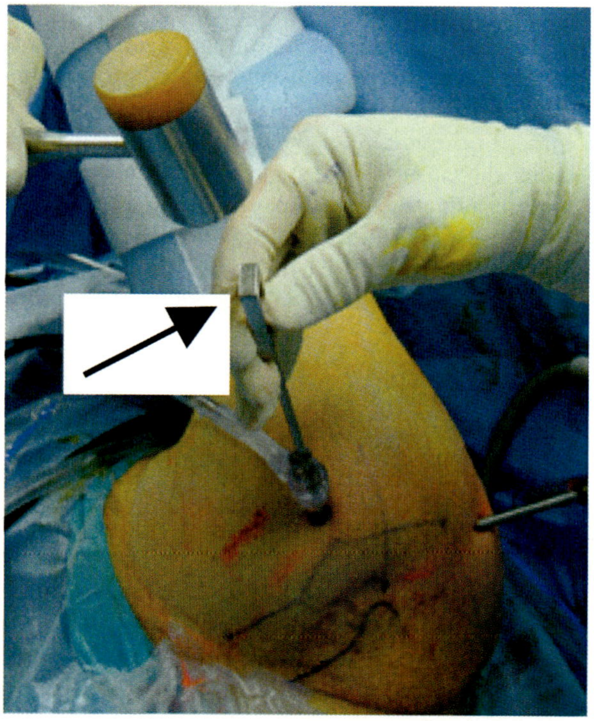

FIGURA 12-23. O cabo do saca-bocado deve ser mantido em uma direção posterior para impedir que a ponta escorregue para fora do osso.

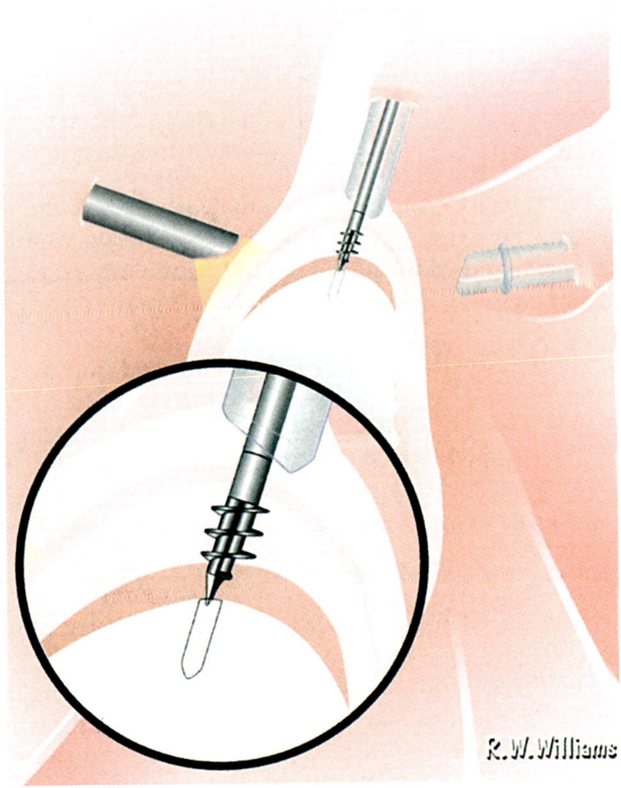

FIGURA 12-24. Insira a primeira âncora Revo (Arthrex, Inc., Naples, FL) no orifício piloto até que a linha de acomodação esteja abaixo da superfície.

Por convenção, o fio branco é carregado na face mais profunda da âncora, enquanto o fio verde é situado mais superficialmente, próximo ao topo do orifício. Quando se utiliza uma âncora Super-Revo com orifício orientado horizontalmente, a posição dos fios não é importante. Marque a metade de cada fio com uma caneta cirúrgica roxa para identificar e auxiliar na manipulação do fio. Esse processo resulta em quatro fios diferentes: branco, branco-roxo, verde e verde-roxo. Os fios são dispostos na âncora de modo que o membro roxo de cada fio saia pelo mesmo lado do orifício. Quando a âncora é carregada na chave de inserção, os fios roxos devem estar posicionados de modo a saírem na face com a linha de orientação vertical sulcada (Fig. 12-25). Quando a âncora está completamente acomodada no osso, a marca de acomodação vertical fica posicionada diretamente em linha com o tendão do bíceps. Isso assegura que os fios que saem do orifício estejam apropriadamente alinhados em sua saída da âncora e que os dois fios roxos saiam no lado bicipital da âncora. A chave de inserção é removida e os fios são testados em relação a sua firmeza através da aplicação de uma suave tração por fora do PAS.

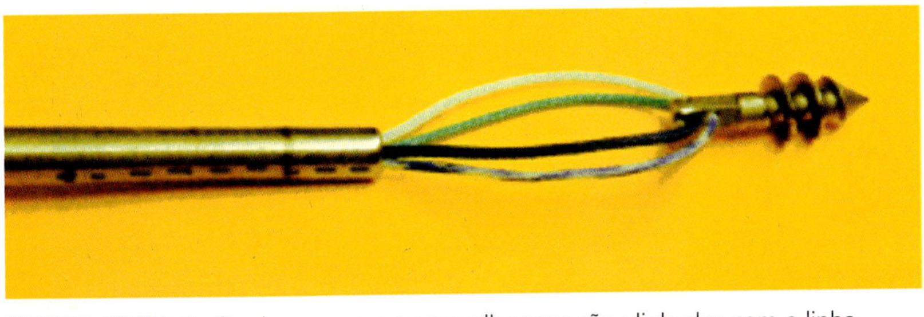

FIGURA 12-25. Os fios branco-roxo e vermelho-roxo são alinhados com a linha pontilhada de orientação vertical no direcionador Revo (Arthrex, Inc., Naples, FL).

A arrumação dos fios em posições seguras é uma importante etapa e evita a torção dos fios entre si durante a passagem e amarração deles:

6. Mude a ótica para o PMGA e a cânula Crystal para o PPS. Recupere o fio totalmente branco através do PPS utilizando um gancho de crochê e armazene os fios fora da cânula inserindo a haste-guia, removendo a cânula e reinserindo a cânula da ótica sobre a haste. Retorne a ótica para o PPS e a cânula Crystal para o PAS (Fig. 12-26).
7. Recupere o fio totalmente verde pelo PMGA com um gancho de crochê, armazenando-o fora da cânula (Fig. 12-27).
8. Recupere o fio verde-roxo pelo PMGA e armazene-o nesse local, pinçando sua extremidade. O primeiro fio é passado através do *labrum* posterior ao bíceps (Fig. 12-28).
9. Armazene o fio branco-roxo fora do PAS utilizando a técnica da haste-guia.

Os fios são passados através do *labrum* obedecendo aos passos descritos a seguir:

10. Insira o gancho Crescent de tamanho médio carregado com um passador de fio Shuttle Relay (Linvatec, Inc., Largo, FL) através da cânula Crystal no PAS. Puncione o *labrum* superior na borda posterior da inserção do bíceps, angulando a agulha para que ela saia atrás da âncora Revo. Passe 3 cm do Shuttle pela articulação. Insira uma pinça artroscópica através do PMGA, assegurando que a pinça segue com exatidão o caminho do fio verde-roxo. Se a pinça passa ao redor de um dos outros fios, ela pode deixá-los torcidos quando o Shuttle puxa o fio através dos tecidos. Prenda a extremidade do Shuttle, remova o gancho Crescent retire o Shuttle pelo PMGA (Fig. 12-29).

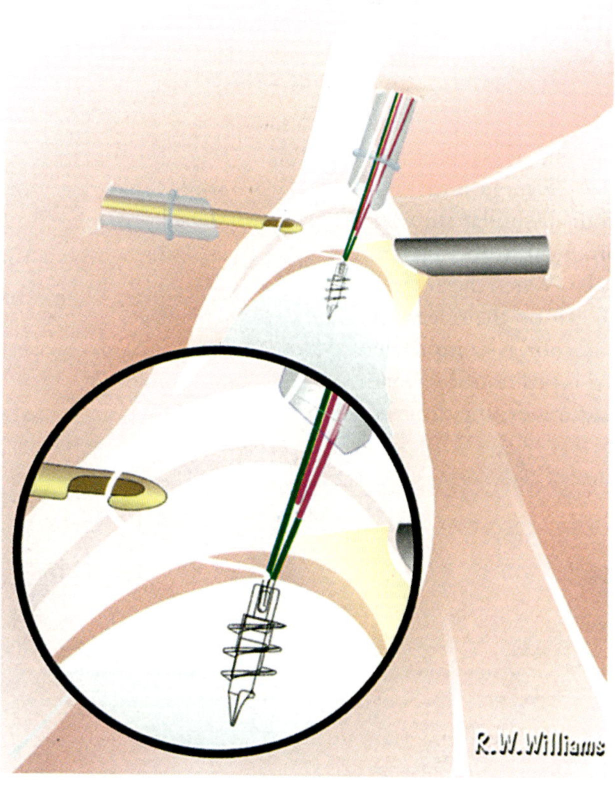

FIGURA 12-26. A primeira etapa é recuperar e armazenar todos os fios brancos fora do portal póstero-superior

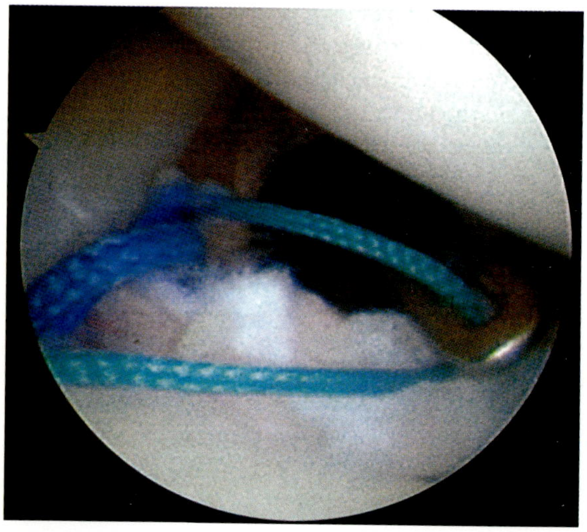

FIGURA 12-27. Recupere e armazene todos os fios verdes fora do portal médio-glenoidal anterior.

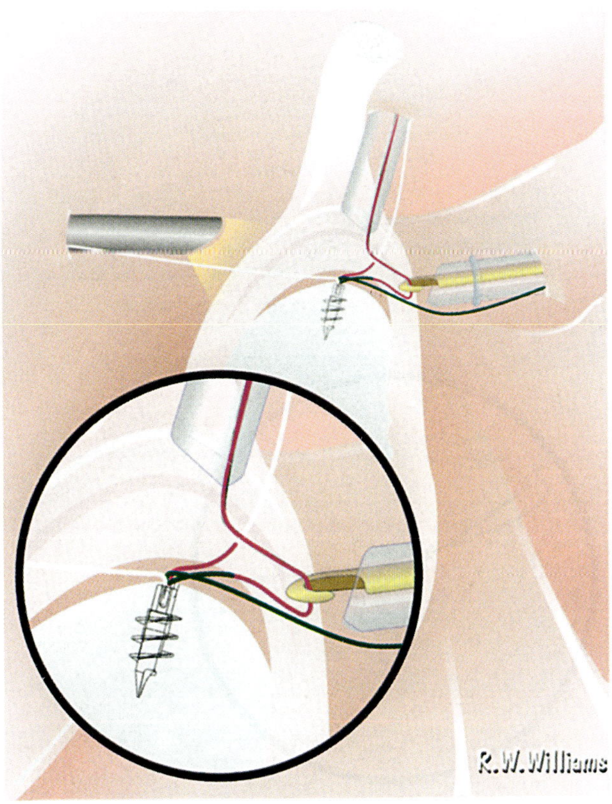

FIGURA 12-28. Recupere e armazene os fios roxo-verdes dentro do portal médio-glenoidal anterior.

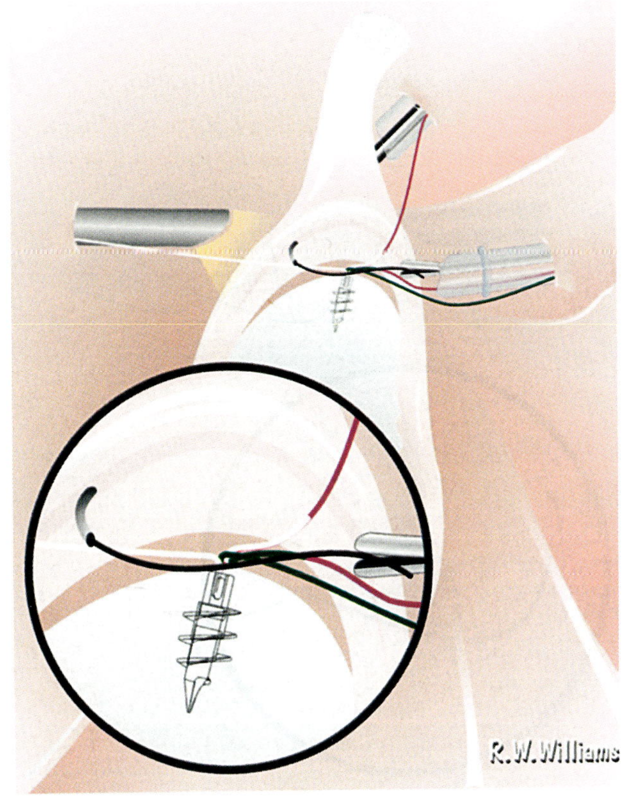

FIGURA 12-29. O gancho Crescent é inserido através do *labrum* em uma posição imediatamente posterior ao tendão do bíceps, e o Shuttle (Linvatec, Inc., Largo, FL) é recuperado pelo portal médio-glenoidal anterior.

11. Carregue o fio verde-roxo no Shuttle e puxe-o de volta através do tecido, removendo pelo PAS. Antes de puxar o fio, observe-o cuidadosamente para ter certeza de que ele não está torcido com nenhum outro fio (Fig. 12-30).
12. Recupere o fio totalmente verde fora da cânula Crystal no PAS posterior ao tendão do bíceps utilizando um gancho de crochê (Fig. 12-31).
13. Recupere e armazene o fio branco-roxo no PMGA com um gancho de crochê.
14. Puxe o fio roxo-verde (aquele que passa através do tecido labral) para encurtá-lo e utilize-o como poste inicial. Amarre as extremidades do fio utilizando um nó deslizante-bloqueante (Fig. 12-32).
15. Insira o gancho Crescent pelo PAS e perfure o *labrum* superior em um ponto imediatamente anterior ao tendão do bíceps. Este ponto deve se localizar na vizinhança da fixação do ligamento glenoumeral superior e pode se localizar na junção ou próximo do ligamento glenoumeral médio tipo cordão associado a um complexo de Buford. Passe o Shuttle pela articulação, removendo-o pelo PMGA, utilizando uma pinça artroscópica (Fig. 12-33).
16. Carregue o Shuttle com o fio branco-roxo, levando-o através da articulação e do *labrum*, removendo-o pelo PAS (Fig. 12-34).
17. Recupere o fio totalmente branco com o gancho de crochê de sua posição de armazenamento fora do PPS e leve o fio para o PAS anterior ao tendão do bíceps.
18. Puxe a extremidade roxa-branca do fio para deixá-la mais curta e amarre os fios com um nó deslizante-bloqueante. Se os fios estiverem torcidos e não deslizarem com facilidade, utilize o nó Revo *half-hitch* múltiplo (Fig. 12-35).
19. Teste o reparo tracionando o tendão do bíceps com uma sonda inserida através do PMGA. O *labrum* deve estar firmemente preso ao osso, não podendo haver espaço durante a aplicação de tensão. Os ligamentos anteriores inferiores devem apresentar um sítio de ancoragem estável, sem que seja criada tensão quando o bíceps é tensionado (Figs. 12-36 e 12-37).

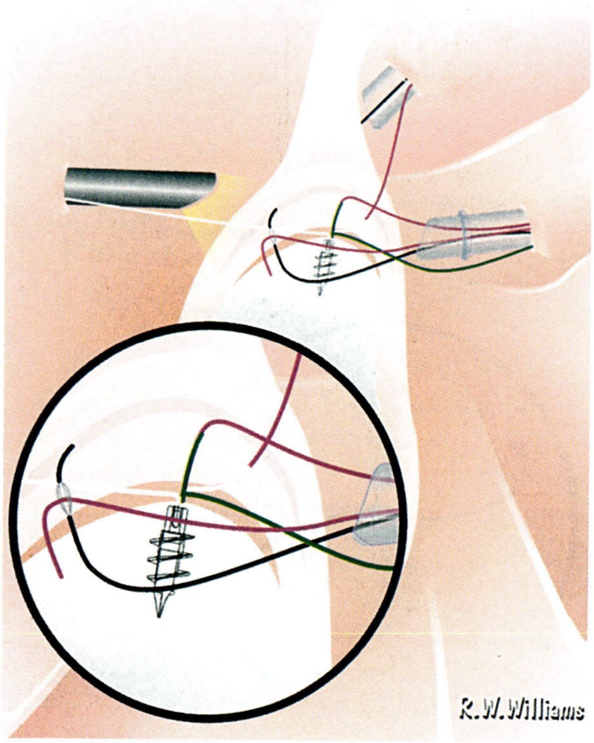

FIGURA 12-30. O Shuttle (Linvatec, Inc., Largo, FL) é puxado pelo portal ântero-superior, levando o fio roxo-verde através do *labrum*.

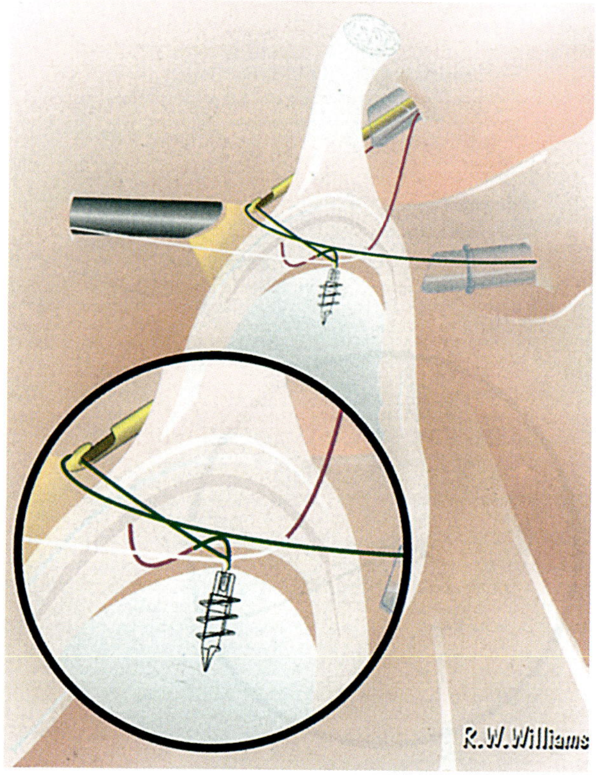

FIGURA 12-31. Todos os fios verdes são recuperados através do portal ântero-superior posterior ao tendão do bíceps.

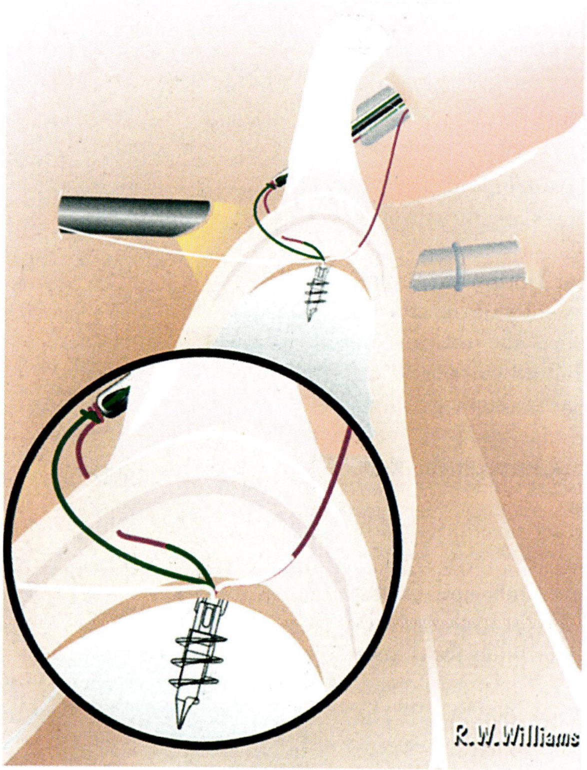

FIGURA 12-32. Amarre os filamentos dos dois fios verdes utilizando um nó deslizante-bloqueante através do portal ântero-superior.

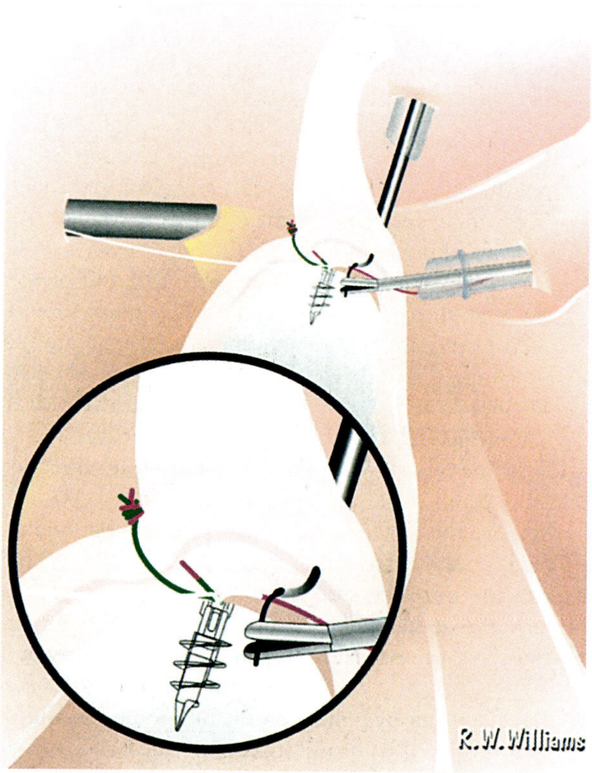

FIGURA 12-33. Passe o gancho Crescent novamente através do *labrum* superior anterior ao tendão do bíceps e leve o Shuttle (Linvatec, Inc., Largo, FL) para o portal médio-glenoidal anterior.

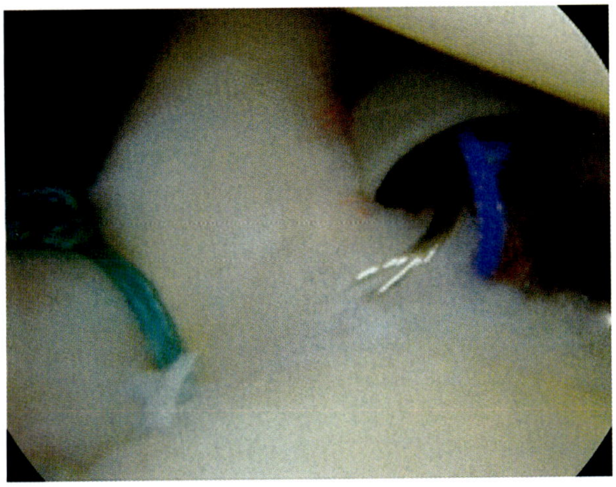

FIGURA 12-34. O Shuttle (linvatec, Inc., Largo, FL) carrega o fio roxo-branco através do *labrum* ântero-superior e pelo portal ântero-superior.

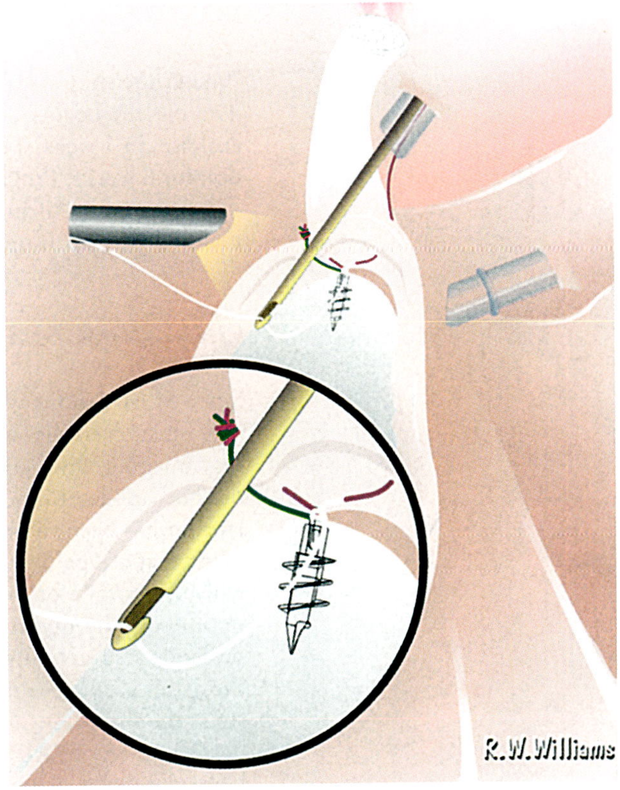

FIGURA 12-35. Recupere e amarre o par de fios brancos através do portal ântero-superior.

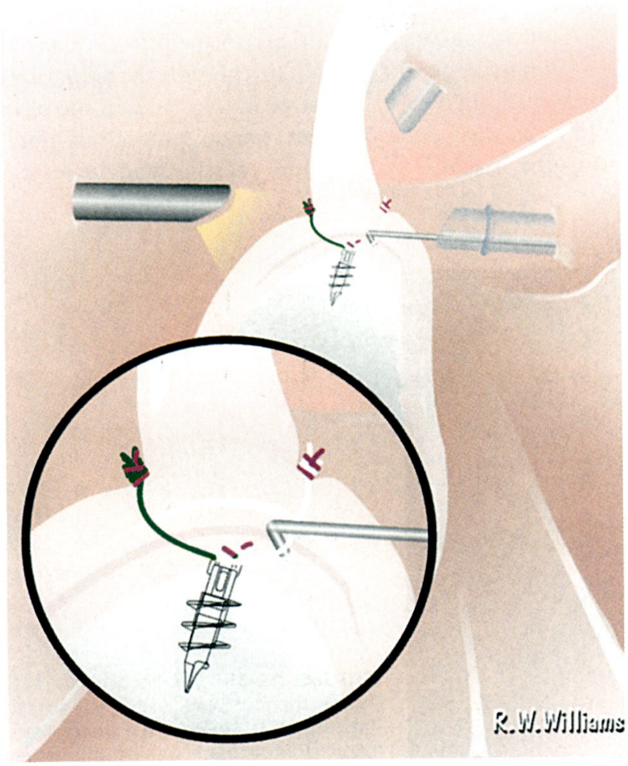

FIGURA 12-36. Teste o reparo tracionando o tendão do bíceps com uma sonda.

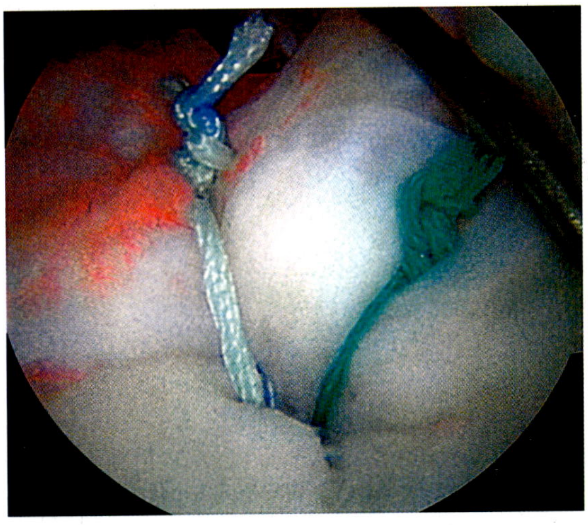

FIGURA 12-37. O reparo da lesão SLAP com uma única âncora e dois fios está equilibrado e seguro.

TRATAMENTO PÓS-OPERATÓRIO

Proteja o ombro em uma tipóia Ultra Sling (dj Orthopedics, Inc., Carlsbad, CA) durante 4 semanas. O paciente começa imediatamente com os exercícios para o cotovelo, punho e mão e exercícios pendulares suaves após 1 semana. O ombro deve ser protegido de estresse excessivo sobre o tendão do bíceps durante 6 semanas. Exercícios progressivos contra a resistência são liberados a partir desse ponto. Arremessos vigorosos ou atividades de levantamento extenuantes são liberados somente após 3 meses se o movimento tiver retornado aos valores normais, sem dor durante a mobilização do ombro.

CONSIDERAÇÕES FINAIS SOBRE O REPARO DAS LESÕES SLAP

Como as lesões SLAP foram inicialmente reconhecidas há 15 anos, foram publicados inúmeros artigos, estudos e capítulos sobre suas causas, diagnóstico, testes clínicos, imagens e reparo cirúrgico. Na minha opinião, ainda não existe um método preciso para determinar a partir da história, exame físico ou estudos por imagens a presença de uma lesão da região superior do *labrum* e qual a importância dessa lesão. Não se questiona que uma lesão tipo 3 ou 4 com um fragmento rompido do *labrum* desviado para dentro da articulação possa ser uma fonte de sintomas. O caso das lesões iniciais do tipo 2 é compreensivelmente mais indeterminado. A questão deve ser resolvida através dos mesmos métodos cuidadosos e contemplativos que um cirurgião utiliza em qualquer área da incerteza médica. A decisão final geralmente é a avaliação artroscópica, e mesmo assim ela pode não ser conclusiva. Por esse motivo destaco a importância de um exame artroscópico completo de todo o ombro antes de qualquer reparo SLAP. Toda a patologia correlacionada deve ser tratada, e se a deficiência do *labrum* superior parecer ser uma parte substancial da patologia, ela deve ser reparada.

O conhecimento das variações anatômicas normais do *labrum* ântero-superior e dos ligamentos é crítico. Um problema comum é confundir a fixação cirúrgica do ligamento médio tipo cordão do complexo de Buford para a glenóide anterior. Isso causa uma grave limitação da elevação e da rotação externa do ombro, produz dor importante e geralmente necessita de uma segunda cirurgia para restaurar o movimento.

Devo enfatizar a importância do desenvolvimento de um método reprodutivo do reparo SLAP artroscópico que não represente um risco significativo para o paciente. Não sou favorável às técnicas que necessitem de uma perfuração através da glenóide ou através do acrômio. Não concordo com o uso de materiais absorvíveis. O grande orifício criado no tendão do bíceps e glenóide necessário para essa cirurgia parece acrescentar um potencial desnecessário para dano tecidual além do risco de falha do implante causando reação sinovial e fragmentos soltos (Fig. 12-38).

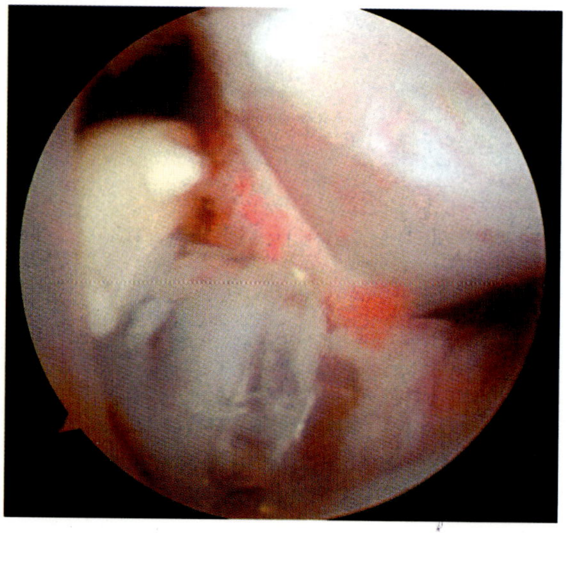

FIGURA 12-38. Uma âncora absorvível tipo taxa foi utilizada para fixar o *labrum* e falhou algumas semanas depois, gerando vários fragmentos soltos e sinovite.

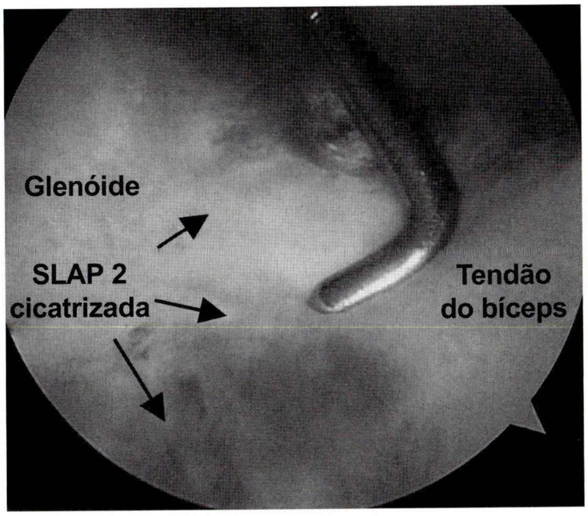

FIGURA 12-39. A visão artroscópica documenta uma cicatrização segura da lesão SLAP 6 meses após a cirurgia.

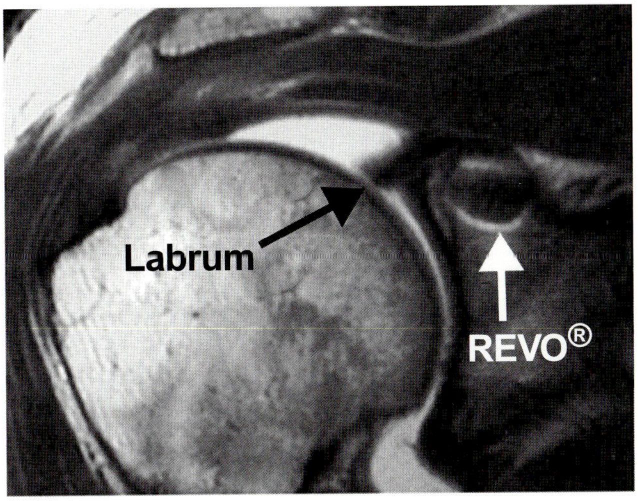

FIGURA 12-40. Artrografia por ressonância magnética contrastada com gadolínio é um bom método para a avaliação da cicatrização de uma lesão SLAP após o reparo cirúrgico.

Acredito que a Técnica UAFD, quando apropriadamente empregada, é segura e efetiva e traz risco iatrogênico mínimo (Fig. 12-39). Complicações são evitáveis quando uma boa técnica é empregada. Um importante problema a ser evitado é o de falha na inserção da âncora adequadamente ao osso da glenóide superior. Isso ocorre quando o impacto que inicia o furo-piloto não é angulado para penetrar apropriadamente ao osso abaixo da cartilagem. O cirurgião deve visualizar o furo-piloto para assegurar-se que este é aceitável, antes de fixar a âncora. O furo deve ser centralizado abaixo do tendão do bíceps, para que a tensão da sutura seja balanceada anterior e posteriormente. Isso resulta em uma posição estável do bíceps roto, para uma cicatrização no osso preparado. Se necessário, a cicatrização do pós-operatório do *labrum* superior poderá ser avaliada com a RNM, pois a âncora Revo de titânio não interfere significativamente no escaneamento (Fig. 12-40).

REFERÊNCIAS BIBLIOGRÁFICAS

1. Andrews JR, Carson WG. The arthroscopic treatment of glenoid labral tears in the throwing athlete. *Orthop Trans* 1984;8:44.
2. Snyder SJ, Karzel RP, Del Pizzo W, *et al*. SLAP lesions of the shoulder. *Arthroscopy* 1990;6:274-279.
3. Maffet MW, Gartsman GM, Moseley B. Superior labrum-biceps tendon complex lesion of the shoulder. *Am J Sports Med* 1995;23:93-98.
4. Morgan CD, Burkhart SS, Palmeri M, *et al*. Type II SLAP lesions: three subtypes and their relation ships to superior instability and rotator cuff tears. *Arthroscopy* 1998;14:553-565.
5. Snyder SJ, Banas MP, Karzel RP. An analysis of one hundred and forty injuries to the superior glenoid labrum. *J Shoulder Elbow Surg* 1995;4:243-248.
6. O'Brien SJ, Paganani MJ, Fealy S, *et al*. The active compression test: A new and effective test for diagnosing labral tears and acromioclavicular joint abnormalities. *Am J Sports Med* 1998;26:610-613.
7. Rodosky MW, Harner CD, Rudert MJ, *et al*. The role of the biceps-superior labrum complex in anterior stability of the shoulder. *Pittsburgh Orthop J* 1990;1:57-68.
8. Glousman R, Jobe F, Tibone J, *et al*. Dynamic electromyographic analysis of the throwing shoulder with glenohumeral instability. *J Bone Joint Surg Am* 1998;70:220-226.
9. Burkhart SS, Morgan CD. The peel-back mechanism: its role in producing and extending posterior type II SLAP lesions and its effect on SLAP repair rehabilitation. *Arthroscopy* 1998;14:637-640.

13

TRATAMENTO ARTROSCÓPICO DA ARTICULAÇÃO ACROMIOCLAVICULAR

A articulação acromioclavicular (AC) é uma fonte comum de problemas encontrados na prática de um cirurgião ortopédico. Com sua localização superficial e mínima proteção muscular, esta articulação é facilmente lesionada em um impacto direto sobre a região superior do ombro, causando subluxação ou luxação, algumas vezes com fratura dos ossos adjacentes. A forças crônicas em compressão, rotação e cisalhamento através das pequeninas facetas, causadas pelo trabalho braçal ou atividades recreacionais podem levar a uma artrite degenerativa ou a uma condição mais sutil na clavícula distal chamada osteólise. Neste capítulo, discuto a avaliação clínica da articulação AC e o tratamento assistido por artroscopia para a patologia aguda e a crônica.

AVALIAÇÃO CLÍNICA

Lesão Aguda da Articulação Acromioclavicular

Um paciente com lesão aguda do ombro envolvendo a articulação AC geralmente se apresenta com dor localizada e algumas vezes deformidade sobre a região superior da área do ombro. O quadro clínico depende do tipo e da severidade do trauma. A causa mais comum é uma queda na qual o paciente faz uma impacção direta sobre o ombro com uma força que direciona o acrômio e o braço inferiormente enquanto a clavícula é empurrada proximalmente pelos músculos fixados a ela. Se a força é significativa, a articulação se rompe, resultando em uma luxação parcial ou completa das facetas. Uma "distensão" da articulação AC, classificada por Rockwood como uma lesão grau 1, consiste numa ruptura parcial dos ligamentos capsulares da articulação AC. Em um paciente mais jovem, o menisco fibrocartilaginoso da articulação pode estar rompido. Não existe um desvio significativo da clavícula em relação ao acrômio. Quando se inspeciona a articulação, esta pode aparecer edemaciada e algumas vezes levemente descolorada. Ela é sensível à palpação, mas a amplitude de movimentos é possível sem um grande incômodo. Geralmente se observa uma abrasão da pele sobre a face póstero-lateral do ombro, especialmente se o trauma foi resultante de uma queda de bicicleta. Pode haver crepitação com o movimento do ombro.

Uma lesão grau 2 é mais grave, apresentando adicionalmente a ruptura parcial dos ligamentos coracoclaviculares. Nesta situação, a articulação AC está subluxada com a clavícula deslocada superior e posteriormente em relação à faceta acromial. As superfícies de oposição das facetas ainda estão em contato, mas desalinhadas. Os resultados do exame físico são semelhantes aos do grau 1, mas a proeminência da clavícula distal é mais pronunciada. A palpação da articulação com o médico suportando o peso do braço do paciente geralmente detecta uma frouxidão em direção súpero-inferior mas raramente na direção ântero-posterior.

FIGURA 13-1. Uma luxação acromioclavicular grau 3 resulta em uma protrusão proeminente da clavícula distal que pode ser desfigurante e dolorosa.

Os traumas mais severos podem resultar em uma lesão grau 3 ou maior. Nesta situação, os ligamentos coracoclaviculares e a cápsula articular estão completamente rompidos, e a clavícula está totalmente deslocada superior e posteriormente em relação ao acrômio. A deformidade é óbvia e a dor durante os primeiros dias após a lesão é grave. Quando os sintomas agudos melhoram, a palpação da clavícula revela um aumento de mobilidade nos planos ântero-posterior e súpero-inferior. A clavícula pode elevar a pele, especialmente se o osso penetrou e perfurou o músculo trapézio (Fig. 13-1).

As fraturas da extremidade distal da clavícula podem se manifestar de forma semelhante a uma luxação aguda da articulação AC, mas geralmente apresentam maior grau de equimose ao redor do local de lesão. Um quadro clínico confuso pode acontecer nos casos das fraturas oblíquas que preservam os ligamentos coracoclaviculares, deixando-os presos a um fragmento do osso na borda inferior da clavícula. A articulação AC permanece intacta, mas a extremidade distal da clavícula fraturada se desloca proximalmente, gerando a aparência clínica de uma luxação.

A avaliação radiológica de qualquer lesão da articulação AC deve consistir de quatro incidências-padrão do ombro. Aspectos específicos para serem observados quando se avaliam os filmes incluem a posição da clavícula em relação à faceta acromial considerando o grau dos desvios superior, posterior e lateral; o contorno do processo coracóide à procura de possíveis fraturas e o estado da articulação AC em relação a alterações degenerativas como esporões, cistos e estreitamento do espaço articular.

O tratamento dos problemas da articulação AC através da cirurgia artroscópica se reserva para as patologias subagudas ou crônicas, como as artrites, osteólise, instabilidade, exceto nos raros casos nos quais uma luxação significativa requer uma reconstrução precoce. Estas situações podem incluir o tratamento de um trabalhador braçal, um atleta com altas demandas para máxima potência de movimentos sobre a cabeça, ou uma deformidade esteticamente desagradável. O reparo para esta situação é idêntico ao da luxação crônica e é discutido adiante.

Problemas Crônicos da Articulação Acromioclavicular

Em uma situação crônica, o paciente se apresenta com uma história do ombro doloroso com os sintomas ocorrendo em situações que envolvem o levantamento repetitivo ou movimentos cruzados do braço. Em um paciente entre os 20 e 50 anos de idade que esteja envolvido com atividades que necessitem o levantamento de cargas pesadas, especialmente com exercícios tipo supino ou flexões do tronco, a causa mais comum é a osteólise da clavícula distal. Em um paciente mais idoso que relata dor e uma proeminência progressiva na face superior da articulação, o diagnóstico mais provável é o de artrite degenerativa. Nos casos de história prévia de trauma ou instabilidade AC, o diagnóstico é o de luxação crônica, parcial ou completa.

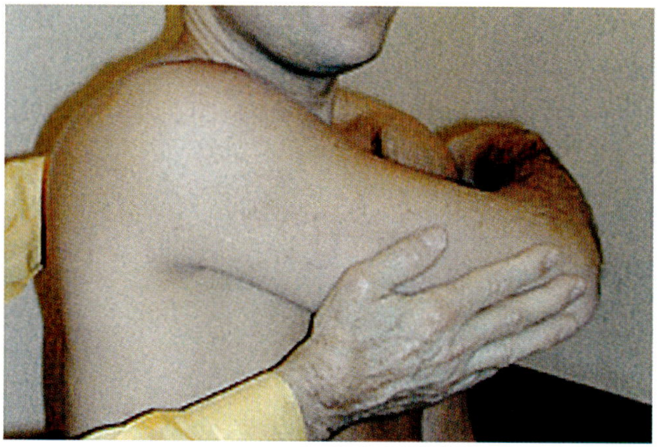

FIGURA 13-2. A adução do ombro causa a compressão da articulação acromioclavicular e geralmente desencadeia dor na presença de inflamação.

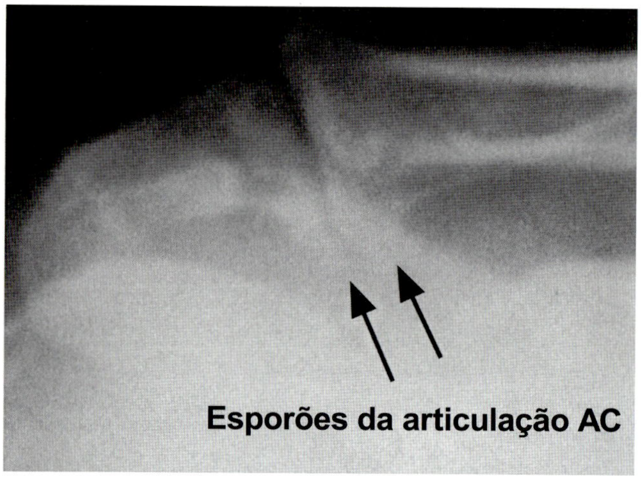

FIGURA 13-3. A incidência radiológica Zanca é a melhor para a visualização das alterações patológicas da articulação acromioclavicular.

O exame físico da articulação AC é bastante direto. A inspeção pode revelar edema ou proeminência da articulação. Se a clavícula estiver instável, a proeminência pode ser acentuada com a colocação da mão do paciente por trás das costas (*i. e.*, adução posterior). A mobilidade da clavícula é prontamente avaliada através de teste do pistonagem. O braço do paciente é apoiado pela mão esquerda do cirurgião, que comprime a clavícula distal com os dedos indicador e médio. Uma articulação instável demonstra um aumento de movimento em comparação com o lado normal.

O sinal físico mais importante é o de dor à palpação direta da articulação. Algumas vezes, a borda posterior da articulação é mais sensível, mas geralmente a margem superior é mais sintomática. Sinais especiais para a articulação AC incluem manobras que necessitem a adução anterior do ombro (para os sintomas da faceta anterior) ou posterior (para problemas predominantemente na faceta posterior) (Fig. 13-2). É útil pedir para o paciente palpar seu próprio ombro para determinar a área mais dolorosa. A maioria dos problemas que envolvem uma inflamação dolorosa da articulação AC é acentuada com as manobras de flexão do tronco e este exercício pode ser realizado no consultório.

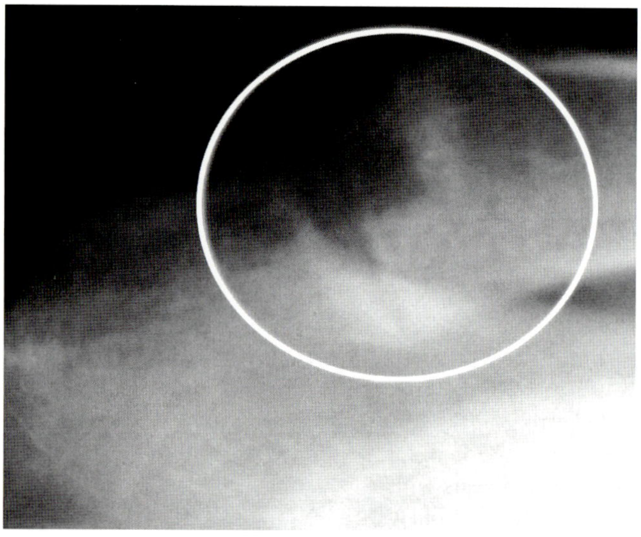

FIGURA 13-4. A osteólise severa se manifesta com cavidades císticas erosivas na clavícula distal.

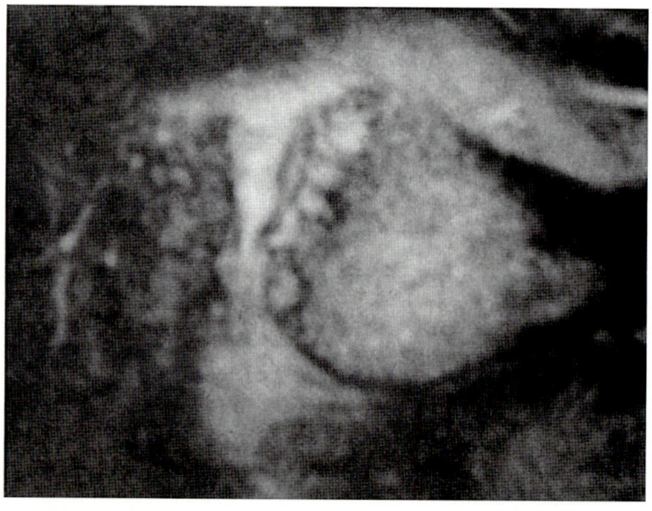

FIGURA 13-5. O sinal brilhante e as erosões císticas na imagem de ressonância magnética T2 na área da articulação acromioclavicular são achados importantes que indicam uma inflamação óssea.

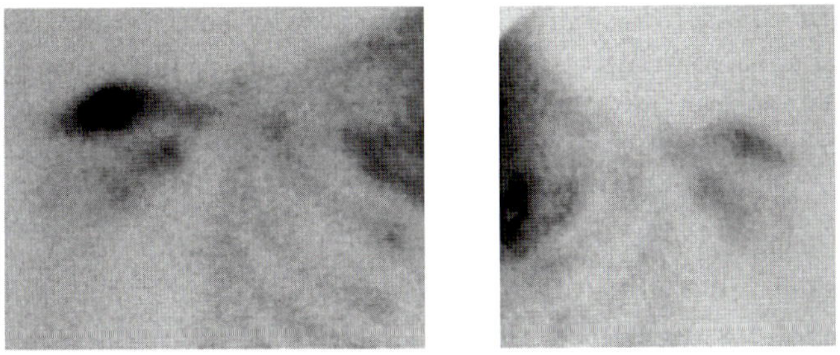

FIGURA 13-6. A cintilografia óssea é o melhor teste para documentar a inflamação ativa na área da articulação acromioclavicular.

As radiografias da articulação AC são muito importantes. A incidência de Zanca, uma projeção ântero-posterior modificada com o feixe de raios X angulado cefalicamente em 15-20°, é a melhor para a demonstração do perfil das duas facetas da articulação (Fig. 13-3). A patologia da articulação se manifesta na forma de alterações degenerativas com o estreitamento do espaço articular, esclerose do osso subcondral e esporões acima e abaixo da articulação. A osteólise se manifesta na forma de cistos adjacentes às placas subcondrais da clavícula ou do acrômio (Fig. 13-4). Nos casos graves, observa-se uma reabsorção da extremidade distal da clavícula, algumas vezes de 1 cm ou mais.

As imagens de ressonância magnética (RM) são importantes ferramentas no estudo da articulação AC. Infelizmente, é prática comum dos radiologistas o relato de qualquer distúrbio na articulação como uma patologia. Freqüentemente o laudo declara "graves alterações degenerativas na articulação AC com esporões inferiores causando impacto sobre o manguito rotador". Este tipo de laudo pode ser completamente enganador para o ortopedista. A maioria das pessoas com mais de 40 anos de idade apresenta algum grau de alteração degenerativa na imagem de RM da articulação AC. Estas alterações podem não ser patologicamente significativas mas ainda aparecem como irregularidades. É raro que um esporão sob a clavícula distal possa causar impacto sobre a zona crítica do manguito rotador se a faceta acromial estiver intacta. Em minha opinião, a informação mais importante a ser obtida a partir de uma RM é a presença de edema ou inflamação na extremidade da clavícula ou do acrômio (Fig. 13-5). Este líquido é mais bem detectado nas imagens ponderadas T2 coronais. Na presença de cistos, eles comumente aparecem como inclusões bastante brilhantes na clavícula distal ou no acrômio, geralmente com a ruptura da placa de osso subcondral.

O teste mais preciso para a inflamação é a cintilografia com pirofosfato de tecnécio. Qualquer inflamação significativa identificada na clavícula distal ou no acrômio adjacente é considerada como resultado positivo. Não é necessário solicitar uma imagem de três fases, que é mais cara e não acrescenta dados na avaliação da patologia da articulação AC (Fig. 13-6). Se uma articulação AC sintomática é significativamente reativa na cintilografia óssea quando comparada com o lado oposto, pode se considerar que a ressecção cirúrgica provavelmente resultará no alívio da dor.

TRATAMENTO DOS PROBLEMAS DA ARTICULAÇÃO ACROMIOCLAVICULAR

Tratamento Conservador

O tratamento conservador da articulação AC dolorosa inclui gelo, repouso, medicamentos não-esteróides e, em alguns casos, uma única infiltração com corticoesteróides. Não existe perigo em adiar o tratamento cirúrgico, pois os problemas AC se restringem a esta articulação, e o passar do tempo não compromete o resultado da cirurgia feita após algum tempo. Se os sintomas dolorosos persistirem, a opção pela cirurgia deve ser levada adiante.

Ressecção Artroscópica da Clavícula Distal para uma Articulação Acromioclavicular Degenerada ou Inflamada

A cirurgia para a artrite ou osteólise da articulação AC consiste da ressecção de uma porção da articulação, incluindo ambas as facetas articulares. O procedimento é chamado de procedimento artroscópico de Mumford ou ressecção artroscópica da clavícula distal (RACD), que pode ser realizada em associação com uma descompressão subacromial artroscópica ou como um procedimento isolado. É importante estudar cuidadosamente as radiografias e identificar a localização de qualquer cisto presente na clavícula ou faceta acromial.

As etapas para a realização da RACD são as seguintes:

1. Comece a cirurgia abrindo o portal posterior padrão. Crie o portal anterior a aproximadamente 1 cm mais medial do que o usual de modo que penetre a pele aproximadamente em linha, mas a 1 cm abaixo da articulação AC (Fig. 13-7).
2. Faça uma cuidadosa avaliação artroscópica de 15 pontos da articulação glenoumeral e uma avaliação bursal de 8 pontos. Debride os tecidos danificados e repare qualquer ruptura de tendões ou ligamentos conforme as necessidades.
3. Coloque o braço na posição de bursoscopia em 15° de abdução. Se houverem sinais de impacto sobre o manguito, como um espessamento da face bursal do manguito ou esgarçamento do ligamento coracoacromial; faça uma descompressão subacromial seletiva, removendo a parte esgarçada dos ligamentos e suavizando as asperezas ósseas sob o acrômio. Inclua toda a superfície inferior da faceta acromial na descompressão.
4. Comece a ressecção AC com a ótica no portal lateral e os instrumentos de cirurgia no portal posterior. Corte a cápsula e o restante de tecidos moles bursais da face inferior da clavícula distal com o uso de instrumental eletrocirúrgico (Fig. 13-8).
5. Utilize a lâmina de *shaver* sobre os tecidos moles para expor as facetas inferiores da articulação AC, mas não avance medialmente além de 1 cm para não danificar os ligamentos coracoclaviculares. Controle o sangramento com o eletrocautério (Fig. 13-9). Mantenha a ótica no portal lateral e perfure a partir do portal posterior, começando a ressecção do *labrum* inferior da clavícula. Crie um bisel de alguns milímetros na faceta articular para facilitar a visualização da articulação (Fig. 13-10). Troque a ótica para o portal posterior, a cânula de saída de fluxo para o portal lateral e a cânula de cirurgia Crystal lisa (Arthrex, Inc., Naples, FL)

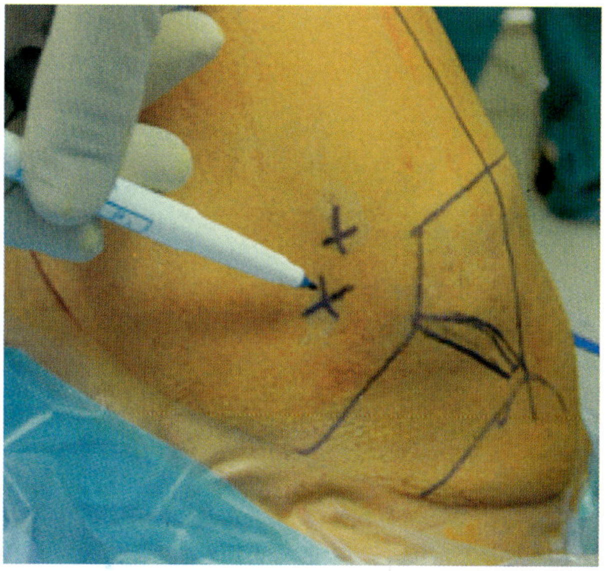

FIGURA 13-7. O portal anterior para artroscopia, quando se planeja uma ressecção artroscópica da clavícula distal, se localiza um pouco mais medialmente do que o portal anterior usual.

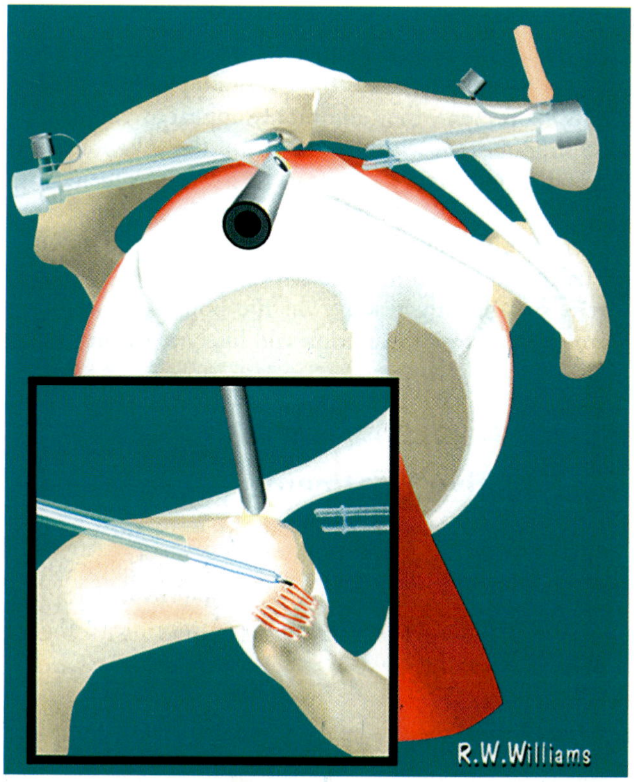

FIGURA 13-8. O instrumental eletrocirúrgico é utilizado para abrir a cápsula e a bursa, expondo as facetas inferiores da articulação acromioclavicular.

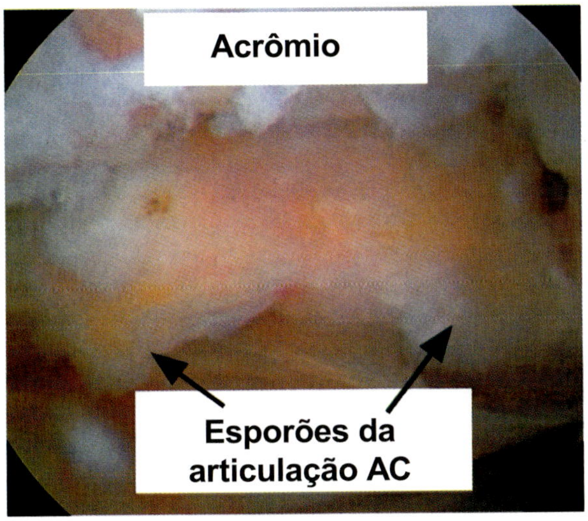

FIGURA 13-9. Debride os tecidos moles sob a articulação acromioclavicular para expor os esporões subclaviculares.

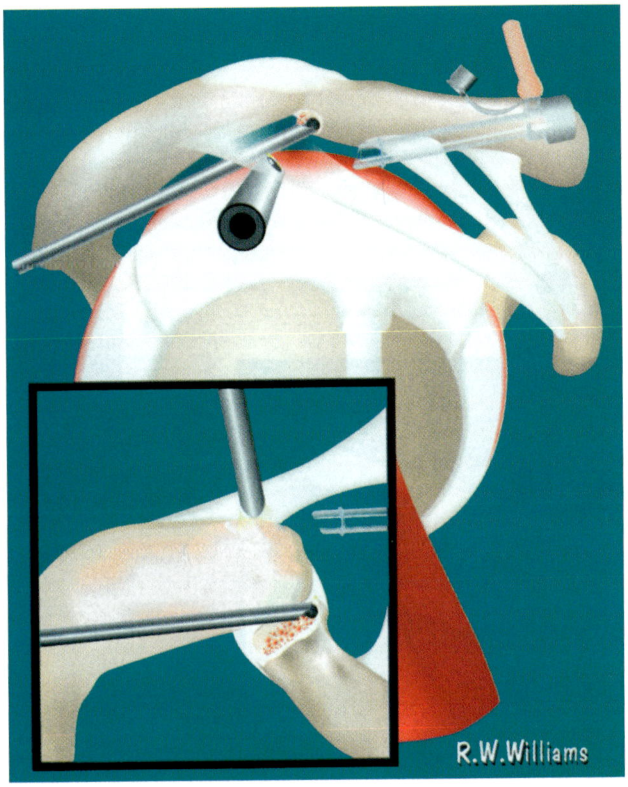

FIGURA 13-10. As facetas inferiores da articulação acromioclavicular são ressecadas com o uso de uma broca através do portal posterior.

para o portal anterior. Quando inserir a cânula anterior, tenha a certeza de que entre exatamente em linha com a borda anterior da clavícula de modo que o instrumental cirúrgico tenha uma linha de acesso direto com o espaço articular (Fig. 13-11). Utilizando um *shaver* de rádio completo de 4,2 mm, debride os tecidos moles dentro e ao redor da articulação, incluindo a cápsula articular inferior residual, cartilagem e menisco. Prossiga com a ressecção da clavícula removendo a borda anterior do osso da margem inferior para a superior. Tome cuidado de evitar a lesão do local de inserção da cápsula superior da articulação AC. Visualize o progresso da ressecção rodando o bisel da ótica superiormente (Fig. 13-12).

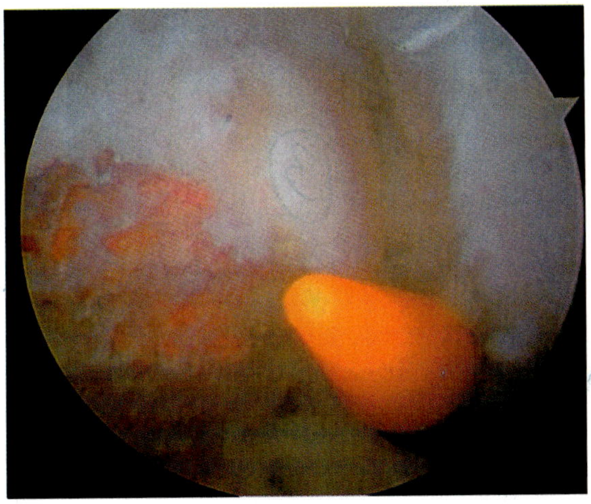

FIGURA 13-11. A cânula Crystal (Arthrex, Inc., Naples, FL) é inserida diretamente em linha com a faceta da clavícula distal para assegurar o acesso direto para a ressecção.

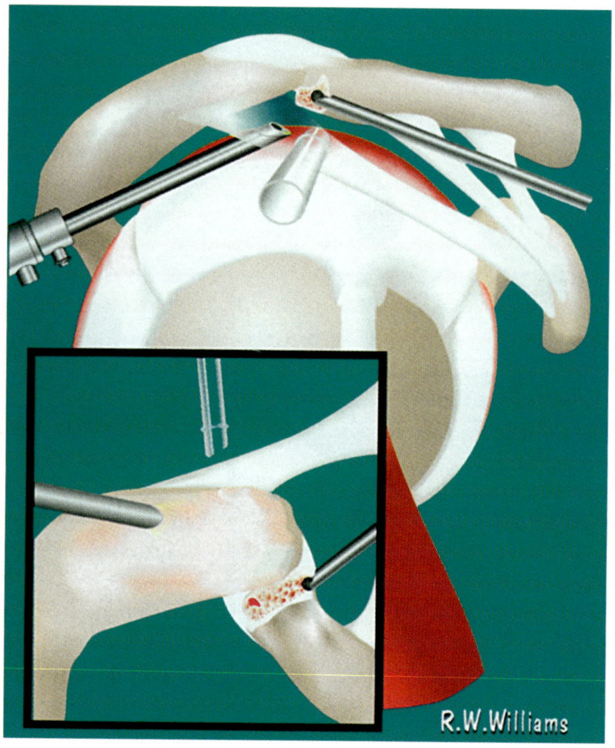

FIGURA 13-12. Continue a ressecção óssea através da remoção da borda anterior da face inferior para a superior para permitir a entrada da broca no espaço articular acromioclavicular.

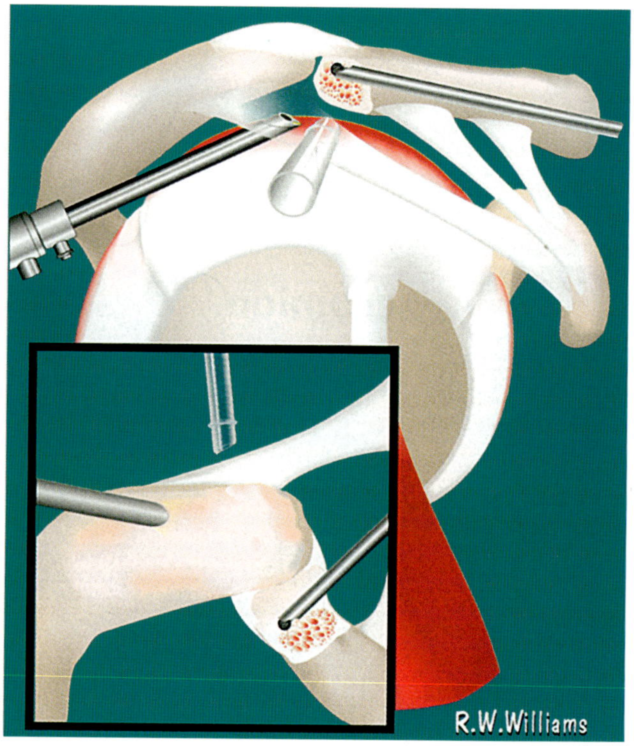

FIGURA 13-13. Remova o restante de osso das facetas superior e posterior movendo a broca superior e posteriormente dentro do ligamento capsular.

6. Progrida através da faceta clavicular, removendo o osso da região anterior para a posterior até atingir a cápsula posterior. Algumas vezes é difícil ver a inserção posterior da cápsula, mas a broca pode ser utilizada para escovar o osso para longe abaixando o plano capsular interno, deixando a fixação capsular intacta (Fig. 13-13).
7. Complete a ressecção passando novamente a broca ao longo da margem superior da clavícula, da face anterior para a posterior. Esta é uma importante manobra, pois assegura que o

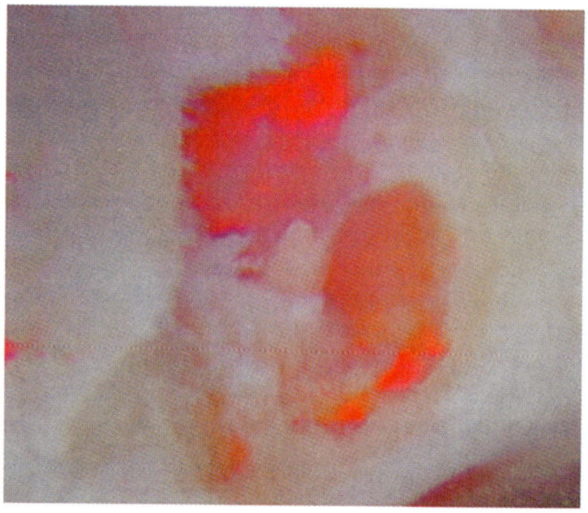

FIGURA 13-14. Na presença de cistos inflamatórios profundos, o melhor é a cauterização com o instrumental eletrocirúrgico.

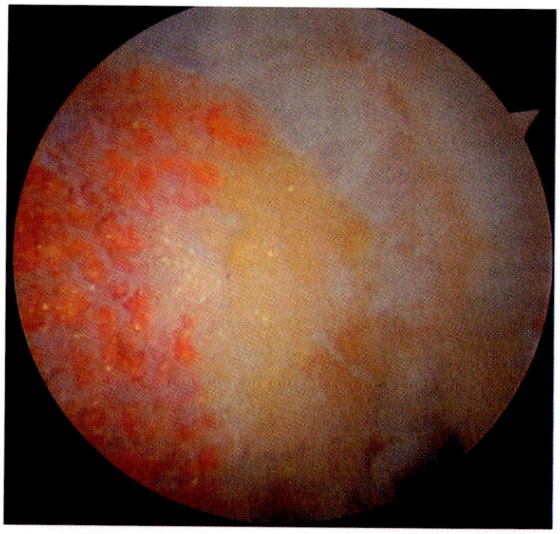

FIGURA 13-15. A inspeção final da articulação é feita com a ótica no portal anterior.

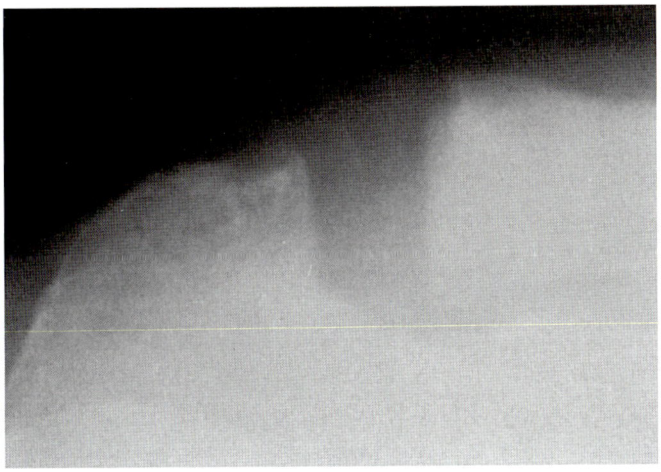

FIGURA 13-16. A incidência Zanca da articulação acromioclavicular após a ressecção artroscópica da clavícula distal documenta o estado da articulação no pós-operatório.

osteófito superior seja removido. Esta área também é a localização mais comum dos cistos ósseos reativos na clavícula, devendo ser todos removidos. Algumas vezes, os cistos são bastante profundos, e eu prefiro cauterizar o tecido de granulação dentro, após a abertura do osso, ao invés de remover o osso até a base do cisto (Fig. 13-14).

8. Mude a ótica para o portal anterior, e veja por dentro da articulação ressecada. Avalie cuidadosamente a faceta acromial e a margem póstero-superior da clavícula (Fig. 13-15).
9. Insira uma bomba de controle da dor na bolsa, se desejado, feche o portal anterior com um ponto subcutâneo com fio absorvível e coloque o braço em uma tipóia Ultra-Sling (dj Orthopedics, Inc., Carlsbad, CA).
10. Comece os exercícios ativos para cotovelo, punho e mão na sala de recuperação. Encoraje o paciente a apertar constantemente a bola de borracha que vem com a tipóia. Comece os exercícios pendulares de Codman no primeiro dia após a cirurgia e os exercícios de elevação ativos assistidos com o uso de polias quando o paciente estiver se sentindo confortável, geralmente por volta de 1 semana. Continue a progredir os exercícios de fortalecimento muscular durante as próximas semanas. Retorne as atividades completas em cerca de 10 semanas ou quando os sintomas permitirem (Fig. 13-16).

Artroscopia – Procedimento e *Mini-Open* para a Luxação Completa da Articulação Acromioclavicular

Nos últimos 20 anos em que pratiquei a ortopedia, a maior frustração sempre foi a tarefa de reparar uma luxação da articulação AC. Existem inúmeros métodos disponíveis, cada um deles criado para ser a resposta para este problema. Lembro-me claramente de um conselho dado por um de meus primeiros mentores, Dr. Robert Kerlan, que me advertiu para nunca tentar resolver este problema a menos que estivesse preparado para aceitar um alto índice de falhas e insatisfação por parte dos pacientes.

Durante muitos anos me afastei desta recomendação, e em muitas ocasiões me encontrei lembrando dos conselhos do Dr. Kerlan depois que uma reconstrução que eu considerava tecnicamente bem realizada falhou sem motivo aparente. Gastei incontáveis horas lendo e discutindo os pontos e contrapontos das várias cirurgias e me lembro de ter declarado em uma audiência em um encontro da American Academy em 1995, que não considerava existir nenhuma cirurgia boa que reparasse de forma consistente e segura a instabilidade da articulação AC.

Logo depois de avaliar uma paciente que me encorajou a reconsiderar a cirurgia e desenvolver o método atualmente utilizado pela equipe de ombro da Southern California Orthopedic Institute (SCOI). A paciente era uma atriz e dublê da indústria cinematográfica. Ela havia sofrido uma

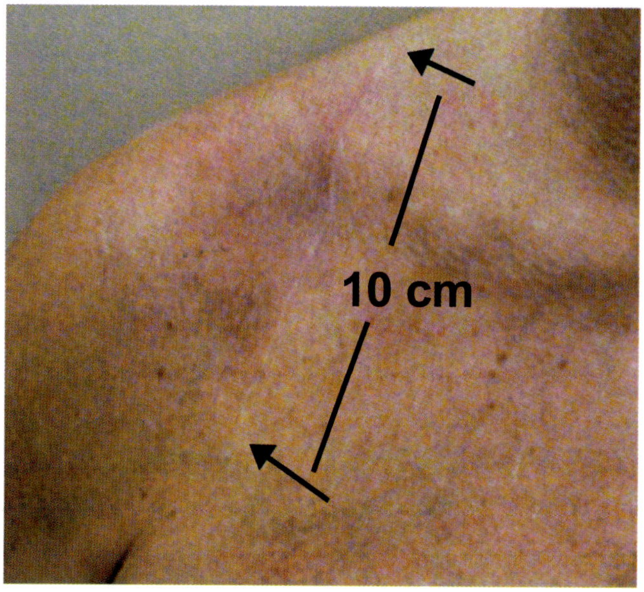

FIGURA 13-17. A cicatriz cirúrgica usual após uma reconstrução cirúrgica aberta da articulação acromioclavicular não era muito melhor do que a deformidade patológica original.

luxação AC grau 5 ao saltar de um carro em movimento durante uma filmagem. Ela não podia mais trabalhar devido à grotesca deformidade, nem podia se exercitar por causa da dor da lesão. Ela relutava em concordar com uma cirurgia que provavelmente resultaria na típica cicatriz de 10 cm, inevitável após a reconstrução tradicional (Fig. 13-17).

Nós identificamos cinco parâmetros necessários para que uma cirurgia ideal restaurasse permanentemente a articulação AC luxada em um alinhamento normal, sem haver o risco potencial de falha, grandes e indesejáveis cicatrizes ou outras cirurgias para remoção do material de síntese (Fig. 13-18). Acreditamos que a melhor abordagem seja a combinação dos benefícios da cirurgia artroscópica com o *mini-open*. Batizamos nosso procedimento de reconstrução da articulação AC como o procedimento da artroscopia e do *mini-open* (V&M) e acreditamos que, apesar de ser uma cirurgia relativamente nova, esta seja a melhor abordagem para:

1. A coleta *completa* do ligamento coracoacromial (CA) da face inferior do acrômio e deltóide assegura um comprimento máximo sem lesionar a fixação do deltóide no acrômio.
2. A cirurgia é realizada através de uma incisão de 2,5 cm esteticamente aceitável.

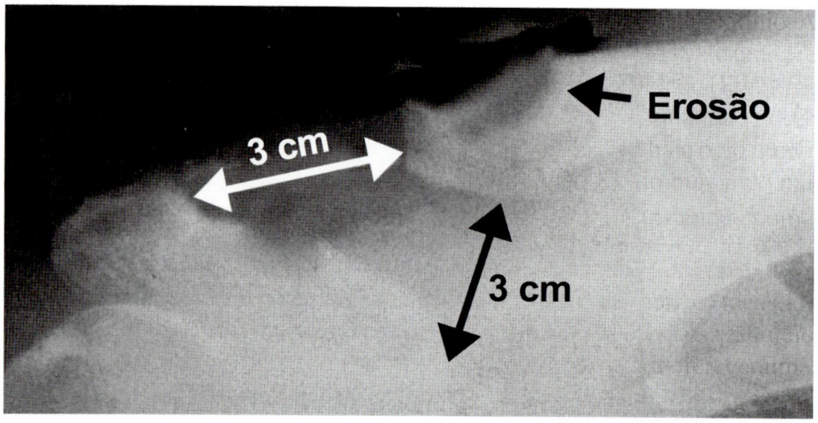

FIGURA 13-18. Esta radiografia de uma reconstrução acromioclavicular malsucedida demonstra um amplo espaço coracoclavicular e uma erosão da clavícula superior causada pelo fio de cerclagem de Dacron.

3. O coracóide é fixado na clavícula e mantém firmemente a redução utilizando um material forte e flexível que não necessita de remoção e que lentamente transfere o estresse de volta aos tecidos vivos durante 4-6 meses, tempo adequado para a cicatrização dos tecidos.
4. A clavícula e o processo coracóide ficam protegidos dos estresses causados pelos cabos e fios de cerclagem ou de parafusos que potencialmente podem causar enfraquecimento ósseo e fratura.
5. O ligamento CA é transferido para a clavícula de forma biomecanicamente sólida para assegurar sua cicatrização e gerar uma substituição ligamentar permanentemente viva para os ligamentos coracoclaviculares danificados.

As etapas para a reconstrução V&M da articulação AC são:

1. Posicione o paciente na posição-padrão em decúbito lateral e faça a artroscopia e bursoscopia diagnósticas com registro em vídeo com a ótica somente no portal posterior. A inserção da cânula anterior pode danificar o ligamento coracoacromial.
2. Com o braço na posição de bursoscopia e a ótica na região posterior, insira uma cânula Crystal de 6,0 mm na bursa através do portal acromial médio-lateral. Utilize o *shaver* com cuidado removendo qualquer obstrução bursal no recesso anterior para obter uma excelente visualização do ligamento coracoacromial até sua origem no processo coracóide.
3. Utilize um Subacromial Electrode (Linvatec, Inc., Largo, FL) para delinear a borda lateral do ligamento coracoacromial (LCA) do ponto médio da borda lateral do acrômio até sua inserção na coracóide (Fig. 13-19).
4. Defina a extensão posterior do LCA cortando através da superfície inferior do acrômio no nível da borda posterior da articulação AC. Esta manobra aumenta de 1,5-2 cm o comprimento do ligamento em comparação com o método usual de coleta do ligamento na borda anterior do acrômio após a remoção do deltóide anterior.
5. Delineie a margem medial do ligamento, acompanhando-o até a origem coracóide. Disseque cuidadosamente o LCA do acrômio e por sob o deltóide utilizando o eletrodo. Use a ótica para afastar os ligamentos soltos na direção do manguito enquanto trabalha com o eletrodo (Fig. 13-20).

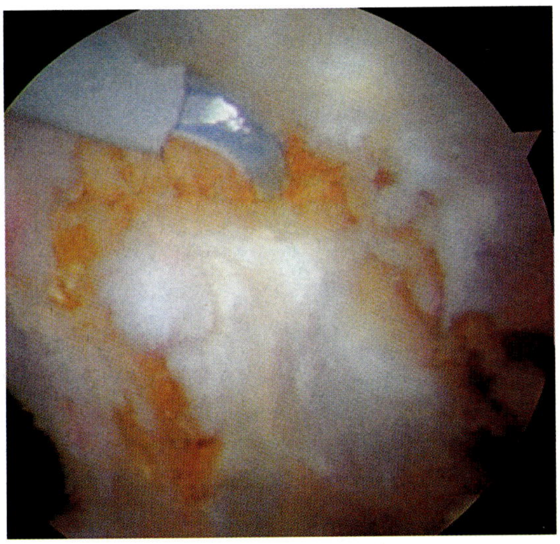

FIGURA 13-19. O eletrodo subacromial é utilizado para delinear o ligamento coracoacromial.

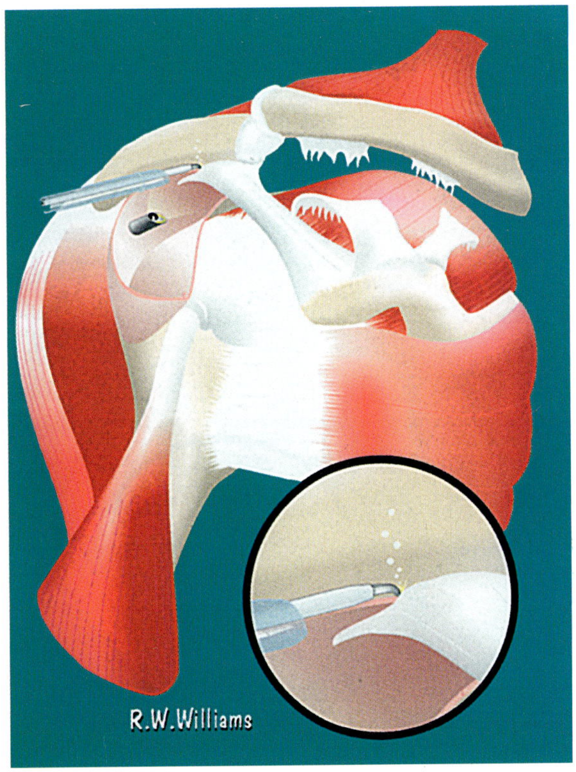

FIGURA 13-20. O ligamento coracoacromial é completamente dissecado do acrômio até o processo coracóide.

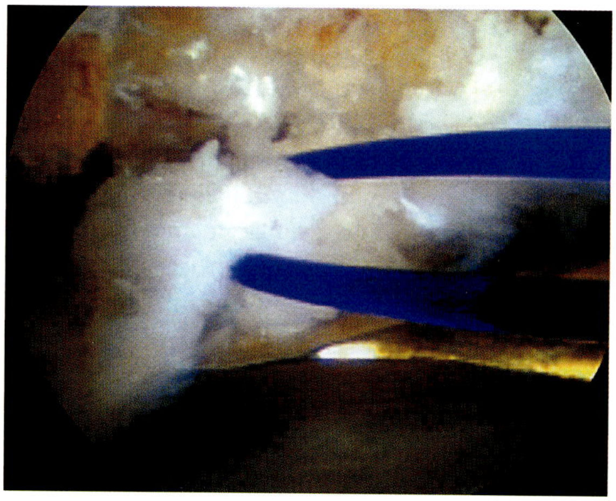

FIGURA 13-21. O PDS (Ethicon, Inc., Somerville, NJ) é passado através da extremidade do ligamento coracoacromial utilizando uma agulha de peridural.

6. Perfure o ligamento com um fio único de PDS (Ethicon, Inc., Somerville, NJ) passado três vezes através de sua extremidade. Este fio ajuda no armazenamento do LCA e auxilia durante a transferência do ligamento para o local cirúrgico durante a fase *mini-open* da operação. Insira uma agulha de peridural na bursa próximo a borda acromial anterior, e puncione a extremidade livre do LCA. Passe o fio PDS através da agulha e recupere-o pela cânula lateral com uma pinça (Fig. 13-21).
7. Insira novamente a agulha, passando-a através do LCA em um local a alguns milímetros de distância da primeira passagem. Utilize a pinça para segurar o ligamento, facilitando sua punção. Passe um Shuttle-Relay Suture Passer (Linvatec, Inc., Largo, FL) através da agulha

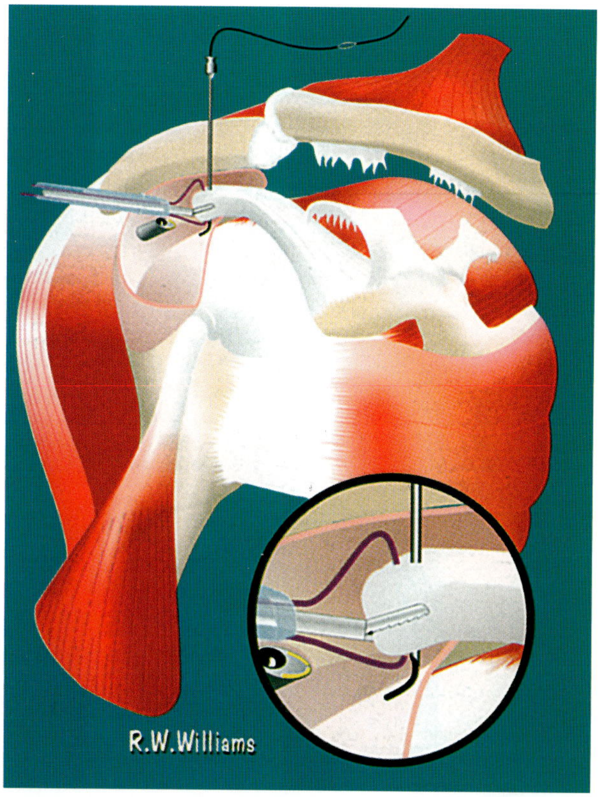

FIGURA 13-22. O Shuttle-Relay (Linvatec, Inc., Largo, FL) é passado com a agulha de peridural e utilizado para carregar o PDS (Ethicon, Inc., Somerville, NJ) de volta através do ligamento coracoacromial.

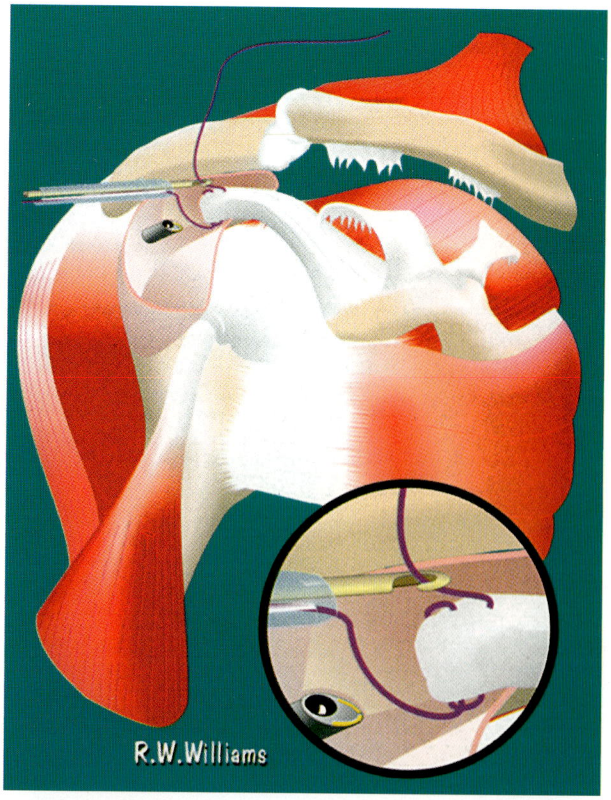

FIGURA 13-23. As duas extremidaes do PDS (Ethicon, Inc., Somerville, NJ) são recuperadas pela cânula lateral.

e leve-o até a cânula lateral. Recupere a extremidade oposta do PDS (aquele no topo do ligamento) pela cânula lateral e carregue-o no Shuttle. Puxe a extremidade oposta do Shuttle e passe o PDS através do ligamento (Fig. 13-22).

8. Passe a agulha de peridural uma terceira vez através do ligamento, e repita o processo de remoção do Shuttle pela cânula lateral, recuperando a extremidade superior do fio, correndo o instrumento de volta através da extremidade do ligamento. Este método assegura que o ligamento fique firmemente preso pelo fio de uma forma que o mesmo não se perderá durante a transferência para o local cirúrgico no *mini-open*.
9. Utilize uma pinça para recuperar as duas extremidades do PDS pela cânula lateral. Insira um descolador Liberator através da cânula, e utilize-o com cuidado para completar a liberação do LCA até sua origem coracóide.
10. Recupere ambas as extremidades do PDS pela cânula lateral (Fig. 13-23).
11. Puxe a ponta do ligamento pela cânula Crystal lateral e pince os fios na saída da cânula para armazená-los neste local até o momento da transferência (Fig. 13-24).
12. Remova o artroscópio da bursa, diminua o peso da tração para 5 libras e faça a antissepsia do ombro com Betadine na preparação para o procedimento aberto.
13. Faça uma incisão de 2,5 cm nas linhas de Langer paralelas, mas 2 cm medial à superfície anterior da extremidade da clavícula luxada. Crie retalhos de pele medial e lateral para expor a extremidade do osso.
14. Abra a articulação AC criando um retalho capsular completo com uma incisão em formato de L paralela e 1,5 cm medial à linha articular, progredindo lateralmente ao longo da face posterior da clavícula. Remova a cápsula do periósteo da clavícula distal e lateral à articulação e medial por 5 cm ao longo da clavícula.
15. Corte 1 cm da extremidade da clavícula com uma serra oscilante em paralelo à superfície articular. Suavize as bordas do osso.
16. Prepare a clavícula em três etapas:
    a. Perfure um canal de 2 mm de profundidade através do topo da clavícula, 5 mm medial e paralelo à extremidade cortada do osso, começando na borda anterior e se estendendo até a borda posterior. Este canal deve ser profundo o suficiente para criar um lábio na extremidade lateral da clavícula e estabilizar o LCA quando estiver acomodado em cima do osso.
    b. Perfure dois orifícios através do centro da clavícula em um ponto inferior e paralelo ao canal superior da face anterior para a posterior utilizando uma broca de 5/64 polegadas. Um orifício é perfurado a 3 mm lateral e outro a 3 mm medial ao canal. Estes orifícios são utilizados para passar os fios principais do LCA durante sua fixação no topo da clavícula.
    c. Perfure outros dois orifícios com uma broca de 2,7 mm para o Secure Strand (Surgical Dynamics, Norwalk, CT) e Cuff Links (Innovasive Devices, Marlboro, MA) através da clavícula de cima para baixo. O orifício medial é feito a 3,5 cm medial à extremida-

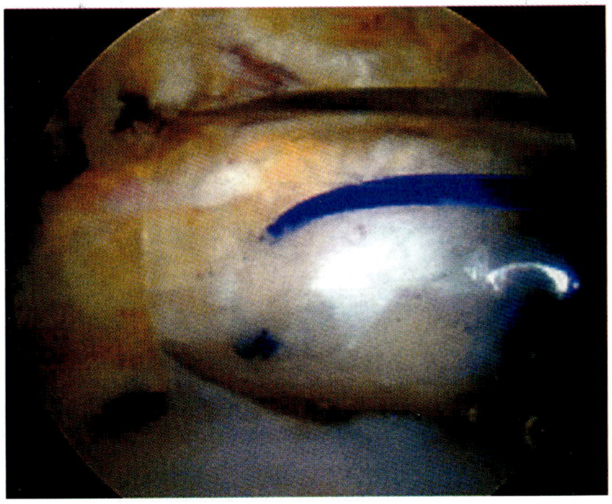

FIGURA 13-24. A ponta do ligamento coracoacromial é armazenada dentro da cânula Crystal lateral (Arthrex, Inc., Naples, FL) até sua transferência para o local cirúrgico aberto.

de do osso, começa no ponto médio da clavícula e faz uma angulação anterior de aproximadamente 20° e lateral de 20° em relação à base da coracóide. O orifício lateral começa da mesma forma no ponto médio da superfície superior da clavícula à 1,5 cm da extremidade do osso e faz uma angulação levemente anterior e lateral na direção da coracóide. Balance a broca, ou use o medidor de orifício Cuff Link para aumentar levemente o orifício superior de modo a facilitar a inserção do Cuff Link (Fig. 13-25).

17. Leve o LCA até o campo cirúrgico inserindo os dois fios PDS no orifício do empurrador de nó passado através da cânula. Empurre a cânula sob o acrômio, e sinta a ponta do empurrador de nó com um dedo. Empurre o instrumento com os fios para fora da cânula, e recupere os fios com uma pinça curva.
18. Prenda a extremidade do LCA com um fio de Ethibond nº 2 (Ethicon, Inc., Somerville, NJ) utilizando uma agulha afinada. Use um ponto de laçada dupla começando na ponta do ligamento e fazendo quatro passagens por um lado e pelo outro. Remova o PDS. Complete cuidadosamente a liberação medial e lateral do LCA até a coracóide utilizando um descolador de ponta romba e tesouras. Palpe com cuidado antes de cortar para não desinserir o LCA do osso. Prenda os fios ao Shoulder Traction and Rotation (STaR) Sleeve (Arthrex, Inc., Naples, FL) para levar o ligamento para fora do campo cirúrgico.
19. Localize a coracóide com palpação digital. Use o LCA como guia para sua base e proteja a origem do ligamento. Abra os tecidos moles sobre a superfície dorsal da base da coracóide, expondo as superfícies medial e lateral passando uma pinça curva grande através do tecido, abrindo-o.
20. Passe um laço duplo de passagem de fios nº 2 ao redor da coracóide da seguinte maneira:
    a. Remova e descarte o êmbolo do recuperador de fio para manguito rotador da Linvatec de tamanho médio (azul). Insira a ponta do recuperador de fio ao longo da face lateral da coracóide, trabalhando com o instrumento ao redor da face medial do osso. Sinta a ponta do passador no outro lado utilizando seu dedo. Remova os tecidos moles interpostos.

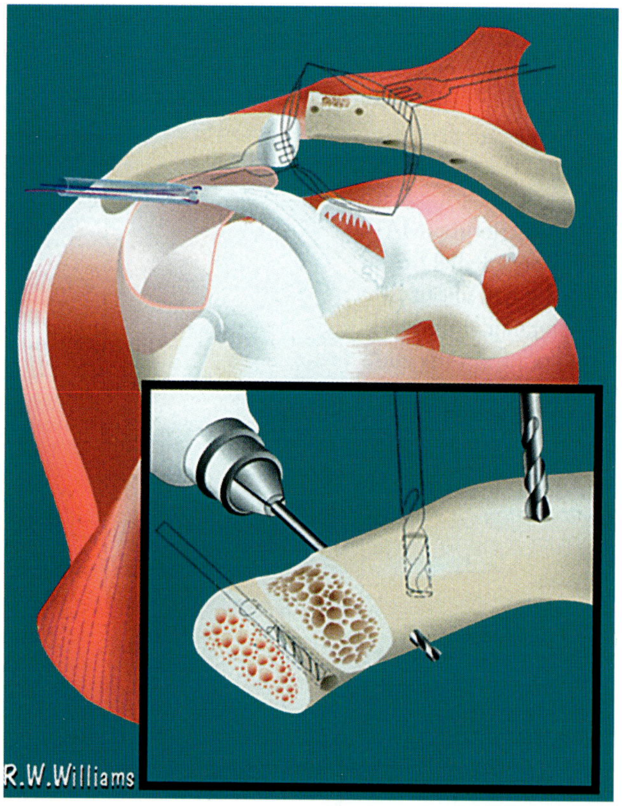

FIGURA 13-25. São necessárias três etapas na preparação da clavícula.

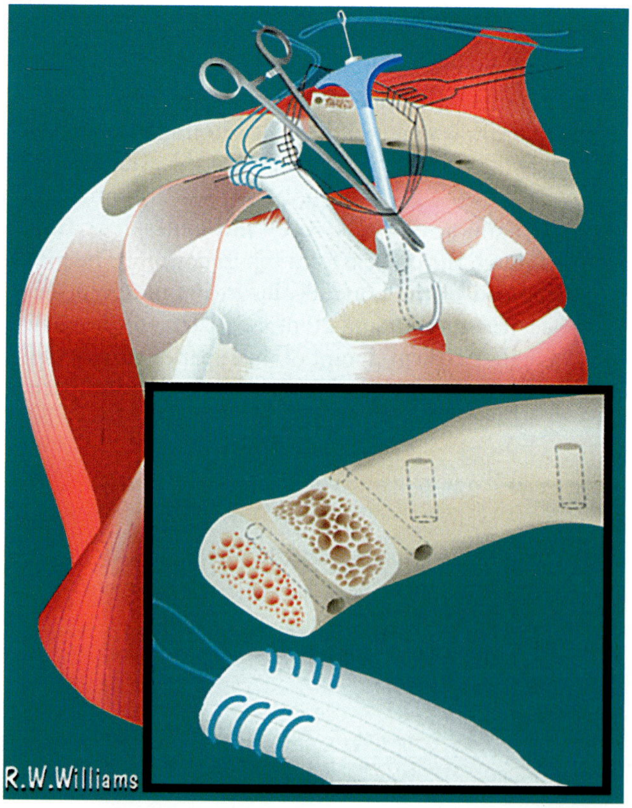

FIGURA 13-26. Puxe um fio de passagem laçado de Ethibond nº 2 (Ethicon, Inc., Somerville, NJ) ao redor do processo coracóide utilizando um recuperador de fio de manguito da Linvatec carregado com um passador de fio Arthrex Nitinol.

b. Insira um passador de fios Nitinol (Arthrex, Inc.) no orifício do recuperador de fio, trabalhando ao redor da curva até que ele saia alguns cm da ponta. É bom utilizar um porta-agulha para empurrar o fio através do passador em investidas de 1 cm, pinçando o fio próximo ao orifício. Pince a ponta do fio em sua saída pela ponta do recuperador de fio com um porta-agulha, passando o fio para o lado oposto da coracóide.
c. Remova o recuperador de fios, deixando o fio Nitinol ao redor da coracóide. Carregue as duas extremidades livres de um fio nº 2 laçado no orifício do passador de fios Nitinol formando um anel de passagem (Fig. 13-26).
d. Puxe o fio de passagem duplo nº 2 ao redor da coracóide com o fio Nitinol de modo que a extremidade do anel fique posicionada na face ântero-medial.

21. Prepare o Secure Strand, levando os dois cabos duplos ao redor da coracóide da seguinte forma:
    a. Corte o Secure Strand na metade utilizando o cortador de fios elétrico de filamento quente que é fornecido com cada cabo. Cada filamento deve ter aproximadamente 20 cm de comprimento. O cortador derrete as fibras e previne um esgarçamento das extremidades cortadas.
    b. Dobre o Secure Strand na metade e passe outro fio trançado Ethibond nº 2 nos laços do Secure Strand. Este fio de passagem facilita a movimentação do Secure Strand através dos orifícios perfurados na clavícula e pelo Cuff Link (Fig. 13-27).
    c. Carregue as extremidades de ambos os Secure Strands passando os fios pelo laço do fio de passagem na coracóide. Puxe a outra extremidade do fio de passagem da coracóide para transportar o Secure Strand ao redor da coracóide. Tenha a certeza de que a extremidade em laço do Strand está localizada na face póstero-lateral do coracóide. Esta manobra assegura a via mais direta entre a coracóide e os orifícios perfurados na clavícula.
22. Passe o fio principal que está no laço do Secure Strand de baixo para cima através do orifício mais medial na clavícula. A seguir, leve o fio principal seguido pelo Secure Strand através do Cuff Link seguindo as etapas descritas adiante. Sem o fio principal, é difícil passar o Secure Strand através da clavícula ou carregá-lo no Cuff Link. Acomode o Cuff Link no orifício preparado no topo da clavícula, utilizando o instrumental de acomodação para assegurar que esteja apropriadamente alinhado com o orifício (Fig. 13-28).

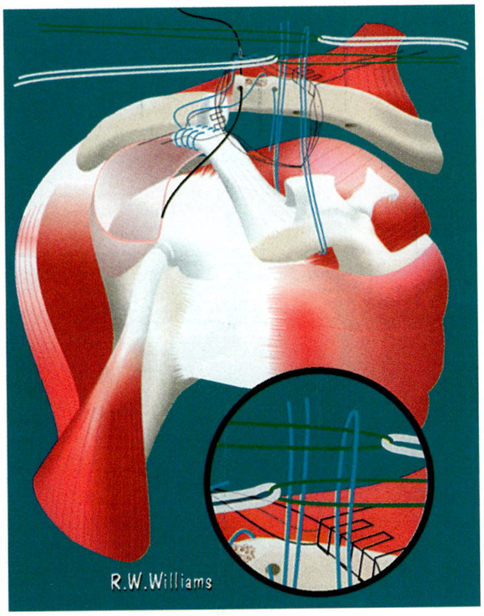

FIGURA 13-27. Um fio de passagem laçado deve ser passado ao redor do anel do Secure Strand antes deste ser puxado ao redor da clavícula para facilitar sua passagem através da clavícula e do Cuff Link.

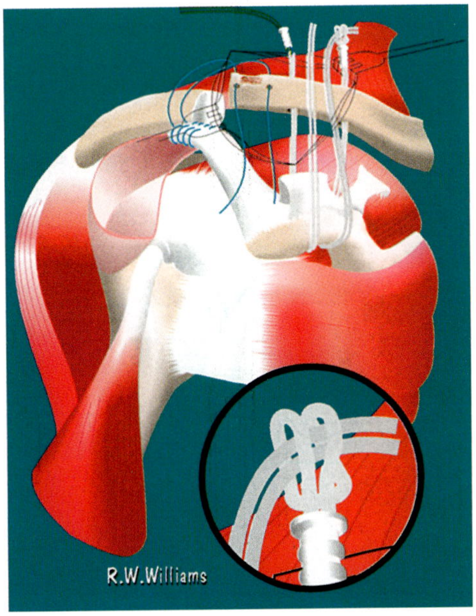

FIGURA 13-28. Passe o fio principal laçado através da extremidade em anel do Secure Strand duplo pela clavícula de baixo para cima e depois através do Cuff Link.

a. Insira uma agulha de peridural através do orifício medial na clavícula de cima para baixo. Pince a ponta da agulha abaixo da clavícula. Insira um Shuttle ao redor da agulha. Libere lentamente a pinça e remova a agulha por alguns milímetros ao mesmo tempo em que continua a passar o Shuttle. Aperte a pinça no Shuttle, removendo-o anteriormente à clavícula.
b. Carregue o fio principal segurando os laços mais mediais do Secure Strand no Shuttle e puxe-o através da clavícula de baixo para cima.
c. Carregue o fio principal na extremidade inferior do Cuff Link e puxe o laço do Secure Strand puxando o fio principal.
d. Insira o Cuff Link no orifício clavicular medial. Fixe o Cuff Link no osso de modo que a cabeça do botão esteja no plano da clavícula.
e. Repita o processo para passar o Secure Strand lateral através da clavícula e acomode o Cuff Link.

23. Diminua o peso da tração sobre o braço para 5 libras. Reduza a clavícula o máximo possível aplicando compressão com um descolador de ponta romba. Amarre o Secure Strand medial utilizando um *hitch* modificado bloqueado com Panacryl (Ethicon, Somerville, NJ).
    a. Forme um laço na extremidade dobrada do Secure Strand, dobrando-o sobre si próprio (Fig. 13-29).
    b. Insira as duas extremidades livres do Secure Strand no laço do ponto, apertando o laço tracionando as extremidades do Secure Strand para eliminar o espaço entre a clavícula e a coracóide (Fig. 13-30).
    c. Bloqueie o ponto com um fio Panacryl nº 2. Depois de dobrar o Panacryl na metade, carregue a extremidade do laço no orifício e uma agulha atraumática. Passe a agulha através de ambos cabos do Secure Strand precisamente no ponto em que saem do laço do ponto (Fig. 13-31).
    d. Passe a agulha com o fio dobrado através do cabo do Secure Strand mais uma vez o mais próximo possível da primeira passagem. Amarre o laço de Panacryl às duas extremidades livres utilizando vários nós quadrados para criar um nó volumoso que bloqueie a laçada.
    e. Passe novamente o Panacryl através do Secure Strand, desta vez pelo outro lado da laçada. Este ponto extra, aumenta a firmeza do nó e, quando os fios são amarrados, dobra o Secure Strand sobre si próprio.
24. Corte o Secure Strand a 2 cm do fio de Panacryl utilizando o instrumental para dissolver fios. Mova o nó para posicioná-lo anterior e abaixo da clavícula utilizando um porta-agulha atraumático para o nó não irritar a pele.
25. Amarre, bloqueie e corte o Secure Strand lateral utilizando a mesma técnica.

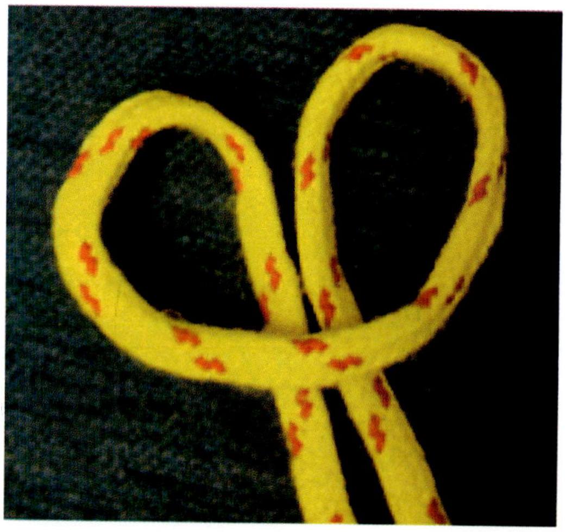

FIGURA 13-29. A primeira etapa da laçada é a formação de um laço na extremidade duplicada do Secure Strand.

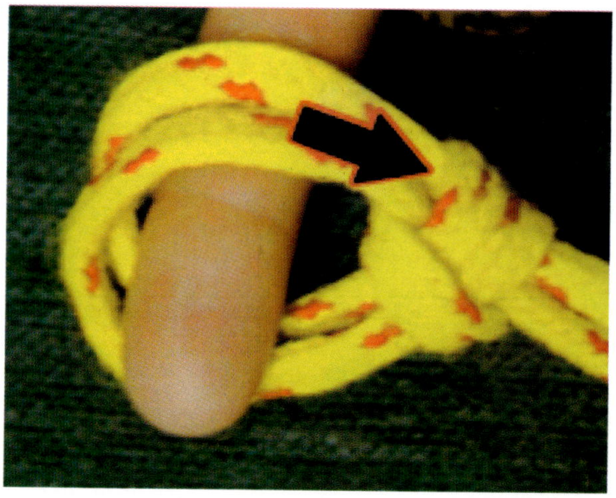

FIGURA 13-30. Passe as duas extremidades livres do cabo Secure Strand através da laçada, apertando-as.

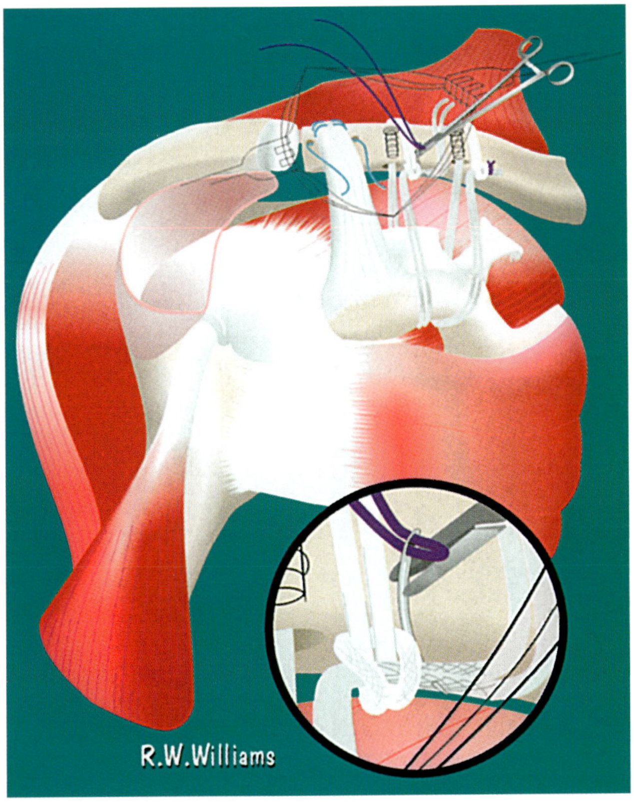

FIGURA 13-31. Bloqueie o ponto em laçada com dois filamentos de Panacryl nº 2 passados através dos membros do Secure Strand.

26. Acomode o LCA no canal criado no topo da clavícula.
    a. Passe o Shuttle através de uma agulha de peridural passada da frente para trás através do orifício medial.
    b. Carregue um dos fios principais presos ao LCA no orifício do Shuttle na face posterior da clavícula, puxando-o para levar o fio através do orifício posterior no osso, saindo pela frente.
    c. Passe o outro fio principal do LCA através do orifício lateral da região posterior para a anterior.

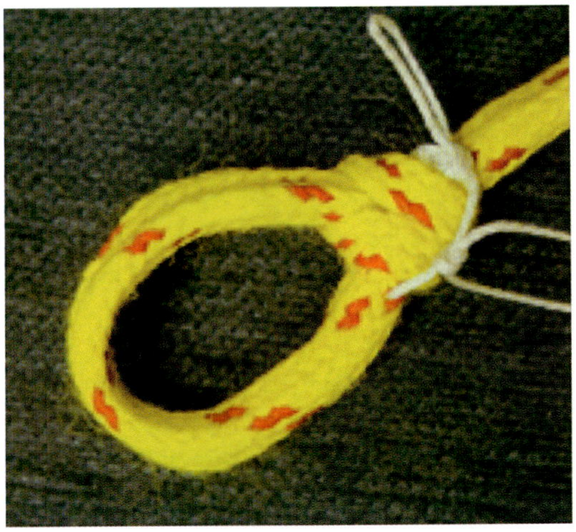

FIGURA 13-32. O ponto em laçada bloqueado final tem um nó de interferência com Panacryl passando através de ambos os cabos do Secure Strand e um laço sobre o nó para reforçar a fixação.

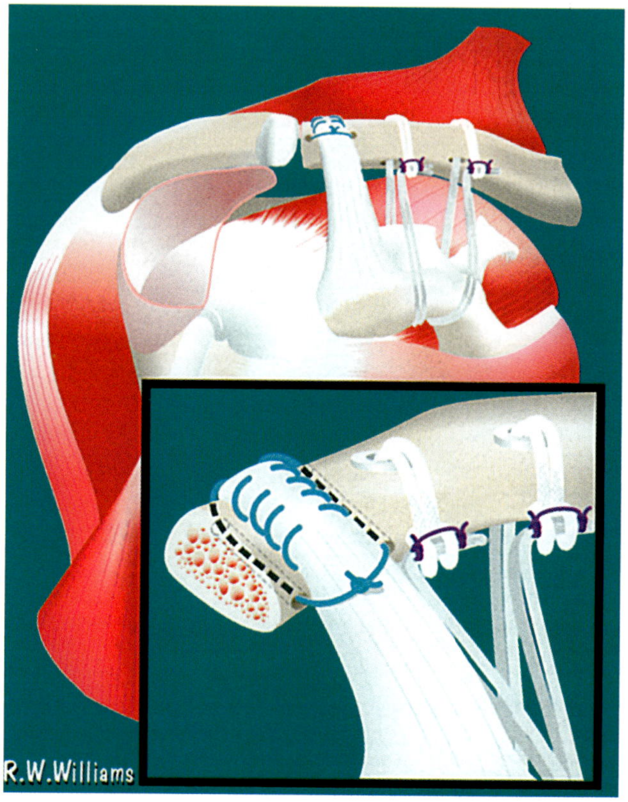

FIGURA 13-33. O ligamento coracoacromial é preso na canaleta feita sobre a parte superior da clavícula distal através da amarração dos fios principais sobre o ligamento.

d. Acomode os fios que seguram o LCA no canal ósseo feito no topo da clavícula. Amarre os fios sobre a borda anterior da clavícula para fixar o ligamento transferido em sua posição (Fig. 13-33).

27. Feche o retalho capsular acima da articulação AC utilizando fios de Panacryl passados em forma de 8 imbricando os tecidos para reformar a cápsula superior. Feche o tecido subcutâneo com Vicryl 3-0 e a pele com Monocryl 4-0 (Ethicon, Inc., Somerville, NJ).
28. Coloque o braço em uma Ultra Sling II (dj Orthopedics, Inc., Carslbad, CA) por 6 semanas. Comece os exercícios para cotovelo, punho e mão no dia da cirurgia, mas evite os exercícios de mobilização do ombro durante 4 semanas. Restrinja os extremos dos movimentos por 3 meses. Faça um fortalecimento progressivo que possa levar ao retorno das atividades após 4 meses.

CONSIDERAÇÕES FINAIS SOBRE A RECONSTRUÇÃO ACROMIOCLAVICULAR

A reconstrução A&M da articulação AC se mostrou como a melhor técnica que utilizei para a correção deste problema comum e difícil. Acredito que as etapas da cirurgia são complexas e podem ser confusas, mas os resultados são encorajadores. Não tive falhas ou complicações em 25 casos. Os objetivos delineados para a reconstrução ideal também foram atingidos (Fig. 13-34).

O Secure Strand (Surgical Dynamics, Norwalk, CT), um cabo bastante forte de 1 mm feito de fibras trançadas de polietileno, se mostrou um material confiável e de fácil utilização, capaz de suportar a reconstrução da articulação AC até que os tecidos moles cicatrizem. Este é um material comumente utilizado nas cirurgias da coluna cervical como uma alternativa eficaz para os cabos de aço quando se fazem fusões interlaminares. O uso do Panacryl, um foi absorvível de longa

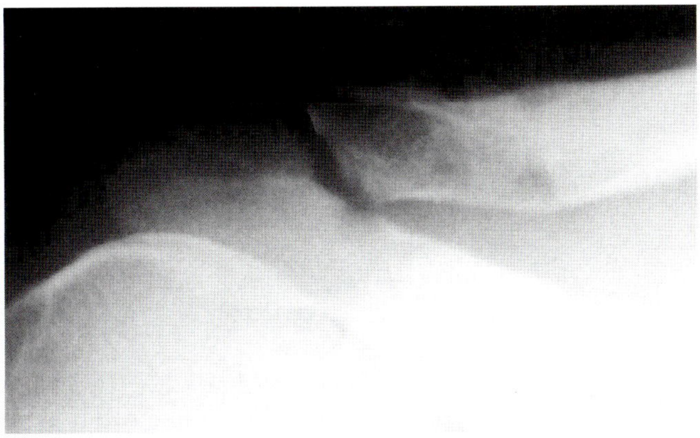

FIGURA 13-34. Radiografia obtida 6 meses após a cirurgia documentando uma clavícula bem localizada sem alterações tróficas significativas resultantes do Cuff Link ou do Secure Strand.

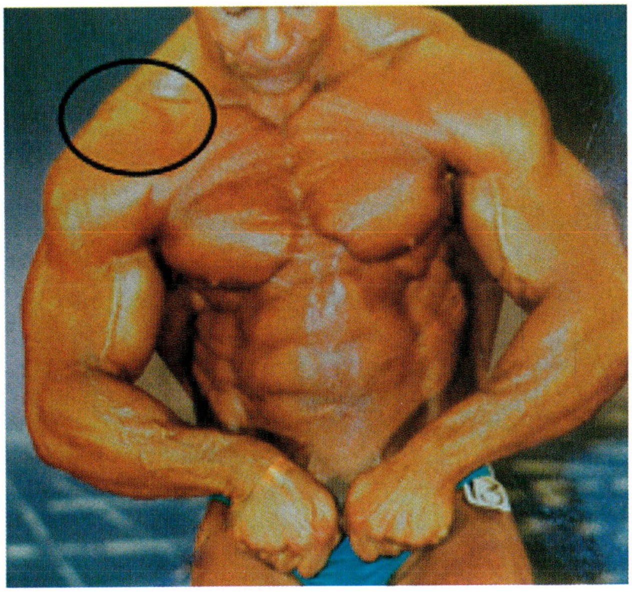

FIGURA 13-35. A resistência da reconstrução A&M foi rigorosamente testada quando este paciente participou de uma competição de fisiculturismo.

duração, para completar o procedimento gera uma técnica de bloqueio segura que foi testada pela companhia a meu pedido antes de ser utilizada em meus casos. A tensão no Secure Strand lentamente relaxa em 4-6 meses quando o Panacryl é reabsorvido, reduzindo desta forma os riscos de fratura por estresse do processo coracóide e da clavícula. Isto elimina a necessidade de outra cirurgia para a remoção do implante.

A perfuração de dois orifícios no centro da clavícula de cima abaixo, um na posição de cada um dos ligamentos coracoclaviculares, utilizando um Cuff Link para proteger o Secure Strand e a clavícula ajuda a reduzir o risco de fratura. Esta é uma das mais temidas complicações tardias após o método-padrão de cerclagem com fios de aço ou cabos sintéticos completamente ao redor dos ossos.

A coleta artroscópica do ligamento CA assegura que o comprimento máximo do ligamento está disponível para transferência sem o risco de danificar a inserção do deltóide no acrômio anterior. A fixação da transferência do ligamento em um canal no topo da clavícula cria uma forte vantagem biomecânica que pode ser facilmente ajustada através da tração sobre os fios. A difícil tarefa de passagem do cabo de fixação ao redor do processo coracóide foi simplificada com o uso do recuperador de fios do manguito rotador da Linvatec combinado com o cabo de passagem de fios Arthrex Nitinol. Este processo eliminou a necessidade das grandes incisões de pele e dissecação muscular utilizadas no passado para realizar esta tarefa.

Não houve complicações significativas, mas tive dois casos de drenagem serosa estéril pela incisão 3 semanas após a cirurgia. As incisões de ambos os casos fecharam em alguns dias sem complicações e acredito que a causa tenha sido uma reação ao fio subcutâneo. Houve um caso no qual o Cuff Link se inclinou, causando um pequeno nódulo indolor na clavícula que não necessitou tratamento adicional. Meus pacientes formam um grupo satisfeito, incluindo três envolvidos na indústria cinematográfica, um jogador de golfe profissional, vários ciclistas, um fisiculturista profissional, três médicos, dois policiais e três advogados. Em todos os casos os pacientes estavam satisfeitos com os resultados funcionais e estéticos, retornando completamente às suas atividades (Fig. 13-25).

Acredito que eventos futuros irão alterar minha abordagem cirúrgica para o problema da instabilidade da articulação AC. No momento, me sinto confortável em oferecer a reconstrução A&M para um paciente com luxação AC dolorosa, incapacitante ou desfigurante, que deseje seguir o protocolo pós-operatório e que compreenda que não existem garantias sobre os resultados finais a longo prazo.

14

MANGUITO ROTADOR – INTRODUÇÃO, AVALIAÇÃO E IMAGENS

Em 1911, Codman introduziu um novo conceito de que os cirurgiões poderiam melhorar a qualidade de vida dos pacientes com ruptura do manguito rotador através da sutura da extremidade do tendão de volta ao osso (1). Em 1972, Neer definiu o conceito de *impacto* e elucidou vários dos importantes elementos na etiopatologia e tratamento da doença do manguito rotador que são seguidos até os dias de hoje (2). A inclusão do artroscópio no arsenal ortopédico no final da década de 1970 foi o próximo avanço significativo na avaliação e tratamento do manguito rotador (Fig. 14-1).

Quando o artroscópio foi introduzido pela primeira vez no ombro, abriu as portas para uma diversidade de oportunidades magníficas que se destinaram a auxiliar no tratamento moderno da doença do ombro. A capacidade de reparo da ruptura do tendão do manguito rotador com o uso de técnicas completamente artroscópicas é uma maravilhosa vantagem para os cirurgiões de ombro dos dias de hoje e seus pacientes. Com o desenvolvimento dos sistemas de videoartroscopias, nos tornamos capazes de visualizar com clareza e começamos a compreender os padrões e a progressão da doença do tendão do manguito rotador. O sistema de classificação que propusemos em 1986 encorajou a investigação, discussão e documentação dos padrões de lesão do manguito. Os avanços nas técnicas de imagens de ressonância magnética (RM) nos proporcionaram a capacidade de visualizar e, conseqüentemente antecipar a anatomia e a patologia que provavelmente encontraremos na articulação do ombro antes da cirurgia.

Estes e muitos outros avanços técnicos determinam o estágio de desenvolvimento de novas técnicas cirúrgicas minimamente invasivas. Uma miríade de inovações mecânicas, incluindo os *shavers* artroscópicos motorizados, âncoras de sutura, instrumentais para confecção de nós e equipamentos de passagem de fios, apareceram em seguida. Armados com estes avanços técnicos, os cirurgiões artroscopistas logo desenvolveram métodos práticos para a realização de um tratamento abrangente e completamente artroscópico do tendão do manguito rotador que incluía a descompressão subacromial e reparo do tendão ao osso. Quando penso na década passada, tenho orgulho de ter feito parte da equipe de desenvolvimento. Tenho confiança de que as técnicas cirúrgicas discutidas neste livro são sólidas e seguras, tendo sido utilizadas com sucesso em minha prática em mais de 750 pacientes com rupturas de toda a espessura do tendão do manguito. Tenho confiança de que novas e melhores ferramentas e habilidades serão desenvolvidas em um futuro próximo e que as técnicas atuais são somente o início de uma onda de tratamento minimamente invasivo do manguito rotador.

Neste e nos próximos três capítulos, abordo os aspectos relacionados da avaliação e tratamento artroscópico de todas as fases da patologia do manguito rotador. Começo com o exame clínico e estudos por imagens, seguido pela avaliação artroscópica, classificação e tratamento. Excluí a seção que trata sobre o reparo do manguito através do *mini-open*, que estava incluso na primeira edição deste livro. Atualmente, acredito que o reparo artroscópico do manguito rotador é o tratamento de escolha e deve ser o objetivo que os cirurgiões artroscopistas devem aspirar e atingir.

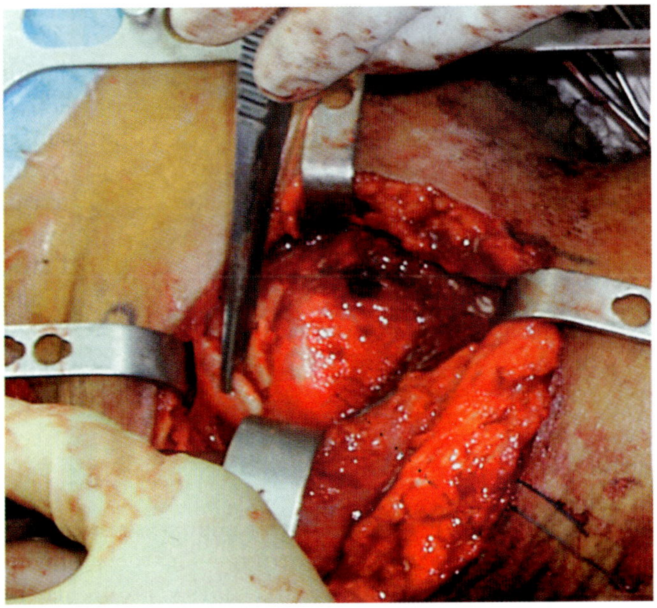

FIGURA 14-1. O reparo aberto do manguito rotador geralmente era bem-sucedido, mas havia o risco de lesão iatrogênica a outros tecidos normais.

HISTÓRIA E EXAME FÍSICO

As patologias significativas do manguito rotador que necessitam de intervenção clínica ou cirúrgica podem ocorrer em qualquer idade da adolescência até a nona década de vida. A doença do manguito rotador engloba uma ampla variedade de patologias, desde mínima irritação e tendinite no lado bursal ou articular, até uma grave artropatia degenerativa do manguito rotador. Algumas vezes, os sintomas típicos causados pela patologia do manguito rotador são confundidos pelos sintomas concomitantes, como capsulite adesiva, artrite, patologia do tendão do bíceps ou instabilidade crônica. Por este motivo, a história e exame físico, juntamente com modalidades de imagens apropriadas, são aspectos importantes da avaliação diagnóstica pré-operatória.

História

No passado, a história da condição do paciente geralmente cairia nas categorias relacionadas com a idade. Entretanto, com pessoas geralmente mais ativas, lesões que no passado eram prevalentes em pacientes mais velhos atualmente são vistas em pacientes mais novos também. Lembre quando estiver revendo as patologias relacionadas com a idade subseqüentemente descritas, que pode haver uma certa superposição nas classificações etárias devido ao condicionamento físico.

Pacientes de 15-25 Anos de Idade

O grupo mais jovem a ser afetado por problemas no manguito rotador geralmente está envolvido em atividades atléticas agressivas, acidentes de alto impacto ou trabalho pesado. A história comum é a de um esporte com atividade repetitiva do braço acima da cabeça, como o tênis, arremesso no beisebol, natação, ou uma situação de trabalho fisicamente extenuante que necessite de levantamento de peso repetitivo acima da cabeça. A dor ocorre durante a fase da atividade que acontece acima da cabeça. O paciente relata sintomas que aumentam conforme o estresse continua e que diminuem com o repouso. A maioria dos pacientes já tentou alguma forma de medicação antiinflamatória, gelo e tratamentos alternativos, como massagem, fisioterapia ou acupuntura. Se a dor tende a persistir após a interrupção da atividade e a se intensificar durante a noite, deve-se suspeitar de uma ruptura parcial do manguito rotador. Particularmente em arremessadores, é importante considerar a possibilidade de tendinite do manguito rotador associada com instabilidade anterior sutil e sobreuso repetitivo.

Pacientes entre 25 e 45 anos de idade

A doença do manguito rotador em pacientes de meia-idade freqüentemente está associada à tendinite resultante de sobreuso crônico, particularmente quando o trabalho do paciente envolve a atividade sobre a cabeça. As rupturas parciais do manguito rotador devido ao abuso crônico são mais comuns no grupo etário mais jovem e podem ocorrer em ambos os lado do tendão do manguito. As rupturas da espessura total podem ocorrer, especialmente na história de um episódio de trauma superposto, como uma queda. Se presentes, geralmente não incluem toda a largura do manguito e raramente apresentam retração. Os sintomas consistem de um ombro cronicamente doloroso com irradiação para a área do deltóide lateral, especialmente à noite. Pode haver sensações de estalidos ou de apreensão com a abdução, resultando em limitação funcional. Pode ainda haver fraqueza associada, que afeta a prática de esportes ou a performance laborativa. Geralmente, o paciente mudou recentemente seu nível de atividade da extremidade superior no trabalho ou atividade desportiva.

Pacientes entre 46 e 65 Anos de Idade

Os pacientes no grupo etário entre 46 e 65 anos de idade geralmente apresentam um impacto ósseo verdadeiro causando problemas crônicos no manguito rotador. As rupturas completas do manguito rotador são comuns após um episódio de levantamento de grande peso ou uma queda, com ou sem luxação do ombro. Os sintomas agudos podem ser dramáticos, com dor intensa e fraqueza, com a abdução e rotação externa. Em outros casos, com a síndrome de impacto crônica e progressiva, o manguito rotador e o tendão do bíceps sofrem uma erosão insidiosa por um esporão subacromial. Estes pacientes relatam dor crônica e fraqueza exacerbada pelas atividades de levantamento. A dor notadamente piora durante a noite. O paciente geralmente solicita medicamentos para dormir e algumas vezes dorme na posição semi-sentada. A crepitação pode ser evidente, juntamente com apreensão ou bloqueio. Nos casos mais graves, a elevação ativa do ombro com rotação externa é fraca ou impossível.

Pacientes com 65 Anos de Idade ou mais

No grupo de pacientes com 65 anos de idade ou mais, as rupturas do manguito rotador são comuns. Dependendo do nível de atividade do paciente e da gravidade da patologia, os sintomas geralmente podem ser menos intensos do que nos grupos etários mais jovens. A dor crônica do ombro, exacerbada pela atividade em um paciente com um esporão ósseo subacromial sem artrite identificada na radiografia, deve levantar a suspeita de uma ruptura. Todos os graus de ruptura do manguito são possíveis, das pequenas lesões parciais no lado articular até as lesões crônicas, maciças e retraídas dos três tendões. A dor mais gravemente incapacitante ocorre com a artropatia do manguito rotador em estágio final. Entretanto, a dor apresenta maior probabilidade de ser causada por uma artrite glenoumeral subjacente e a inflamação relacionada ao invés de uma patologia degenerativa crônica e maciça do manguito rotador. Em pessoas idosas com atividade limitada, o dano mais grave do manguito rotador possivelmente pode ser tolerado por causa das limitadas demandas físicas que são exigidas do ombro.

Exame Físico Específico para o Manguito Rotador

Todos os pacientes devem receber um abrangente exame físico padrão, mas toda a avaliação de ombro deve incluir testes específicos para o manguito rotador. Examine o paciente com ambos os ombros visíveis de modo a observar e comparar a simetria das regiões frontal e dorsal.

A inspeção do contorno geral do ombro pode revelar edema de tecidos moles sugerindo uma dilatação bursal, gânglio ou lipoma. A atrofia dos músculos do manguito rotador acima e abaixo da espinha da escápula ou a assimetria do deltóide, trapézio, peitoral também pode ser observada. Procure por cicatrizes e incisões de cirurgias ou traumas prévios. As irregularidades visíveis, como uma articulação acromioclavicular visível, podem gerar pistas sobre as alterações ósseas crônicas.

Teste a amplitude de movimentos para as funções ativas e ativas assistidas, observando qualquer tipo de dor durante a atividade. O arco doloroso é um achado clássico quando o paciente experimenta desconforto durante o movimento do ombro através do arco de movimento entre 60 e 140°. A borda anterior da tuberosidade maior passa sob o acrômio anterior durante esta manobra, causando dor e algumas vezes bloqueio quando há ruptura do manguito, e um *flap* do tendão é pinçado. A dor durante a elevação máxima é comum na presença de ruptura parcial que fica comprimida contra a borda superior da glenóide. A elevação passiva pode ser maior do que a ativa na presença de uma ruptura completa do manguito rotador. Se o paciente é incapaz de suportar o braço com sua própria força, o resultado do teste da queda do braço é considerado positivo.

A palpação é muito importante para localizar a patologia. Um sábio professor de cirurgia geral me ensinou que, se existe dor quando você faz uma compressão sobre o quadrante inferior direito do abdome, o diagnóstico provavelmente é uma apendicite. Existe um corolário para isso quando se examina o ombro. A sensibilidade localizada geralmente pode localizar a patologia. Comece com a palpação através da articulação esternoclavicular para a acromioclavicular. Faça uma compressão das fossas supraclaviculares e faces posteriores das escápulas, avaliando as áreas a procura de sensibilidade aumentada ou massas. A seguir, palpe a partir da margem acromial lateral até a margem da grande tuberosidade e bursa subacromial. Faça uma compressão suave da anatomia anterior, incluindo a inserção do subescapular na tuberosidade menor e do tendão do bíceps em seu sulco.

Teste da Força Muscular

Os músculos intrínsecos e extrínsecos do ombro devem ser testados em relação à força e função. Com o cotovelo posicionado ao longo do corpo, teste o infra-espinhal e subescapular com as rotações externa e interna, respectivamente. O teste do supra-espinhal deve ser realizado cuidadosamente para não desencadear a dor. O braço é posicionado em 60° de abdução e 45° de flexão frontal, com o ombro em rotação interna e o polegar apontando para o chão. A aplicação de uma pressão para baixo sobre a mão enquanto o paciente eleva o braço geralmente causa dor e demonstra fraqueza quando o manguito está danificado (Fig. 14-2).

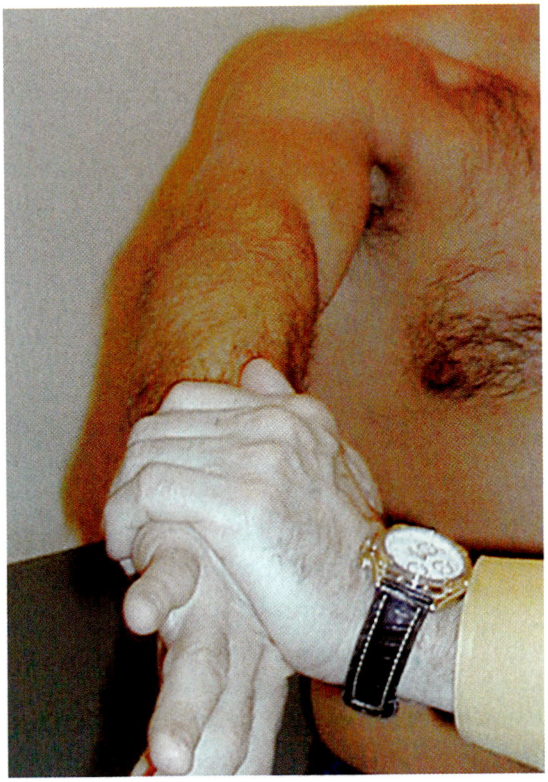

FIGURA 14-2. O teste do supra-espinhal é o método mais preciso para avaliar a força do manguito rotador.

Testes de Impacto

Apesar de nenhum teste de impacto ser infalível, o teste de Neer (teste de impacto 1) ainda é importante e deve ser compreendido e executado. Prefiro executar o teste com o paciente em decúbito dorsal. Posicione o braço rodado internamente em uma posição de flexão frontal sobre a cabeça, fazendo com que a grande tuberosidade comprima a superfície inferior do acrômio e vá de encontro a um esporão que possa estar presente (Fig. 14-3). Se o manguito estiver inflamado ou danificado, esta manobra leva à dor. Complete o teste do impacto infiltrando 5 mL de Xylocaina a 5% na bursa, e depois repita a manobra de compressão. Se a dor do paciente diminui, pode indicar que a patologia envolve o manguito anterior. Geralmente não considero este um teste diagnóstico definitivo, mas acho útil para aumentar as evidências em casos particulares. Se planejo administrar corticoesteróides na bursa na forma de tratamento, faço o teste do impacto antes e depois da injeção, avaliando o resultado.

O teste do impacto 2, ou teste de Hawkins, também é realizado com o paciente em decúbito dorsal. O braço envolvido é posicionado com o cotovelo em flexão e o ombro em 90° de abdução. O braço é manobrado em um arco de mais abdução, elevação e rotação interna (Fig. 14-4). Esta manobra causa a compressão das estruturas do manguito rotador sob o arco acromial lateral e anterior, resultando em dor quando uma patologia está presente. Nenhum dos testes de impacto é capaz de diferenciar com precisão absoluta entre uma doença bicipital, patologia labral e lesão da bursa ou do manguito.

Teste da Apreensão

No atleta arremessador jovem, um teste de apreensão deve ser realizado. Com o paciente em decúbito dorsal, coloque o braço na posição provocativa em 90° de abdução e rotação externa. Conforme a rotação externa passiva é aumentada, o paciente pode relatar dor na face posterior do

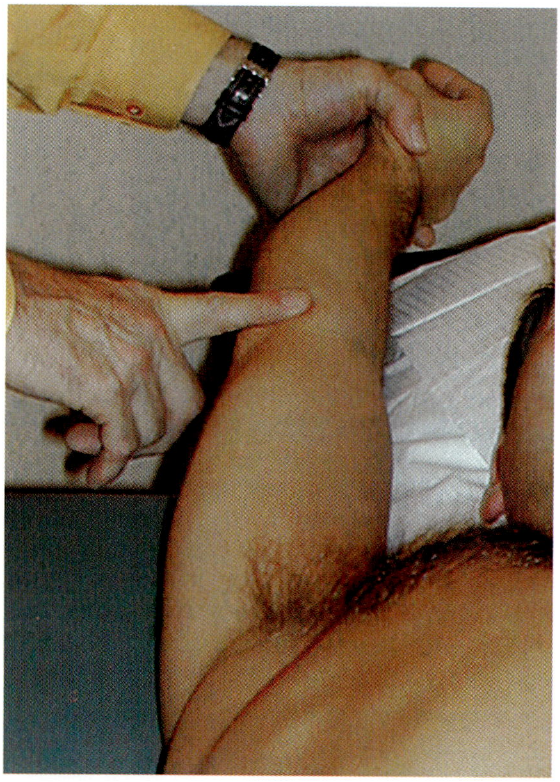

FIGURA 14-3. O teste do impacto 1 é realizado com o paciente em decúbito dorsal e o ombro rodado interna e completamente flexionado para a frente.

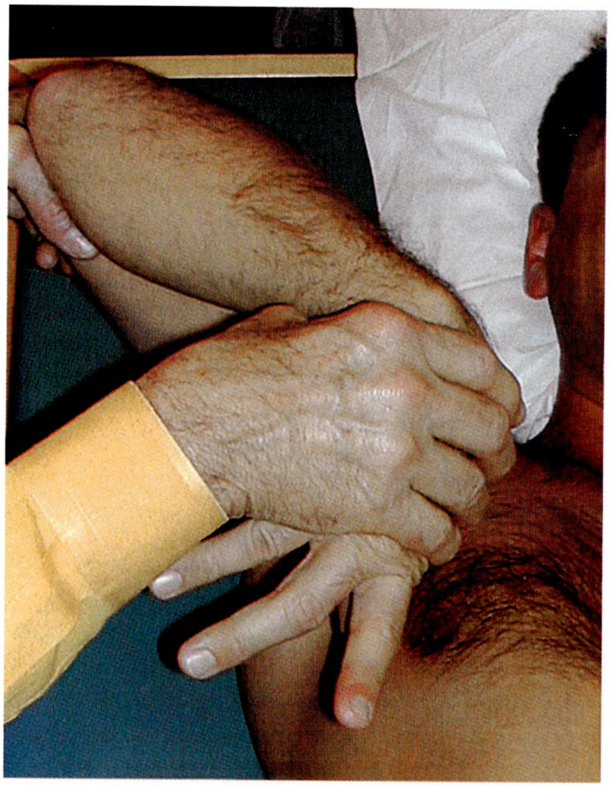

FIGURA 14-4. O teste do impacto 2 é realizado com o paciente em decúbito dorsal e o manguito rotador comprimido contra o acrômio ântero-inferior quando o ombro é movido através de um arco de flexão, adução e rotação interna.

ombro e pode resistir contra um grau maior de rotação externa. Esta dor pode ser causada pela compressão da grande tuberosidade sobre a glenóide posterior, que pode pinçar o manguito rotador e o tecido capsular superior entre estas duas estruturas. A pressão posterior exercida pelo examinador sobre a face anterior do ombro deve aliviar a dor posterior. Apesar de ser considerado que a frouxidão anterior pode contribuir para este 'impacto interno' posterior, na maioria das vezes não acredito que este seja o caso.

Exame Neurológico

Pode ocorrer uma situação potencialmente confusa em pacientes com disfunção do nervo supraescapular ou radiculite de raiz nervosa cervical. Nestas situações clínicas, pode haver atrofia e profunda fraqueza dos músculos do manguito rotador causadas pela compressão do nervo no nível da incisura supra-escapular, por um cisto supraglenóide ou por uma raiz nervosa cervical comprometida (Fig. 14-5) (ver Capítulo 23). O paciente pode relatar dor crônica que difere da queixa usual relacionada ao manguito. A dor relacionada ao nervo supra-escapular comumente ocorre de maneira contínua, profundamente à articulação e tipicamente não é exacerbada pela atividade. O tendão do manguito rotador não é sensível à palpação e os resultados dos testes para impacto são negativos. A dor oriunda das raízes cervicais geralmente se irradia pelo ombro até o braço e está associada a uma sensação de queimação ou torpor. Em geral o paciente relata dor relacionada com o movimento e compressão do pescoço e os reflexos da extremidade superior podem estar alterados.

A disfunção do nervo supra-escapular e a radiculite cervical devem ser excluídas em jovens com profunda atrofia e fraqueza se não se apresentarem com o quadro clínico típico para doença do manguito rotador. A prova do diagnóstico é feita por meio da eletromiografia para a avaliação do supra-espinhal, infra-espinhal, deltóide e músculos da extremidade superior. Se o nervo está comprimido ao nível da incisura supra-escapular, serão observadas alterações eletrofisiológicas em todos os músculos do manguito. A dor nesta situação se origina em um ramo sensitivo do nervo que inerva a cápsula do ombro, mas que não possui distribuição sensorial. A radiculite cervical geralmente se manifesta com áreas de diminuição da sensibilidade correspondentes ao nível nervoso específico envolvido. Uma RM de boa qualidade pode demonstrar a atrofia muscular e a aparência normal dos tendões do manguito rotador, além de demonstrar um cisto sinovial se este estiver presente.

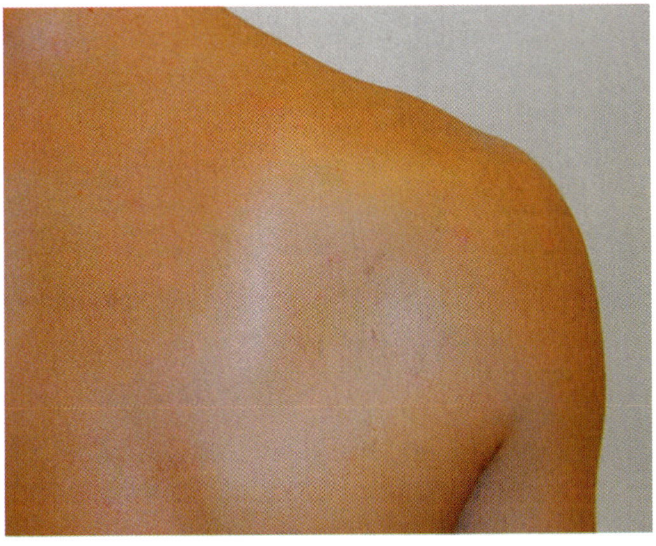

FIGURA 14-5. Um paciente com grave atrofia do manguito rotador pode estar sofrendo uma compressão do nervo supra-escapular, radiculite cervical ou uma ruptura grave e crônica do manguito rotador.

Outra situação neurológica que pode ser confundida com o diagnóstico da doença do manguito rotador é a síndrome do desfiladeiro torácico. Não me aprofundarei na avaliação destes problemas, mas sempre que o paciente se queixar de dor e torpor ou formigamento, especialmente associado a uma lesão cervical, um exame neurológico abrangente e possivelmente, o encaminhamento a um neurologista, devem ser considerados. A abertura do manguito, mesmo por via artroscópica, não pode curar uma patologia do disco cervical.

EXAMES POR IMAGENS DO OMBRO NA SÍNDROME DO IMPACTO E NA DOENÇA DO MANGUITO ROTADOR

Quatro incidências radiológicas padrão do ombro devem ser realizadas em todos os pacientes com suspeitas de problemas no manguito rotador. Na incidência ântero-posterior (AP), a tuberosidade maior é avaliada a procura de sinais de esclerose e degeneração cística, Estes achados sugerem o impacto e a inflamação crônica do manguito rotador (Fig. 14-6). O espaço acromioumeral pode estar estreitado em comparação com o ombro oposto na doença grave do manguito na presença de uma subluxação proximal da cabeça umeral. Se a tuberosidade está em contato com a superfície inferior do acrômio, é inquestionável um caso de ruptura maciça do manguito rotador envolvendo pelo menos três tendões.

Outro achado relativamente raro, mas importante a ser observado na incidência em AP é a quilha subacromial (Fig. 14-7). Esta designação está reservada para o incomum e agressivo esporão presente sob o acrômio que se parece com a quilha de um barco à vela, começando na borda anterior a meio caminho entre a borda lateral e a articulação acromioclavicular (AC) e continuando posteriormente até o meio do acrômio. Estes esporões em formato de quilha geralmente são encontrados em mulheres jovens e de meia-idade, causando grave dano à face bursal do manguito se não forem removidos (ver Capítulo 15).

A radiografia da articulação AC, ou incidência Zanca é uma incidência em AP feita com o ombro em rotação interna e 20° de inclinação cefálica do feixe de raios X. Nesta incidência, podem ser observados alterações degenerativas na articulação AC, e esporões embaixo da articulação que podem causar impacto são visíveis. Qualquer calcificação ao redor da face posterior da tuberosidade maior pode ser observada.

A incidência axilar lateral é importante para a avaliação da artrite da articulação glenoumeral e para o estudo do perfil acromial. A presença de um acrômio bipartido, ou "os acromiale", é mais bem avaliada com esta incidência (Fig. 14-8). Apesar da união fibrosa do "os acromiale" geral-

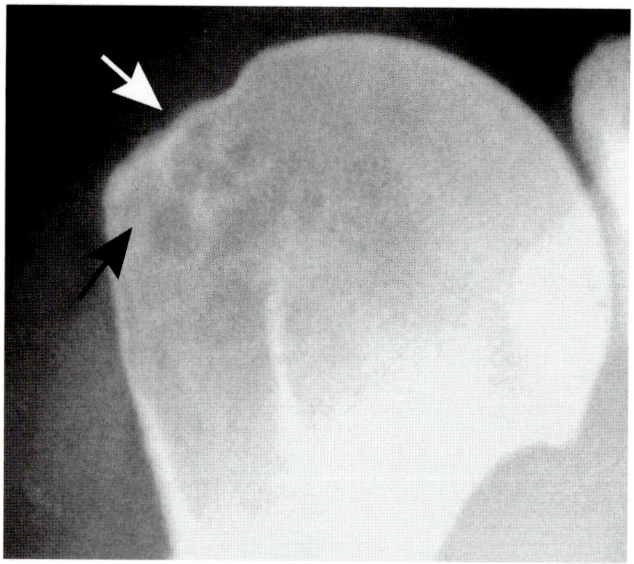

FIGURA 14-6. A radiografia ântero-posterior pode demonstrar esclerose e cistos na área da tuberosidade maior nos casos crônicos de impacto.

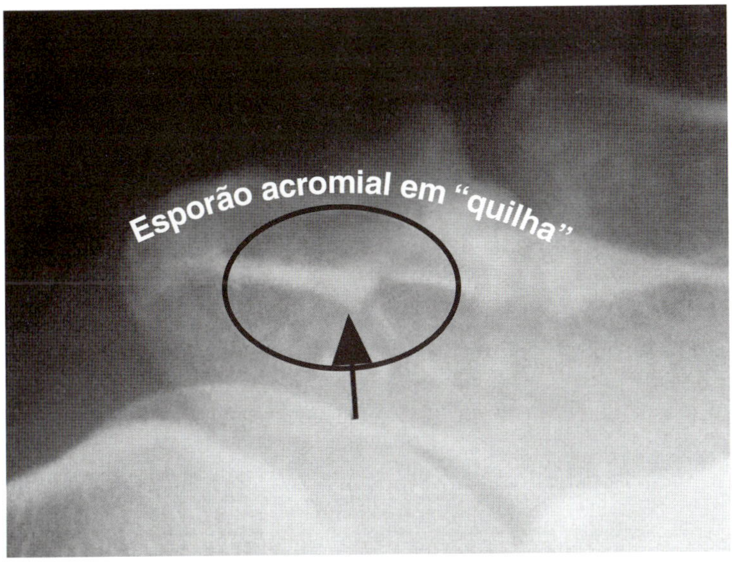

FIGURA 14-7. A quilha subacromial é um esporão agressivo que aparece na forma de uma convexidade sob o acrômio na radiografia ântero-posterior.

mente ser assintomática, acredita-se que haja uma associação maior do que a média entre a síndrome de impacto e formação de osteófitos na face inferior da fenda. Se o "os" não é observado antes da cirurgia, pode levar à confusão e desorientação durante a cirurgia de acromioplastia (Fig. 14-9).

A incidência *outlet* do supra-espinhal ou do arco é o mais importante de todos os estudos radiológicos para a avaliação do impacto e da doença do manguito (Figs. 14-10 e 14-11). Uma excelente projeção é necessária para a avaliação da verdadeira arquitetura do arco coracoacromial (Fig. 14-12). Existem três pontos de checagem para auxiliar o revisor a determinar se o filme radiológico está posicionado corretamente (Fig. 14-13). A espinha da escápula deve aparecer como uma coluna vertical, com as corticais anterior e posterior bem demarcadas. Se a espinha acromial estiver rodada, ela aparecerá alargada sem que haja um delineamento cortical distinto. Deve

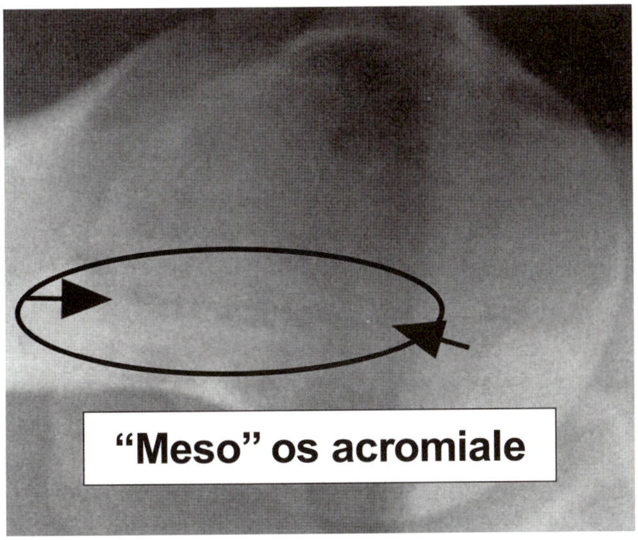

FIGURA 14-8. A radiografia axilar é a melhor incidencia para o diagnóstico do "os acromiale."

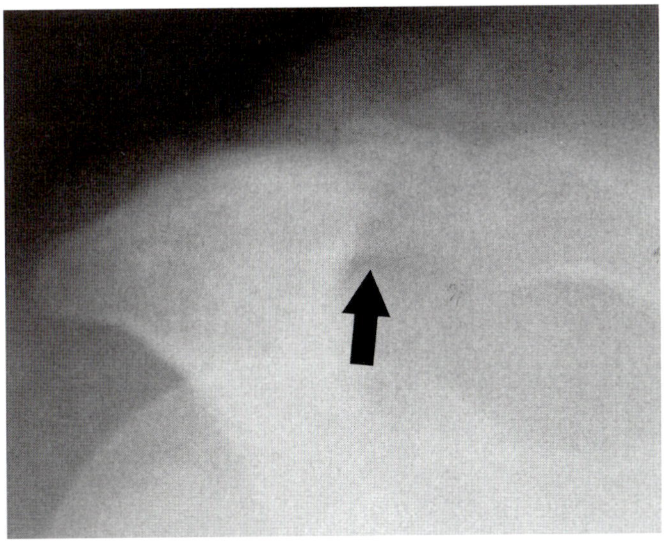

FIGURA 14-9. A incidência do arco demonstra que este "os acromiale" está inclinado anteriormente.

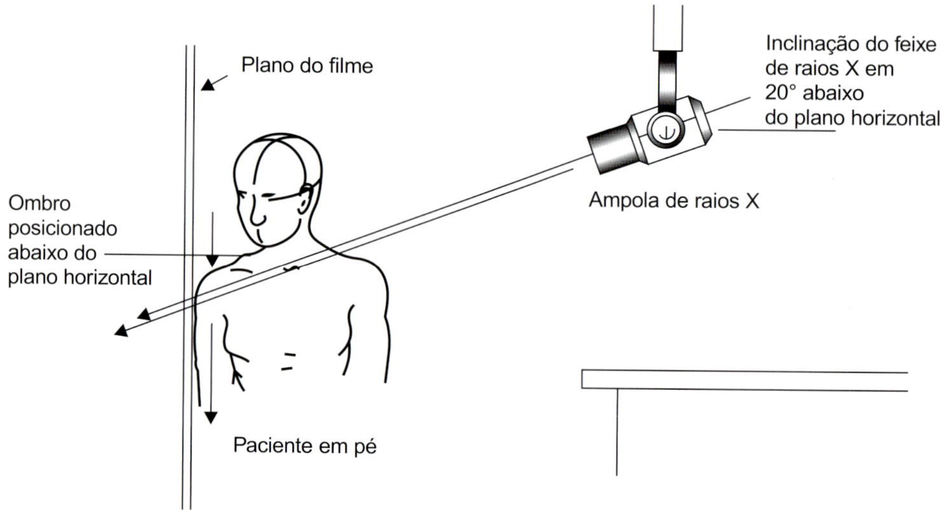

FIGURA 14-10. O alinhamento adequado da radiografia para uma perfeita incidência acromial deve ser exato e reprodutível.

haver aproximadamente 20% de osso acromial posterior visível atrás da coluna da espinha escapular. A projeção acromial anterior deverá aparecer 3 ou 4 vezes maior do que a posterior. Se a proporção acromial anterior para posterior diferir significativamente desta quantidade, o filme também está rodado. A borda ântero-inferior do acrômio deve estar claramente visível de modo que possa ser classificado. Se a superposição da clavícula obstrui a visão da borda ântero-inferior do acrômio, a radiografia não é aceitável.

A radiografia deve ser estudada com cuidado de modo a avaliar o formato do acrômio e sua espessura, especialmente no terço anterior. A classificação morfológica proposta por Bigliani e Morrison inclui os seguintes três tipos acromiais com base no contorno da superfície ântero-inferior:

O tipo 1 possui uma superfície inferior do acrômio plana que se projeta para fora da cabeça umeral (Fig. 14-14).

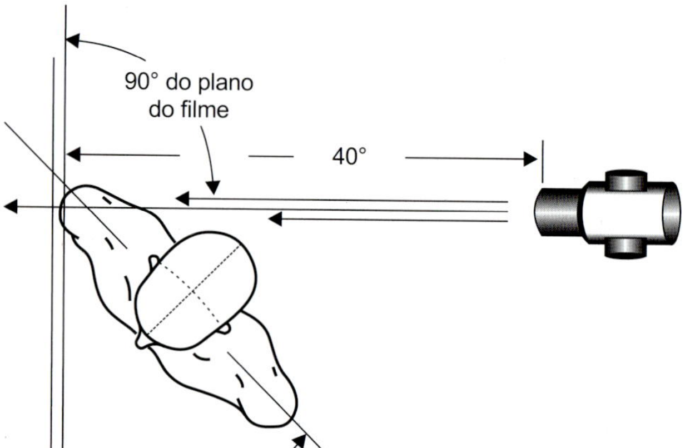

FIGURA 14-11. O alinhamento da radiografia para uma incidência acromial deve ser exato e reprodutível.

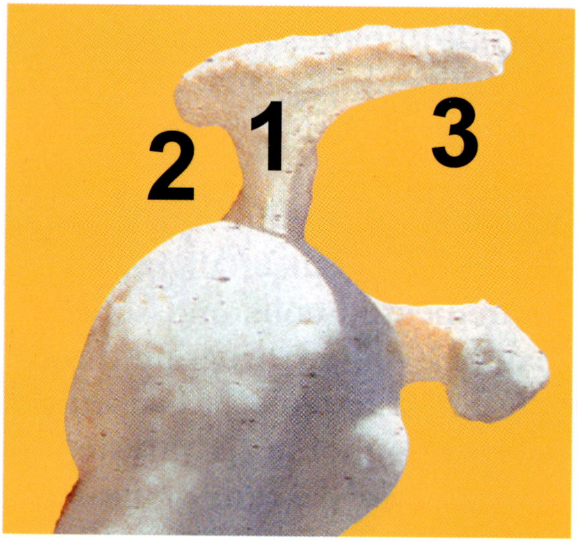

FIGURA 14-12. A incidencia apropriada da incidência do arco é essencial para a avaliação da superfície inferior do acrômio.

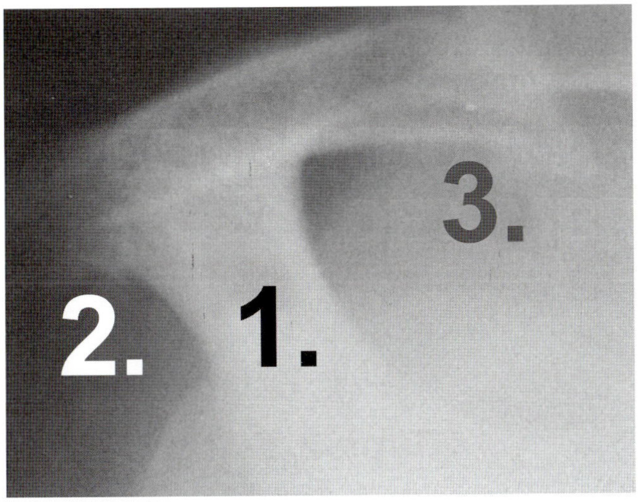

FIGURA 14-13. Três importantes pontos de checagem são necessários para assegurar uma radiografia aceitável do arco.

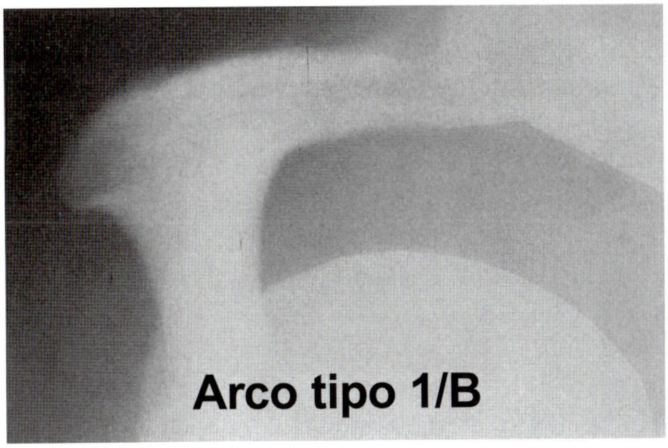

FIGURA 14-14. O acrômio tipo 1.

O tipo 2 apresenta uma superfície suavemente curva e convexa que é paralela ao contorno da cabeça umeral (Fig. 14-15).

O tipo 3 possui um osteófito apontando para baixo ou anterior proeminente, ou 'bico' que estreita a saída do tendão do supra-espinhal da fossa supra-espinhal (Fig. 14-16).

Apesar da classificação de Bigliani-Morrison ser valiosa para o estudo do contorno acromial, ela falha no tratamento da importante questão sobre a espessura do osso em um determinado paciente. Esta mensuração é importante para se determinar quando deve ser feita uma cirurgia de descompressão subacromial de modo a impedir uma fratura acromial inadvertida causada por uma raspagem preventiva. Por este motivo, propusemos uma modificação do esquema de classificação que considera a espessura do acrômio medida no ponto que corresponde com a margem posterior da articulação AC ou com a interseção dos terços anterior e médio do acrômio (3):

Tipo A: acrômio fino, com menos de 8 mm.
Tipo B: acrômio de espessura média, entre 8 e 12 mm.
Tipo C: acrômio espesso, com mais de 12 mm.

Em nosso estudo, fizemos a revisão de 200 radiografias para supra-espinhais escolhidas aleatoriamente entre pacientes com uma variedade de queixas relacionadas ao ombro. Concluímos que

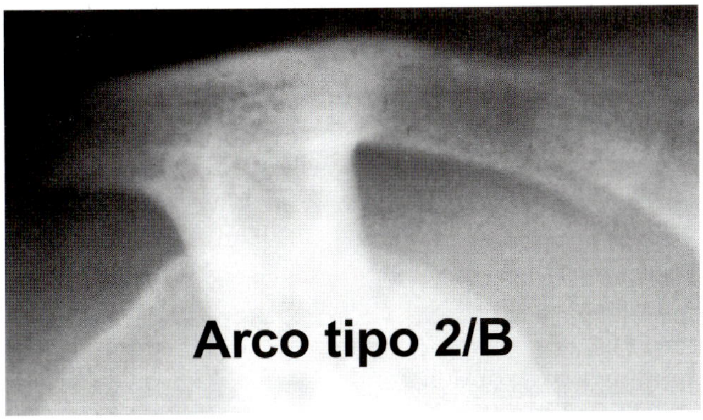

FIGURA 14-15. O acrômio tipo 2.

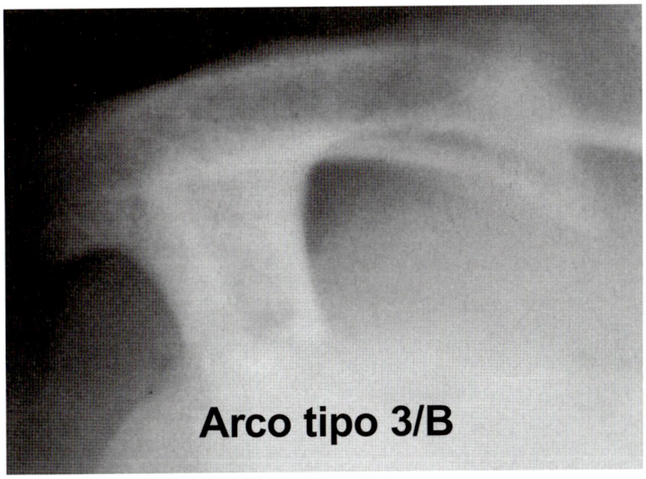

FIGURA 14-16. O acrômio tipo 3.

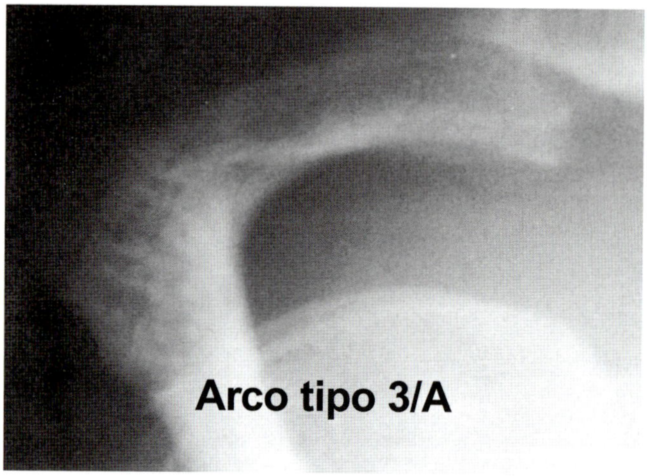

FIGURA 14-17. O arco acromial tipo 3A é muito fino, existindo o risco de fratura iatrogênica durante a descompressão cirúrgica.

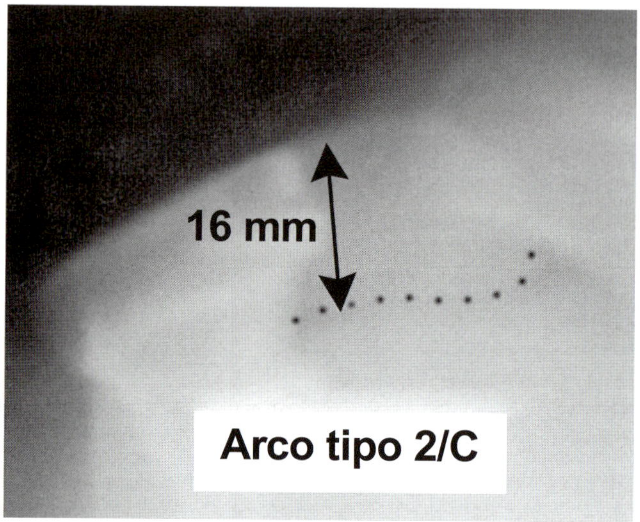

FIGURA 14-18. O acrômio tipo 2C pode comprometer o espaço do manguito rotador mesmo na ausência de um esporão.

34% das pacientes do sexo feminino a apresentar um arco tipo 3 (classificação de Bigliani), a espessura acromial era inferior a 8 mm recebendo a classificação de tipo 3A (Fig. 14-17). Estes eram os pacientes em risco de fratura acromial durante uma cirurgia de descompressão artroscópica ou aberta. Observamos que existe uma fraca correlação entre a espessura acromial e o hábito corporal. Algumas vezes, uma mulher com ombros largos pode apresentar um acrômio fino. Também observamos muitos casos nos quais um acrômio tipo 2 era extremamente espesso, possivelmente comprometendo o espaço do manguito rotador meramente por seu volume (Fig. 14-18). Portanto, aconselhamos estudos e classificação pré-operatórios bastante precisos do arco acromial para a determinação do formato e espessura e estimativa em cada caso da quantidade de osso que pode ser removida com segurança. Não aceite radiografias em incidência *out let* do supra-espinhal de padrão técnico inadequado, e sempre avalie o formato e espessura do acrômio anterior de modo a estar preparado para remover somente uma quantidade segura de osso durante a descompressão (4).

Imagens de Ressonância Magnética

Existem poucas dúvidas de que o padrão ouro para as imagens do manguito rotador é a RM. Para que a imagem possa ser útil, ela deve ser tecnicamente excelente, gerando imagens confiáveis para a avaliação. Os *scanners* modernos utilizam ímãs poderosos de 1,5-Tesla com hélices e *software* especializados para ombro. O equipamento pode produzir imagens que demonstram o tendão do manguito rotador e os músculos correspondentes, além das estruturas associadas. Houve um amplo avanço na qualidade das imagens geradas por alguns *scanners* equipados com ímãs de baixa potência. Com a melhoria constante da qualidade de imagens dos *scanners* abertos, espera-se que estes aparelhos algum dia venham a substituir os caros e claustrofóbicos *scanners* fechados.

O aparelho de RM foi projetado para realizar imagens do componente de próton da água corporal e diferenciar as densidades da água nos diversos meios teciduais do corpo. A água no músculo ou tendão possui um sinal ou aparência diferente da água do líquido sinovial. Nas imagens ponderadas T1, a água livre é cinza, e nas imagens ponderadas T2, é branca. Similarmente, os tecidos adiposos são facilmente diferenciados da água, apresentando um sinal claro nas imagens ponderadas T1 e T2. A imagem fica ainda mais clara quando uma seqüência de supressão de gordura é utilizada, deixando preto o sinal do tecido adiposo. É extremamente útil a realização de três seqüências-padrão para as imagens do ombro (*i. e.*, coronal oblíqua, sagital oblíqua e axial) dispostas de modo que cada imagem ponderada T1 (ou imagem opcional de densidade de próton) seja impressa ao lado da imagem ponderada T2 correspondente. Esta disposição torna a avaliação e comparação das imagens muito mais fácil, sendo possível a pesquisa da presença de uma intensidade de sinal alta e anormal dentro e ao redor do manguito rotador, o que sugere inflamação ou ruptura do manguito rotador. A presença de líquido de sinal claro (alta intensidade) estando presente em uma localização anormal, como dentro do osso, tendão ou bursa, indica uma patologia.

Um dos achados mais úteis na RM relacionado com o tendão do manguito rotador é uma coleção de líquido (densidade de água) na bursa subacromial. Apesar de toda bursa normal apresentar uma pequena quantidade de líquido, este raramente é suficiente para formar uma 'poça' e geralmente não é observado (Fig. 14-19). Se esta coleção estiver presente e nenhuma ruptura de toda a espessura do manguito for observada, o diagnóstico de um esgarçamento do lado bursal do manguito é quase certo. A obtenção de uma imagem com saturação de gordura acentua a aparência do líquido e simplifica a diferenciação entre o tecido adiposo e a bursa.

A qualidade do tendão do manguito pode ser mais bem avaliada nas imagens coronais. O tendão saudável é denso e robusto aparecendo nas imagens ponderadas T2, possuindo uma orientação paralela e suavemente afilada das fibras que se estende no músculo até a tuberosidade nas imagens ponderadas T1 (Fig. 14-20). Quando o padrão da fibra é desorganizado e o tendão parece ser bulboso ou dilatado próximo à inserção no osso, ele pode estar edemaciado e provavelmente apresenta uma ruptura parcial (Fig. 14-21). Um tendão fino tipo barbante é preocupante, porque pode ser um tendão que se deteriorou lentamente e, mesmo se não estiver gravemente retraído, pode oferecer muito pouco tecido para reparo.

A atrofia significativa dos ventres dos músculos supra-espinhal, infra-espinhal ou subescapular sugere fortemente uma disfunção crônica e deve levantar suspeitas para um problema neurológico ou grave lesão tendinosa. Os músculos do manguito devem parecer uniformes com mínimo sinal de gordura ao seu redor. Dependendo da idade do paciente, o músculo deve preencher quase todo o espaço ósseo na projeção sagital oblíqua (Fig. 14-22). Nos casos de patologia grave e crônica do manguito, pode haver uma ausência completa do sinal muscular normal na fossa do supra-espinhal, em geral um mau prognóstico para os procedimentos cirúrgicos (Fig. 14-23).

Grandes rupturas da espessura total são facilmente diagnosticadas na seqüência coronal oblíqua, mas rupturas menores nem sempre são reconhecidas facilmente a menos que a extremidade do tendão esteja retraída e haja líquido interposto (Fig. 14-24). A aparência escura normal do tendão do manguito rotador, especialmente nas imagens ponderadas T2, pode assumir um sinal intermediário quando o tendão está inflamado ou apresenta uma ruptura parcial. Através do estudo de imagens coronais oblíquas ou sagitais oblíquas na região posterior ao sulco bicipital, grande parte das pequenas lesões da espessura total do tendão pode ser reconhecida (Fig. 14-25).

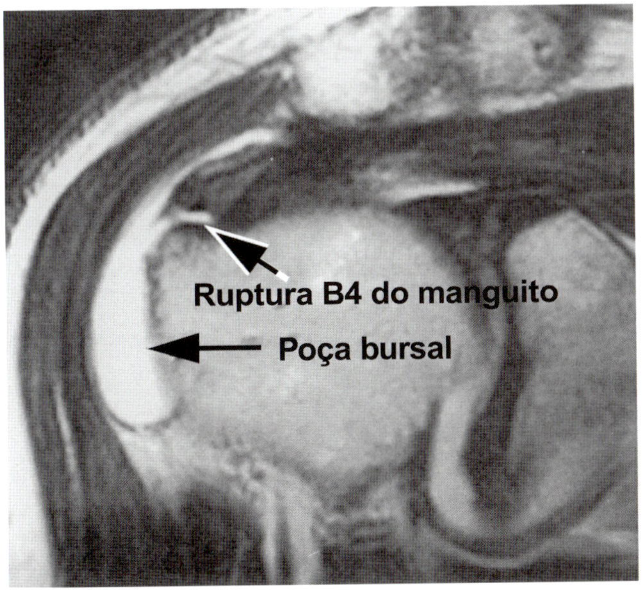

FIGURA 14-19. O sinal da poça bursal na incidência coronal oblíqua é considerado patognomônico para uma ruptura no lado bursal do manguito rotador.

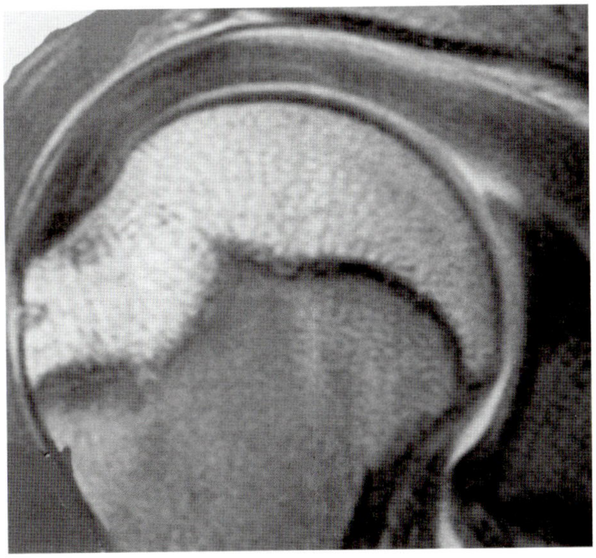

FIGURA 14-20. Um tendão do supra-espinhal saudável e normal apresenta aparência afilada suave na imagem coronal, com sinal de intensidades baixa e intermediária indicando o tendão.

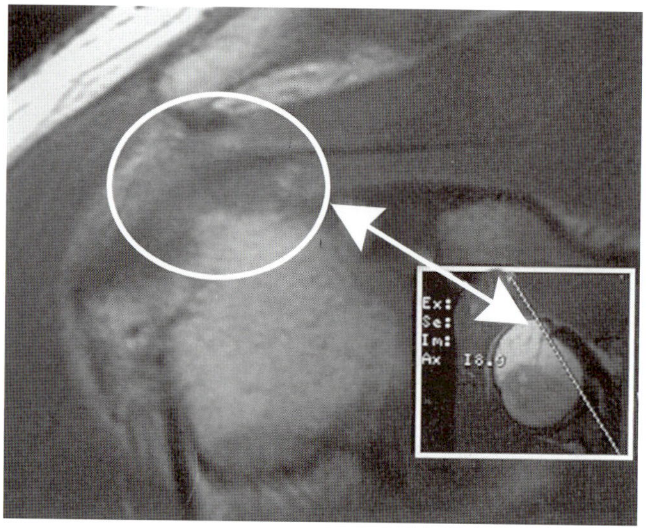

FIGURA 14-21. A inserção edemaciada do tendão supra-espinhal aparece bulbosa nos cortes coronais anteriores da ressonância magnética.

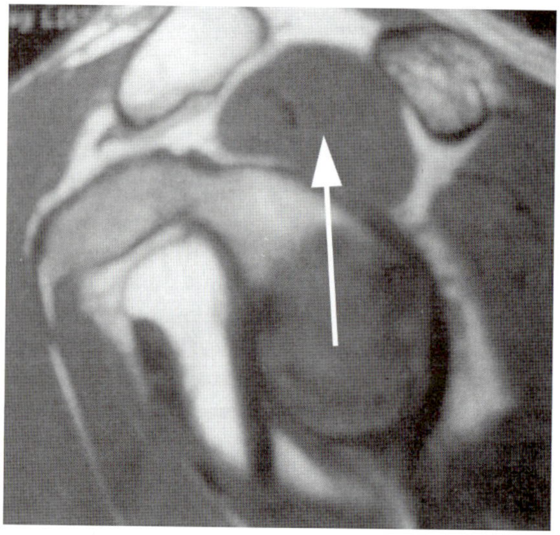

FIGURA 14-22. O músculo supra-espinhal saudável deve preencher quase que completamente a fossa supra-escapular na imagem sagital da ressonância magnética.

A incidência axial também é essencial quando se avalia o manguito rotador por ser mais útil na visualização do subescapular e da porção posterior do tendão do manguito rotador e seus músculos, sem mencionar o tendão do bíceps. Estes importantes elementos são críticos tanto nas lesões isoladas como em combinação com a patologia do supra-espinhal. O tendão subescapular saudável se insere na tuberosidade menor é mais bem observado abaixo do nível do processo coracóide nos cortes axiais (Fig. 14-26). O músculo subescapular normal possui um contorno fusiforme e geralmente é similar em circunferência ao ventre do infra-escapular na face posterior. Quando o tendão está rompido, o músculo atrofia e o tendão apresenta uma retração em relação à tuberosidade menor (Fig. 14-27). Quando se planeja uma cirurgia do manguito rotador, é importante compreender o *status* do subescapular de modo a determinar se ele é reparável com o uso da artroscopia, por métodos abertos ou talvez, se não é reparável.

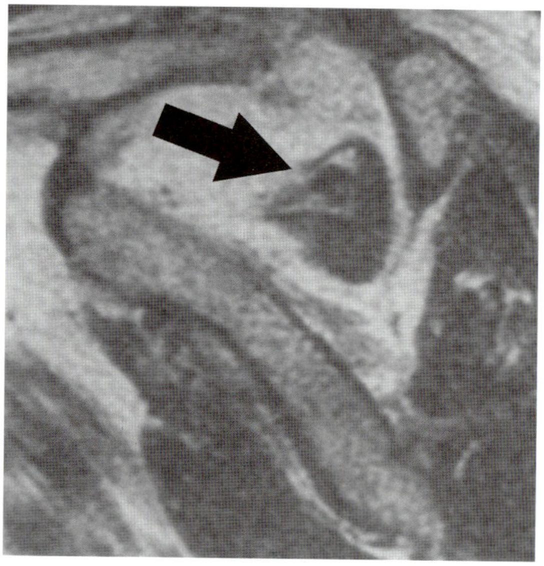

FIGURA 14-23. A atrofia crônica do manguito rotador é mais bem apreciada na incidência sagital oblíqua.

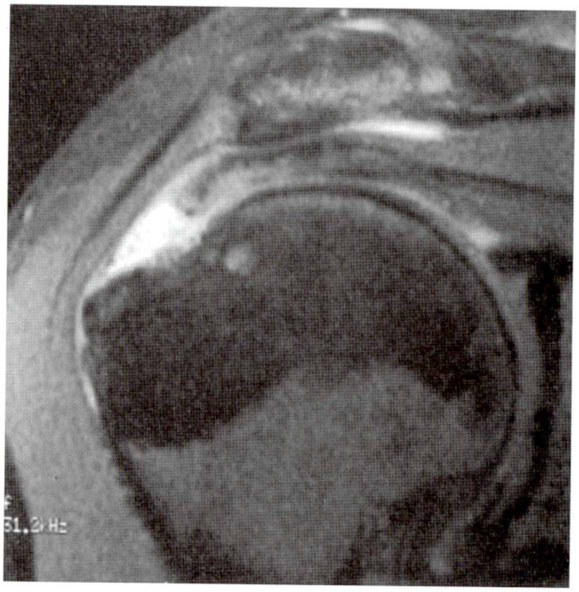

FIGURA 14-24. Uma grande ruptura do manguito rotador é facilmente diagnosticada na incidência coronal oblíqua.

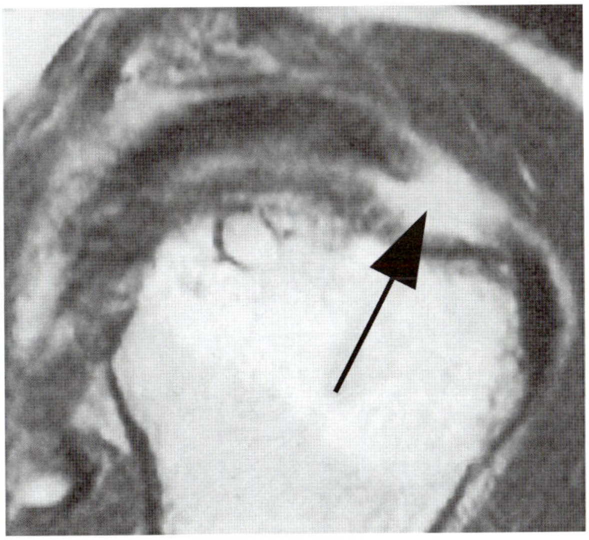

FIGURA 14-25. Uma pequena ruptura de toda a espessura do manguito rotador geralmente se localiza na borda anterior do tendão supra-espinhal e pode ser mais bem avaliada na incidência sagital oblíqua.

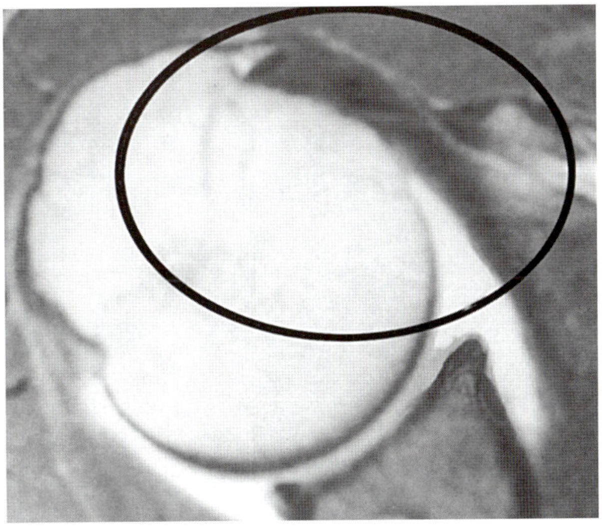

FIGURA 14-26. O tendão subescapular normal é mais bem avaliado na seqüência sagital de ressonância magnética em sua inserção na tuberosidade menor nos cortes inferiores à base do coracóide.

O conhecimento do local e do tamanho da ruptura é importante para o cirurgião durante o planejamento do reparo. A localização da extremidade do tendão em relação ao centro do acrômio ou borda da glenóide ajuda a determinar se a ruptura é reparável. Minha experiência me ensinou que quando se observa uma ruptura de toda a espessura de dois ou três tendões do manguito que esteja afastada da borda da glenóide, especialmente quando está associada a uma perda superior a 70% da massa muscular na imagem sagital, o reparo completo é altamente improvável. Os reparos parciais do manguito, apesar de algumas vezes serem benéficos, são menos satisfatórios, especialmente se o paciente e o cirurgião não estão preparados para esta conseqüência antes da cirurgia.

A presença de um coto do tendão do manguito ainda presente na tuberosidade lateral a uma ruptura de toda a espessura, é sugestiva de que houve um componente lado a lado na ruptura (Fig. 14-28). Na minha experiência, este tipo de ruptura é mais sensível ao tempo e deve ser considera-

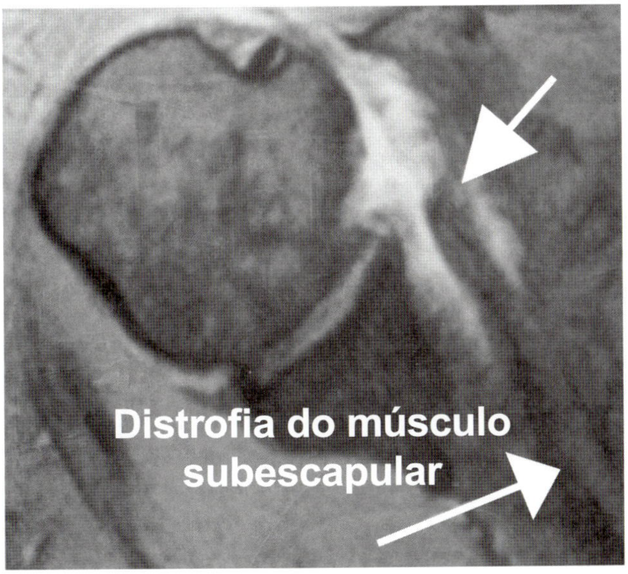

FIGURA 14-27. Quando o tendão do subescapular está rompido, ele geralmente se retrai para cicatrizar na cápsula anterior e o ventre muscular atrofia.

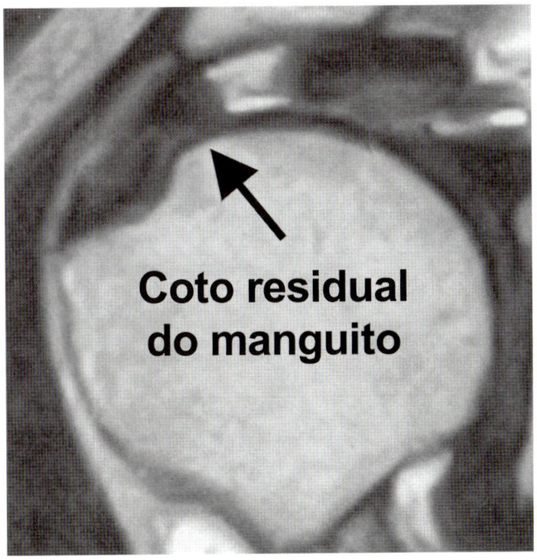

FIGURA 14-28. A avaliação cuidadosa das imagens coronais pode demonstrar qualquer coto restante do manguito na tuberosidade que irá necessitar de um reparo lado a lado.

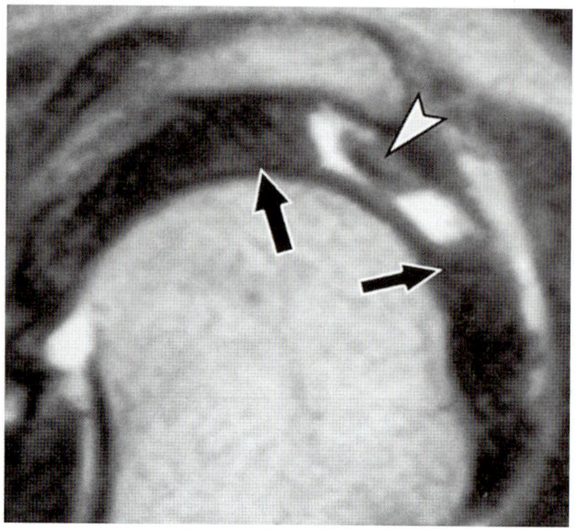

FIGURA 14-29. A solução de continuidade no tendão do supra-espinhal é apreciada nas imagens sagitais da ressonância magnética.

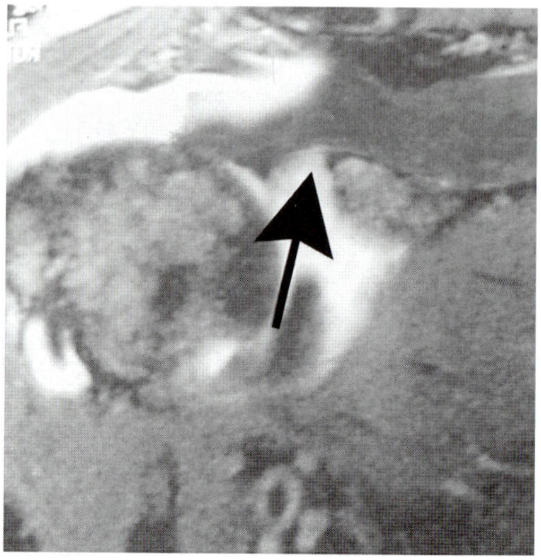

FIGURA 14-30. O sinal da onda nas imagens coronais de ressonância magnética sugere que o tendão do manguito ainda é elástico e que gera melhor resultado do que o usual manguito retraído.

do um reparo mais precoce do que o tipo de ruptura tendão-osso mais comum. A revisão das imagens sagitais de forma seqüencial da face lateral para a medial nos traz uma grande quantidade de informações adicionais relacionadas com a amplitude da lesão do manguito (Fig. 14-29).

Uma ruptura do manguito que cruze a área do intervalo rotador observada na seqüência sagital pode ser problemática. Este tipo de ruptura geralmente inclui uma porção do tendão subescapular superior e pode estar retraída e perfurada pelo ligamento coracoumeral na base do processo coracóide. Esta ruptura parece relativamente benigna na imagem coronal, mas é de fixação bastante difícil e necessita da liberação do ligamento coracoumeral e da cápsula superior.

Outro achado importante é uma ruptura de manguito que se prende à superfície inferior do acrômio, impedindo uma retração completa. Apesar de ser incomum, este padrão geralmente causa confusão porque os músculos demonstram uma atrofia consideravelmente menor do que o esperado para o tamanho da lesão. O cirurgião deve reconhecer este padrão antes da cirurgia de modo a não danificar o tendão durante a raspagem, eliminando qualquer chance de reparo.

Um sinal favorável quando se avaliam as imagens coronais é uma aparência ondulada do tendão retraído do manguito. Este 'sinal da onda' geralmente está presente nas lesões agudas e sugere que o tendão ainda é elástico e provavelmente será mais móvel do que uma ruptura similar que apresente um contorno mais retificado (Fig. 14-30).

Imagens de Ressonância Magnética Contrastadas com Gadolínio

Na maioria das vezes, uma RM de boa qualidade é perfeitamente adequada para avaliar os tecidos do manguito rotador. Entretanto, a despeito de termos em mãos uma excelente imagem, a patologia suspeita pode não ser visualizada claramente em alguns casos. Isto pode ocorrer em alguns casos de rupturas parciais do lado articular ou lesões em avulsão parciais do tendão supra-espinhal (PASTA) e em ombros que foram submetidos a um reparo prévio do manguito rotador (Fig. 14-31). Quando uma destas situações é suspeitada, é meu costume instruir o radiologista a inicialmente realizar uma RM padrão do ombro. Se, na revisão inicial dos filmes, uma lesão diagnosticável do manguito está presente, o exame é finalizado. Se a patologia do manguito não é visível ou é de difícil caracterização, uma injeção intra-articular de gadolínio diluído em solução salina (1:100) é realizada. O radiologista utiliza um fluoroscópio para se assegurar que o contraste está apropriadamente localizado na articulação. A seguir, ele obtém uma imagem ponderada T1 nos planos coronal oblíquo e sagital oblíquo. A imagem contrastada demonstra de modo mais preciso a superfície inferior do manguito, facilitando a visualização de erosões, *flaps* e rupturas

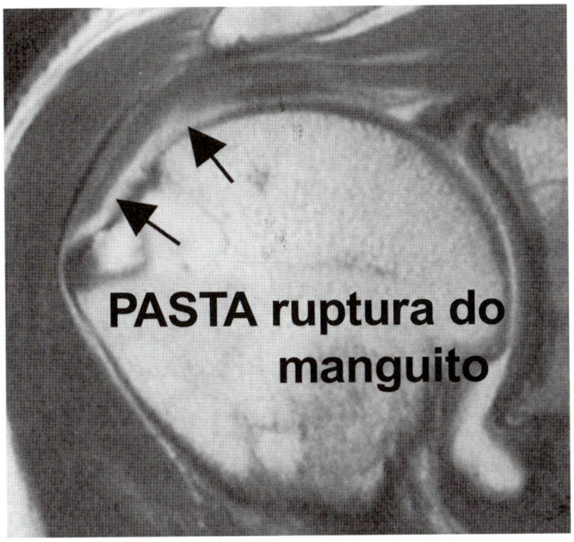

FIGURA 14-31. Uma avulsão parcial articular do tendão supra-espinhal (PASTA) não é bem visualizada na imagem-padrão de ressonância magnética, mas pode ser prontamente diagnosticada com a artrografia por ressonância magnética com o uso da injeção intra-articular de gadolínio.

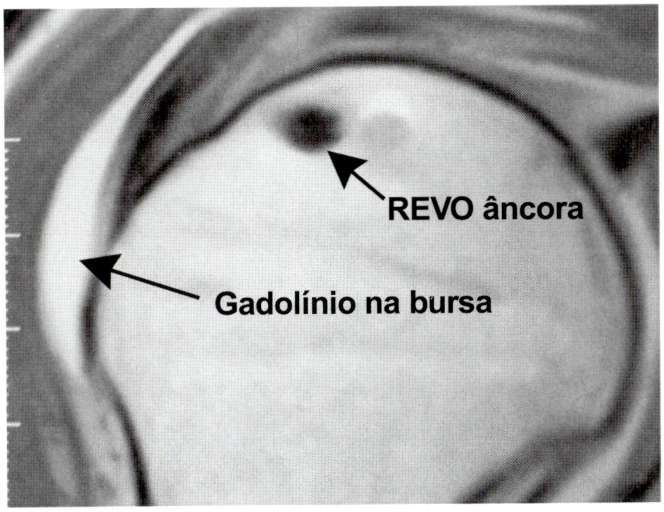

FIGURA 14-32. O manguito rotador no pós-operatório é avaliado de maneira mais clara após a injeção de gadolínio. O contraste cobre ambos os lados do tendão cicatrizado.

da espessura total do manguito, além de gerar informações valiosas sobre o *labrum*, superfícies articulares e potenciais corpos livres. Na situação pós-operatória, freqüentemente se observa uma comunicação entre a articulação e a bursa através dos portais artroscópicos prévios que permitem que o líquido cubra o topo do manguito. Este achado isolado não é indicativo de patologia do manguito e deve ser compreendido pelo cirurgião e pelo radiologista (Fig. 14-32).

Nos próximos três capítulos, discuto meus métodos para o tratamento artroscópico da patologia do manguito rotador. Faço referências a elementos deste capítulo para a revisão do exame físico, radiografias e avaliações da RM. Acredito que, atualmente todos os cirurgiões que avaliam pacientes com problemas de ombro devem ser proficientes na leitura e compreensão de uma imagem de RM básica do ombro, assim como devem dominar as imagens das radiografias. Não é suficiente confiar na leitura de outra pessoa, seja ela um radiologista ou outro especialista, para fazer um diagnóstico que dite o curso de um tratamento e possível cirurgia. Os laudos do radiologista podem representar erroneamente a real condição da anatomia ou podem focalizar pontos que não sejam significativos para o caso propriamente dito. Eu recomendo fortemente que todos os cirurgiões separem algum tempo para aprender esta importante parte da moderna avaliação do ombro. Mesmo se o laudo da RM for tecnicamente preciso, ainda assim pode ser enganador. Um comentário típico feito por radiologistas é que 'a superfície inferior da articulação AC faz impacto sobre a junção musculotendínea do manguito rotador'. Apesar do comentário poder ser tecnicamente preciso, ele coloca uma ênfase desnecessária em um achado anatômico comum e geralmente normal que tem pouca relevância clínica. Esta interpretação estreita pode levar a um número incomum de descompressões desnecessárias por cirurgiões que se baseiam nos laudos de radiologistas e não se dedicam a ler e compreender as imagens por si próprios. Na minha rotina avalio pessoalmente todas as imagens de RM antes de ler o laudo do radiologista. Se houver uma disparidade entre minha opinião e a do radiologista em relação a um achado importante, solicito outra opinião por escrito ou discuto o caso com o radiologista. Durante a cirurgia, a imagem de RM deve estar à vista da equipe cirúrgica. As sutis nuanças da imagem, combinadas com a visão artroscópica ampliada, criam a melhor experiência de aprendizado possível.

REFERÊNCIAS BIBLIOGRÁFICAS

1. Codman EA. Complete rupture of the supraspinatus tendon: operative treatment with report of two successful cases. *Boston Med Surg J* 1911;164:708-710.
2. Neer CS II. Anterior acromioplasty for chronic impingement syndrome in the shoulder: a preliminary report. *J Bone Joint Surg Am* 1972;54:41.
3. Bigliani LU, Morrison DS, April EW. The morphology of the acromion and its relationship to rotator cuff tears. *Orthop Trans* 1986;10:216.
4. Snyder SJ, Wuh HCK. A modified classification of the supraspinatus outlet view based on the configuration and the anatomic thickness of the acromion. Paper presented at American Shoulder and Elbow Surgeons Annual Closed Meeting, Seattle, Washington, September 1991.

15

CLASSIFICAÇÃO ARTROSCÓPICA DAS LESÕES DO MANGUITO ROTADOR E DECISÕES CIRÚRGICAS

A avaliação artroscópica e a classificação das lesões do manguito são elementos importantes de todos os protocolos de tratamento do manguito. Os cirurgiões de ombro devem dominar a técnica artroscópica quando examinam as anatomias glenoumeral e bursal através dos portais anterior, posterior e lateral. Devem ter um conhecimento inequívoco da anatomia intra-articular normal e ser proficientes na análise dos diversos padrões de lesão dos tendões do manguito. Devem também compreender as importantes etapas que devem ser seguidas para a realização de um debridamento e suavização ou descompressão acromial de modo seguro e reprodutível. Este capítulo faz uma revisão destas importantes etapas preliminares do tratamento do manguito rotador.

Assim como em qualquer procedimento artroscópico do ombro, a avaliação começa com um exame glenoumeral de 15 pontos, de preferência documentado em vídeo ou com imagens registradas em disquete ou impressas. Durante o exame, o cirurgião deve visualizar cuidadosamente o tendão do manguito rotador a partir do portal posterior de modo a avaliar a superfície articular do tendão supra-espinhal localizado posteriormente ao tendão do bíceps. A fixação do tendão do manguito na face posterior da cabeça umeral adjacente à 'área nua' também é claramente visível a partir do portal póstero-superior (PPS). A borda posterior do supra-espinhal e a porção central dos tendões do infra-espinhal e redondo menor não são vistas de modo satisfatório a partir do portal posterior e são mais bem avaliadas a partir do portal anterior.

■ DEBRIDAMENTO ARTROSCÓPICO DA FACE ARTICULAR DO MANGUITO

Quando a lesão se encontra na superfície inferior do manguito, deve ser cuidadosamente debridada. Utilizo um *shaver* de 4,2 mm para esta tarefa. A limpeza prévia parece gerar um elemento de alívio da dor e melhorar a visualização das margens dos tendões restantes, facilitando a classificação e subseqüente tomada de decisão. A raspagem começa a partir do portal posterior com a visualização sendo feita a partir do portal ântero-superior (PAS). As bordas esgarçadas das fibras rompidas são aparadas até chegar a um tecido de boa qualidade, e qualquer fragmento restante do coto do tendão na tuberosidade deve ser removido até chegar a um osso limpo. A ótica é então voltada para o portal anterior e a raspagem continua até que a tuberosidade e as bordas do manguito estejam limpas.

■ TÉCNICA DO FIO DE MARCAÇÃO

Quando se encontra uma ruptura parcial da superfície inferior do manguito rotador durante um exame diagnóstico, algumas vezes é difícil determinar se ela é realmente uma ruptura parcial ou o

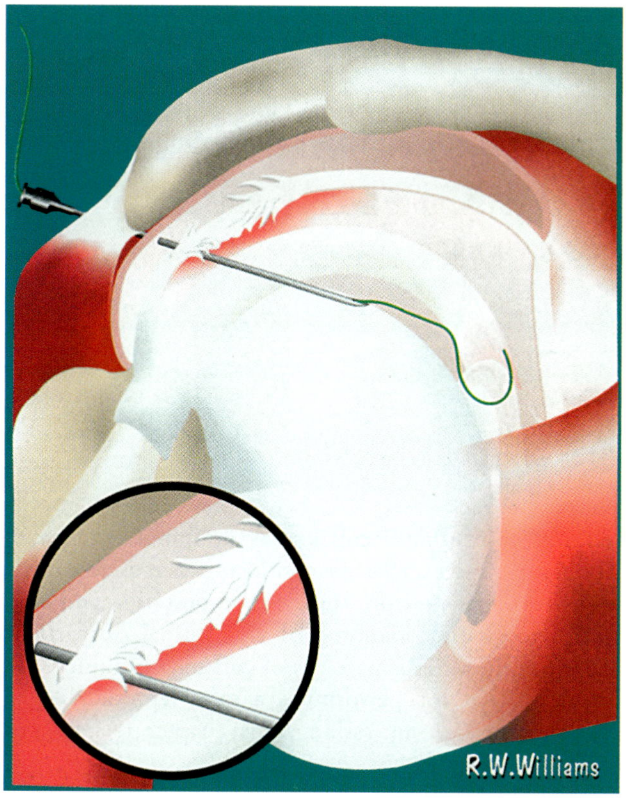

FIGURA 15-1. Uma agulha de peridural calibre 18 é inserida na lesão do manguito (A-2/B-2/C-2) e um filamento de fio PDS número 1 é passado até a articulação, a agulha é removida, deixando o fio dentro da articulação.

lado articular de um defeito de toda a espessura do manguito. Para responder esta pergunta, utilizamos uma técnica conhecida como *método do fio de marcação.*

Insira uma agulha de peridural calibre 18 através da pele adjacente à borda lateral do acrômio e direcione-a para a articulação de modo que passe diretamente através do lado articular do defeito do manguito. Faça uma estimativa da localização correta da inserção da agulha palpando os marcos anatômicos sob a pele. Quando o braço está na posição de artroscopia de 70° de abdução, o tendão do bíceps se localiza abaixo do ângulo acromial ântero-lateral. A posição do tendão supra-espinhal é posterior e lateral ao bíceps; conseqüentemente, ele se localiza à aproximadamente 1 cm da borda acromial lateral. Uma vez inserida, a agulha é direcionada para a tuberosidade umeral. A agulha entra em contato com o osso, e a direção é alterada em alguns graus mais medialmente de modo que a ponta da agulha passe através do manguito. Se a agulha não passar pelo centro do lado articular da lesão do manguito, ela pode ser recuada e reinserida de forma apropriada. Um fio PDS número 1 de 10 cm de comprimento (Ethicon, Inc., Sommerville, NJ) é passado através da agulha e pela articulação. A agulha é removida, deixando o fio dentro da articulação. Quando avaliar o espaço subacromial, o cirurgião poderá localizar o fio e prontamente avaliar a área do manguito correspondente ao defeito do lado articular (Fig. 15-1).

BURSOSCOPIA OU AVALIAÇÃO ENDOSCÓPICA DO LADO BURSAL DO MANGUITO ROTADOR

A posição do braço é mudada para a posição de bursoscopia movendo os pesos para o cabo oposto (cabo amarelo), desviando desta forma a posição de 70° de abdução para 15° (ver Capítulo 4). Na posição de bursoscopia, a tuberosidade maior está situada mais lateralmente, abrindo o espaço

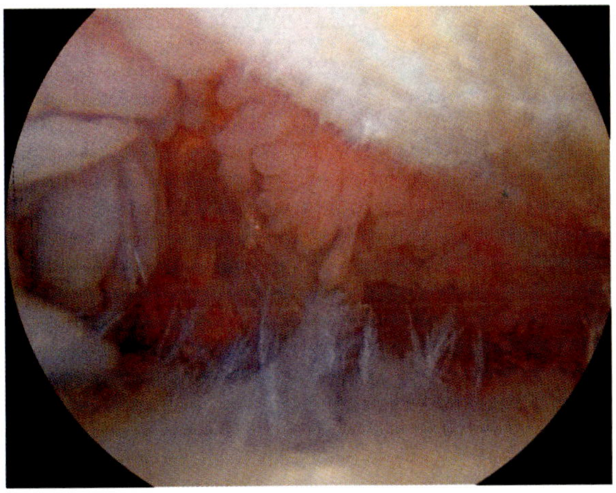

FIGURA 15-2. O ligamento coracoacromial está sempre esgarçado e fragmentado com sinovite, quando um impacto significativo está presente.

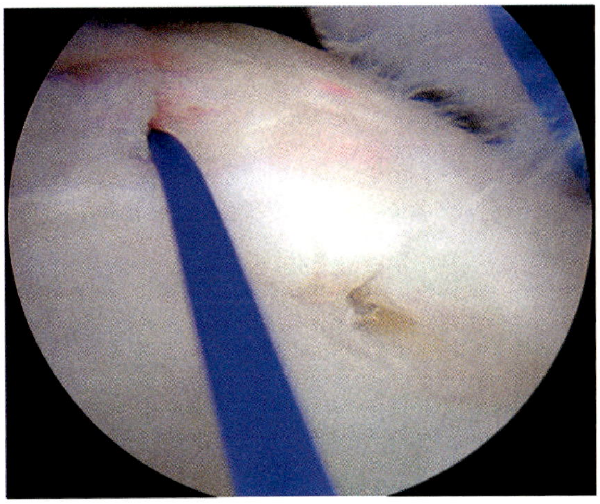

FIGURA 15-3. O fio de marcação sai pela face superior do manguito, indicando a localização da lesão da superfície inferior.

subacromial e melhorando o acesso para o manguito. A cânula artroscópica é inserida no portal póstero-superior. A haste-guia transarticular é passada através da cânula e direcionada abaixo do ligamento coracoacromial e para fora do PAS. Uma cânula para o fluxo de saída é colocada sobre a extremidade anterior e avançada até a bursa (ver Fig. 16-3 no Capítulo 16). A bursa é visualizada de forma sistemática, com o registro em vídeo da anatomia a partir dos portais posterior e anterior. O *shaver* não é utilizado até que a anatomia original seja registrada em vídeo, documentando o *status* do manguito, a bolsa e o ligamento coracoacromial (Fig. 15-2). Encontre e observe a localização do fio de marcação (Fig. 15-3).

Depois do exame bursal, o debridamento bursal se inicia. A ótica permanece no portal anterior enquanto a cânula posterior é mudada por uma cânula Crystal de 6,0 mm (Arthrex, Inc., Naples, FL) e o *shaver* de 4,2 mm é inserido. A primeira etapa consiste no debridamento de uma porção da cortina bursal posterior o suficiente para criar uma abertura adequada para assegurar boa visualização quando o visor for inserido por trás. O *shaver* é movido lateralmente sobre a tuberosidade para aparar o tecido bursal que cobre a parte posterior do manguito. Deve-se tomar cuidado para evitar uma perfuração da fáscia sob o deltóide ou uma violação da fina cobertura que existe sobre o músculo do infra-espinhal, localizado logo atrás do ponto de entrada do *shaver* na bursa. Se qualquer um destes músculos for exposto, ele tende a ficar edemaciado e a sangrar, complicando a visualização. O *shaver* é virado para aparar cuidadosamente a face bursal do manguito.

O visor é mudado para o portal posterior de modo a completar o debridamento. Com o *shaver* no portal anterior, a bursa reativa espessada ao redor do portal anterior é debridada juntamente com qualquer tecido que possa estar obstruindo o caminho próximo ao portal acromial lateral. A visualização a partir dos três portais deve ficar desobstruída com a remoção de uma porção da cortina posterior e da prateleira bursal lateral.

CLASSIFICAÇÃO DAS RUPTURAS DO MANGUITO ROTADOR

A menos que o cirurgião seja capaz de avaliar e classificar com precisão seus achados em relação à patologia do manguito, é difícil registrar, estudar e se comunicar com outros colegas para tirar dúvidas sobre o tratamento das lesões do manguito. Portanto, um sistema de classificação deve ser aplicado em todas as lesões do manguito rotador e os dados resultantes devem ser cuidadosamente registrados nos relatos das cirurgias. O sistema de classificação das lesões do mangui-

QUADRO 15-1. CLASSIFICAÇÃO DAS RUPTURAS DO MANGUITO ROTADOR

Localização da Ruptura

A	Superfície articular
B	Superfície bursal
C	Ruptura completa, conectando os lados A e B
Gravidade da Ruptura (Rupturas Parciais A e B)	
0	Manguito normal, com bursa e sinóvia lisas
I	*Irritação* mínima e superficial da bursa ou da sinóvia ou leve esgarçamento capsular em uma área pequena e localizada; geralmente < 1 cm
II	*Esgarçamento* real e ruptura de algumas fibras do manguito somados à lesões sinovial, bursal ou capsular; geralmente < 2 cm
III	Lesão mais grave do manguito rotador, incluindo esgarçamento e *fragmentação* das fibras do tendão, geralmente envolvendo toda a superfície de um dos tendões do manguito (geralmente o supra-espinhal); em geral < 3 cm
IV	Ruptura parcial bastante grave do manguito rotador que geralmente contém, além do esgarçamento e da fragmentação do tecido tendinoso, uma lesão em *flap* de tamanho considerável e geralmente inclui mais de um tendão
Classificação das Rupturas Completas (C) do Manguito Rotador	
CI	Ruptura completa e pequena, como uma ferida puntiforme
CII	Ruptura moderada (geralmente < 2 cm) que ainda inclui somente um dos tendões do manguito rotador, sem retração das extremidades rompidas
CIII	Ruptura completa e grande envolvendo todo o tendão com mínima retração das bordas da lesão; geralmente de 3-4 cm
CIV	Lesão maciça do manguito rotador envolvendo dois ou mais de seus tendões, freqüentemente com uma retração associada e cicatrização das extremidades rompidas do tendão, em geral, uma lesão em formato de L. A classificação CIV também pode ser modificada com o termo *irreparável*, indicando que não existe a possibilidade de um reparo direto

to rotador do Southern Califórnia Orthopedic Institute (SCOI, Van Nuys, CA) é um esquema simples e descritivo que utiliza letras e números para designar as condições patológicas dos tendões. A letra capital indica o lado do manguito onde a ruptura se localiza: A para as rupturas parciais do lado articular, B para as lesões parciais do lado bursal e C para as rupturas de toda a espessura ou lesões transtendinosas. O grau de lesão do tendão é classificado com o uso de uma designação numérica de 0 a 4. O Quadro 15-1 traz a classificação do SCOI para as rupturas do manguito rotador.

Classificações das Rupturas Parciais: Lado Articular (A) e Lado Bursal (B)

Para fins de simplificação, as cinco categorias (0-4) das rupturas parciais podem ser divididas em dois grupos básicos. As lesões pequenas ou insignificantes são classificadas como 0, 1 e 2. Estas lesões não necessitam de tratamento além de uma pequena raspagem e possível suavização subacromial. Um manguito completamente normal é classificado como 0. Na presença de inflamação mínima ou leve descamação sem falha das fibras do tendão em uma pequena área da superfície do tendão envolvendo as coberturas bursal, sinovial ou capsular, a ruptura é classificada como 1. Quando se observa o esgarçamento de pequeno grau das fibras do tendão sem fragmentação do tendão ou formação de *flap*, ela é classificada como 2 (Fig. 15-4).

As lesões significativas, aquelas classificadas como 3 ou 4, necessitam de um tratamento mais abrangente além da raspagem e eventual descompressão subacromial, como uma reconstrução do manguito rotador. Se, juntamente com o esgarçamento, observa-se uma fragmentação do tendão com destruição ou degeneração das fibras, mas com o manguito restante de qualidade razoavelmente boa, ela é classificada como 3. Uma designação 4 implica que a ruptura parcial é

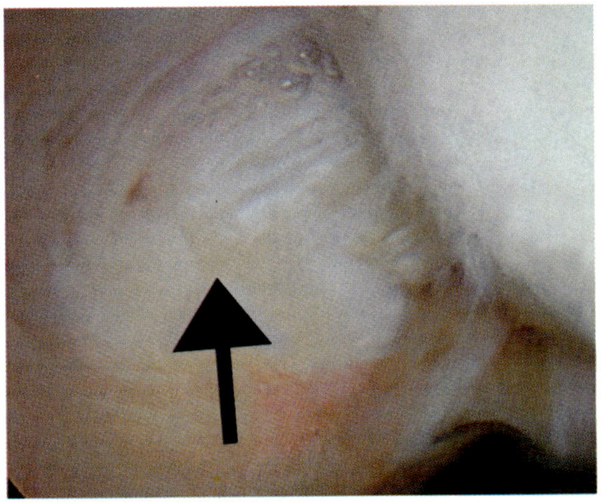

FIGURA 15-4. Uma lesão tipo 2 do manguito rotador apresenta pequeno esgarçamento em uma área restrita da superfície inferior do manguito, mas sem fragmentação significativa do tendão.

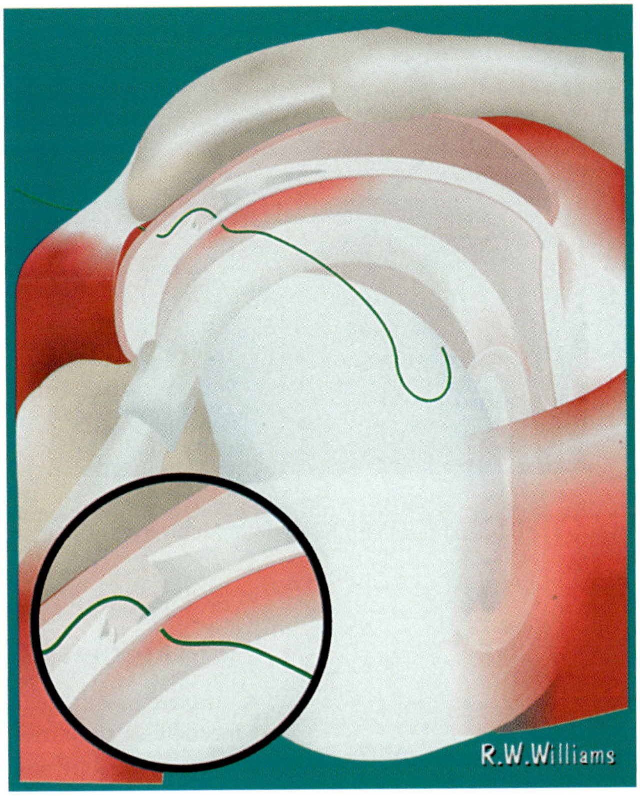

FIGURA 15-5. Uma ruptura bursal em *flap* é designada como B4 e é essencialmente o mesmo que uma lesão da espessura total.

bastante grave, apresentando dano tendinoso por uma grande área, com fragmentação e geralmente com a formação de *flap*. Para propósitos práticos, uma ruptura classe 4 é equivalente a uma lesão de espessura total, mesmo na presença de algumas fibras íntegras (Fig. 15-5). É importante lembrar que, mesmo a ruptura sendo parcial, não é necessariamente pequena. Uma ruptura em capuz de monge é um exemplo de ruptura B4 (Fig. 15-6). Uma avulsão articular parcial do tendão supra-espinhal (lesão PASTA) é uma ruptura A3 ou A4 (Fig. 15-7).

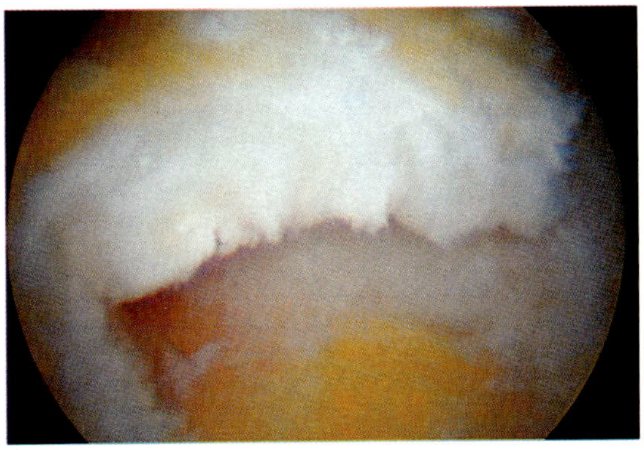

FIGURA 15-6. Uma ruptura parcial tipo B4 é uma ruptura com grande *flap* na face bursal do tendão. Ela geralmente possui bordas esgarçadas que necessitam de descompressão e reparo.

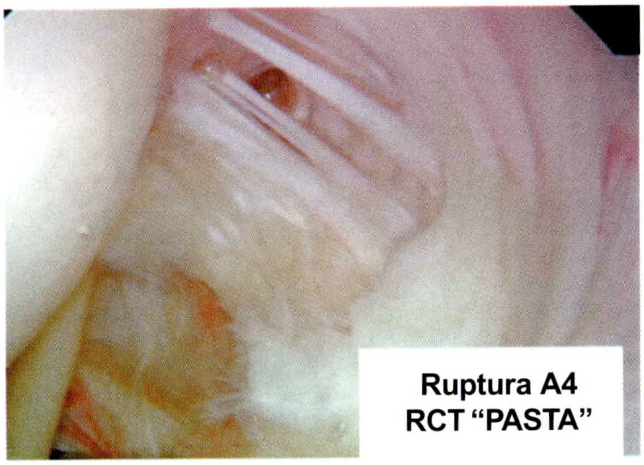

FIGURA 15-7. Uma ruptura A4 ou PASTA é uma ruptura em *flap* significativo na face articular do manguito rotador que necessita de reparo.

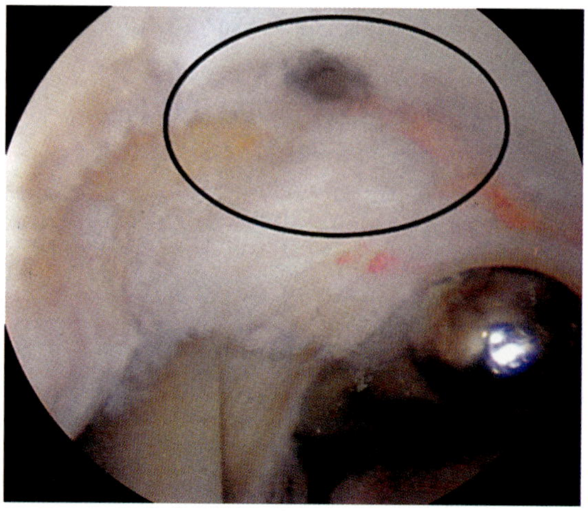

FIGURA 15-8. Uma ruptura A2/B2/C1 apresenta mínimo esgarçamento nas faces articular e bursal e possui uma pequena ruptura de toda a espessura.

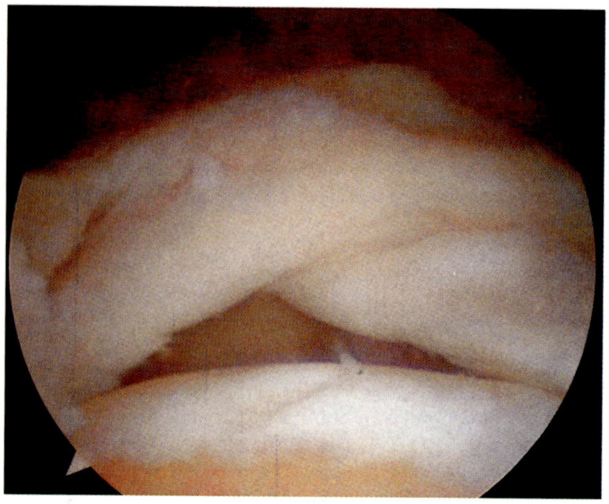

FIGURA 15-9. Uma ruptura C3 apresenta um componente em forma de V ou de L com algum grau de deslaminação, mas o manguito é considerado adequado para o reparo.

Classificação das Rupturas da Espessura Total ou Completas (C)

As lesões da espessura total ou completas do manguito rotador são classificadas pelo tamanho e complexidade, especialmente por estarem relacionadas com a eventual reparabilidade. As designações numéricas para as rupturas da espessura total também vão de 0 a 4.

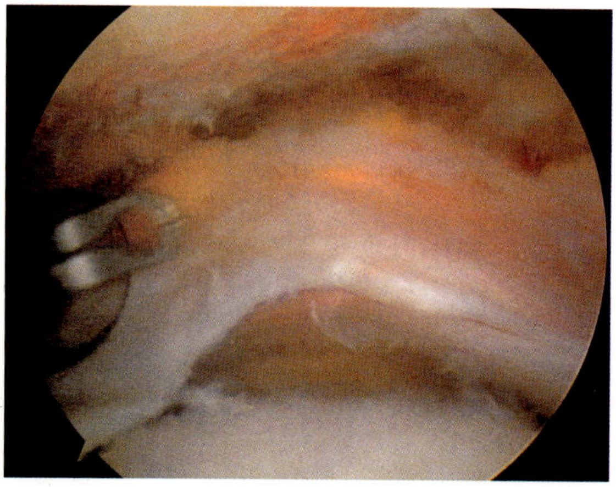

FIGURA 15-10. Uma ruptura C4 inclui no mínimo dois tendões e apresenta retração, e seu reparo é questionável, geralmente necessitando da liberação capsular ou deslizamento do intervalo rotador.

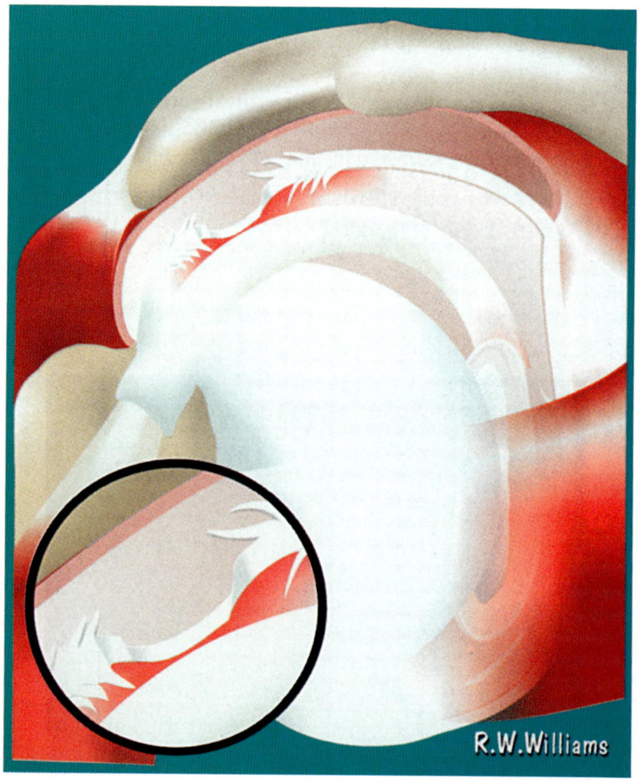

FIGURA 15-11. Uma lesão do manguito rotador classificada como A3/B3/C0 é uma ruptura parcial a despeito do significativo dano que existe em ambas as superfícies do tendão.

Um tendão do manguito rotador que não apresente nenhuma comunicação de toda a espessura entre as superfícies articular e bursal, a despeito de apresentar rupturas parciais em uma ou em ambas as superfícies é classificado como C0.

Uma pequena lesão puntiforme, de 1 cm ou menos, é designada C1. Se houver um esgarçamento associado na face articular ou bursal, existe a necessidade de uma classificação A ou B para determinação do grau do dano parcial associado (Fig. 15-8).

Uma ruptura maior de toda a espessura do manguito rotador, englobando um tendão inteiro, geralmente o supra-espinhal, com mínima retração das extremidades do tendão e geralmente medindo entre 2 e 3 cm é classificada como C2.

Quando a ruptura inclui dois tendões, geralmente uma ruptura completa do supra-espinal com a extensão para o infra-espinhal e incluindo um componente vertical em um padrão lado-a-lado em forma de L ou de V, mas que ainda é reparável após a mobilização e liberação capsular, é classificada como C3 (Fig. 15-9).

Uma ruptura maciça envolvendo pelo menos dois tendões completos com retrações e cicatrização, geralmente com grave degeneração muscular e tendinosa que somente pode ser reparada com extensa liberação capsular ou deslizamento do intervalo rotador é classificada como C4 (Fig. 15-10).

Utilizando este sistema de classificação, o cirurgião pode descrever qualquer ruptura de manguito encontrada. Quando se registra a informação, todas as áreas são representadas mesmo se estiverem normais. Como exemplo, uma ruptura designada como A2/B4/C0 indicaria uma pequena área de esgarçamento na superfície articular com pequeno dano às fibras do tendão. A superfície bursal pode apresentar uma lesão muito significativa com fragmentação do tendão e formação de *flap*. A despeito da natureza grave do dano, ainda não existe um componente de espessura total e a classificação é C0 (Fig. 15-11).

TOMADA DE DECISÃO NO TRATAMENTO DAS RUPTURAS DO MANGUITO ROTADOR

Como cada paciente e lesão de manguito podem ser considerados únicos, o cirurgião de ombro deve avaliar e considerar cuidadosamente os sintomas e desejos do paciente sobre o que planeja para o ombro após a cirurgia. Como já foi discutido no Capítulo 14, as imagens de ressonância magnética e as radiografias desempenham um papel importante na avaliação. Em minha opinião, como todos os reparos são feitos com o uso de técnica artroscópica, a decisão de reparar o tendão depende da qualidade dos tecidos, incluindo o tendão, músculo e osso, e da saúde do paciente, especialmente em relação a ser submetido a um procedimento cirúrgico que necessita de 2 horas de anestesia geral e reabilitação pós-operatória. Se o manguito pode ser reparado, mesmo que parcialmente, faço o melhor para chegar a este objetivo. Se o tendão do manguito rotador não pode ser reparado e meu paciente sofre com os sintomas de impacto e dores relacionadas, algumas vezes faço um debridamento artroscópico e suavização subacromial seletiva, não uma descompressão-padrão, em uma tentativa de diminuir a dor e melhorar a função. Nos próximos capítulos, faço uma revisão detalhada de diferentes situações que o cirurgião pode encontrar e sugiro opções de tratamento utilizando modernos métodos artroscópicos.

DVD

16

DESCOMPRESSÃO SUBACROMIAL ARTROSCÓPICA

A decisão de realizar um debridamento artroscópico e suavizar a superfície inferior do acrômio é influenciada pelos achados pré e intra-operatórios. Antes da cirurgia, a história e o exame físico dão pistas sobre a síndrome do "impacto" subacromial. A dor que ocorre com as atividades sobre a cabeça, especialmente com sintomas de apreensão ou bloqueio, é um achado importante. As evidências radiológicas de um esporão subacromial ou excrescência óssea visível na incidência *outlet* acrômio ou a evidência de uma proeminência subacromial tipo quilha na incidência ântero-posterior (AP) também são importantes. A espessura do terço anterior do acrômio e o estado da superfície inferior da articulação acromioclavicular (AC) também devem ser considerados.

Os achados artroscópicos que sugerem a necessidade de descompressão subacromial incluem uma ruptura parcial do manguito rotador A3 ou A4; uma ruptura parcial B2, B3 ou B4 do manguito rotador; esgarçamento significativo do ligamento coracoacromial, esporões AC com dano a bursa e tendões, e qualquer ruptura completa e crônica do manguito rotador.

SUAVIZAÇÃO SUBACROMIAL ARTROSCÓPICA "PERFEITA" OU DESCOMPRESSÃO E RESSECÇÃO PARCIAL DA REGIÃO INFERIOR DA CLAVÍCULA

A técnica do Southern California Orthopedic Institute (SCOI, Van Nuys, CA) para a suavização subacromial foi desenvolvida e refinada durante os últimos 20 anos. Esta é certamente a cirurgia mais comum em nossa prática no serviço de ombro da SCOI. Eu e meus colegas atrevidamente chamamos a cirurgia "perfeita" e defendemos esta arrogante afirmação na discussão adiante.

O objetivo da cirurgia é aliviar qualquer tipo de compressão ou irritação na face bursal do manguito rotador com a remoção de todas as irregularidades de tecidos moles ou asperezas ósseas, evitando qualquer compromisso à integridade do acrômio, deltóide ou pele (Fig. 16-1). Para atingir este objetivo, devemos estar preparados antes da cirurgia e devemos ter um plano a seguir durante a cirurgia. As radiografias e as imagens de ressonância magnética (RM) são estudadas e a área-alvo do acrômio é medida para determinar a quantidade exata de osso a ser removida. O estado clínico da articulação AC é avaliado em relação a possível necessidade de ressecção da região distal da clavícula por via artroscópica (RDCA) ou o procedimento Mumford (ver Capítulo 13). Na presença de significativos esporões na face inferior da AC, um miniprocedimento Mumford, no qual os esporões inferiores sob a articulação são removidos, pode ser aconselhável.

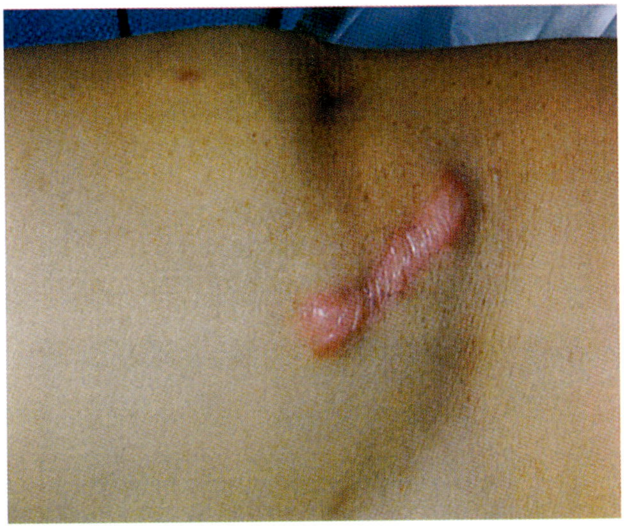

FIGURA 16-1. Um dos riscos da descompressão subacromial aberta é a possibilidade de uma cicatriz de má aparência e dolorosa.

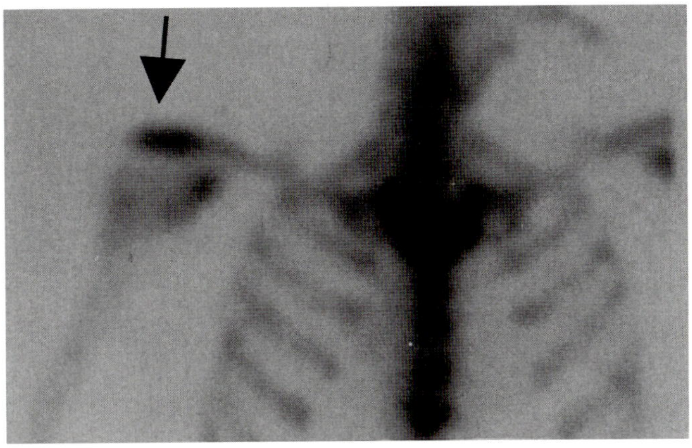

FIGURA 16-2. Uma cintilografia óssea geralmente demonstra o aumento de atividade no acrômio na presença de um "os acromiale" instável.

Uma situação especial, um "os acromiale" doloroso, merece menção. O paciente apresenta sintomas semelhantes a um impacto ou inflamação da articulação AC, mas a dor se localiza sobre o acrômio, ao invés da articulação do manguito. Esta diferença sutil mas importante, deve ser reconhecida por dois motivos. Primeiro, se um "meso 'os acromiale'" instável é desestabilizado ainda mais pela remoção dos tecidos moles inferiores, os sintomas podem se tornar mais graves, particularmente se uma RDCA (Mumford) também for realizada. Segundo, a cirurgia para a cura de um meso ou pré-"os acromiale" é a mesma da descompressão-padrão, exceto pela remoção de todo o fragmento ósseo anterior do acrômio, tomando o cuidado de não romper o periósteo e o tendão do deltóide no topo do acrômio. Se um "os acromiale" é visto na radiografia ou imagem de RM pré-operatória e o acrômio e sensível à palpação, é necessário obter uma cintilografia óssea para determinar a presença de inflamação no segmento instável (Fig. 16-2).

Posicionamento do Paciente

O paciente é colocado na posição de decúbito lateral sobre um coxim e com uma inclinação posterior de 20°. O braço é apoiado em uma espuma Shoulder Traction and Rotation (STaR) (Arthrex, Inc., Naples, FL) estéril na posição de artroscopia para a inspeção da articulação glenoumeral e depois mudado para a posição de bursoscopia para a cirurgia subacromial.

Procedimento Cirúrgico

As etapas a serem seguidas são:

1. Insira o artroscópio com a bomba presa à bursa através do portal póstero-superior (PPS) e posicione o dreno no portal ântero-superior (PAS) (Fig. 16-3). Avalie a bursa em relação a lesões por impacto a partir do portal posterior e depois pelo portal anterior (Fig. 16-4).
2. Utilize o *shaver* na cortina bursal posterior visualizando a partir do portal anterior para facilitar a visualização quando o artroscópio está neste local (Fig. 16-5).
3. Crie um terceiro portal bursal, o portal acromial lateral (PAL), a aproximadamente 3 cm de distância da borda acromial lateral. A posição do portal lateral é crítica quando se realiza qualquer reparo no manguito rotador. A localização ântero-posterior para este portal é determinada pela inserção de uma agulha de peridural na bursa para localizar a posição apropria-

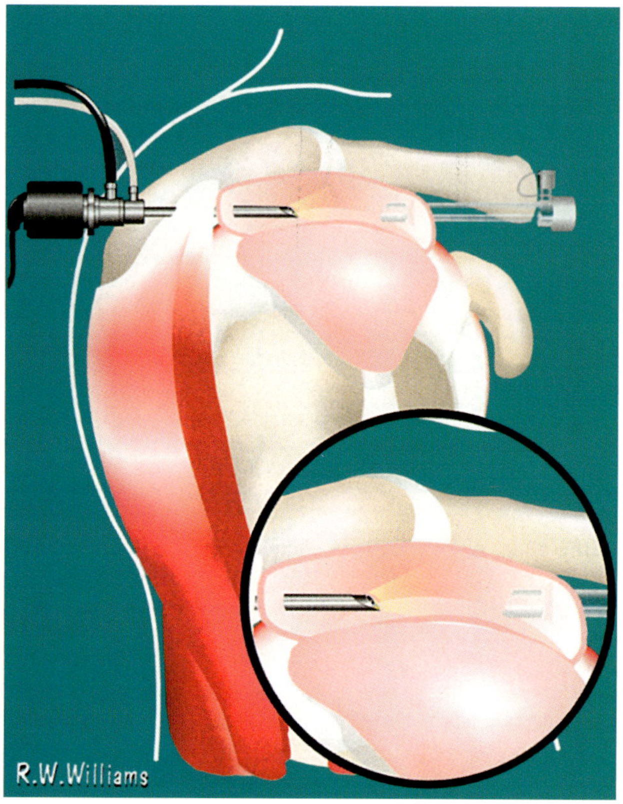

FIGURA 16-3. Insira a ótica no portal póstero-superior e um dreno de saída no portal ântero-superior para começar a avaliação bursal.

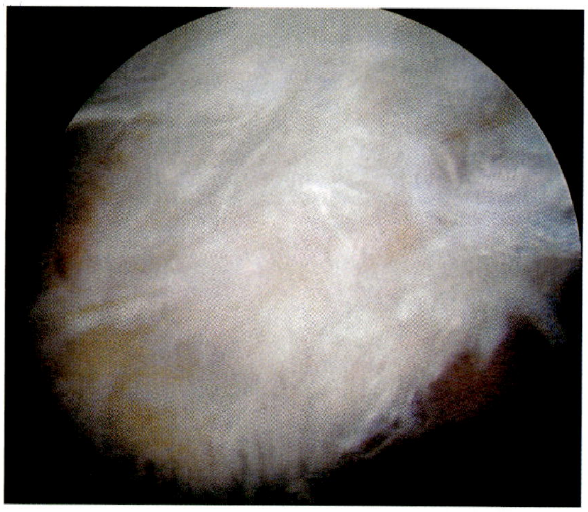

FIGURA 16-4. O ligamento coracoacromial sempre está esgarçado e fragmentado com sinovite na presença de impacto.

da (Fig. 16-6). O portal deve ser centralizado diretamente lateral à lesão do manguito (a posição da "linha de 50 jardas") de modo que, quando o visor estiver posicionado no PAL, esteja na posição ideal para a visualização das margens anterior e posterior da ruptura. Crie o PAL utilizando a cânula Crystal lisa (Arthrex, Inc., Naples, FL) carregada com o mandril com ponta. Insira a cânula no local de punção lateral, e trabalhe perpendicularmente através do deltóide. Deve ser enfatizado o quão importante é a penetração da bursa diretamente sob o

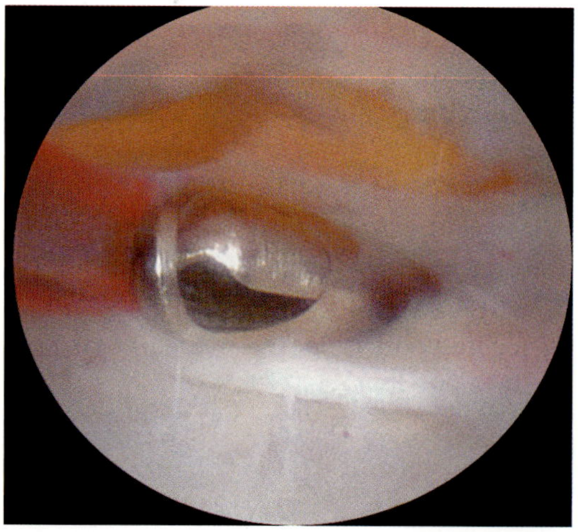

FIGURA 16-5. O *shaver* é inserido através da cânula Crystal posterior (Arthrex, Inc., Naples, FL) para debridar a cortina posterior na primeira parte de qualquer cirurgia bursal.

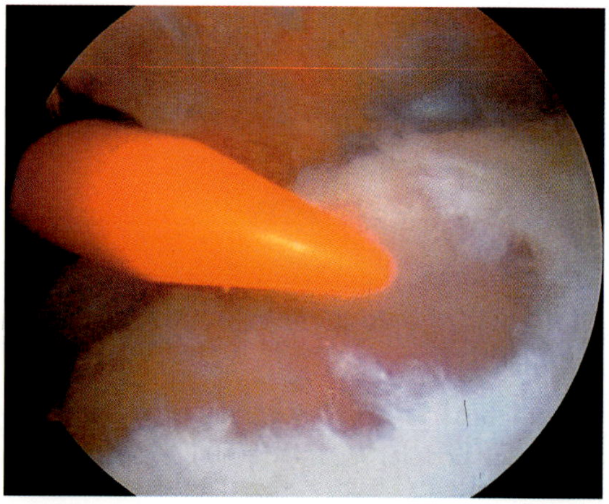

FIGURA 16-6. A posição correta para o portal acromial lateral é determinado pela inserção de uma agulha de peridural, seguida pela cânula Crystal (Arthrex, Inc., Naples, FL) diretamente em linha com a lesão do manguito.

PAL ao invés de permitir que a cânula passe medialmente sob o deltóide para entrar próximo ao osso. Se isso acontecer, um retalho de tecido bursal, oriundo da região inferior do deltóide, provavelmente irá obstruir a visão a partir do PAL.

4. Com a ótica no PPS, insira o instrumental eletrocirúrgico através do PAL para começar a remoção dos tecidos moles da superfície inferior do acrômio. Para este procedimento, prefiro o Subacromial Electrode (Linvatec, Inc., Largo, FL), e utilize glicina como elemento de irrigação. O uso da glicina nesta parte do procedimento torna o instrumental eletrocirúrgico mais eficiente permitindo que ela funcione em uma potência mais baixa. Não utilize glicina se estiver usando uma unidade eletrocirúrgica bipolar. Outras opções para esta porção da cirurgia incluem o uso de um dos novos equipamentos bipolares. Uma vantagem teórica destes novos equipamentos é que eles vaporizam os tecidos moles, deixando um osso relativamente limpo, reduzindo o volume de tecidos. Uma desvantagem é seu alto custo, acima de quatro vezes maior que um Eletrodo Subacromial. O grande tamanho da ponta do eletrodo bipolar faz com que seja difícil o toque preciso sobre vasos sangrantes durante a hemostasia, necessitando que a partir do redor da área sangrante seja aquecida e possivelmente danificando de forma desnecessária os tecidos vizinhos. A ponta de 1 mm do Subacromial Electrode da Linvatec pode controlar de forma precisa os vasos sangrantes e pode ser utilizado como uma sonda para palpar e examinar os tecidos durante a ressecção, e em minhas mãos é mais rápida.
5. Utilize o instrumental eletrocirúrgico para raspar e morcelizar os tecidos sob a metade anterior do acrômio e da articulação AC. Inicialmente crie uma série de cortes paralelos começando na borda anterior da articulação AC e estendendo até a borda lateral do acrômio. Faça cortes adicionais perpendiculares com a linha dos cortes originais, criando um padrão em tabuleiro de xadrez nos tecidos moles para que seja possível uma remoção mais fácil. Tome cuidado para cortar somente os tecidos aderidos ao osso e não aqueles sob o deltóide (Fig. 16-7). Utilize o *shaver* artroscópico motorizado através da cânula Crystal lateral para remover todo o remanescente da superfície da metade anterior do acrômio (Fig. 16-8).
6. Reinsira o instrumental eletrocirúrgico e libere qualquer fragmento restante do ligamento coracoacromial e bursa das bordas anterior e lateral do acrômio. Isto permite a visualização de toda a superfície inferior do acrômio anterior, não deixando dúvidas sobre a localização das margens ósseas. Tome cuidado durante a liberação do ligamento para que seja cortado somente o osso e nunca permita que o instrumental eletrocirúrgico danifique a fixação do deltóide ou seu tendão. Não é necessário ressecar o ligamento de sua localização sob o deltóide. Por meio da simples liberação do ligamento, esperamos que ele eventualmente se reinsira no acrômio para reconstituir o arco anterior (Fig. 16-9). É importante reconhecer a presença de um esporão acromial em formato de quilha para que sua borda medial não seja confundida com a articulação AC. A quilha se manifesta na forma de um esporão pontiagudo e agressivo no centro do acrômio semelhante à quilha de um barco quando visualizado a partir do portal posterior (Fig. 16-10). Ela se estende desde a borda posterior do acrômio até a região média do acrômio (Fig. 16-11).
7. Comece a ressecção óssea com uma broca oval de alta velocidade de 4 mm através do PAL. Eu prefiro utilizar a broca de pequeno diâmetro na maior velocidade para uma ressecção de grande precisão. É como um artista com um pincel de ponta fina para aplicar tinta em uma tela. Os instrumentais maiores e mais agressivos podem trabalhar mais rápido, mas aumentam o risco de dano não intencional ao acrômio. Uma cânula de drenagem de 6 mm inserida no PAS é conectada a uma tubulação de drenagem por gravidade (não por sucção). Este tipo de drenagem facilita a evacuação de detritos ósseos evitando uma sucção excessiva, que gera turbulência e sangramento desnecessários. O uso da sucção conectada à broca motorizada para remover os detritos freqüentemente resulta na impacção com tecido; quando se trabalha corretamente, a pressão negativa aumenta o sangramento do osso e dos tecidos moles. Eu utilizo a sucção na broca em um nível bem baixo para resfriar o motor.

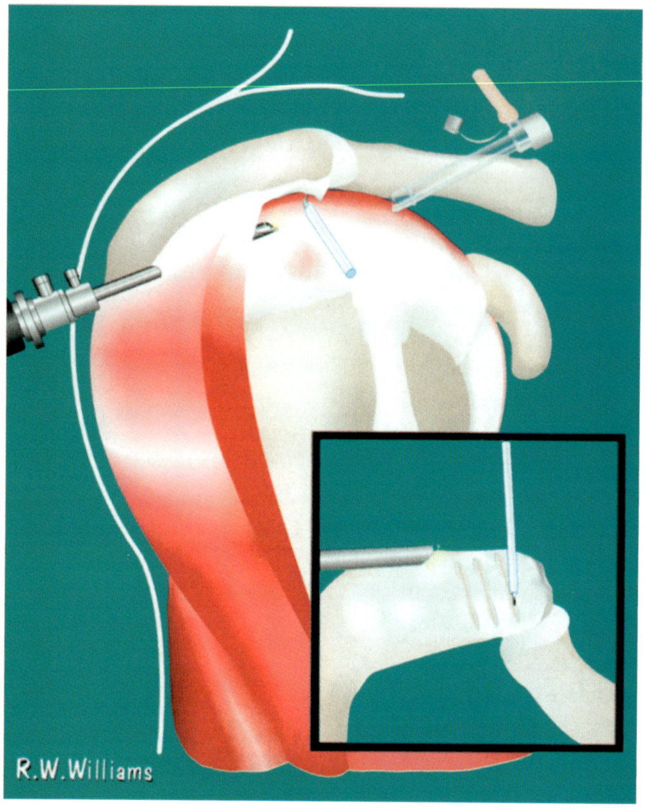

FIGURA 16-7. O eletrodo subacromial da Linvatec é utilizado para dividir e morcelizar os tecidos moles sob o acrômio.

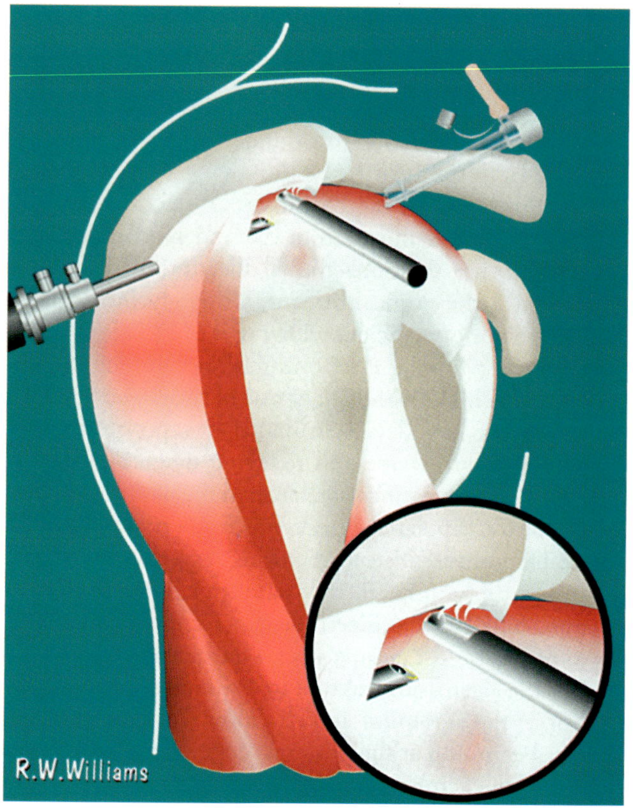

FIGURA 16-8. Utilize a lâmina de *shaver* nos fragmentos de tecidos moles do acrômio a partir do portal lateral.

8. O cirurgião deve ter ciência da fenda de um "os acromiale" quando este estiver presente. Se este não tiver sido observado na radiografia ou RM pré-operatória, pode ser confuso porque se assemelha com a superfície inferior da articulação AC (Fig. 16-12). Se o "os" for um achado acidental e não for uma fonte de dor no exame físico, nem estiver inflamado na imagem de RM, pode ser ignorado e pode ser realizada uma descompressão-padrão. Se houver uma sensibilidade incomum com a palpação do local não unido, associada a um aumento de captação na cintilografia óssea, a porção anterior pode ser removida, deixando somente uma concha superior de periósteo e da fáscia do deltóide (Fig. 16-13).

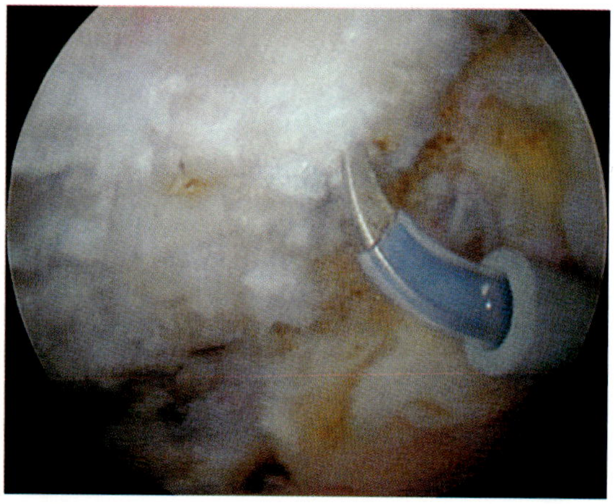

FIGURA 16-9. A segunda parte da utilização do eletrodo subacromial é a liberação da bursa e do ligamento coracoacromial da borda dos acrômios anterior e lateral.

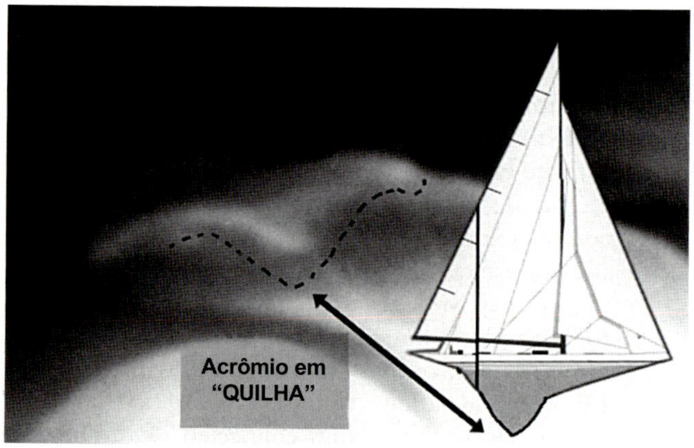

FIGURA 16-10. A quilha do acrômio se assemelha com a quilha de um barco.

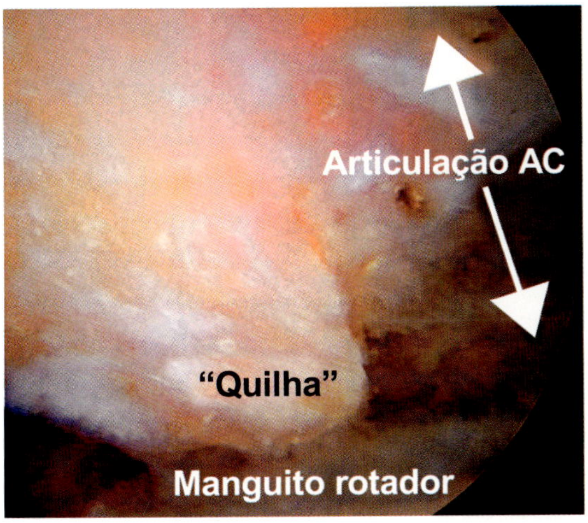

FIGURA 16-11. O acrômio em quilha pode causar confusão quando se observa a partir de uma posição posterior porque pode se assemelhar com a articulação acromioclavicular.

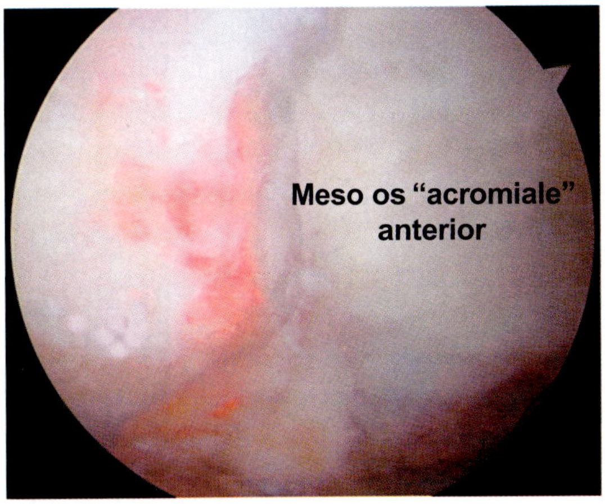

FIGURA 16-12. A fenda de um meso "os acromiale" se assemelha à superfície inferior da articulação acromioclavicular depois da remoção dos tecidos moles.

9. Faça o primeiro corte ósseo ao longo da borda lateral da metade anterior do acrômio começando no canto anterior e se estendendo a um nível em linha com o PAL (Fig. 16-14). O propósito do primeiro corte é criar um bisel na borda ântero-lateral para assegurar que não fiquem esporões laterais ou uma significativa compressão lateral. É necessária a ressecção somente de 3 ou 4 mm desta borda (Fig. 16-15).

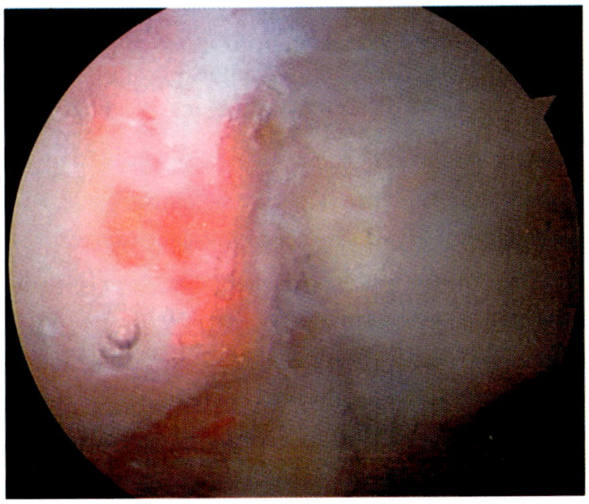

FIGURA 16-13. O meso "os acromiale" foi ressecado, resultando em alívio completo da dor.

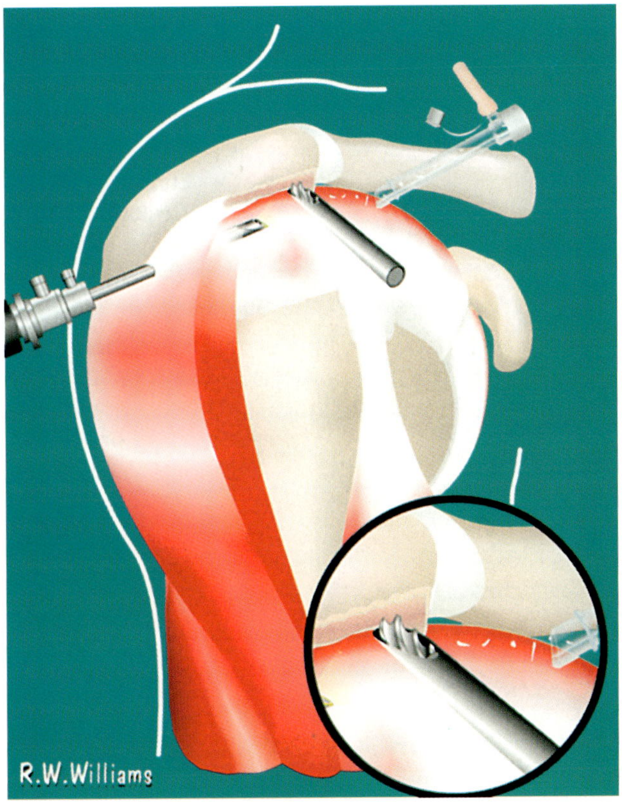

FIGURA 16-14. A primeira porção do acrômio a ser trabalhada é a borda ântero-lateral.

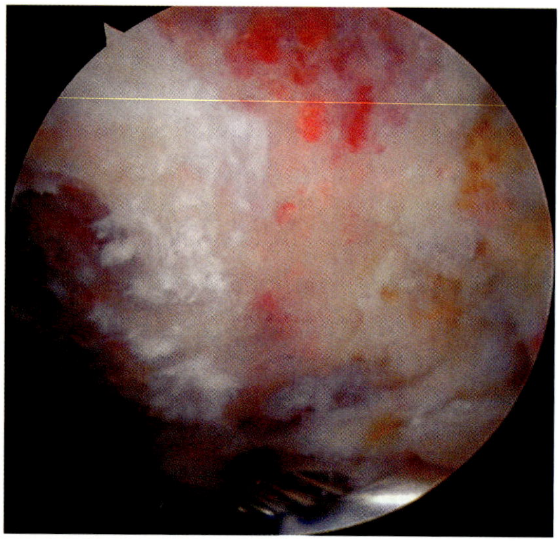

FIGURA 16-15. O canal lateral deve se localizar exatamente na borda do acrômio para que não haja fragmentos residuais de esporões laterais.

10. Crie um "canal de orientação" superficial a partir do PAL na direção da borda posterior da articulação AC. Esta é uma linha de marcação, de 1 mm de profundidade, que delineia a borda posterior da porção do acrômio a ser suavizada (Fig. 16-16).

11. Mude a ótica para o PAL e a cânula Crystal para o PPS. Use o *shaver* para retirar todo o tecido mole que possa obstruir a visualização.

12. Inicie a próxima porção de ressecção óssea utilizando uma broca através do PPS. Passe a broca em ondas paralelas da região medial da articulação AC para sua borda lateral. Comece por trás da linha de orientação, movendo progressivamente na direção, mas não através da borda anterior. Remova somente a cortical superficial do acrômio com a primeira série de passagens. Depois que a cortical tiver sido removida, retorne a broca para a área do canal de orientação, repetindo os golpes paralelos, removendo somente alguns milímetros de osso adicional com subseqüentes passagens na direção medial para lateral. Retire um pouco mais de osso conforme você move a broca anteriormente. Regularize a superfície inferior da faceta acromial da articulação AC no mesmo plano do resto da ressecção acromial, assegurando que não haja nenhum esporão inferior residual. Não remova a borda anterior do acrômio até a última etapa. O restante de osso acromial anterior serve como uma precisa referência para assegurar que a ressecção anterior está exatamente como foi planejado na radiografia pré-operatória (Fig. 16-17). Use a ponta da broca de 4 mm para medir a espessura restante do lábio acromial anterior. Eu planejo remover somente a metade da espessura da borda acromial anterior conforme as medidas na radiografia da saída do acrômio, ou 7 mm de osso, entre as duas opções, a que determinar a menor quantidade de remoção óssea (Fig. 16-18).

13. Inicie a fase final da ressecção com a broca sob a borda do restante do lábio anterior. Remova cuidadosamente o restante de osso da face inferior para a superior até que esteja perfeitamente alinhado com o osso previamente suavizado (Fig. 16-19). Tenha cuidado para não danificar o tendão do deltóide, mantendo este tendão como uma espessa parede branca de tecido mole anterior à borda ressecada.

14. Retire todo o tecido mole da face inferior da faceta clavicular da articulação AC utilizando o *shaver* e o instrumental eletrocirúrgico. Não deixe o instrumento desgarrar medialmente onde pode ocorrer a lesão dos ligamentos coracoclaviculares. Se houver um ressalto entre a clavícula e o acrômio, resseque a borda inferior da clavícula 1 cm medialmente até que a faceta clavicular esteja co-planar com o acrômio (Fig. 16-20). Lembre que a clavícula forma uma angulação medial-caudal a partir do acrômio, sendo desnecessário obter uma aparência

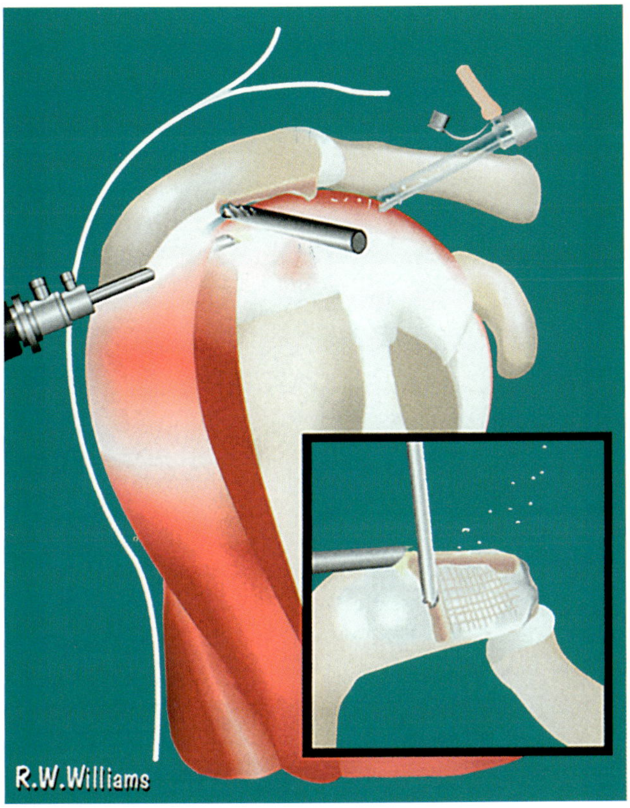

FIGURA 16-16. O canal de orientação começa na borda posterior da articulação acromioclavicular e se estende até a borda do acrômio.

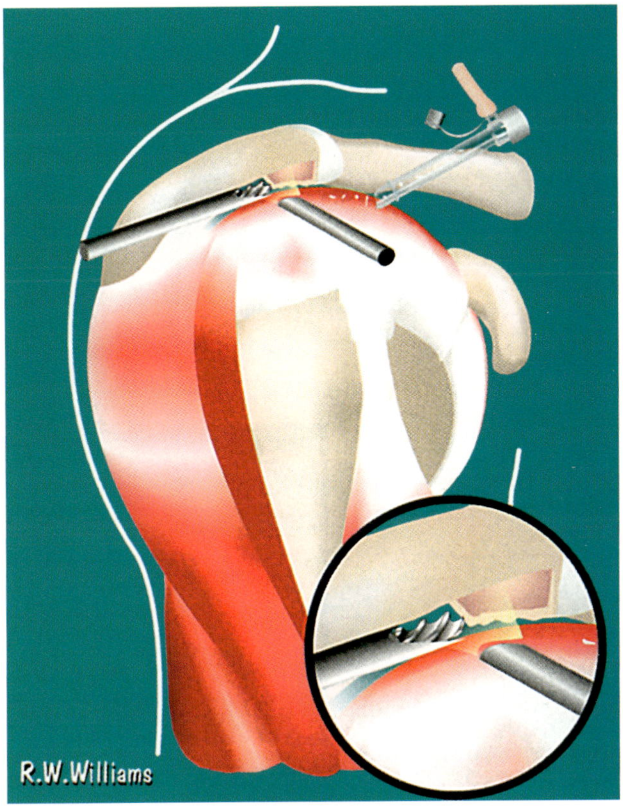

FIGURA 16-17. Regularize a superfície inferior do acrômio com a broca, progredindo da face posterior para a anterior e deixando a borda anterior intacta.

completamente plana (Fig. 16-21). A ressecção de uma grande quantidade de osso cria uma incisura na clavícula, aumentando o risco de fraturas (Fig. 16-22).

15. Mova a ótica de volta ao portal posterior para visualizar a ressecção dos ossos do acrômio e clavícula. A área operatória deve estar perfeitamente lisa, com bordas que se afinem na direção das fixações musculares. Regularize as áreas ásperas com a broca ou com o *shaver*, documentando o resultado final com uma fotografia ou registro em vídeo (Fig. 16-23).

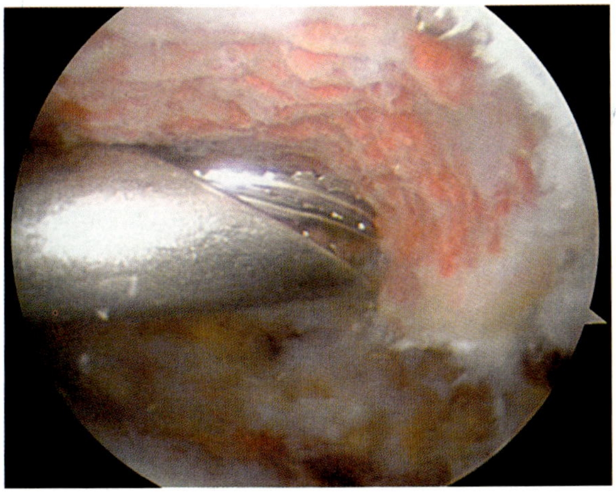

FIGURA 16-18. Use a ponta de uma broca de 4 mm para medir a espessura do osso ressecado no restante da borda anterior do acrômio.

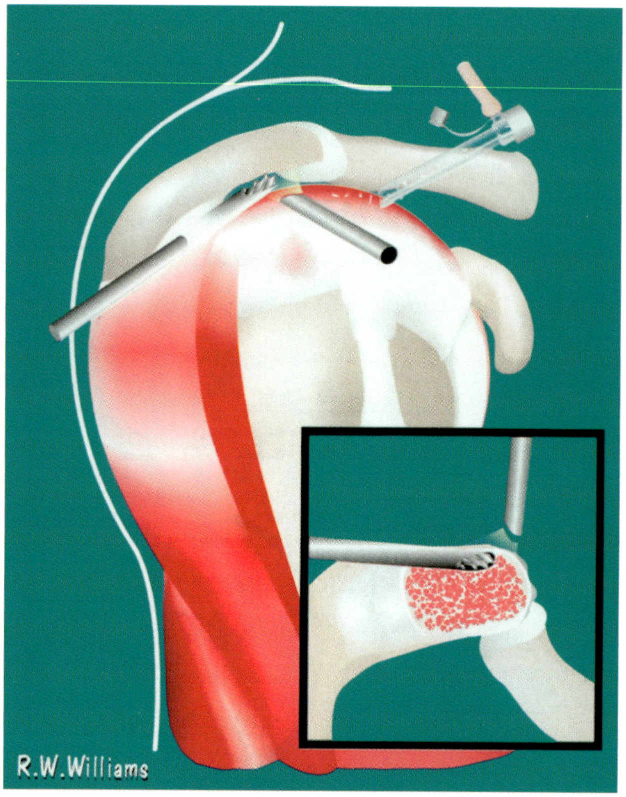

FIGURA 16-19. A descompressão completada resulta em um acrômio plano e um tendão do deltóide intacto.

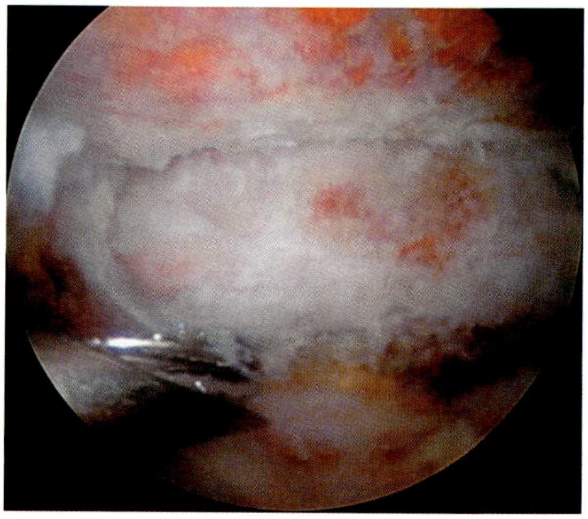

FIGURA 16-20. A etapa final em uma descompressão completa é a remoção da borda inferior da clavícula distal se ela ficar superposta ao acrômio aplainado.

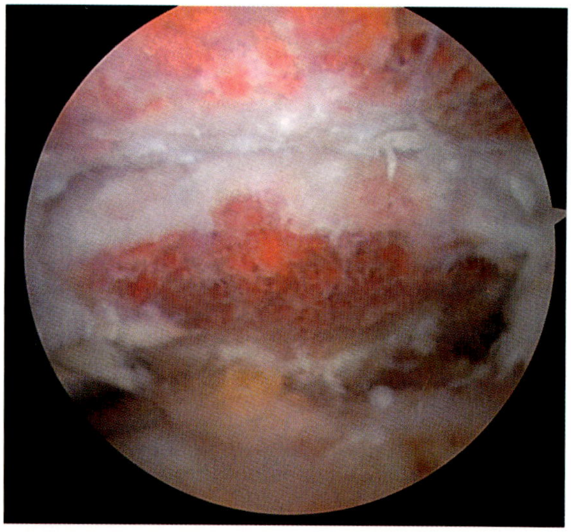

FIGURA 16-21. Por meio de uma coplanagem da clavícula distal, evita-se um ressalto entre o acrômio e a clavícula.

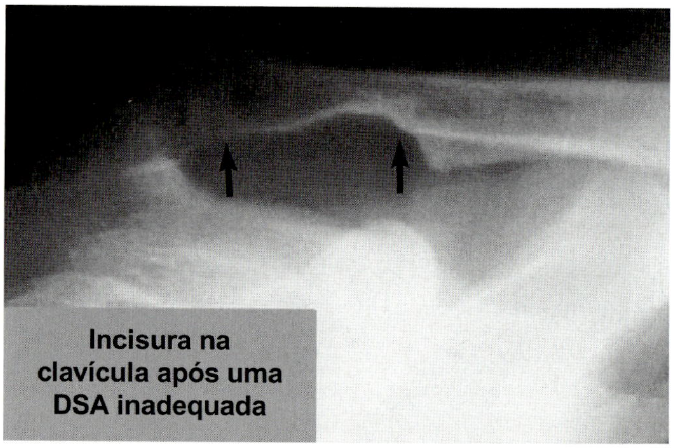

FIGURA 16-22. Se a broca desgarra muito medialmente, pode danificar os ligamentos coracoclaviculares e criar uma incisura na clavícula.

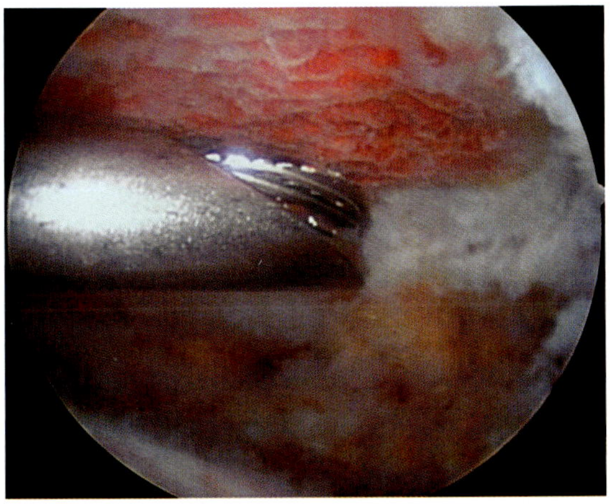

FIGURA 16-23. A avaliação final do acrômio a partir do portal posterior assegura que não haja nenhum esporão ósseo anterior ou lateral residual.

16. Insira uma cânula para a bomba de controle medicamentoso da dor, se desejado, e feche os portais cutâneos com o uso de um fio de Vycril 4-0 subcutâneo com Steri-Strips para a pele. Faça uma infiltração da bursa com uma dose de 20 mL de Xylocaine a 1% antes de aplicar os curativos compressivos. Coloque o braço em uma tipóia Ultra Sling (dj Orthopedics, Inc., Carlsbad, CA) em posição neutra.

Tratamento Pós-Operatório

O paciente é instruído para iniciar os exercícios da fase 1 no dia da cirurgia trabalhando o cotovelo, punho e mão da forma determinada nas instruções pré-operatórias. O cateter para a bomba de controle da dor é removido quando o reservatório se esvazia, geralmente após 48 horas. Na primeira visita pós-operatória em 1 semana, faça uma radiografia lateral do arco acromial para avaliar e documentar a ressecção (Fig. 16-24).

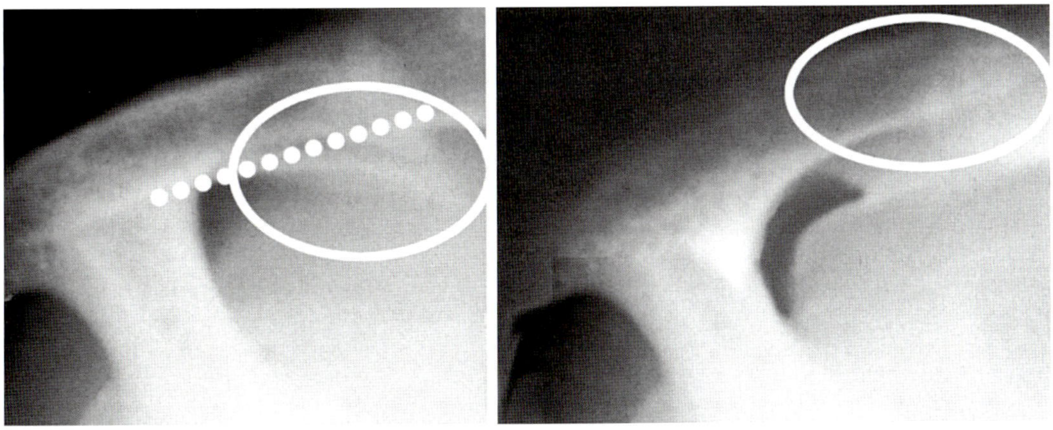

FIGURA 16-24. A radiografia pós-operatória do arco documenta o estado final da superfície acromial anterior com a completa remoção do grande esporão anterior.

Continue a aumentar progressivamente as atividades conforme o tolerado após a primeira visita. A tipóia é removida quando os sintomas permitem; geralmente 10 dias após a cirurgia a menos que tenha sido feito um reparo do manguito rotador, caso no qual o paciente deve seguir o protocolo delineado no Capítulo 18.

CONSIDERAÇÕES FINAIS SOBRE A DESCOMPRESSÃO SUBACROMIAL

A técnica descrita para a descompressão subacromial ou acromioplastia perfeita tem sido utilizada com sucesso em minha prática em mais de 1.000 casos nos últimos 15 anos sem complicações cirúrgicas conhecidas. O planejamento pré-operatório é crucial para o sucesso do procedimento. O cirurgião deve estudar a radiografia, mensurando a espessura do terço anterior para ter certeza da quantidade apropriada de osso a ser ressecada (Fig. 16-25). O cirurgião também deve determinar se a faceta clavicular ou se toda a extremidade da clavícula deve ser removida. A RM é essencial na apreciação do estado do manguito rotador, do tendão do bíceps e dos músculos. Minha experiência e sinceras convicções me fazem afirmar que a descompressão subacromial artroscópica quando realizada de maneira apropriada deve causar uma morbidade bastante reduzida e, quando apropriadamente indicada, pode trazer um enorme benefício para o paciente com uma verdadeira síndrome de compressão subacromial.

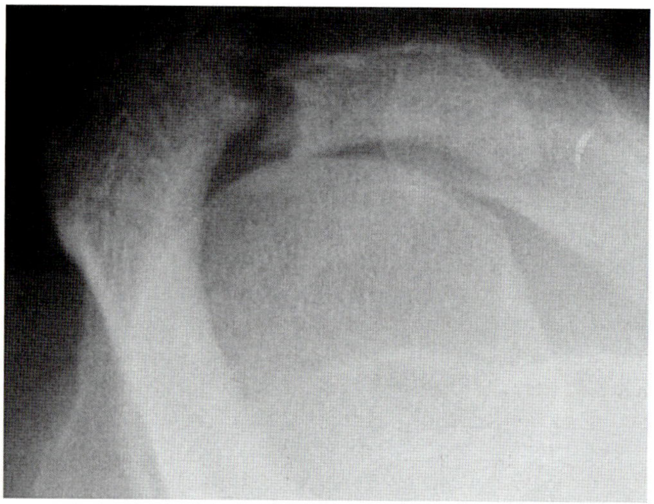

FIGURA 16-25. O cirurgião não observou o fino acrômio, o que causou uma fratura iatrogênica durante o período pós-operatório inicial.

DVD

17

REPARO ARTROSCÓPICO DAS AVULSÕES PARCIAIS DA FACE ARTICULAR DO SUPRA-ESPINHAL – LESÕES "PASTA" DO TENDÃO DO MANGUITO ROTADOR

Em minha experiência, as rupturas incompletas da superfície articular do manguito rotador são a forma mais comum de doença do manguito. A maioria destas lesões é pequena (A-1 ou A-2) e podem ser tratadas com um debridamento cuidadoso e algumas vezes com suavização acromial, especialmente na presença de uma lesão concomitante no lado bursal do manguito. Quando a ruptura do lado articular é extensa, envolvendo uma espessura substancial do tendão, esta logicamente deve ser reparada da mesma forma que qualquer lesão significativa em qualquer outro tendão essencial. A tarefa de determinar quais lesões devem ser reparadas e qual é o melhor método de restauração destes tendões é o propósito deste capítulo.

Como mencionado no Capítulo 15, a ruptura parcial do manguito na face articular ou bursal é classificada como ruptura significativa quando uma porção considerável do tendão está danificada com esgarçamento ou fragmentação. Uma deslaminação de tamanho considerável do manguito formando uma ruptura substancial tipo retalho (ou tipo-*flap*) na face articular que esteja separada do restante do tendão é classificada como ruptura A-3 ou A-4 (Fig. 17-1). Este tipo de ruptura do tendão geralmente está associado com sintomas inaceitáveis de dor e incapacidade, e o tratamento lógico é o reparo da patologia para restaurar a melhor capacidade funcional possível com a menor morbidade cirúrgica. Este é o verdadeiro enigma. Como existe uma porção significativa de tendão saudável na porção bursal, que raramente apresenta sinais associados de impacto, o cirurgião está diante de um dilema. Se o cirurgião escolhe incisionar e conseqüentemente sacrificar o remanescente bursal do manguito, estará seletivamente destruindo a última fixação natural restante. Entretanto, a manutenção das fibras bursais intactas determina que, se o reparo for feito, seja utilizada uma técnica transtendão. Este método busca a recolocação da superfície rompida a sua 'área' nativa na tuberosidade, preservando as fixações restantes. A decisão sobre o método a ser utilizado requer a consideração ponderada do cirurgião.

São os casos limítrofes que causam confusão. Uma lesão A-3 que cause dor no ombro e incapacidade somente moderada em um indivíduo idoso com limitadas necessidades físicas, provavelmente pode se beneficiar de um cuidadoso debridamento artroscópico dos tecidos esgarçados. Este tratamento provavelmente melhorará a dor e permitirá uma melhor função com um mínimo tempo de recuperação pós-operatória. O acompanhamento cuidadoso é importante quando os sintomas não melhoram ou quando a ruptura progride para uma lesão de toda a espessura.

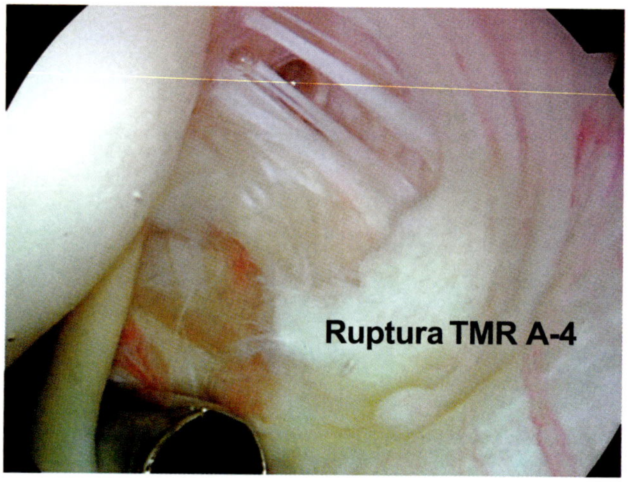

FIGURA 17-1. Uma ruptura do manguito tipo A-4 ou PASTA é caracterizada pela presença de um significativo retalho articular do tendão rompido.

Nós utilizamos dois métodos para o reparo das rupturas A-4: completar a lesão ressecando a fina porção bursal restante, reparando todo o tendão, da mesma forma utilizada em uma ruptura de toda a espessura, ou o reparo do tendão *in situ* utilizando uma técnica transtendão que denominamos reparo de uma avulsão parcial da face articular do tendão supra-espinhal (PASTA- *partial articular supraspinatus tendon avulsion*). Quando realizamos um reparo PASTA, como a porção remanescente do tendão permanece intacta, existe menor estresse sobre as suturas, diminuindo o tempo necessário de imobilização. O tempo de reabilitação dura aproximadamente 3 semanas a menos do que nos casos de ressecção e reparo.

REPARO DAS RUPTURAS DA FACE ARTICULAR DO MANGUITO ROTADOR PELA RESSECÇÃO DAS FIBRAS BURSAIS RESTANTES DO TENDÃO

Como não existe um método direto confiável para a mensuração da espessura da camada restante da face bursal do manguito rotador em uma lesão A-4, o cirurgião deve utilizar métodos alternativos para determinar o tratamento mais apropriado em cada caso. A radiografia *outlet* do supra-espinhal é importante para determinar a probabilidade de uma lesão de impacto e, conseqüentemente, a possível necessidade de cirurgia de descompressão. As imagens de ressonância magnética (RM), especialmente se contrastadas com gadolínio, são o melhor método disponível para uma estimativa pré-operatória da lesão do manguito rotador. Através da estimativa da espessura do defeito do tendão e da espessura do folheto bursal restante, o cirurgião pode avaliar a probabilidade de necessidade de ressecção completa e reparo. Nossa regra prática é que, se 30-40% do tendão do manguito permanece intacto na face bursal, realizamos um reparo transtendão "PASTA". Se restar menos de 25-30% de tendão de boa qualidade, nós completamos a ruptura e reparamos todo o tendão como se estivéssemos frente a uma ruptura de toda a espessura (Fig. 17-2). Quando encontramos uma ruptura na face articular, sempre marcamos com um fio de marcação e observamos a superfície bursal correspondente (Fig. 17-3). Quando o topo do tendão está danificado na mesma localização, é provável que a vitalidade do restante do tendão esteja comprometida, e a técnica que utiliza o sacrifício do tendão associada a uma suavização acromial é necessária.

As etapas que devem ser seguidas no reparo de uma ruptura A-3 ou A-4 do manguito rotador são as seguintes:

1. Apare as fibras esgarçadas na face articular do tendão a partir dos portais anterior e posterior de modo a permitir uma excelente visualização e classificação da lesão.

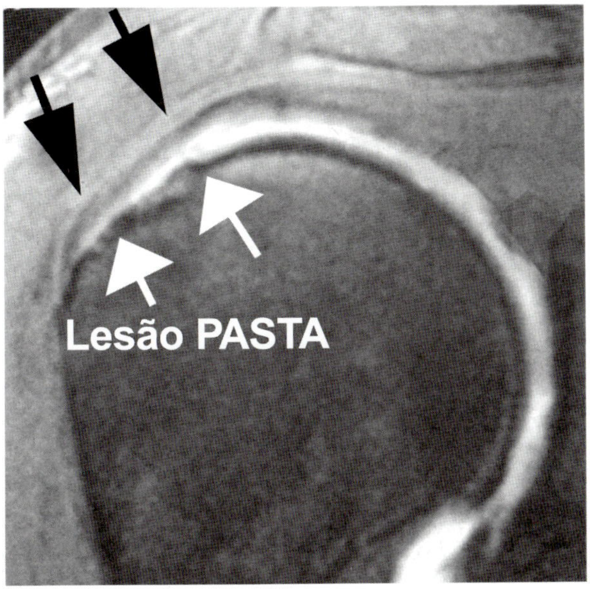

FIGURA 17-2. Imagem de ressonância magnética com gadolínio demonstra a ruptura PASTA, com aproximadamente 30% da 'base' do supra-espinhal ainda fixada ao osso.

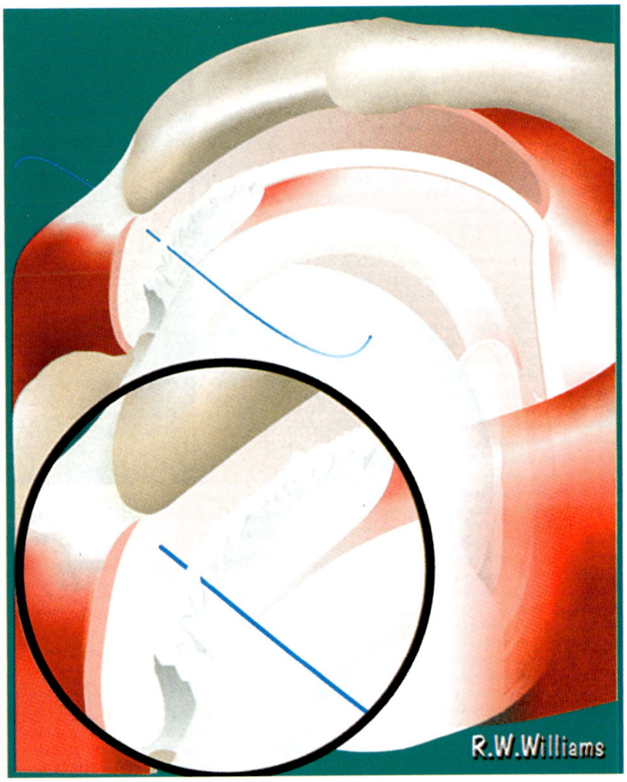

FIGURA 17-3. O fio de marcação passado através da face articular da lesão ajuda a correlacioná-la com uma ruptura bursal do manguito.

2. Palpe a área da ruptura utilizando um mandril de ponta romba inserido na bursa. Escolha a localização para inserir o instrumental passando a agulha espinhal através da ruptura por uma punção acromial lateral. Observe a ponta da sonda durante sua progressão através do folheto bursal do tendão, e sinta a resistência da endentação conforme a sonda toca a lesão. O mandril rombo da cânula Crystal (Arthrex, Inc., Naples, FL) é útil durante a palpação da superfície bursal de uma ruptura PASTA.
3. Insira um fio de marcação no centro da lesão e visualize a área bursal correspondente durante a bursoscopia. Avalie o ligamento coracoacromial a procura de sinais de impacto que sugiram a possibilidade de problemas futuros na face bursal do tendão.
4. Na presença de sinais de impacto na bursa ou um gancho acromial agressivo na radiografia pré-operatória, faça uma suavização (descompressão) acromial.
5. Depois de tomar a decisão de completar a ruptura, posicione a ótica no portal acromial lateral (PAL). Abra a fina área do tendão, começando lateralmente a partir do fio de marcação na tuberosidade maior. Use o eletrodo subacromial para descascar o fino folheto de tendão do osso e um *shaver* com uma pinça *basket* de ponta quadrada para aparar a borda emplumada (Fig. 17-4). Resseque uma quantidade adequada de tecido até que uma borda robusta de tecido saudável esteja disponível, mas nunca remova uma quantidade excessiva de tendão de modo que a borda fique posicionada medialmente à cartilagem articular da cabeça umeral.
6. Faça o reparo do tendão do manguito rotador utilizando o método-padrão de reparo com âncoras, descrito para os reparos das rupturas da espessura total do tendão (ver Capítulo 18).

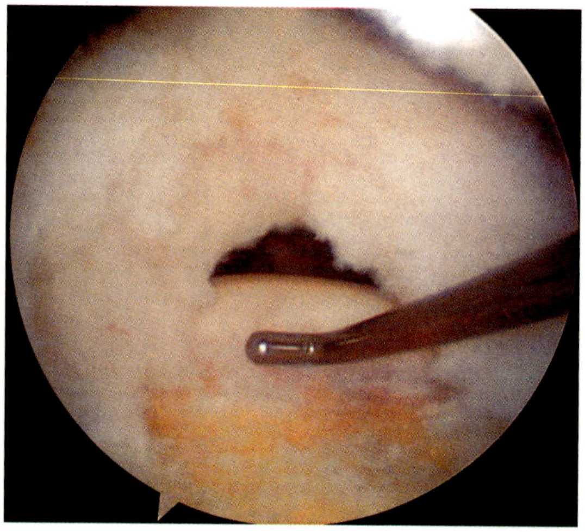

FIGURA 17-4. A fina porção bursal remanescente do manguito é retirada da tuberosidade e a borda emplumada é removida durante a preparação do reparo do manguito.

REPARO DAS RUPTURAS PARCIAIS DA FACE ARTICULAR DO MANGUITO ROTADOR UTILIZANDO MÉTODOS DE SUTURA TRANSTENDÃO PASTA COM ÂNCORA

Quando uma ruptura significativa da face articular do manguito rotador está presente, com uma porção substancial do tendão bursal intacto, este padrão geralmente sugere um padrão de avulsão no qual uma porção do tendão foi descascada de sua inserção ou 'base' na cabeça umeral. Nesta situação, prefiro reparar a porção rompida, deixando a face bursal intacta. Este reparo é realizado por meio de uma Âncora de sutura Big Eye Revo ou Super-Revo (Revo Rotator Cuff Repair System, Linvatec, Inc., Largo, FL) diretamente pela porção restante do tendão e no osso preparado. Os fios de sutura encontrados na saída da Âncora são utilizados para reinserir o tendão avulsionado ao osso. A técnica é chamada reparo PASTA. Os benefícios deste método de reparo do manguito são inúmeros, sendo que o mais significativo é a preservação da porção bursal de boa qualidade do tendão, conseqüentemente diminuindo o estresse sobre os fios de sutura após a cirurgia. Apesar do tipo de ruptura PASTA não ser tão comum quanto as rupturas degenerativas A-3 ou A-4 discutidas anteriormente, é importante reconhecê-lo e estar preparado para realizar este reparo quando for necessário.

O método mais confiável de avaliação deste tipo de ruptura no pré-operatório é pela utilização de uma artrografia por ressonância magnética com o uso de gadolínio. A ruptura PASTA aparece como uma avulsão da superfície inferior do tendão. Observa-se uma área nua no úmero sob o manguito onde o tendão do supra-espinhal geralmente está fixado (Fig. 17-2). Na imagem de RM e durante a cirurgia, é importante observar a espessura e a qualidade do tendão remanescente. Para que um reparo PASTA seja realizado, é necessário que haja pelo menos 30% de tendão normal e de boa qualidade com pouco ou nenhum dano ao lado bursal do manguito.

As etapas para o reparo PASTA utilizando a sutura transtendão com Âncoras Revo são as seguintes:

1. Faça um exame diagnóstico-padrão de 15 pontos do ombro e faça o debridamento de todos os fragmentos esgarçados do manguito rompido. Remova os resquícios de manguito de sua base no colo umeral adjacente à cartilagem articular para oferecer uma superfície óssea limpa para a cicatrização do tendão (Fig. 17-5).
2. Insira um fio de marcação através do centro da ruptura, mude a tração e faça uma bursoscopia diagnóstica. Avalie o ombro a procura de sinais de impacto, e inspecione a superfície bursal do manguito, especialmente a área do fio de marcação. Com uma lesão PASTA, tipi-

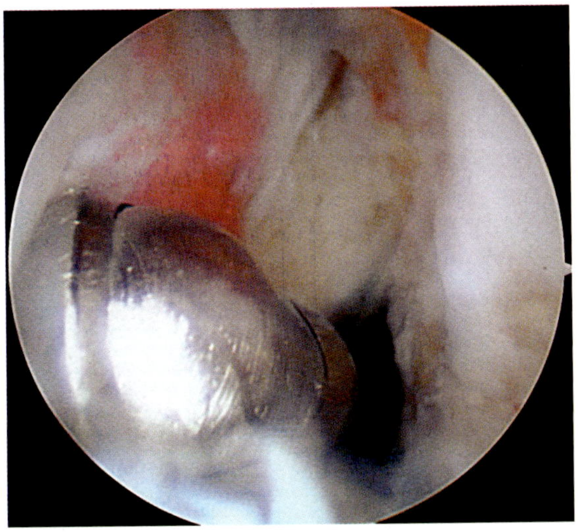

FIGURA 17-5. O *shaver* de 4,2 mm é utilizado para debridar a área da base sob o manguito.

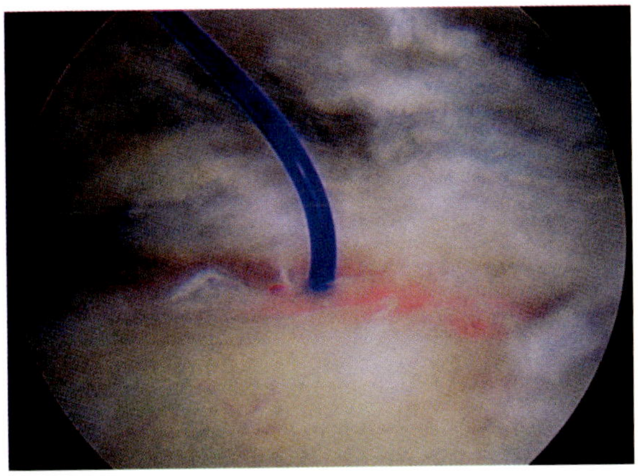

FIGURA 17-6. A face bursal do manguito acima da lesão PASTA raramente está esgarçada e pode ser avaliada pela localização da agulha de marcação.

camente não existem sinais indicativos de impacto, e a face bursal do manguito é normal, conseqüentemente, a descompressão subacromial raramente é necessária (Fig. 17-6).

3. Debride a cortina bursal posterior e qualquer ressalto subacromial lateral bursal significativo com a ótica no portal anterior. Esta manobra pode facilitar enormemente a localização e a amarração dos fios de sutura no final do reparo.
4. Retorne o braço para a posição de artroscopia de 70° de abdução e insira a ótica através do portal póstero-superior (PSP) e uma cânula Crystal com lábio no portal ântero-superior (PAS).
5. Insira uma agulha espinhal na articulação adjacente à borda do acrômio para estabelecer a posição e o ângulo ideal de inserção da primeira âncora Revo. Comece o reparo na borda anterior da ruptura. Alinhe a agulha de modo a penetrar no restante do manguito rotador o mais próximo possível do local de inserção restante em um ângulo na direção do úmero preparado adjacente à cartilagem articular. Algumas vezes, é útil mover o braço para uma posição um pouco menor de abdução, ajustando a 'polia de viagem' da Torre de Tração de Três Pontos da Arthrex (Fig. 17-7).
6. Perfure o primeiro orifício piloto a 2 cm de profundidade com o uso de um fio-K liso de ½ polegada através de uma pequena incisão na pele, seguindo o caminho escolhido com uma agulha espinhal. Tome muito cuidado para não permitir que o fio escorregue do osso e danifique a cartilagem articular. O fio liso é utilizado por causar trauma mínimo quando é passado pelo tecido do manguito.
7. Insira a primeira âncora de sutura Big Eye Revo ou Super-Revo de 4 mm por uma pequena incisão na pele e aparafuse-a através da face bursal do tendão o mais próximo possível da inserção óssea (Figs. 17-8 e 17-9). Dependendo da habilidade do cirurgião e da experiência com o manejo dos fios de sutura, a Âncora pode ser carregada com um ou dois filamentos de fio não absorvível número 2. Se forem utilizados dois filamentos, um é verde-escuro e o outro branco. Uma metade de cada fio é colorida com uma caneta cirúrgica roxa para facilitar sua manipulação (Fig. 17-10). Por convenção, o fio de cor mais clara é carregado na saída oval mais próxima às roscas do parafuso se uma âncora Big Eye Revo de 4 mm for utilizada. Alinhe a Revo com o orifício-piloto no osso, e aparafuse-a até que o guia horizontal da chave de fenda esteja posicionado abaixo da superfície do osso. Alinhe o guia marcador vertical

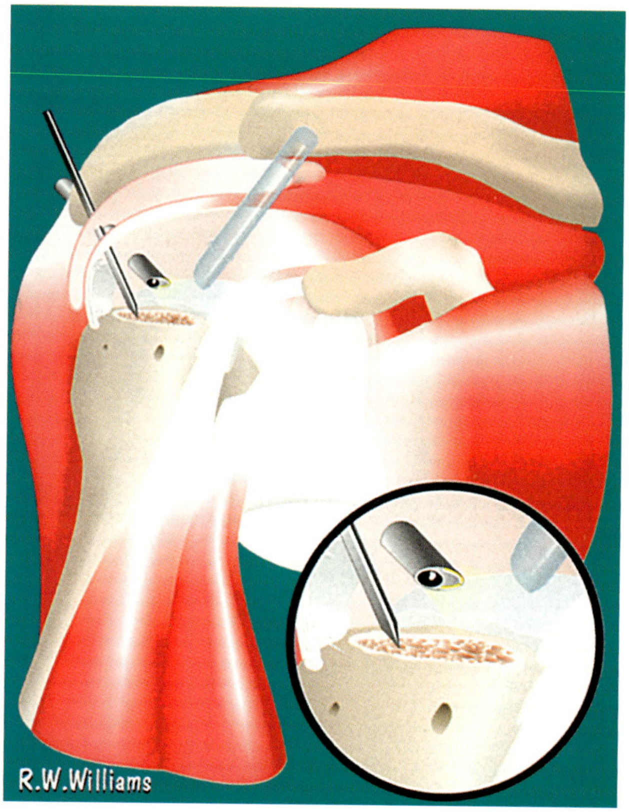

FIGURA 17-7. A agulha de peridural é utilizada para determinar a melhor posição para as âncoras Revo (Linvatec, Inc., Largo, FL)

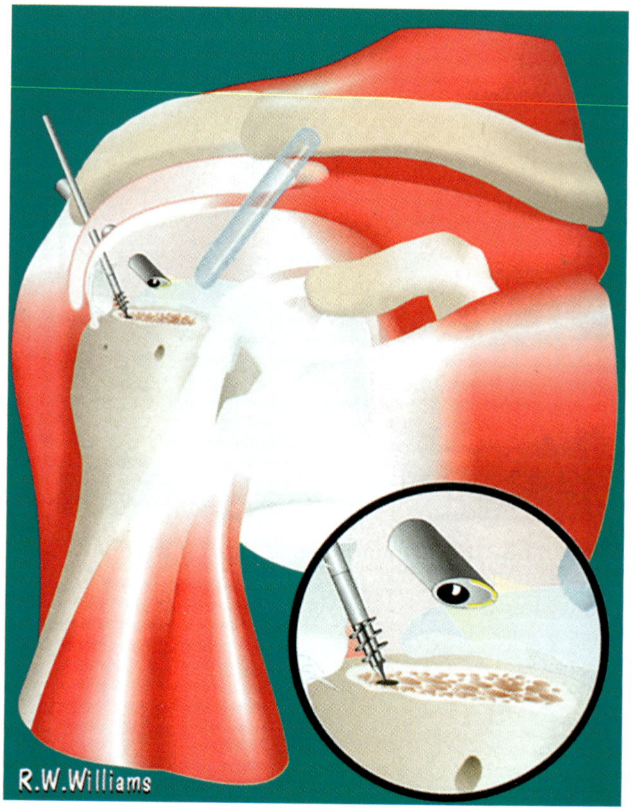

FIGURA 17-8. A âncora Revo (Linvatec, Inc., Largo, FL) é inserida através da porção bursal remanescente do manguito e acomodada na linha horizontal.

laser (que indica a direção das faces dos orifícios de saída da âncora) de modo que esteja voltado para a borda rompida do tendão (se forem desejadas suturas simples) ou perpendicularmente à borda se pontos em jaquetão horizontais estiverem sendo planejados. Remova a chave de fenda e teste a firmeza da âncora aplicando tração sobre os fios.

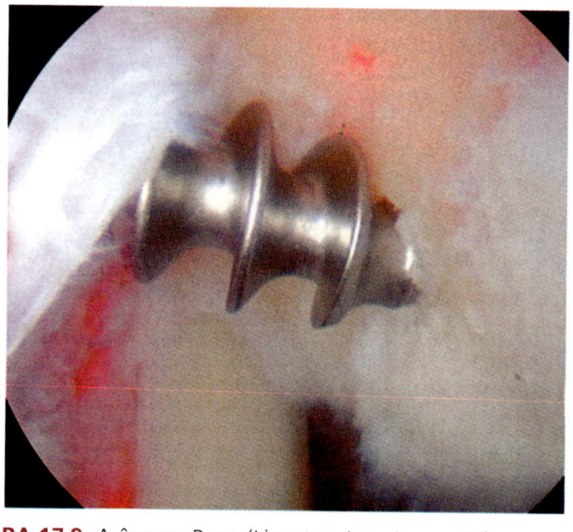

FIGURA 17-9. A âncora Revo (Linvatec, Inc., Largo, FL) separa as fibras do remanescente bursal do manguito, mas não parece danificá-las.

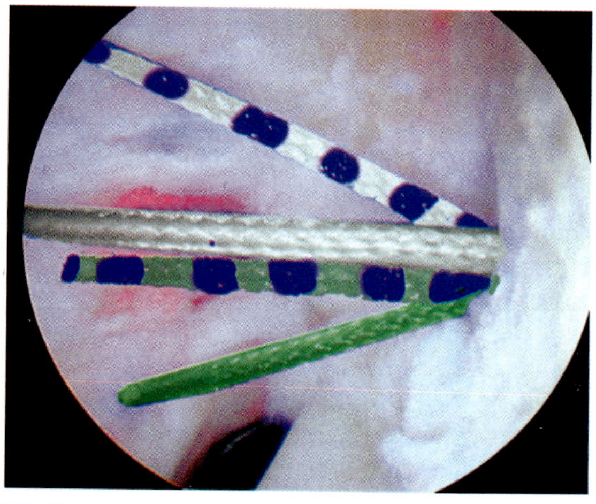

FIGURA 17-10. Quando se utilizam dois fios, é útil colorir a metade de cada um com tinta roxa para evitar confusões.

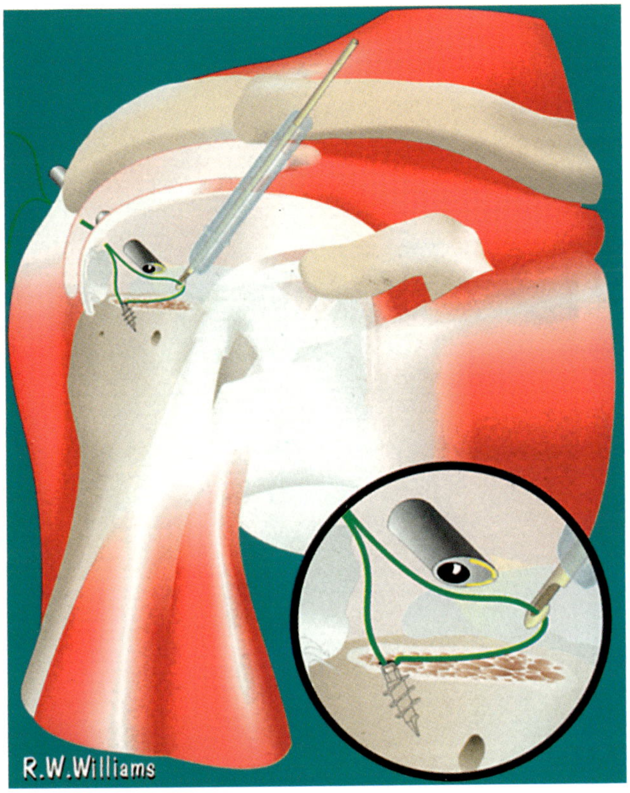

FIGURA 17-11. O primeiro fio verde é recuperado através da cânula anterior com uma agulha de crochê.

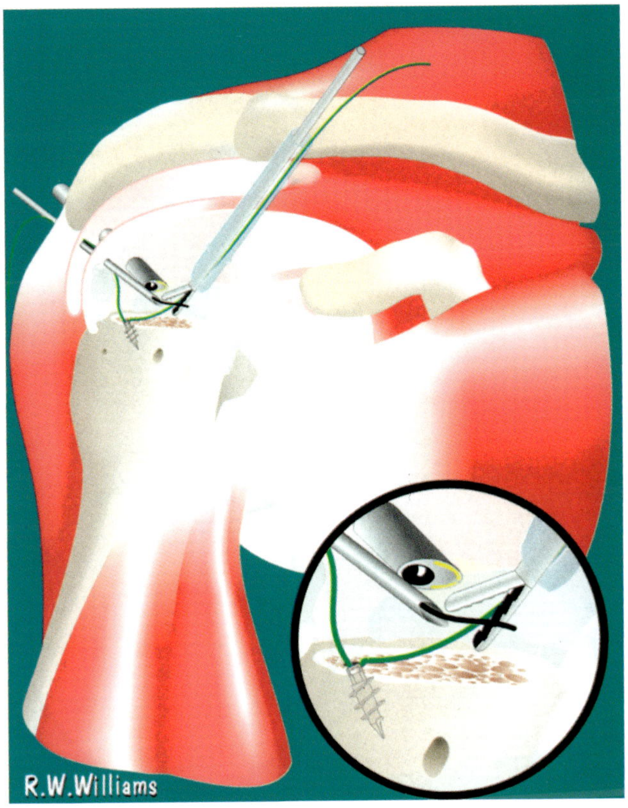

FIGURA 17-12. Insira a agulha de peridural através da porção rompida do manguito, passe um Shuttle e capture-o com uma pinça através do portal ântero-superior.

8. Observe os fios na saída do orifício da âncora. Recupere um dos filamentos do fio verde que sai mais próximo à borda do tendão pela cânula Crystal anterior. É importante trazer o fio verde para fora entre os dois fios brancos para impedir que se enrolem. Se somente um fio for utilizado, o cirurgião não terá esta preocupação (Fig. 17-11).
9. Insira a agulha de peridural a 5 mm anterior aos locais de inserção da âncora, passando-a através do manguito a cerca de 5 mm medial da borda do retalho do manguito. Passe um Shuttle-Relay Suture Passer (Linvatec, Inc., Largo, FL) pela agulha, e capture a extremidade do fio com uma pinça miniatura inserida através do PAS (Fig. 17-12). A pinça deve seguir o caminho do fio verde, passando entre os fios brancos para não enrolar seus filamentos. Remova a agulha e retire o Shuttle da cânula Crystal.
10. Carregue o fio no orifício do Shuttle, e empurre-o para dentro pela cânula, pelo manguito e para fora pela punção lateral na pele (Fig. 17-13). Junte os dois filamentos de fio verde e prenda-os com uma pinça.
11. Se a âncora foi carregada com dois fios, o branco deve ser passado a seguir através do manguito. Recupere o membro do fio branco que sai na face do manguito do orifício da Âncora para fora do PAS com uma agulha de crochê.
12. Insira a agulha de peridural a 5 mm posterior do local de punção da âncora, passando pela borda rompida do manguito. Passe o Shuttle pela agulha, agarre-o e retire-o através do PAS (Fig. 17-14).
13. Carregue o Shuttle, e passe-o pelo PAS, através do manguito e retire-o. Junte os dois fios brancos, prendendo-os com uma pinça (Fig. 17-15).
14. Repita as etapas anteriores para uma ou mais âncoras, conforme o necessário para fechar completamente a ruptura. Mantenha a ótica no portal posterior durante a inserção da segun-

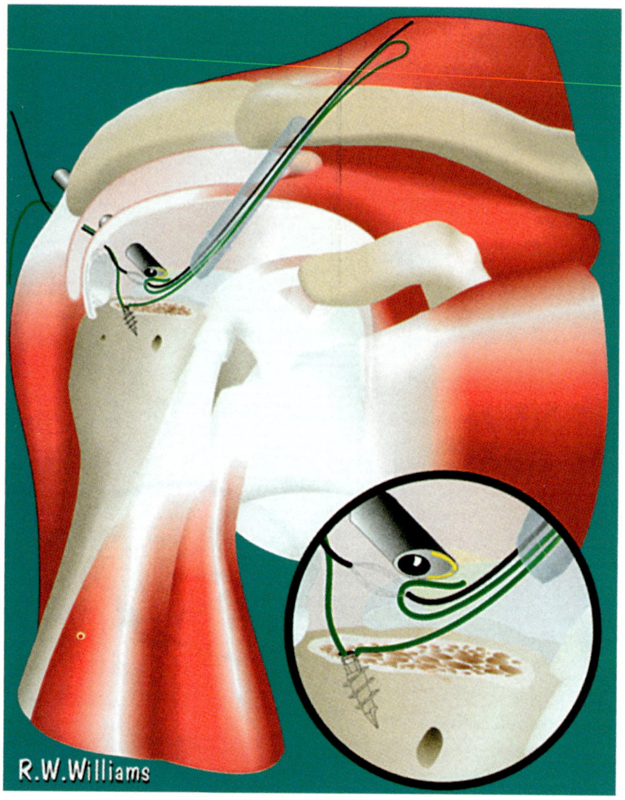

FIGURA 17-13. Passe o Shuttle com o fio verde através do manguito e retire-o pela face bursal.

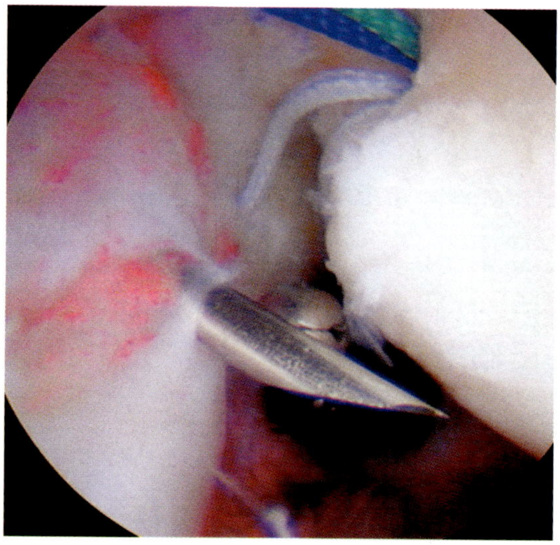

FIGURA 17-14. Passe a agulha de peridural através do tendão rompido a 5 mm posterior à Âncora.

da âncora, mas se forem necessárias uma terceira ou quarta âncoras, mova a ótica para o PAS para facilitar a visualização do reparo posterior (Figs. 17-16 e 17-17).

15. Mude o braço para a posição de bursoscopia para amarrar os fios. Insira a cânula Crystal no PAL e a ótica na bursa através do PSP. Localize o par anterior de fios verdes e recupere-os através da cânula Crystal.

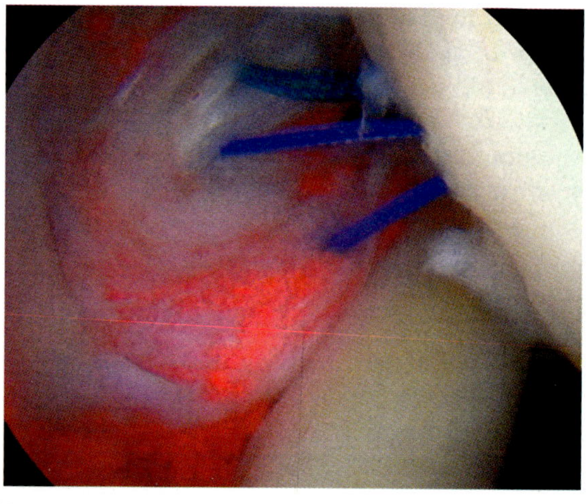

FIGURA 17-15. Ambos os pares do fio inicial foram passados pela porção anterior da ruptura do manguito.

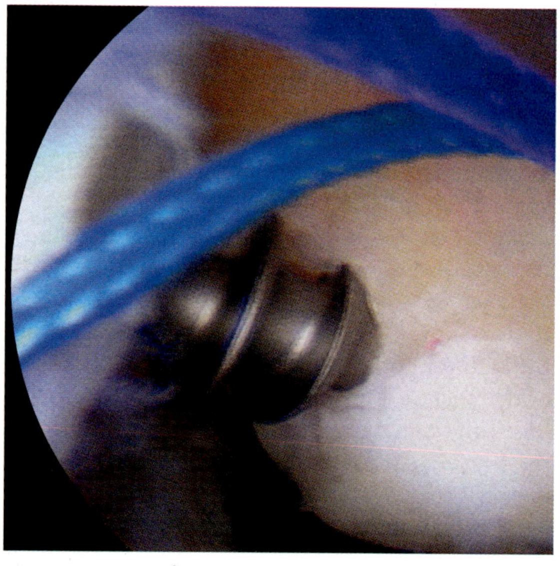

FIGURA 17-16. Insira Âncoras posteriores adicionais com a ótica no portal anterior

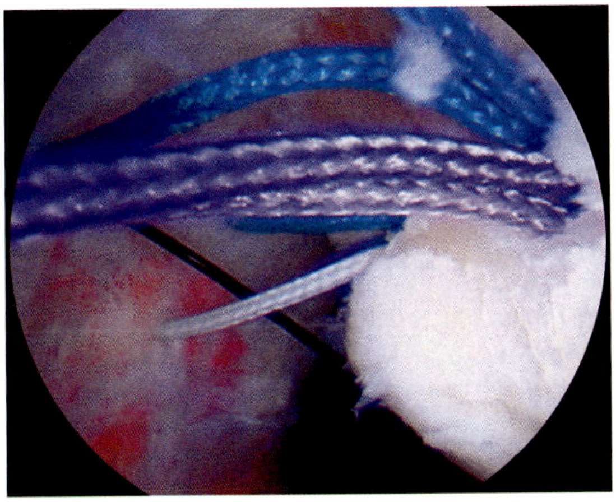

FIGURA 17-17. Quando a passagem dos fios terminar, pode haver cerca de 12 filamentos de fios saindo do manguito.

16. Teste os fios para ter certeza de que eles deslizam com facilidade e, caso positivo, amarre-os utilizando um nó deslizante-bloqueador SMC. Se por algum motivo os fios não deslizarem, amarre-os com um nó Revo (Fig. 17-18).
17. Localize e recupere o par de fios brancos, a seguir, amarre-os.
18. Continue amarrando os pares de fios, sempre completando os fios verde-escuros primeiro até que todos estejam amarrados. Pode ser útil a mudança da ótica para o PAS de modo a visualizar os fios posteriores. Geralmente acho que os fios não deslizam bem e que devo utilizar o nó Revo modificado (Fig. 17-19).

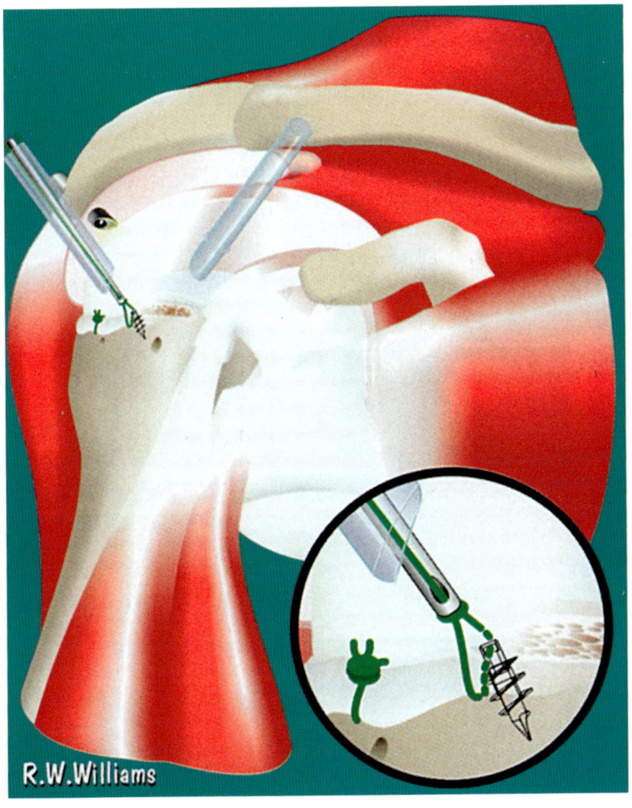

FIGURA 17-18. Amarre o primeiro par de fios com um nó deslizante-bloqueante através da cânula Crystal (Arthrex, Inc., Naples, FL.) no portal acromial lateral.

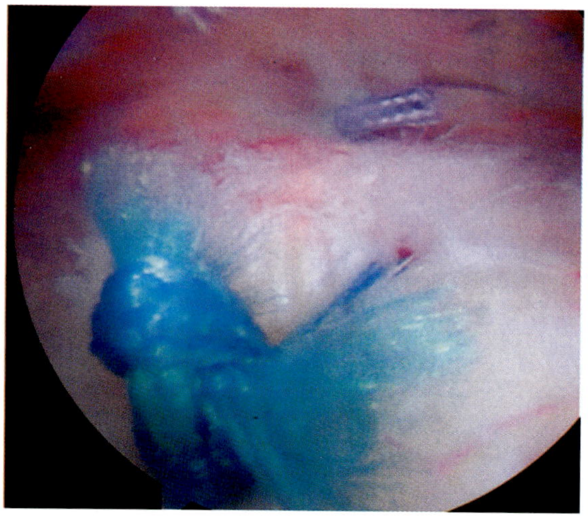

FIGURA 17-19. Complete a amarração dos fios da face anterior para a posterior até que estejam todos presos.

TÉCNICA OPCIONAL EM JAQUETÃO PARA A PASSAGEM DOS FIOS

Uma técnica alternativa que pode ser menos confusa para o artroscopista iniciante é a que carrega cada âncora Revo com somente um fio. Quando a âncora é inserida, o orifício fica alinhado em paralelo com o manguito rompido e cada membro do fio é passado através do retalho da ruptura a 8 mm de distância, em cada lado da âncora. Isto resulta em um ponto com padrão em jaquetão que, quando amarrado, também gera uma excelente justaposição do tendão rompido sobre o osso (Fig. 17-20).

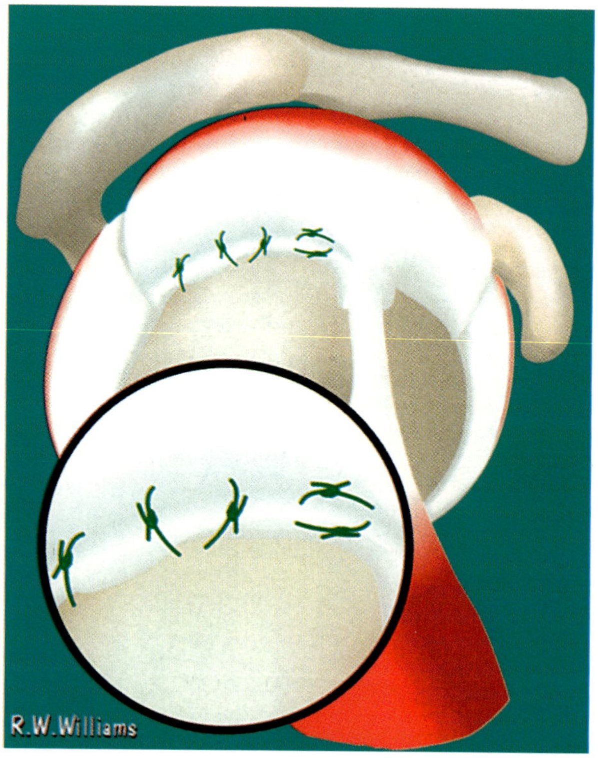

FIGURA 17-20. O reparo completado pode utilizar uma variedade de pontos, incluindo os pontos em jaquetão, duplo simples e suturas simples.

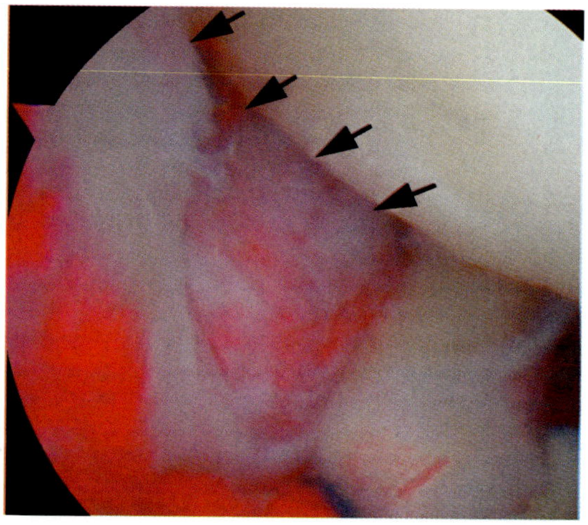

FIGURA 17-21. Uma olhada final no reparo da lesão PASTA demonstra uma boa aposição do tendão ao osso preparado.

Quando a amarração dos fios for terminada, coloque o braço novamente na posição de artroscopia, e insira a ótica através do PSP para visualizar e registrar em vídeo o reparo final (Fig. 17-21). Feche as feridas dos portais da forma rotineira, insira uma bomba para dor se for desejado e apóie o braço em uma tipóia Ultra Sling (dj Orthopedics, Inc., Carlsbad, CA).

TRATAMENTO PÓS-OPERATÓRIO

O tratamento pós-operatório após um reparo PASTA é similar ao descrito para as rupturas-padrão de toda a espessura com algumas poucas e importantes exceções. Como o tendão do manguito nunca é desinserido do osso, não é necessário proteger o ombro pelo tempo necessário para o reparo de toda a espessura. Quatro semanas em uma Ultra Sling é adequado. O restante do programa de reabilitação acompanha o curso de uma ruptura de toda a espessura delineado no Capítulo 18.

CONSIDERAÇÕES FINAIS SOBRE O REPARO DAS LESÕES PASTA

O reparo transtendão do manguito é um excelente exemplo das vantagens geradas pelo artroscópio para a correção das patologias do ombro preservando os tecidos normais (Fig. 17-22). Inicialmente o procedimento é um tanto quanto complicado e pode ser excessivamente demorado. Se o cirurgião planeja realizar um reparo PASTA, aconselho que ele pratique a cirurgia várias vezes em um modelo de ombro ALEX II utilizando um artroscópio, a cânula Crystal e as Âncoras Revo. Lembre, se durante a cirurgia as coisas ficarem confusas, sempre é possível a reversão para uma cirurgia tipo *mini-open*.

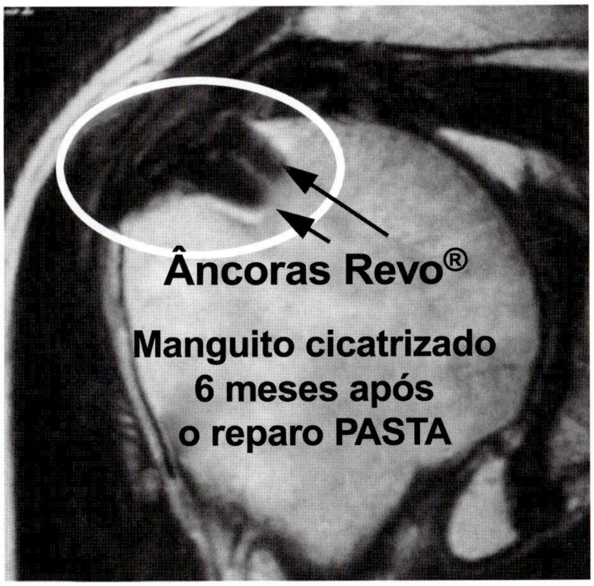

FIGURA 17-22. Uma imagem de ressonância magnética com gadolínio documenta a excelente cicatrização desta lesão PASTA, 6 meses após a cirurgia.

18

REPARO DAS LESÕES DA ESPESSURA TOTAL DO TENDÃO DO MANGUITO E RUPTURAS BURSAIS EM *FLAP*

O problema mais comum que observo em minha prática com ombro no Southern California Orthopedic Institute (SCOI) é a ruptura completa do tendão do manguito rotador. Há oito anos, quando foi lançada a primeira edição de *Shoulder Arthroscopy*, tinha reparado cerca de 40% das rupturas do manguito rotador por via artroscópica. Esta porcentagem mudou significativamente. Atualmente reparo mais de 95% das lesões do manguito em um ambiente ambulatorial utilizando Âncoras Revo (Linvatec, Inc., Largo, FL) e técnicas completamente artroscópicas. Temos a felicidade de dispor de melhores equipamentos e técnicas hoje, incluindo as âncoras Big Eye Revo e Super-Revo que acomodam dois filamentos de fio Ethibond nº 2 (Ethicon, Inc., Somerville, NJ), as cânulas cirúrgicas Crystal (Arthrex, Inc., Naples, FL), melhores técnicas de nós, além de melhores métodos de passagem e manipulação dos fios, incluindo os Suture Savers (Linvatec, Inc., Largo, FL).

As rupturas parciais significativas na face bursal (B-3 ou B-4), particularmente aquelas com deslaminação e formação de *flap*, são tratadas de forma semelhante às rupturas completas através do reparo do máximo de tendão possível de volta ao osso (Fig. 18-1). Como a maioria das rupturas na face bursal e muitas rupturas completas estão associadas a um impacto acromial, estes reparos devem ser acompanhados por uma descompressão artroscópica com suavização do acrômio e debridamento dos tecidos esgarçados. Algumas vezes, suturas lado a lado são necessárias juntamente com as âncoras Revo. Os casos de *flaps* na face bursal são especialmente satisfatórios, porque a dor pré-operatória e a incapacidade associada à condição são bastante intensas, em parte devido ao grande nódulo bulboso de tendão que entra em atrito com o esporão subacromial. O alívio da dor no pós-operatório é significativo. A reabilitação após o reparo das lesões em *flap* da bursa (B-4), como as rupturas articulares parciais do tendão supra-espinhal (PASTA), é mais rápida do que as lesões completas do manguito rotador porque existe pouca tensão sobre as suturas.

No Capítulo 14, faço uma discussão sobre a avaliação pré-operatória para todos os pacientes com patologia de manguito rotador. Reitero aqui que cada paciente é único e necessita de uma decisão personalizada, incluindo um abrangente exame físico, uma cuidadosa revisão das radiografias e, geralmente, de imagens de ressonância magnética (RM) avaliadas pelo ortopedista. Pacientes mais idosos e muitos outros com histórias clínicas discutíveis devem ser avaliados por um clínico geral e liberados para anestesia em nível ambulatorial.

REPARO DE UMA RUPTURA COMPLETA COM SIGNIFICATIVA LESÃO NA FACE BURSAL

A posição e a preparação do paciente são as descritas para a artroscopia diagnóstica, sendo realizado o exame artroscópico de 15 pontos com registro em vídeo utilizando o portal póstero-superior (PPS) e portal ântero-superior (PAS).

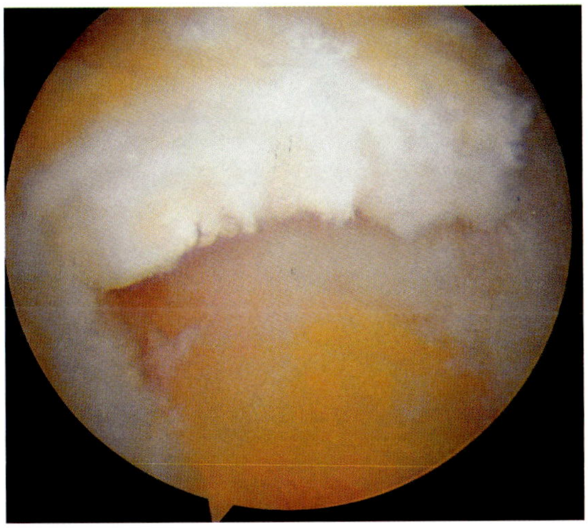

FIGURA 18-1. Uma ruptura B-4 do manguito consiste de um grande *flap* na face bursal que geralmente está associado a uma apreensão dolorosa sob o acrômio.

1. Debride as bordas esgarçadas do tendão do manguito rotador na face articular utilizando uma *shaver* de 4,2 mm através dos portais posterior e anterior, tomando cuidado de remover todos os fragmentos restantes de tendão da área da "base" do tendão no colo umeral. Isto é especialmente importante porque é difícil ver a face inferior do manguito quando a ótica é mudada mais adiante para a posição bursal (Fig. 18-2).
2. Mova o braço para a posição de bursoscopia em 15° de abdução, transferindo os pesos na Arthrex Three-Point Traction Tower do cabo branco para o amarelo. Entre 12 e 15 libras geralmente são suficientes. Insira a ótica na bursa através do PPS e instale uma segunda cânula conectada a um dreno de saída no PAS. Faça uma avaliação bursal completa com registro em vídeo a partir dos portais anterior e posterior.
3. Visualizando a partir do PAS, debride a cortina bursal posterior e qualquer prateleira bursal lateral espessada para melhorar a visualização quando a ótica retornar para o PPS mais adiante no procedimento.
4. Com a ótica novamente no PPS, crie o portal acromial lateral (PAL) utilizando uma cânula Crystal lisa com o mandril afilado. Tenha certeza de criar o portal na "linha de 50 jardas", uma posição que fica diretamente alinhada com o centro da ruptura do manguito e pelo menos a 2,5 cm lateral à borda acromial (Fig. 18-3) (ver Capítulo 15).

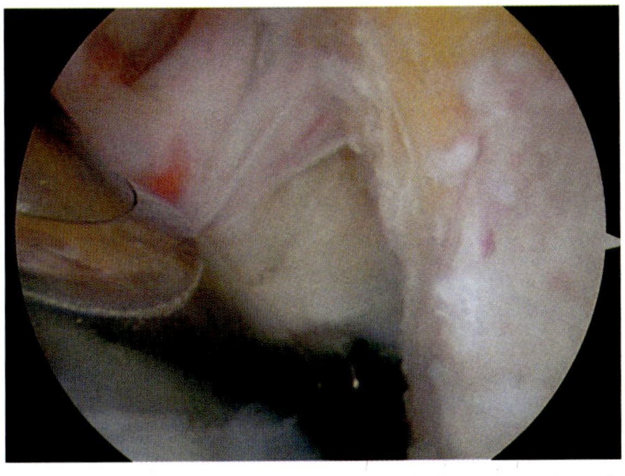

FIGURA 18-2. A primeira etapa do reparo da lesão completa do manguito é debridar a área da base na face articular.

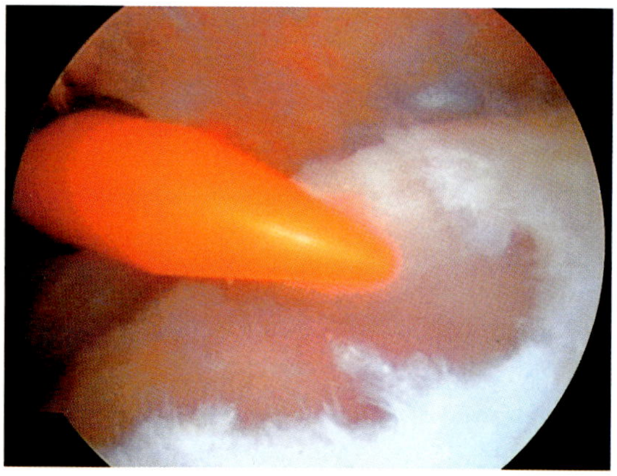

FIGURA 18-3. O portal acromial lateral deve ser centralizado na "linha de 50 jardas", ou diretamente em linha com o centro da lesão do manguito.

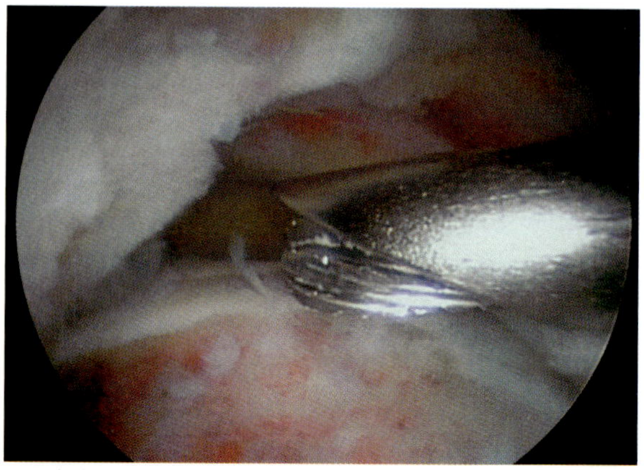

FIGURA 18-4. Debride e, se necessário, apare levemente o osso no colo umeral, preparando-o para a fixação do manguito.

5. Faça uma suavização subacromial seletiva (*i. e.*, descompressão) e uma miniressecção ou uma ressecção completa da clavícula distal conforme o necessário, com base em sua avaliação das radiografias pré-operatórias, nos sintomas do paciente e achados artroscópicos (ver Capítulos 13 e 16).
6. Utilize o *shaver* e, se necessário, apare o osso no úmero adjacente à borda cartilaginosa e continue lateralmente por 1,5 cm sobre a grande tuberosidade adjacente. Esta área é coberta com neotendão conforme a borda do manguito se espalha para regenerar a base da fixação (Fig. 18-4).
7. Com a ótica no PAL, complete a preparação do manguito. Remova a fina e amolecida borda do tendão utilizando sucção e o *shaver*, mas nunca debride além de uma região mais medial do que a cartilagem articular (Fig. 18-5).
8. Avalie o padrão da ruptura utilizando uma pinça de tecidos moles através das cânulas anterior e posterior. Experimente com as várias opções o reposicionamento do tendão de volta ao leito de osso preparado e as possíveis suturas lado a lado (Fig. 18-6).

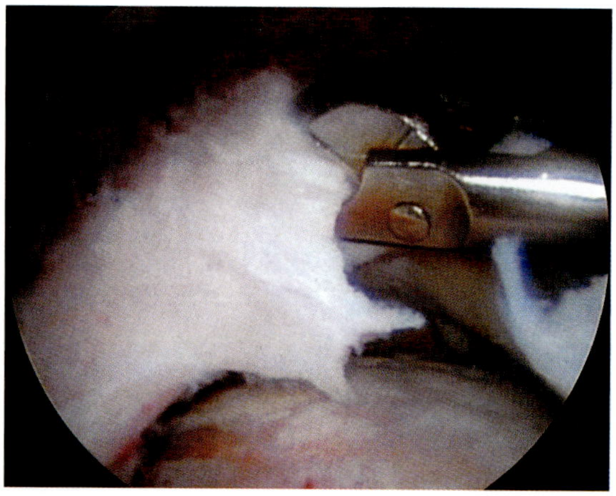

FIGURA 18-5. Apare a fina borda esgarçada do manguito com um saca-bocado.

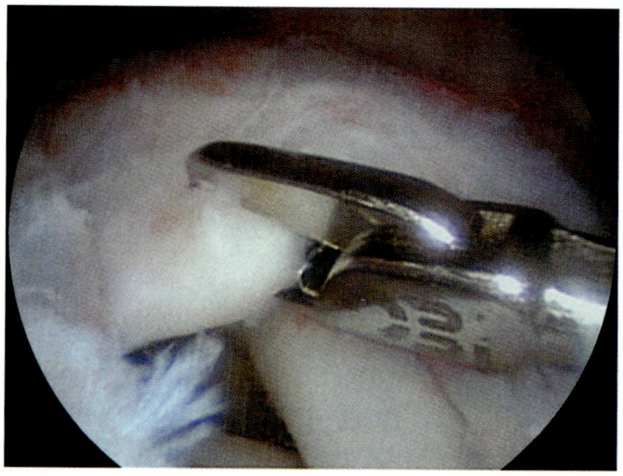

FIGURA 18-6. Utilize a pinça para avaliar o padrão da ruptura e determinar o melhor local para o reparo.

Reparo Lado a Lado do Manguito Rotador

O reparo lado a lado para o fechamento do componente vertical de uma ruptura em formato de L foi um importante avanço no reparo das grandes lesões do manguito. O reparo lado a lado é importante por dois motivos: ajuda a restabelecer o alinhamento apropriado das extremidades rompidas do manguito com o seu local de inserção no úmero e aliviam uma grande quantidade de estresse que ocorre sobre a junção âncora de sutura-osso. Eu utilizo duas técnicas para esta importante tarefa: o método de passagem única e o método de passagem em duas etapas.

O método de passagem única para uma sutura lado a lado do manguito é utilizado quando os dois lados de uma ruptura coronal estão bem alinhados. Para a sutura utilize a agulha Crescent de maior tamanho (30 mm) em um cabo Spectrum com um Shuttle-Relay Suture Passer (Linvatec, Inc., Largo, FL) ou um filamento de fio PDS nº 1 (Ethicon, Inc., Somerville, NJ) ou um filamento de fio Ethibond ou Panacryl número 2.

1. Insira a agulha através da cânula mais apropriada (anterior ou posterior, a que gerar a melhor abordagem), alinhando-a sobre o topo da ruptura na direção do ponto de sutura desejado. No caso de uma ruptura em formato de V ou de L, o primeiro ponto deve ser posicionado medialmente, próximo ao ápice.
2. Remova a agulha até um ponto a 1 cm da borda, gire a agulha curva na direção do tendão, passando-a com uma pressão suave (Fig. 18-7).
3. Depois que a agulha tiver passado pelo lado mais próximo da ruptura, gire a agulha em 180° de modo que sua curvatura esteja voltada para o acrômio, e observe a ponta da fenda entre os dois lados da ruptura. Avance a ponta sob o lado mais distante da ruptura, direcionando-a para sair a 1 cm da borda. Geralmente, é útil auxiliar a penetração da agulha com uma pinça inserida através da cânula posterior.

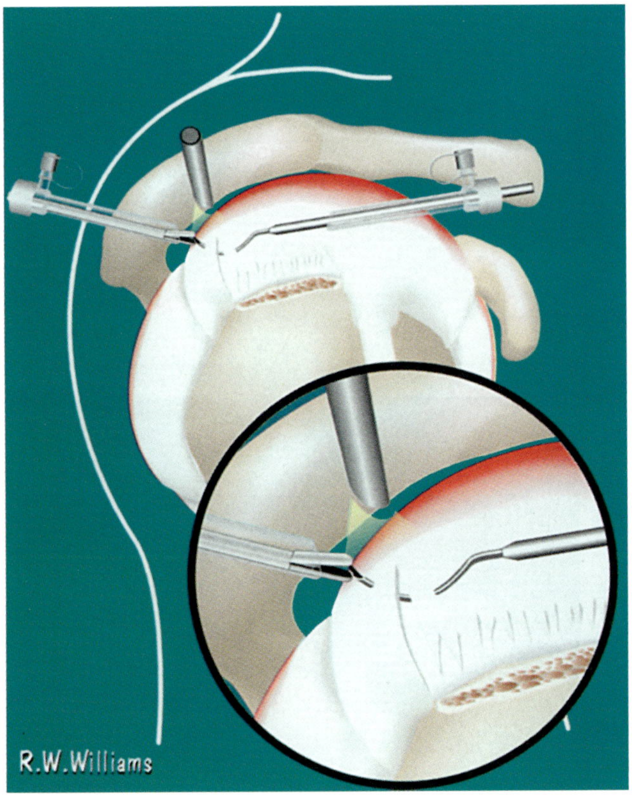

FIGURA 18-7. A primeira passagem da agulha Crescent deve ser através do tendão no ápice da ruptura.

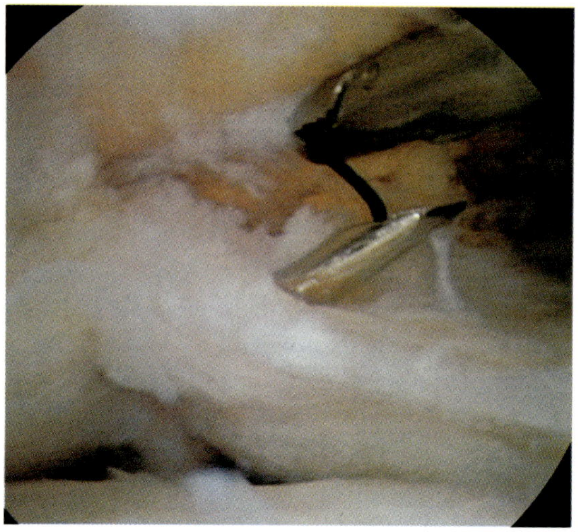

FIGURA 18-8. Recupere o Shuttle-Relay (Linvatec, Inc., Largo, FL) ou o PDS (Ethicon, Inc., Somerville, NJ) com uma pinça através da cânula oposta.

4. Passe o Shuttle ou fio PDS pela agulha, recuperando-o através da cânula apropriada com uma pinça (Fig. 18-8).
5. Se o Shuttle for utilizado, carregue o orifício com um filamento de fio trançado número 2, passando o Shuttle de volta pela cânula, através da ruptura, removendo-o pela cânula inicial (Fig. 18-9).
6. Recupere ambos os filamentos do fio através da cânula anterior ou posterior, aquela que der o melhor acesso à ruptura, com uma agulha de crochê, e amarre-os utilizando um nó desli-

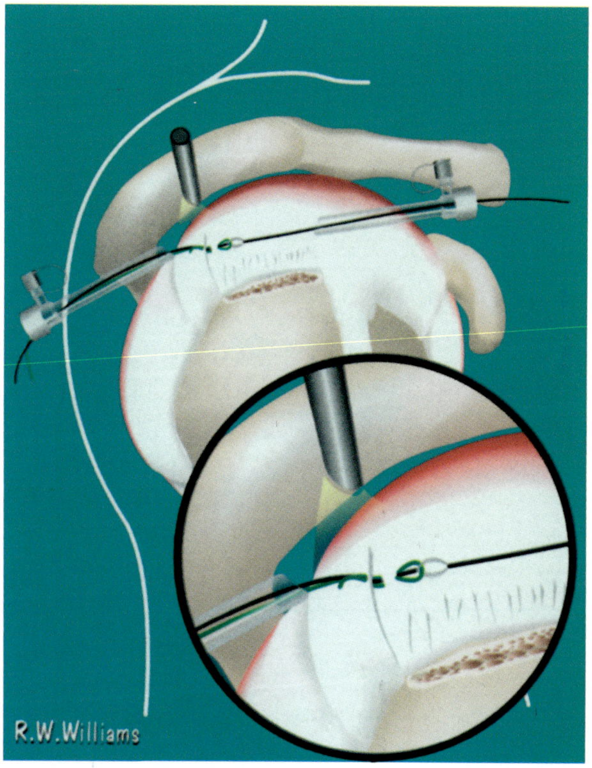

FIGURA 18-9. Utilize o Shuttle-Relay (Linvatec, Inc., Largo, FL) para passar o fio trançado através da ruptura.

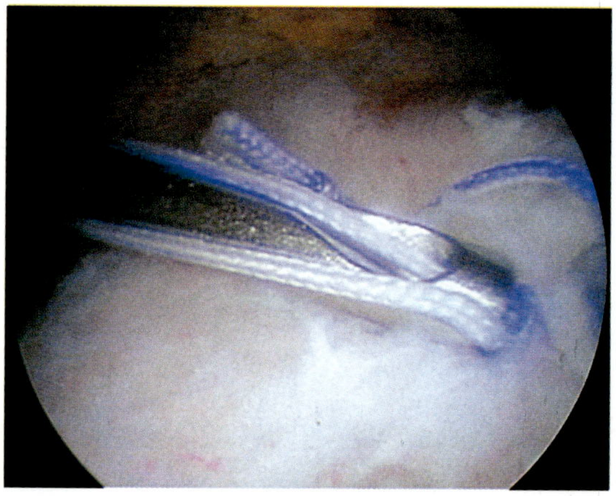

FIGURA 18-10. Junte ambos os fios, retirando-os através da cânula, e amarre-os com um nó deslizante-bloqueante.

zante-bloqueante (Fig. 18-10). Eu prefiro o nó Tennesse Slider para os fios PDS e o nó SMC para os fios trançados.

7. Repita os pontos lado a lado conforme o necessário para fechar os defeitos intertendinosos.

Reparo Lado a Lado em Duas Etapas

Utilize o reparo lado a lado em duas etapas quando as bordas rompidas do tendão não estiverem diretamente alinhadas. Esta situação é encontrada nas rupturas em L sagitais ou oblíquas posteriores. Deve haver um significativo coto remanescente de tendão de boa qualidade na tuberosidade maior para que este tipo de sutura seja realizado (Fig. 18-11).

1. Planeje o ponto inserindo uma haste-guia reta através da cânula no mesmo lado da lesão. Utilizando a haste como um guia visual, projete a linha de ataque que será necessária para a passagem de ambas as extremidades do fio. Geralmente, uma das direções requer uma agulha com curvatura para a direita e outra para a esquerda. Algumas vezes, um gancho Crescent funciona melhor para um dos pontos.
2. Insira a agulha apropriada para a primeira passagem através da superfície superior da ruptura. Eu prefiro não utilizar cânulas rosqueadas de grande calibre nos portais anterior e posterior durante o reparo porque elas ocupam uma área considerável e são incômodas para a remoção e reinserção quando se armazenam os fios fora das cânulas. Ao invés disto, remova a cânula Crystal e passe a agulha curva diretamente através do portal na pele na direção da bursa. Uma técnica alternativa é a de afunilamento da agulha através dos tecidos utilizando um guia de agulha em meia canaleta. Este instrumental útil foi projetado pelo Dr. Georg Lajtai, um cirurgião de ombro australiano, e é fabricado pela Karl Stortz, Inc. (Culver City, CA) (Fig. 18-12).
3. Durante o reparo de uma ruptura posterior com um fragmento remanescente substancial na tuberosidade, o primeiro ponto é dado através desta porção do tendão. Após a passagem da agulha pelo manguito, passe o Shuttle através da agulha e para o campo de visão. Recupere o instrumento através da cânula oposta com uma pinça (Fig. 18-13).
4. Carregue o fio escolhido, passando-o através dos tecidos, deixando um dos membros para fora de cada cânula (Fig. 18-14).
5. Insira o gancho de sutura com a curva na direção oposta através do mesmo portal. Passe a agulha através da porção oposta da ruptura da parte superior para a inferior e passe o Shuttle através da agulha. Recupere o Shuttle com uma pinça inserida na cânula que contém o primeiro membro do fio (Fig. 18-15).

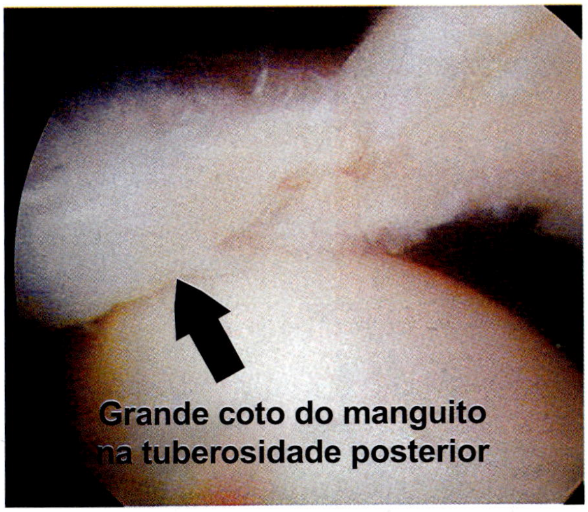

FIGURA 18-11. Uma ruptura posterior oblíqua deve ser reparada com o uso da técnica lado a lado em duas etapas.

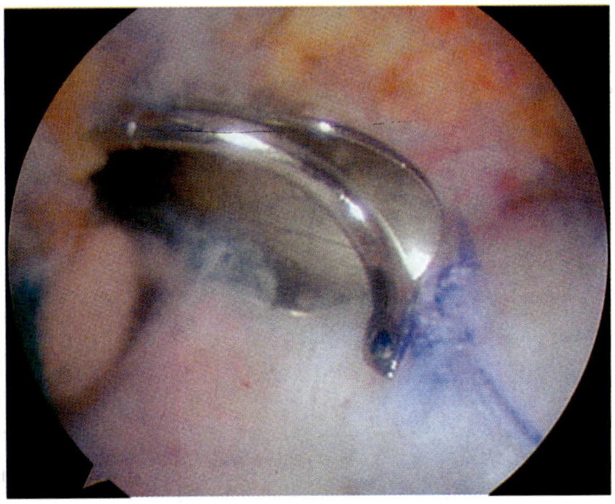

FIGURA 18-12. O guia de agulha em meia canaleta ajuda a passar uma agulha curva através da bursa sem a necessidade de cânula.

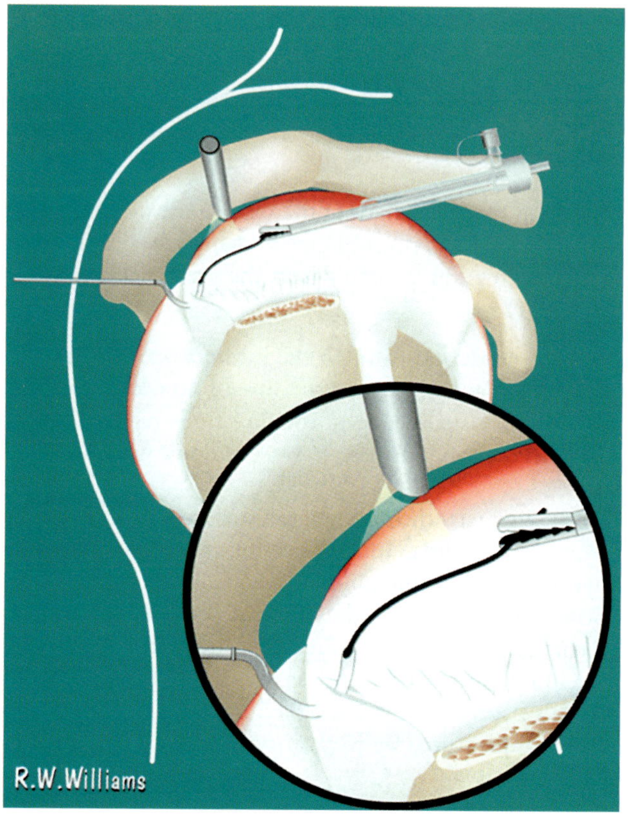

FIGURA 18-13. Uma agulha curva é passada através do remanescente do manguito na tuberosidade, e o Shuttle (linvatec, Inc., Largo, FL) é capturado com uma pinça.

6. Carregue o Shuttle com o fio e passe o instrumento através do tendão da face inferior para a superior, completando o ponto lado a lado (Fig. 18-16).
7. Recupere ambos os membros do fio através da cânula mais conveniente, e amarre-os (Fig. 18-17). Repita as etapas descritas conforme o necessário para fechar lado a lado o espaço da ruptura. Após a amarração dos fios, o coto remanescente do tendão supra-espinhal está muito mais próximo do osso preparado na tuberosidade.

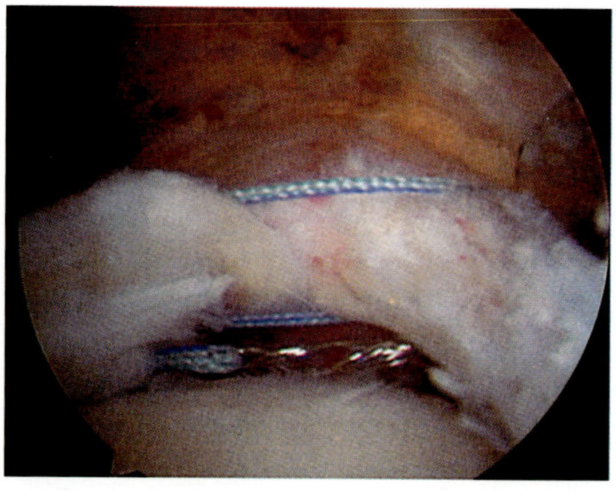

FIGURA 18-14. Carregue o fio no orifício do Shuttle (Linvatec, Inc., Largo, FL) e passe-o através do coto posterior do manguito, retirando-o pela cânula posterior.

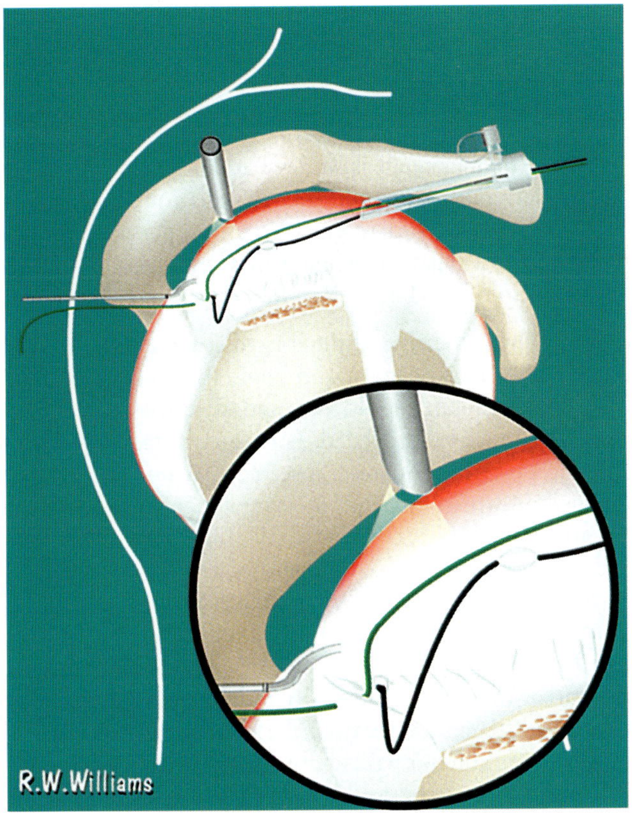

FIGURA 18-15. A segunda agulha curva é passada pelo lado oposto do manguito e o Shuttle (Linvatec, Inc., Largo, FL) é recuperado com uma pinça.

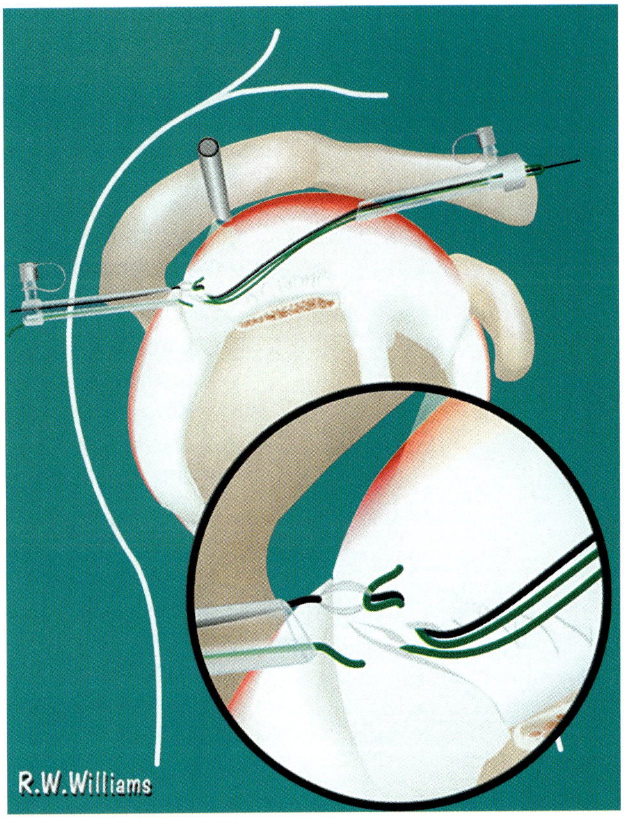

FIGURA 18-16. Puxe o fio do portal anterior através da segunda metade da ruptura oblíqua lado a lado da face inferior para a superior.

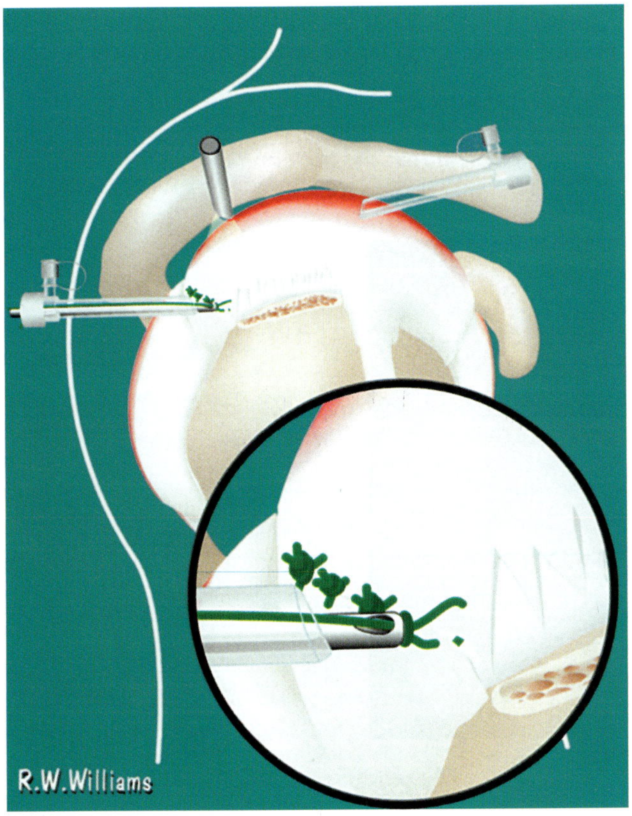

FIGURA 18-17. Amarre os fios através da cânula posterior.

Fixação das Rupturas do Manguito Rotador ao Osso com Âncoras: Dois Fios Carregados em Cada Âncora Revo

Estou favoravelmente impressionado com a maior força de fixação do tendão do manguito ao osso obtida quando se utilizam dois fios em cada âncora de sutura, quando comparado com o método utilizado no passado com um só fio. A manipulação dos fios é um pouco mais complicada com este método, mas com a prática e atenção aos detalhes, este método se torna rotineiro e gratificante. O cirurgião pode escolher utilizar um fio por Âncora quando for utilizar somente um único ponto para completar o reparo ou quando uma sutura em jaquetão for desejada, como nos reparos da margem medial da lesão PASTA.

1. Continue observando a partir do PAL durante a inserção da agulha de peridural por via percutânea próximo ao acrômio para determinar a posição apropriada e o ângulo para a colocação das âncoras Revo. O local de entrada escolhido deve corresponder com o centro da ruptura de modo que 2 ou 3 âncoras possam ser utilizadas, se necessário. Para as lesões maiores, dois locais de entrada diferentes podem ser necessários. A âncora posterior é inserida primeiro, a menos que seja planejada uma tenodese artroscópica do bíceps, caso em que a âncora anterior é implantada inicialmente e utilizada para o bíceps e para o primeiro ponto anterior. Teste a posição da agulha angulando-a anterior e posteriormente para ter certeza de que o ponto de entrada é aceitável. O ângulo de incidência no osso é crucial. Com a agulha entrando próximo à borda do acrômio, ela deve se aproximar da cabeça umeral em um ângulo que se assemelhe à "aresta de uma tenda" sob o osso subcondral (Fig. 18-18). Se o ângulo de inserção é muito vertical, irá penetrar no osso mole da tuberosidade maior ao invés do denso osso subcondral da cabeça umeral, aumentando o risco de falha da âncora.
2. Se a ruptura do manguito é apreciavelmente lateral ou anterior, a visualização pode ser difícil com a ótica no portal acromial lateral. Uma pista útil nestes casos é o reposicionamento do braço em uma posição com um pouco mais de abdução. Uma forma de colocar o braço nesta posição é através do reajuste da "polia de curso" do sistema de tração de três pontos do ombro da Arthrex até que o ângulo ideal para uma visualização seja obtido. Chegue até esta posição mudando os pesos do cabo amarelo para o branco e liberando o pino de travamento para a polia de curso localizado em cima da barra superior (Fig. 18-19). A polia é movida na direção do pé da mesa, mudando o vetor de tração para suportar o braço em uma posição mais abduzida.
3. Se as âncoras Big Eye Revo de 4 mm forem utilizadas, crie dois ou três orifícios pilotos com cerca de 8 mm de distância entre si no osso preparado, lateralmente a alguns milímetros da borda da cartilagem articular. Insira o saca-bocado ósseo Revo através de uma pequena incisão na pele em um local escolhido com a agulha de peridural. Direcione o vetor do saca-bocado de modo que o orifício posterior tenha uma angulação posterior de 30°, que o

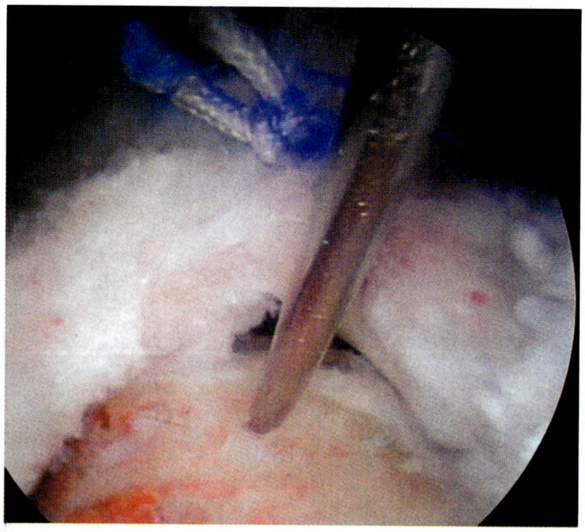

FIGURA 18-18. O ângulo de inserção correto para as âncoras Revo (Arthrex, Inc., Naples, FL) é determinado pelo uso de uma agulha de peridural.

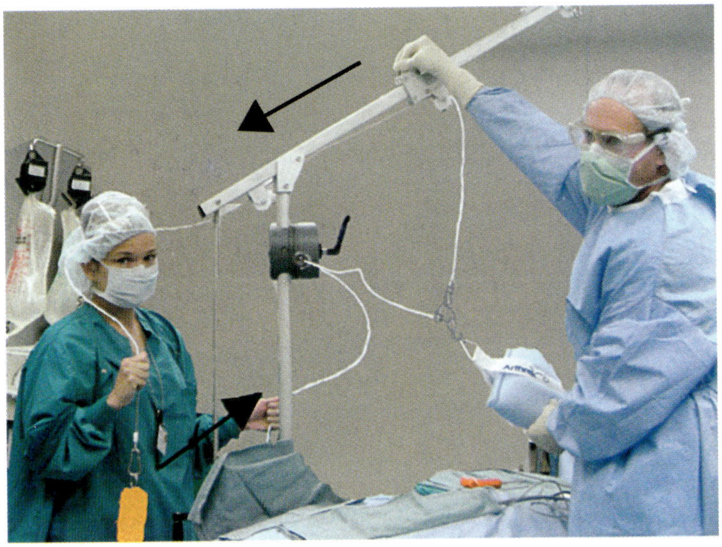

FIGURA 18-19. O braço é reposicionado para otimizar a visualização com a mudança de posição da polia na unidade de tração Arthrex.

orifício anterior tenha uma angulação anterior e o orifício central seja diretamente medial em relação ao local de inserção (Fig. 18-20). A limpeza dos orifícios assegura que cada âncora tenha uma sólida parede de osso ao seu redor. Utilize um saca-bocado de tamanho padrão para o osso normal e um saca-bocado Mini-Revo quando o paciente apresentar osso amolecido na cabeça umeral. Se você for utilizar âncoras Super-Revo, não há a necessidade de perfurar um orifício piloto porque as âncoras são projetadas para ser inseridas diretamente no osso sem a necessidade de perfurar um orifício piloto. Apesar desta característica, se o osso for muito duro, prefiro fazer um pequeno orifício inicial com o saca-bocado Mini-Revo.

4. Carregue a âncora Big-Eye Revo de 4 mm ou a âncora Super-Revo de 5 mm com dois filamentos de fio Ethibond nº 2. Apesar da resistência do fio pré-carregado na Revo ser adequada, eu prefiro trocá-lo por um fio Ethibond nº 2 por causa de suas características de deslizamento e amarração superiores. Por convenção, carregamos o fio de coloração mais clara em uma posição mais próxima das roscas do parafuso na Big Eye Revo, verticalmente orientado no orifício oval e o fio verde-escuro sobre este filamento (Fig. 18-21). Como a Âncora Super-Revo já possui um orifício orientado horizontalmente, não importa como os fios são

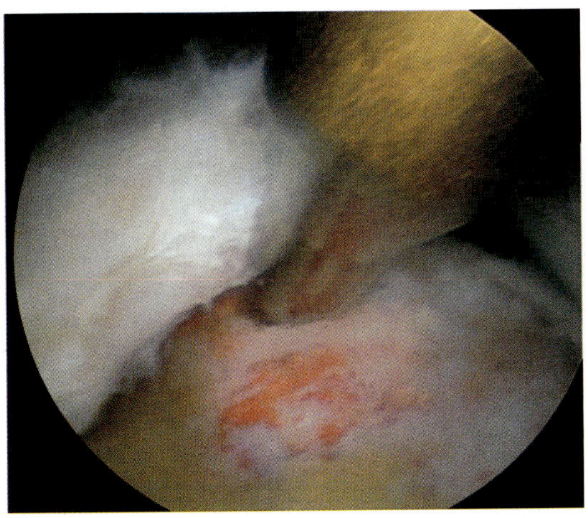

FIGURA 18-20. Use o saca-bocado ósseo Mini-Revo (Arthrex, Inc., Naples, FL) para criar orifícios pilotos para a inserção das âncoras Revo.

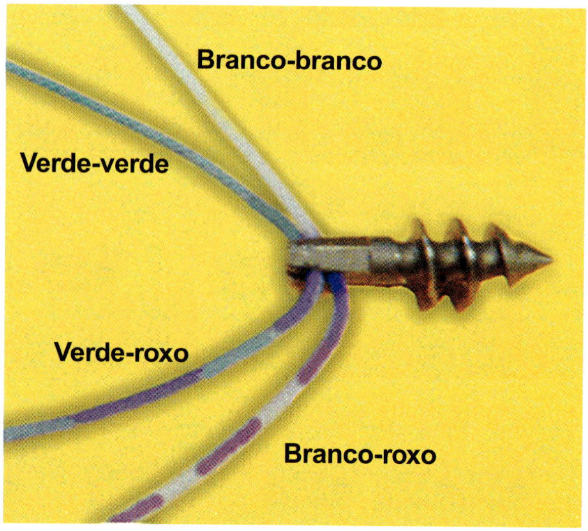

FIGURA 18-21. O método convencional de carregamento dos fios na âncora Big Eye Revo de 4 mm (Arthrex, Inc., Naples, FL) é com o posicionamento dos fios de coloração mais clara mais próximos das roscas.

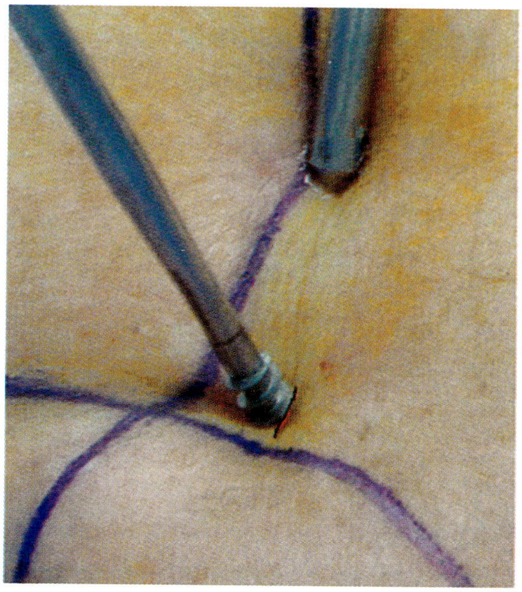

FIGURA 18-22. A primeira âncora Super-Revo (Arthrex, Inc., Naples, FL) é inserida diretamente através da incisão lateral na pele e através do orifício piloto mais posterior.

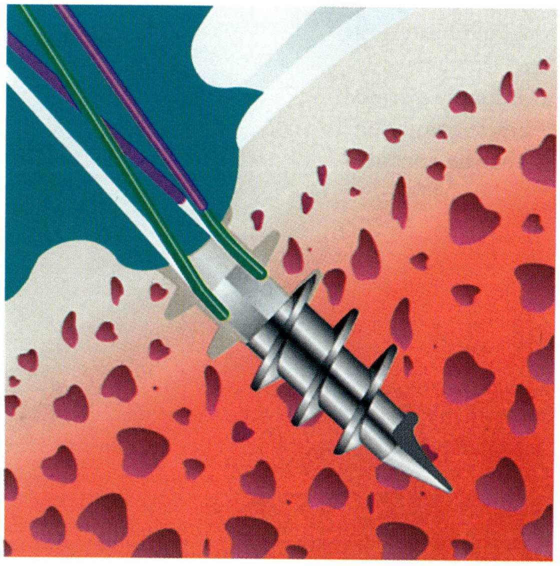

FIGURA 18-23. A primeira âncora é acomodada no orifício piloto posterior e alinhada de modo que os fios saiam do orifício da âncora diretamente na direção do manguito.

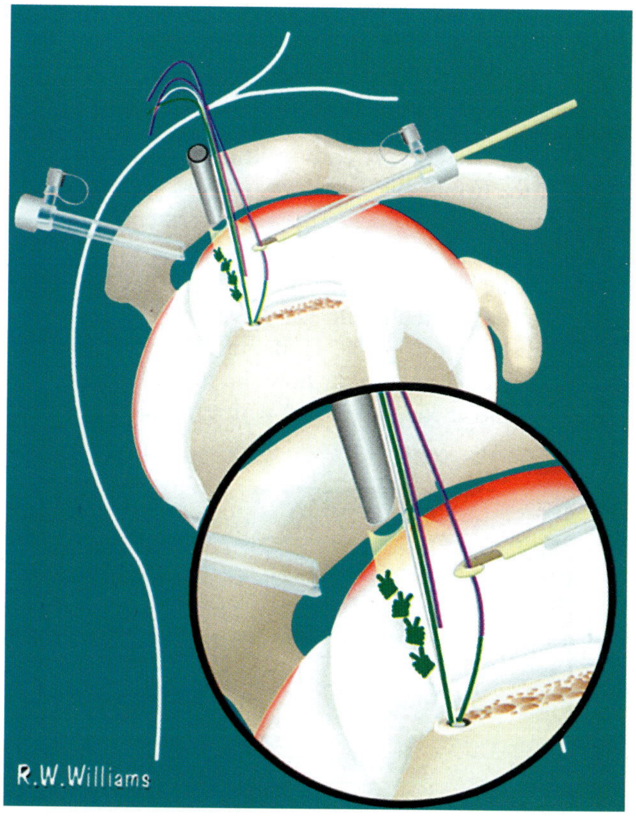

FIGURA 18-24. O primeiro fio verde-roxo é recuperado pela cânula anterior com o uso de uma agulha de crochê.

carregados. A metade de cada fio que sai pelos lados da âncora é colorido com um marcador de pele de cor roxa. Quando a âncora é carregada no direcionador, os dois fios roxos ficam alinhados com a marcação guia vertical designada com uma linha pontilhada na ponta da chave de parafusos (ver Fig. 5-44 no Capítulo 5).

5. Insira a primeira âncora através da mesma pequena incisão na pele utilizada para o saca-bocado. Eu prefiro inserir a âncora posterior primeiro. Aparafuse a rosca através do músculo e acomode a ponta no orifício piloto do osso ou no ponto inicial desejado para a Super-Revo. Alinhe o parafuso de modo que siga a direção do orifício piloto para acomodar no osso em um ângulo aproximado de 45° abaixo do osso subcondral (Fig. 18-22). Tome o cuidado de evitar danificar a cartilagem articular. Assegure-se de que a linha de guia horizontal de profundidade encontrada na chave de parafuso esteja completamente acomodada abaixo do osso e que a marca guia vertical pontilhada esteja direcionada para o manguito (*i. e.*, na direção desejada para a passagem dos fios) (Fig. 18-23).
6. Recupere um filamento do fio verde-escuro pela cânula anterior utilizando uma agulha de crochê. Escolha o filamento que deixa o orifício na região mais próxima do manguito. Se a metade do fio foi colorida de roxo da forma descrita anteriormente, esta é a escolhida. Quando se utiliza a âncora Big Eye Revo de 4 mm, é importante recuperar o fio verde entre os dois filamentos brancos para evitar que os fios fiquem torcidos quando outros fios forem passados (Fig. 18-24).
7. Escolha o gancho de sutura apropriado, de modo a gerar o melhor ângulo para a passagem da agulha através do manguito pelo portal posterior. A escolha é feita da forma descrita para o reparo lado a lado do manguito em duas etapas. Se um gancho Crescent for o escolhido, ele é inserido através da cânula Crystal. Se um gancho de 45 ou 60° gera o melhor ângulo para o ponto, ele é inserido diretamente através da incisão na pele ou através de um guia de agulha em formato de canaleta. Passe o gancho através do manguito da face superior para a inferior 6 mm posterior à âncora e 1-1,5 cm medial à borda livre. Visualize a ponta da agulha saindo pela face inferior da extremidade do manguito e alimente o Shuttle por ela (Fig. 18-25).
8. Agarre o Shuttle com uma pinça próximo à ponta da agulha, alimentando-a através do giro da roda de borracha, retirando-a pela cânula anterior. Tenha a certeza de que a pinça segue o

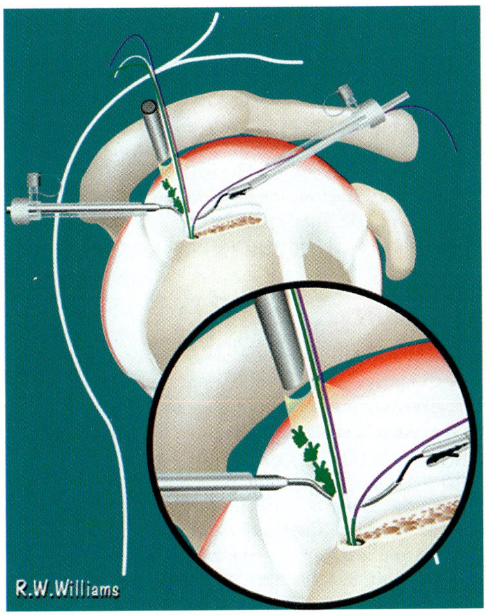

FIGURA 18-25. O primeiro ponto posterior é passado através do manguito com o uso de um gancho Crescent ou um gancho de sutura curvo.

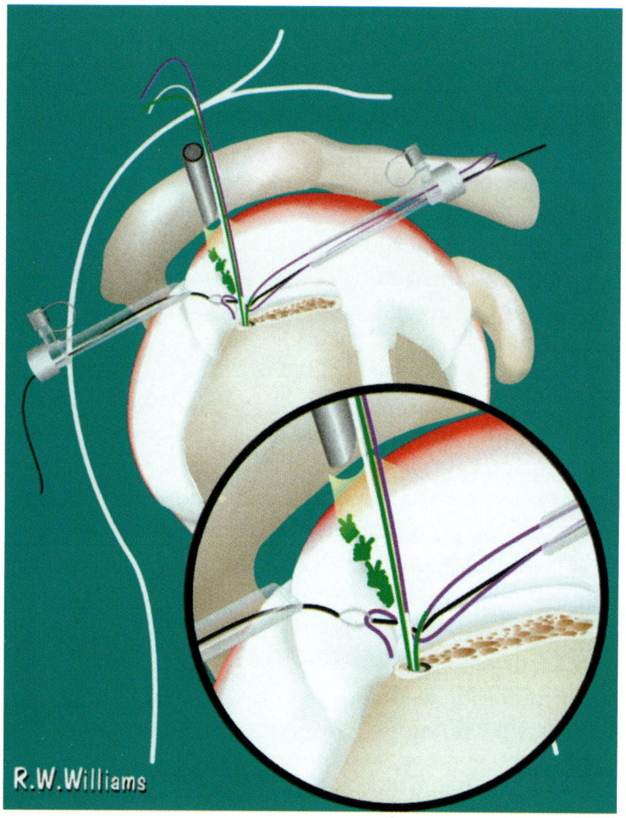

FIGURA 18-26. O fio verde-roxo é passado através do manguito da face inferior para a superior.

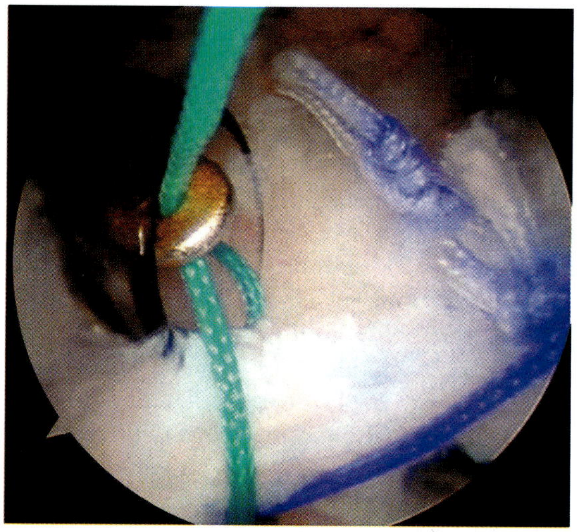

FIGURA 18-27. Recupere o fio verde através da cânula posterior.

caminho do fio verde de modo que não passe medialmente ao fio branco. Se isto ocorrer, os fios ficarão torcidos.

9. Carregue o Shuttle com o fio verde-roxo fora da cânula anterior e leve-o de volta através do manguito da face inferior para a superior, removendo-o por trás (Fig. 18-26).
10. Recupere o outro filamento do fio verde pela cânula posterior com a agulha de crochê. Se estiver utilizando uma Big Eye Revo, tome cuidado de remover o segundo membro verde entre os dois fios brancos de modo que não fique enrolado entre os fios brancos (Fig. 18-27).

Utilizando Suture Savers para o Manguito

Se você preferir, como geralmente prefiro, implantar mais de uma âncora e passar os fios, retardando a amarração até que vários pontos já tiverem sido dados, é útil armazenar os pares de fios dentro de Suture Savers. Este procedimento impede que estes fios fiquem emaranhados com outros fios e mantém os membros dos fios juntos, tornando mais fácil sua localização no momento da amarração. Deixando os fios iniciais não amarrados, é muito mais fácil a passagem das agulhas do saca-bocado Caspari (Arthrotek, Inc., Warsaw, IN) sob a borda do tendão. Depois que o primeiro fio é puxado através do manguito com o Shuttle, recupere o outro filamento pela mesma cânula, armazenando o par dentro de um Suture Saver (ver Capítulo 5). Coloque o protetor de fios fora da cânula pinçando a extremidade dos fios e do protetor para manter a ponta do protetor próxima da saída do fio no topo do manguito. Passe o próximo Shuttle pelo manguito, puxe o fio e armazene-o com o outro filamento do fio fora da cânula. Repita as etapas da âncora, fios e do protetor de fios para os fios restantes, se desejado. Durante a amarração dos fios, recupere os pares com uma agulha de crochê através do portal lateral. Remova o protetor e amarre os fios (Fig. 18-28).

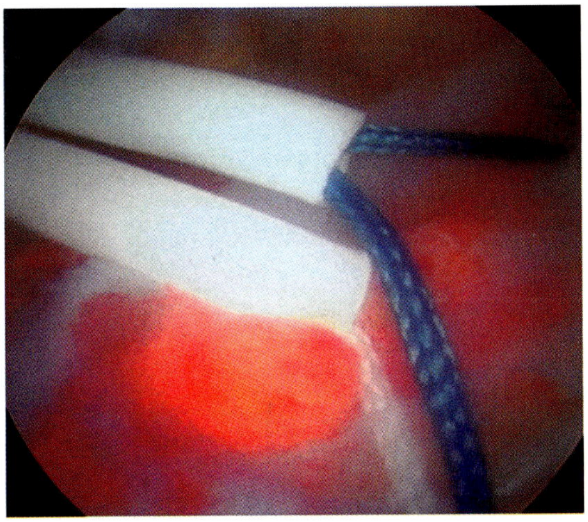

FIGURA 18-28. Suture Savers pode proteger pares de fios, tornando sua localização mais fácil na hora da amarração.

1. Armazene o par de fios verdes com ou sem protetores de fios, fora da cânula posterior para que os fios não fiquem emaranhados quando outros fios forem passados. Isto é feito através da inserção de uma haste-guia pela cânula, remoção da cânula, retirada dos fios e reinserção da cânula sobre a haste-guia.
2. Recupere o membro do fio branco (parcialmente roxo) que sai da âncora mais próxima do manguito pela cânula anterior com uma agulha de crochê (Fig. 18-29).
3. Insira novamente a agulha, passando-a através do manguito da face superior para a inferior, desta vez 6 mm anterior à âncora e aproximadamente 1 cm medial à borda do manguito (Fig.

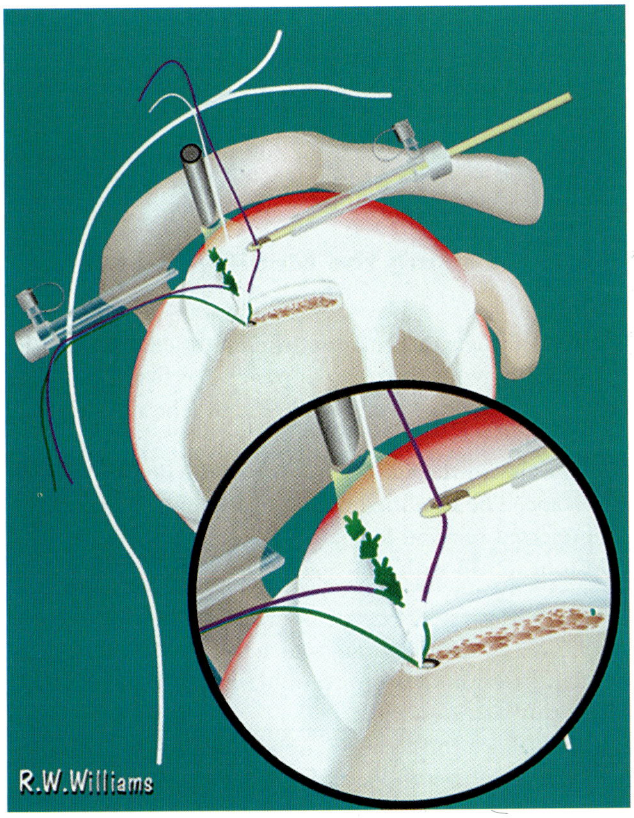

FIGURA 18-29. Recupere o fio roxo-branco através da cânula anterior.

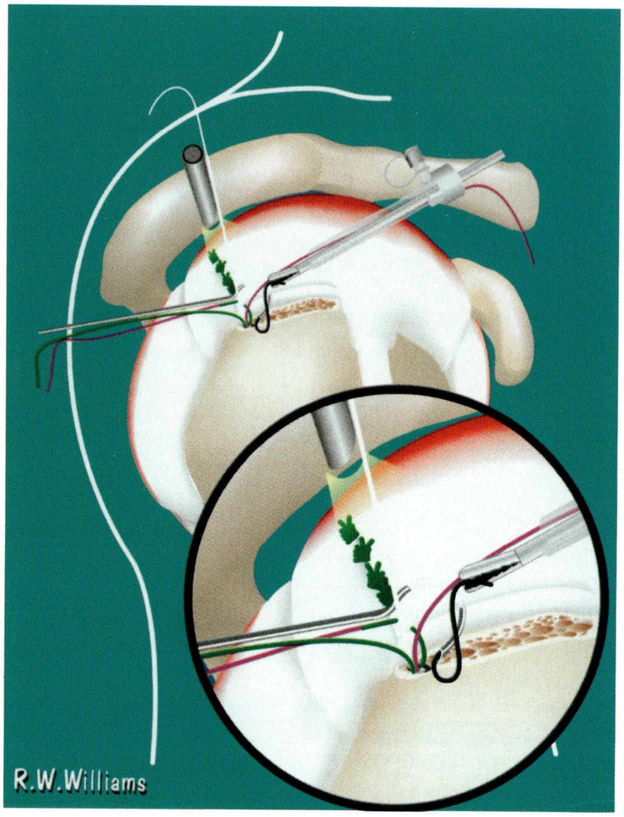

FIGURA 18-30. Passe a agulha para o segundo fio através do manguito a uma distância de 6 mm anterior à âncora.

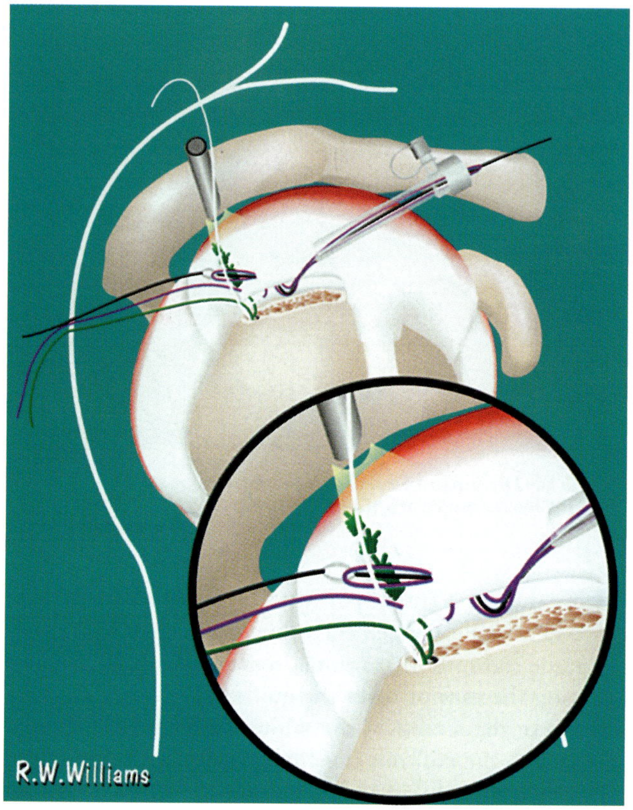

FIGURA 18-31. Passe o segundo fio (roxo-branco) pelo manguito tracionando o Shuttle (Linvatec, Inc., Largo, FL) fora da cânula posterior,

18-30). Role o Shuttle através da agulha, leve o instrumento até a frente, carregue com o fio branco e leve-o de volta através do manguito.

4. Carregue o fio roxo-branco, puxando-o de volta através do manguito utilizando o Shuttle (Fig. 18-31).

Técnica de Sutura Alternativa Utilizando o Saca-Bocado Caspari Modificado

Um método alternativo para a passagem dos fios através do manguito utiliza o saca-bocado modificado com mandíbula estendida (Linvatec, Inc.). A mandíbula superior do saca-bocado original foi reprojetada para facilitar a passagem dos fios através do manguito utilizando o Shuttle-Relay. As modificações incluem um alongamento da agulha de 5 para 7 mm, diminuição do tamanho da abertura da agulha na mandíbula superior e a criação de um local na extremidade do anel da mandíbula superior na ponta distal para permitir o escape do Shuttle. Este saca-bocado modificado geralmente é uma forma conveniente de passar os fios pelo manguito e é o método preferido de muitos cirurgiões. Como a agulha e o Shuttle são passados de baixo para cima com este método, é necessário modificar os passos da manipulação dos fios (Fig. 18-32).

1. Posicione a ótica nos portais anterior ou posterior, o que gerar a melhor visualização da área de manguito a ser reparada. Insira uma cânula de 8,4 mm no PAL, e retire um dos membros do fio através desta cânula lateral.
2. Insira o saca-bocado modificado Caspari através da cânula lateral, abra as mandíbulas e manobre a agulha para passar sob o manguito. Coloque a ponta da mandíbula superior no ponto de saída desejado e balance os cabos para empurrar a agulha através do tendão. Empurre o Shuttle por alguns centímetros na bursa, rolando a roda de borracha no saca-bocado Caspari (Fig. 18-33).

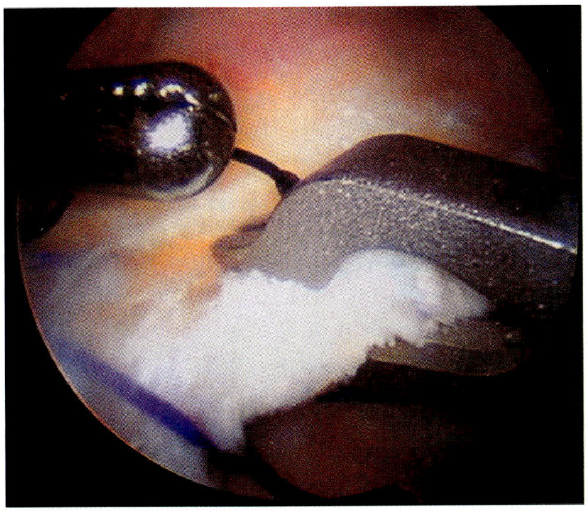

FIGURA 18-32. O saca-bocado Caspari com sua mandíbula superior recém-modificada é uma ferramenta útil para a passagem do Shuttle (Linvatec, Inc., Largo, FL).

3. Agarre a extremidade do Shuttle, removendo-a através do portal anterior, rolando a roda de borracha. Não empurre o Shuttle com uma pinça, remova-o conforme ele é rolado através da bursa. Remova o saca-bocado Caspari, tomando o cuidado para não dobrar ou cortar o Shuttle.
4. Carregue o Shuttle fora do portal lateral, empurrando-o, juntamente com o fio, de volta através do manguito da face inferior para a superior (Fig. 18-34).

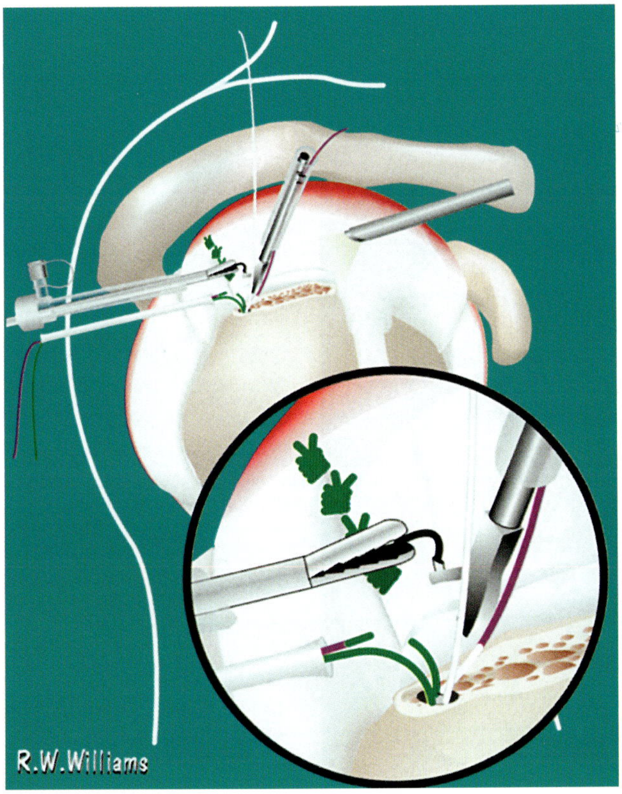

FIGURA 18-33. Insira o saca-bocado modificado através da cânula lateral e passe a agulha por um pedaço saudável do manguito.

5. Se você deseja amarrar os fios neste momento, deve determinar qual portal é o mais adequado para esta tarefa. A cânula ideal é a mais diretamente alinhada com os fios de modo que eles deslizem através do orifício e do manguito sem fazer dobras. Em geral, as cânulas anterior e lateral são as melhores para as âncoras posteriores e médias e a cânula lateral ou a posterior geralmente são as melhores para a amarração dos fios anteriores. Recupere ambos os fios verdes através da cânula escolhida (Fig 18.35).
6. Verifique qual extremidade do fio passa no topo do manguito. Esta extremidade deve ser o fio verde-roxo e é o membro considerado como poste para os propósitos de amarração dos nós. Puxe o outro filamento, encurtando a extremidade verde-roxa. Enrole o empurrador de nó no filamento mais curto, prenda uma pinça na extremidade do fio e amarre-os com um nó deslizante-bloqueante (Fig. 18-36).
7. Insira a segunda âncora posterior, determinando o melhor portal para a passagem dos fios. Recupere o membro verde-roxo do fio pelo portal oposto, da mesma forma feita com o outro par de fios da primeira âncora. Considero mais fácil passar as agulhas de sutura através do manguito e do portal posterior para os fios afixados nas duas âncoras posteriores e através do portal anterior somente para a âncora mais anterior. Suture o manguito e amarre os fios a partir do portal anterior ou posterior, aquele que for mais apropriado.
8. Insira a terceira e quarta âncoras, se necessário. Quando se insere a âncora anterior e se sutura através do portal anterior, sempre recupere o fio verde-roxo pela cânula posterior primeiro, espelhando as etapas da sutura posterior. Faça o ponto inicial da cânula anterior na borda mais anterior da ruptura próximo ao tendão do bíceps, geralmente utilizando uma agulha Crescent através da cânula Crystal.
9. Utilize um gancho de sutura curvo para passar o segundo ponto através do manguito a uma distância aproximada de 8 mm posterior ao local da âncora. Carregue o Shuttle, passe o fio pela cânula posterior, retirando-o pela frente.

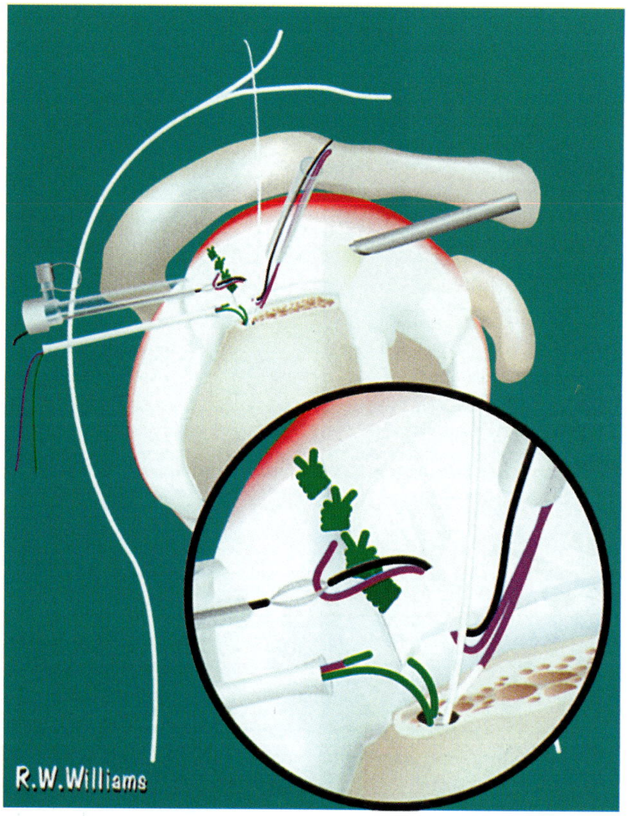

FIGURA 18-34. Carregue o Shuttle (Linvatec, Inc., Largo, FL) fora do portal lateral, e puxe-o, juntamente com o fio, de volta através do manguito da face inferior para a superior.

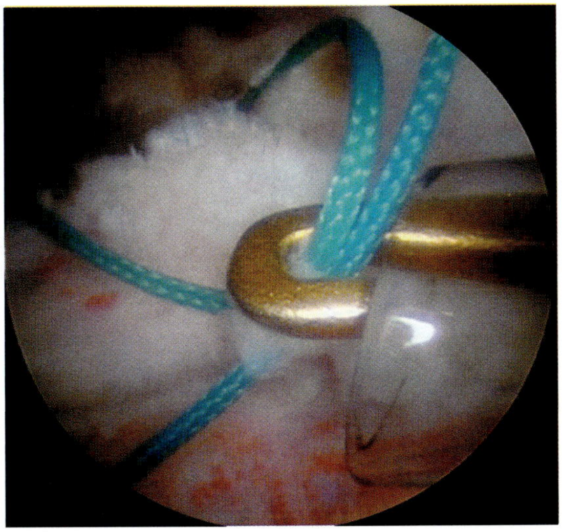

FIGURA 18-35. Os fios verdes são recuperados através da cânula Crystal lateral (Arthrex, Inc., Naples, FL) na preparação para a amarração.

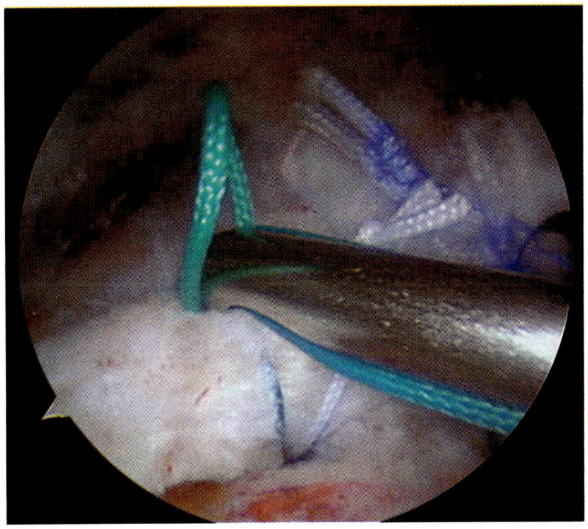

FIGURA 18-36. Amarre os fios verdes com o uso de um nó deslizante-bloqueante através da cânula Crystal lateral (Arthrex, Inc., Naples, FL).

10. Remova e amarre o fio anterior através da cânula lateral visualizando através do portal posterior (Fig. 18-37).
11. Visualize e palpe a borda do manguito para assegurar sua estabilidade (Figs. 18-38 e 18-39).
12. Insira um cateter para o controle da dor na bursa e feche os portais utilizando um fio absorvível e Steri-Strips. Injete 20 mL de Xilocaína a 1% na bursa, aplique um curativo compressivo seco e coloque o braço em uma Ultra-Sling (dj Orthopedics, Inc., Carlsbad, CA).

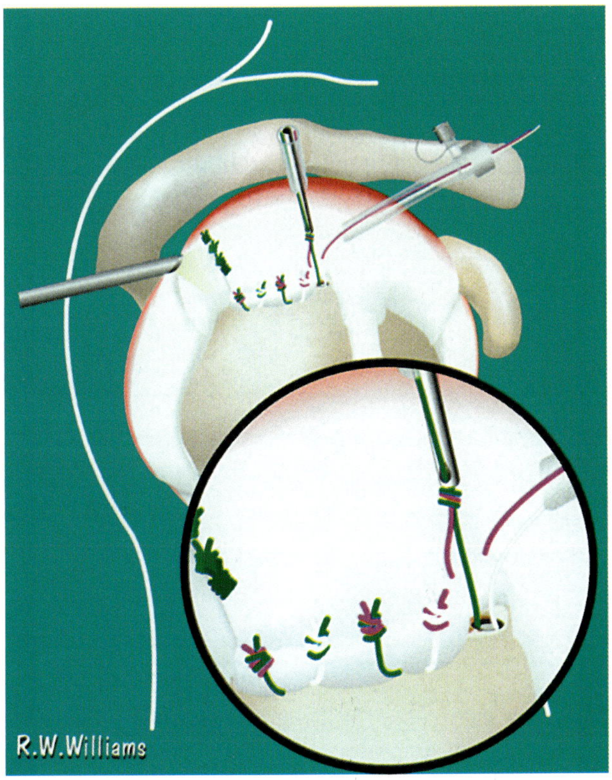

FIGURA 18-37. Amarre os fios anteriores visualizando a partir do portal posterior.

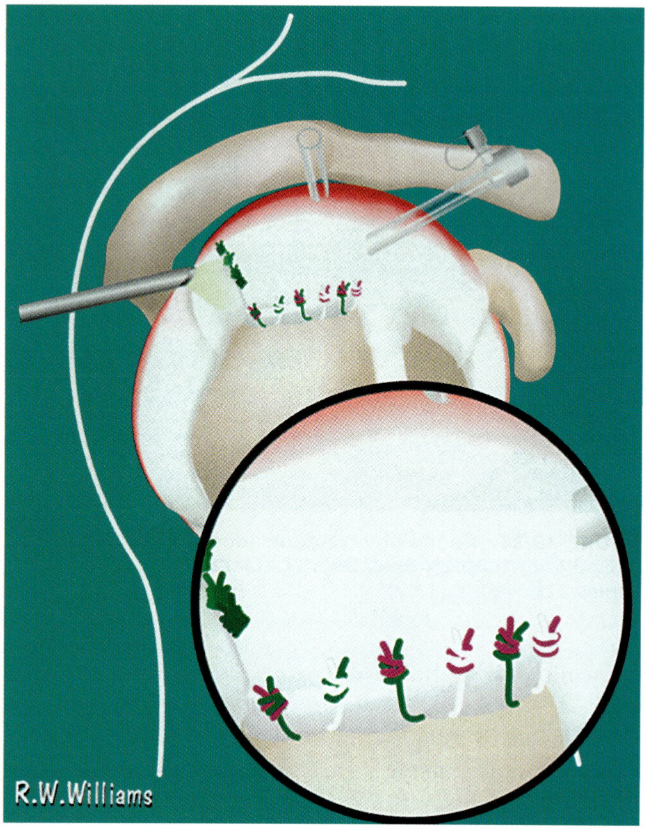

FIGURA 18-38. O reparo do manguito terminado apresenta suturas lado a lado e âncoras de sutura duplamente carregadas, mantendo o tendão rompido junto ao osso preparado.

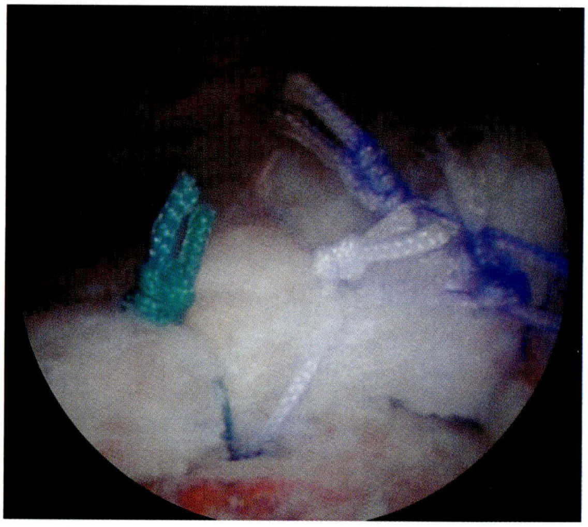

FIGURA 18-39. O reparo do manguito terminado apresenta suturas lado a lado e âncoras de sutura duplamente carregadas, mantendo o tendão rompido junto ao osso preparado.

TRATAMENTO PÓS-OPERATÓRIO

O tratamento pós-operatório consiste da proteção do reparo em uma órtese de rotação neutra Ultra Sling durante 5-6 semanas. A quantidade de tempo necessária para o uso da tipóia depende da severidade da ruptura, da qualidade dos tecidos do manguito e do osso e da firmeza do reparo.

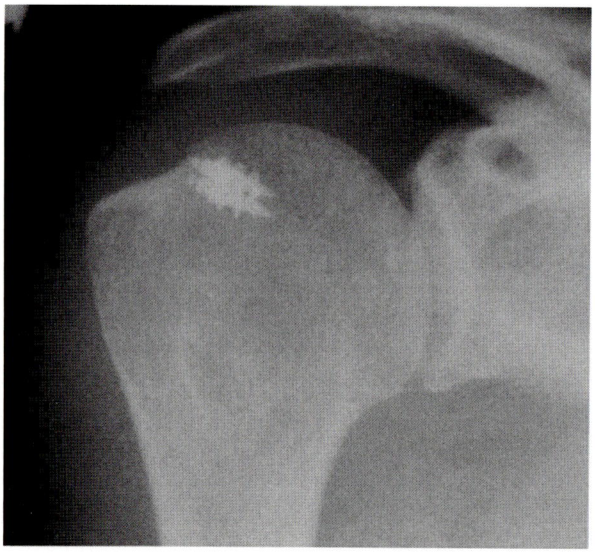

FIGURA 18-40. A radiografia documenta a localização ideal das âncoras na borda da cartilagem articular e diretamente medial sob o osso subcondral.

O paciente inicia exercícios no dia da cirurgia que incluem apertar uma bola de borracha que vem junto com a Ultra Sling, além dos movimentos ativos para o cotovelo, punho e mão. O encolhimento dos ombros e os exercícios de adução escapular são iniciados no primeiro dia após a cirurgia. As incisões são mantidas secas durante 10 dias, mas os banhos são permitidos se as feridas estiverem cobertas com um envoltório plástico impermeável. As radiografias são obtidas durante a primeira visita do pós-operatório para documentar a posição das âncoras e avaliar a descompressão (Fig. 18-40).

Exercícios pendulares são iniciados após a primeira semana, e os exercícios isométricos em rotação interna e externa com o braço em rotação neutra são iniciados desde que o subescapular e o manguito posterior estejam intactos. Entre a terceira e quarta semanas, o paciente inicia um programa de terapia em piscina para a mobilização passiva. A elevação ativa assistida com uma polia ou fisioterapeuta é iniciada em 6 semanas. Os exercícios contra a resistência para o manguito e a escápula são acrescentados de forma progressiva conforme os sintomas permitirem. Após 3 meses, a maioria das atividades usuais é permitida, mas nenhum trabalho extenuante ou esportes que necessitem o levantamento de cargas pesadas ou movimentos rápidos devem ser realizados. Apesar de acreditar que o tendão já apresenta uma cicatrização muito boa após 3 meses, é necessário 1 ano ou mais para que os músculos recuperem uma força substancial.

CONSIDERAÇÕES FINAIS SOBRE O REPARO ARTROSCÓPICO DAS LESÕES DA ESPESSURA TOTAL DO MANGUITO ROTADOR

Tive a oportunidade de avaliar inúmeras imagens de RM de pacientes no pós-operatório dos reparos artroscópicos do manguito rotador. O manguito rotador parece estar reinserido ao osso e a maior parte da inflamação pós-operatória resolve em 6 semanas. A aparência do tendão continua a melhorar, se tornando mais robusta e sólida com o tempo. A base do tendão se amplia sobre a tuberosidade até eventualmente cobrir a área de 1-1,5 cm de largura que foi decorticada durante a cirurgia. As âncoras Revo (Arthrex, Inc., Naples, FL) não degradam de forma significativa a imagem de RM, pois são feitas de liga de titânio, não possuindo propriedades magnéticas ferrosas. É bastante gratificante observar um tendão degenerado previamente fino, em uma estrutura de aparência mais normal em um período de um ano (Fig. 18-41). Parece que o suprimento sangüíneo suplementar e a abundância de elementos celulares disponíveis na rica medula óssea do

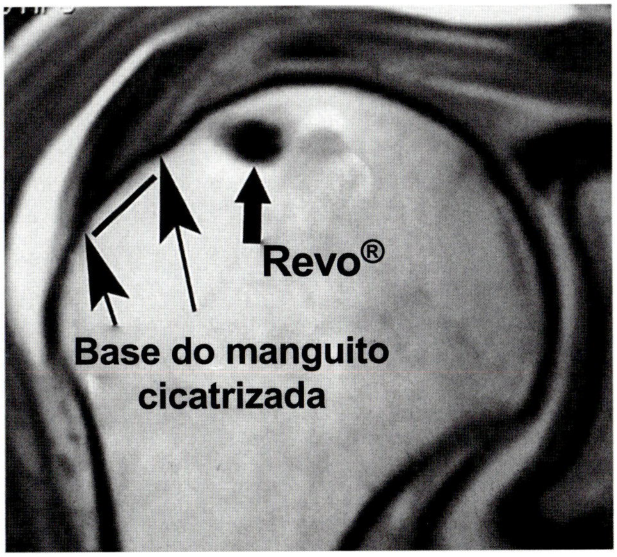

FIGURA 18-41. Imagem de ressonância magnética realizada 6 meses após o reparo do manguito rotador documenta uma excelente cicatrização do manguito e a regeneração da base do tendão sobre a tuberosidade.

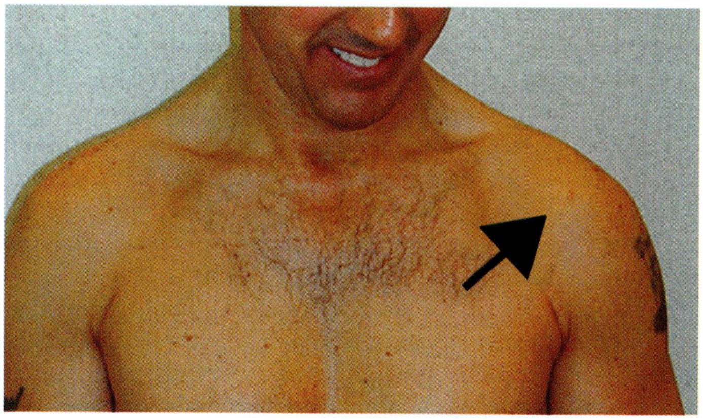

FIGURA 18-42. Os pequenos portais cirúrgicos e a natureza do reparo artroscópico que preserva o deltóide são dois fatores importantes no alto índice de satisfação do paciente.

úmero proximal acrescentam vitalidade ao processo de cicatrização. O cirurgião não deve minimizar o benefício adicional significativo gerado pela preservação do músculo e do tendão do deltóide durante o reparo artroscópico e a excelente descompressão subacromial e debridamento articular possíveis com o uso do artroscópio.

Em um estudo realizado em meus pacientes no SCOI em 1998, Tom Murray e Georg Lajtai publicaram os resultados do acompanhamento mínimo de 2 anos de 45 pacientes com 40 reparos de manguito de tamanhos médio ou grande (C-2 ou C-3) (1). A média de idade foi de 57,6 anos e o período médio de acompanhamento foi de 39 meses. A dor do ombro, segundo a classificação do UCLA shoulder index (escala de 10) melhorou de 3.3 antes da cirurgia para 9.3 durante o acompanhamento. A função melhorou de 5.4 para 9.5. Talvez o parâmetro mais importante seja a satisfação do paciente com a cirurgia. Este resultado melhorou de 0 no pré-operatório para 4,9 ou 5 após a cirurgia, sendo que nenhum paciente estava arrependido de ter se submetido ao tratamento.

Já fiz mais de 750 reparos de manguito completamente artroscópicos e continuo a achar que os pacientes ficam excepcionalmente satisfeitos com o resultado cirúrgico. Não houve infecções ou outras complicações significativas. Somente este fato já é gratificante, porque com a abordagem prévia para o reparo do manguito, as complicações eram bastante comuns. Houve dois casos, cada um deles com uma única âncora de 4mm que necessitaram a retirada deste material por estarem muito proeminentes nas radiografias pós-operatórias. As duas âncoras foram inseridas de forma muito íngreme no osso mole da tuberosidade de mulheres idosas. Nos dois casos, o manguito já estava bem cicatrizado no momento da artroscopia para a remoção da âncora. Desde que passei a utilizar âncoras Super-Revo exclusivamente para o reparo do manguito, nenhum dos casos necessitou de remoção. No futuro, com o diagnóstico precoce da patologia do manguito rotador, acredito que indubitavelmente obteremos excelentes resultados com o uso de técnicas artroscópicas para o reparo das rupturas do manguito rotador (Fig. 18-42).

REFERÊNCIA BIBLIOGRÁFICA

1. Murray TF Jr, Lajtai G, Mileski RM, *et al.* Arthroscopic repair of medium to large full-thickness rotator cuff tears: outcome at 2- to 6-year follow-up. *J Shoulder Elbow Surg* 2002;11:19-24.

19

TRATAMENTO ARTROSCÓPICO DAS LESÕES MACIÇAS DO MANGUITO ROTADOR

As rupturas crônicas e maciças do manguito rotador são um desafio mesmo para o mais completo cirurgião de ombro. Estas rupturas geralmente são compostas por atrofia da musculatura do manguito com retração e cicatrização, osteopenia com cistos na cabeça umeral, esgarçamento do tendão do bíceps e artrite glenoumeral. Quando a cirurgia aberta falha, a atrofia do deltóide também é comum. Infelizmente, existem alguns casos em que mesmo uma tentativa heróica bem intencionada de reparo de uma ruptura maciça está destinada a falhar (Fig. 19-1). Existem técnicas de salvação artroscópicas, similares àquelas bastante conhecidas por cirurgiões que fazem cirurgias abertas de ombro, que ocasionalmente melhoram as esperanças de que o tendão do manguito rotador irá cicatrizar, ainda que parcialmente, em uma posição que beneficie o paciente com o alívio da dor e a melhora da função. Os procedimentos de salvação incluem a liberação da cápsula superior, transecção do intervalo rotador pela liberação do ligamento coracoumeral, incorporação do tendão do bíceps e avanço posterior superior do manguito. Não se espera que os casos de salvação para as rupturas maciças do manguito atinjam os mesmos excelentes resultados que obtivemos após o reparo direto típico do manguito. Acredito que, se o cirurgião é capaz de restabelecer uma fixação funcional do manguito sobre o topo da cabeça umeral, a articulação pode ser estabilizada, melhorando a função e diminuindo a dor.

Infelizmente, quando feitos por abordagem aberta tradicional, estes procedimentos de salvação são tecnicamente trabalhosos e cirurgias imprevisíveis que, no máximo, podem somente melhorar parcialmente a situação do paciente e, na pior situação possível, provavelmente causar mais problemas relacionados à dor, rigidez e atrofia. A abordagem cirúrgica aberta convencional para o reparo de uma lesão maciça do manguito rotador, requer uma extensa incisão da pele, liberação e afastamento do tendão do deltóide, transecção cega da cápsula superior e uma visualização inadequada da articulação glenoumeral.

Outra abordagem aberta tradicional para o tratamento das rupturas maciças é uma opção mais conservadora, que inclui o debridamento, descompressão e fisioterapia. Esta abordagem veio à tona quando os resultados inaceitáveis dos procedimentos abertos de salvação foram observados. Tornou-se claro que pacientes com lesões irreparáveis do manguito algumas vezes se beneficiam de uma cirurgia para a limpeza e suavização das superfícies ásperas da bursa, acrômio e manguito do que uma tentativa de reparo das graves lesões do manguito. A dor causada pela inflamação bursal e a apreensão mecânica geralmente diminuem com o movimento e função melhorando, mesmo que a força raramente seja recuperada.

O desenvolvimento das técnicas artroscópicas deu ao cirurgião novas oportunidades de melhorar as chances de salvação destas difíceis rupturas do manguito, geralmente evitando desastrosas conseqüências em potencial relacionadas aos procedimentos abertos. O artroscópio pode ser utilizado para rever e documentar o estado da articulação e do manguito, avaliar o padrão da ruptura, debridar os tecidos danificados e suavizar o acrômio. Um artroscopista treinado em ombro pode mobilizar os tecidos disponíveis, reparando qualquer tendão viável ao osso sem danificar os

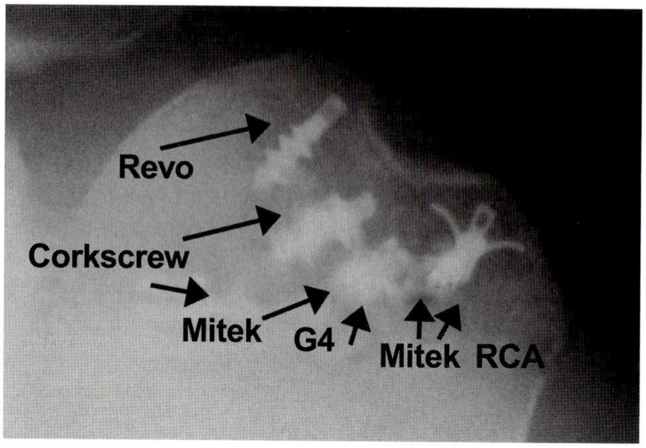

FIGURA 19-1. Após três tentativas de fixar esta ruptura maciça do manguito rotador, o paciente ainda apresentava incapacidade e ficou com um deltóide disfuncional.

músculos sobrejacentes através de pequenas incisões esteticamente aceitáveis em um ambiente ambulatorial. Se a lesão realmente for irreparável, o debridamento e a suavização óssea podem ser prontamente realizados, evitando uma lesão iatrogênica ao restante dos tecidos saudáveis, especialmente o músculo deltóide.

O paciente e o cirurgião devem aceitar o fato de que o artroscópio é meramente uma ferramenta cirúrgica útil, um método conveniente para visualizar a anatomia sem danificar os outros tecidos. Quando o cirurgião tenta reparar uma ruptura maciça do manguito, mesmo com o auxílio da artroscopia, deve estar claro que não haverá milagres ou mágicas, e os resultados geralmente serão abaixo do ideal. Felizmente, quando o cirurgião pode ver a anatomia relevante, as oportunidades de um reparo seguro dos tecidos são sem precedentes.

AVALIAÇÃO PRÉ-OPERATÓRIA E EXAMES COMPLEMENTARES PARA AS RUPTURAS MACIÇAS DO MANGUITO ROTADOR

A avaliação pré-operatória das rupturas maciças do manguito rotador não é diferente de nenhuma outra lesão do manguito rotador, exceto por sempre estarem recomendadas imagens de RX e de ressonância magnética (RM). Estes casos complicados necessitam de consideráveis deliberações, planejamento e avaliação pré-operatórias.

A avaliação radiológica pré-operatória é essencial. Se a cabeça umeral está subluxada superiormente, especialmente até o ponto que está em contato com a superfície inferior do acrômio, será bastante difícil remediar a situação com qualquer uma das intervenções cirúrgicas disponíveis (Fig. 19-2). Nesta situação, o cirurgião deve evitar a realização de qualquer descompressão subacromial agressiva que inclua a ressecção do ligamento coracoacromial ou qualquer agressão ao tendão do deltóide. Estes importantes tecidos moles são os únicos fatores de restrição restantes que impedem a luxação ântero-inferior da cabeça umeral, situação que resultará em uma condição terrivelmente iatrogênica sem solução cirúrgica.

A qualidade do osso, especialmente em mulheres mais velhas com osteoporose, é outra variável importante. Âncoras de sutura, quando colocadas de modo apropriado, são muito eficientes na maioria das situações. Em raras ocasiões, quando o osso é extremamente frágil, mesmo a melhor âncora de sutura pode não proporcionar o apoio adequado para a reinserção firme do tendão.

O cirurgião deve avaliar uma radiografia do arco ou *outlet* acromial apropriadamente alinhada. Se houver a presença de um significativo gancho acromial ou esporão anterior, que pode incluir uma calcificação do ligamento coracoacromial, este deve ser reconhecido e considerado no planejamento cirúrgico. Se o manguito é reparável, o gancho acromial agressor pode e deve ser removido. Se o reparo do manguito não for possível, o osso pode ser moldado e suavizado para gerar uma superfície de contato lisa se articulando com a cabeça umeral exposta.

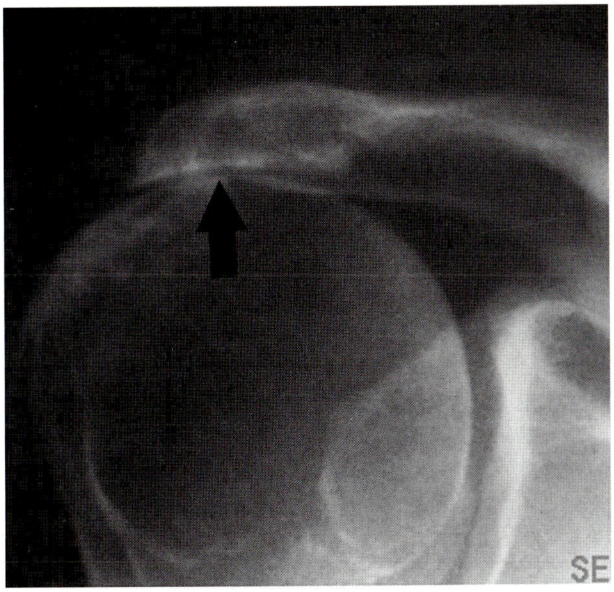

FIGURA 19-2. Quando a cabeça umeral está subluxada superiormente, representa um reparo cirúrgico bastante difícil e algumas vezes impossível.

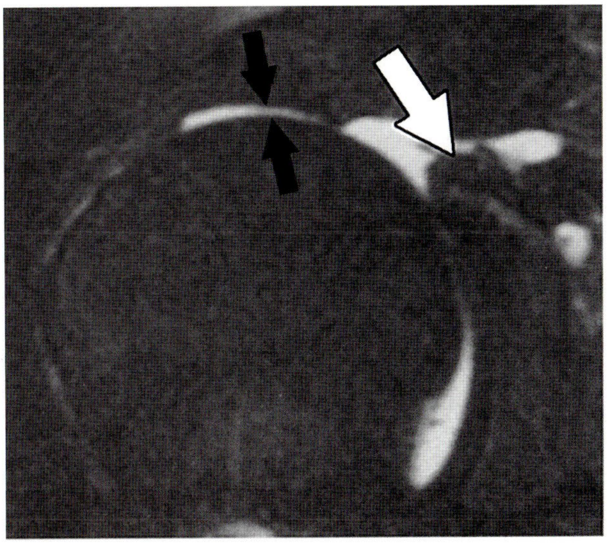

FIGURA 19-3. O tendão retraído do manguito e a atrofia muscular vistos na imagem coronal de ressonância magnética significam problemas em potencial durante o reparo direto do manguito.

A imagem de RM pré-operatória revela o estado dos músculos supra-espinhal, infra-espinhal e subescapular. A grave atrofia destes músculos é um prognóstico desfavorável, mas não uma contra-indicação estrita para a cirurgia. O grau de retração das extremidades do tendão é avaliado em relação à anatomia óssea. Quando a porção restante do tendão do supra-espinhal é medial ao ponto médio do acrômio, representa problemas com o reparo direto do tendão e geralmente necessita de alguma forma de liberação, se este reparo realmente for possível (Fig. 19-3). Se o tendão subescapular estiver rompido, especialmente quando associado a uma atrofia clínica desencadeada com o teste da pressão sobre o ventre muscular, também deve ser avaliada a possibilidade do reparo deste tendão. O estado do tendão do bíceps também deve ser considerado. Se estiver esgarçado ou desviado, este ainda pode ser útil como um enxerto de tecido vivo para uso em um reparo marginal do manguito. Se o bíceps estiver completamente rompido, o coto pode necessitar de debridamento. A condição da articulação glenoumeral também é importantíssima. Se a cartilagem articular apresentar sinais de degeneração e a sinóvia estiver hiperplásica e reativa, significa um resultado menos favorável.

REPARO DE UMA RUPTURA MACIÇA DO MANGUITO ROTADOR

As etapas para o debridamento artroscópico e reparo de uma ruptura maciça do manguito rotador são as seguintes:

1. Coloque o paciente na posição de decúbito lateral padrão para a artroscopia. Cheque a amplitude de movimentos e a estabilidade articular e, na presença de rigidez, faça uma suave manipulação. Não utilize manipulações forçadas, que podem danificar os frágeis ossos.
2. Insira o artroscópio no portal póstero-superior (PPS) e crie o portal ântero-superior (PAS) utilizando uma haste-guia transarticular. Debride a sinóvia, *labrum* e tecidos do manguito que estiverem degenerados. Observe o estado dos tendões do bíceps e do subescapular em relação a uma possível utilização mais adiante na cirurgia.
3. Crie um portal acromial lateral (PAL) a 3 cm da borda acromial e no centro da ruptura do manguito, insira uma cânula Crystal de 6,0 mm (Arthrex, Inc., Naples, FL). Use uma pinça

de tecidos moles através do PAL para testar a borda do manguito em relação à mobilidade. Se estiver perfurado e não se mover lateralmente, mas parecer haver uma quantidade de tecido boa para o reparo, faça uma liberação superior da cápsula.

4. Insira um descolador Liberator (Linvatec, Inc., Largo, FL) ou uma lâmina através do PAL e PAS e puncione a cápsula superior acima do *labrum* em um arco que começa por trás da inserção do bíceps e se estendendo para a posição de 9h30 min posteriormente. É útil manter a tensão na extremidade do manguito com uma pinça através de um dos portais. Geralmente oito perfurações capsulares são suficientes. Tenha cuidado ao utilizar o Liberator, e evite golpes profundos e a lesão do nervo subescapular que passa próximo à base da espinha acromial, que se localiza na posição de 10h30 min posterior à inserção do bíceps. Após a perfuração da cápsula, gire o Liberator em um arco ao redor da glenóide superior para conectar as perfurações e completar a liberação. Geralmente prefiro utilizar um pino de Steinmann grande de ponta afinada para esta manobra pois ele possui uma ponta em bisel, mas não possui cantos pontiagudos. Também é útil raspar as bordas da cápsula para permitir uma visualização clara dos tecidos e assegurar uma completa liberação (Fig. 19-4).
5. Mude o braço para a posição de bursoscopia. Insira a ótica no PPS e uma segunda cânula no portal anterior. Raspe a bursa degenerada exuberante utilizando um *shaver* de 4,2 ou 5 mm através dos portais anterior e posterior. Tenha a certeza de remover uma quantidade adequada da cortina bursal posterior e da prateleira bursal lateral para permitir a visualização.
6. Faça uma suavização acromial (*i. e.*, descompressão) da forma descrita no Capítulo 16. É importante lembrar que, em qualquer lesão maciça do manguito rotador, o cirurgião deve proteger a integridade do arco coracoacromial. Não resseque completamente o ligamento. Prefiro descascar cuidadosamente a borda anterior do acrômio, deixando o ligamento preso à superfície inferior do músculo deltóide. Na presença de um esporão significativo no acrô-

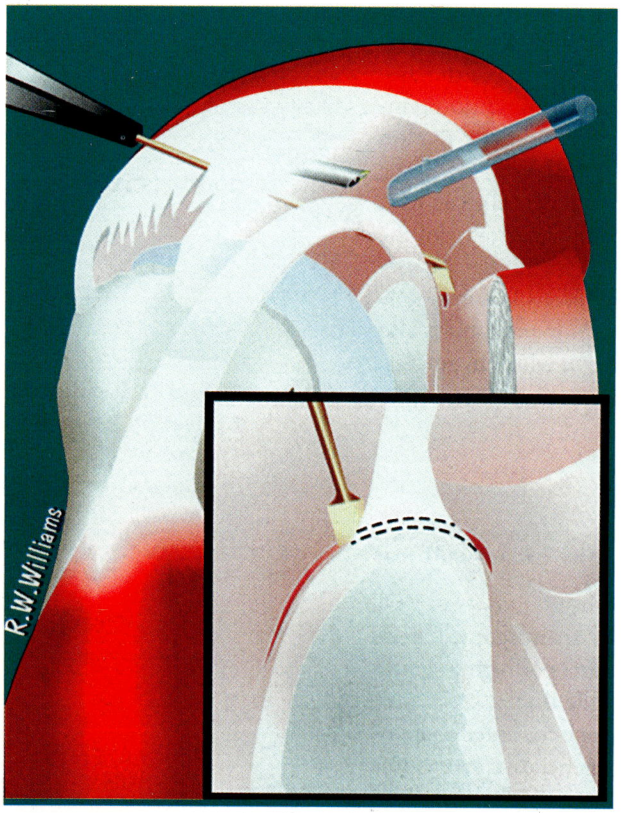

FIGURA 19-4. O descolador Liberator (Linvatec, Inc., Largo , FL) é útil para a liberação da cápsula superior, permitindo uma melhor mobilização lateral do tendão retraído do manguito.

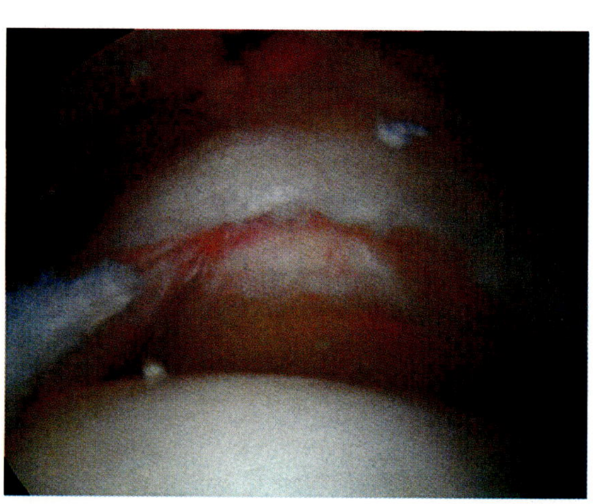

FIGURA 19-5. Avalie o manguito a partir do portal lateral, avaliando a qualidade e a quantidade do tecido do manguito disponível para o reparo.

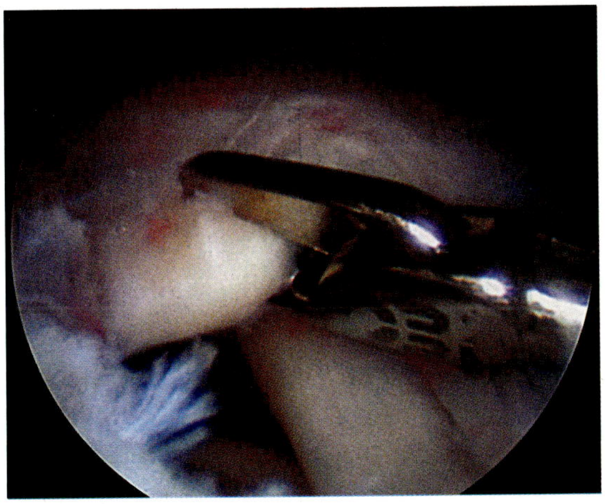

FIGURA 19-6. Use uma pinça de tecidos moles para testar a mobilidade do manguito e determinar se a liberação da cápsula ou o deslizamento do intervalo rotador podem ser úteis.

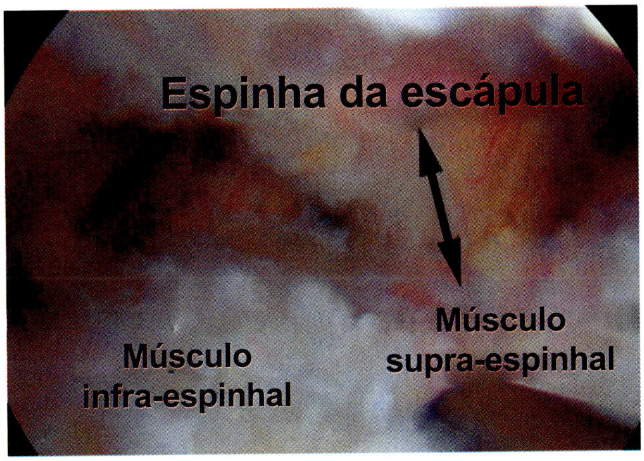

FIGURA 19-7. O tecido cicatricial pode ser removido, expondo a espinha da escápula e depois anterior e posterior a ela.

mio, ele pode ser debridado e moldado para criar uma superfície lisa. O ligamento pode cicatrizar em seu devido lugar após a cirurgia se não for ressecado da borda do osso. Remova qualquer tipo de esporão sob a articulação acromioclavicular ou toda a faceta clavicular se houver sinais de patologia acromioclavicular sintomática (AC) nos testes pré-operatórios.

7. Mude a ótica para o PAL, e insira as cânulas Crystal nos portais anterior e posterior. Avalie o estado do manguito em relação ao padrão da ruptura, mobilidade e qualidade dos tecidos (Fig. 19-5). Insira uma pinça de tecidos moles através da cânula, e teste as extremidades do manguito. Determine se ambos os lados da ruptura se movem. Algumas vezes o folheto anterior pode ser mobilizado até o tendão posterior e o tendão medial pode ser avançado anterior, posterior ou lateralmente (Fig. 19-6).
8. Se houver uma divisão entre os tendões do infra e supra-espinhal, ela deve ser avaliada. Algumas vezes, é necessária a abertura da rafe entre estes tendões, uma abertura que se estende até a espinha da escápula para mobilizar o supra-espinhal retraído (Fig 19-7). A avaliação deve determinar que combinação de suturas lado a lado, liberações de tecidos e âncoras pode produzir o melhor fechamento do tendão sobre a maior parte da cabeça umeral com uma quantidade mínima de tensão sobre os tecidos. Se o tendão do bíceps estiver subluxado ou esgarçado, mas ainda apresentar uma condição razoavelmente boa, ele pode ser utilizado como um enxerto vivo através da tração do manguito posterior até ele, e com o fechamento dos tecidos do intervalo rotador acima do topo. Algumas vezes se parecer não haver possibilidade de reparo completo neste ponto, o caso deve ser interrompido, ou devem ser feitos planos para realização de reparo parcial através da tração do manguito posterior e fixação ao osso preparado na face posterior da tuberosidade maior com uma ou duas âncoras Super-Revo (linvatec, Inc., Largo, FL).
9. Considerando que o cirurgião conclua que o tendão pode ser reparado, a próxima etapa é liberar a face bursal de qualquer tecido cicatricial que possa estar restringindo o movimento. Use criteriosamente o *shaver* a partir de todos os três portais, levando a lâmina posterior, medial e anteriormente. O cirurgião geralmente encontra vasos sangrantes que devem ser coagulados cuidadosamente com o Eletrodo Subacromial (Linvatec, Inc., Largo, FL). A liberação bursal continua em ambos os lados da espinha escapular e através do topo do músculo supra-espinhal, sob a articulação AC e anteriormente sobre o intervalo rotador (Fig. 19-8). Se um tecido cicatricial denso for encontrado, um descolador Liberator, pinça *basket* ou instrumental eletrocirúrgico podem ser úteis.

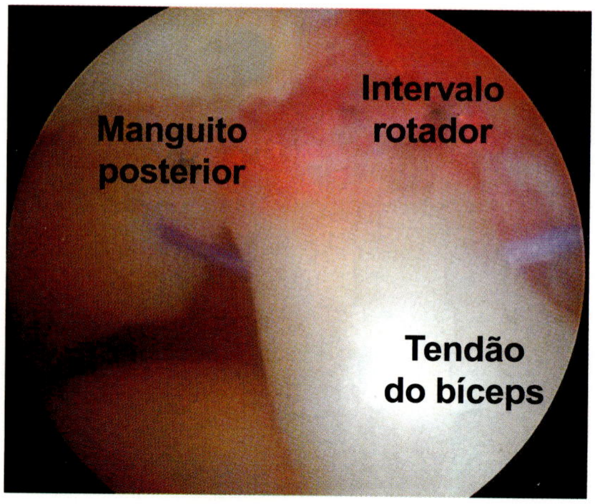

FIGURA 19-8. A liberação bursal pode ser tediosa e necessitar de um *shaver*, pinça *basket* e de um instrumental eletrocirúrgico.

CENÁRIOS DE TRATAMENTO

Diferentes cenários cirúrgicos necessitam de soluções variadas. Diversas possibilidades são descritas.

Cenário 1

O bíceps está intacto, mas moderadamente esgarçado, o manguito rotador está rompido e retraído em um padrão em V e o tecido do intervalo rotador está presente, mas não é de boa qualidade para o reparo. A solução demanda que o folheto posterior do manguito seja avançado anteriormente e fixado ao tendão do bíceps. O tecido do intervalo rotador é incorporado com o reparo de modo que cubra o bíceps. Âncoras de sutura Revo são utilizadas na base do reparo para fixar a extremidade do tendão ao osso e ancorar o tendão do bíceps à tuberosidade.

As etapas para a realização do reparo incorporando o tendão do bíceps são as seguintes:

1. Use uma agulha de sutura em formato de crescente através dos portais anterior ou posterior, o que estiver mais bem alinhado, e passe o Shuttle-Relay Suture Passer (Linvatec, Inc., Largo, FL) pelo manguito posterior, ruptura em formato de V, tendão do bíceps e do tecido do intervalo rotador (Fig. 19-9). Comece no ápice, e suture da face medial para a lateral. Geralmente é útil utilizar uma pinça para estabilizar os tecidos e facilitar a passagem da agulha.
2. O Shuttle é levado para fora através do portal oposto, um fio trançado número 2 é carregado em seu orifício e o Shuttle é reinserido através dos tecidos.
3. Os filamentos do fio são puxados para fora pela cânula mais conveniente e amarrados com o uso de um nó SMC.
4. Repita a amarração, geralmente com três ou quatro pontos, até que o espaço esteja fechado com o uso de um nó SMC.
5. Na base do V, fixe o manguito posterior ao osso preparado com uma ou duas âncoras de sutura duplamente carregadas Big Eye ou Super-Revo da forma descrita no Capítulo 18 (Fig. 19-10). A âncora anterior final deve incorporar o tendão do bíceps e a borda do tecido do intervalo rotador para prendê-los ao osso preparado da tuberosidade (Fig. 19-11). Ainda não se sabe se é aconselhável a desinserção do tendão do bíceps da glenóide. Na maioria dos casos, se ele está significativamente esgarçado e, portanto, é uma provável fonte de dor, faço sua liberação após o reparo do manguito e fixação do manguito à tuberosidade. Caso contrário, deixo o tendão preso à glenóide superior. Como o braço está posicionado em somente alguns graus de abdução durante o reparo, não me preocupo com a perfuração da articulação com a tenodese.

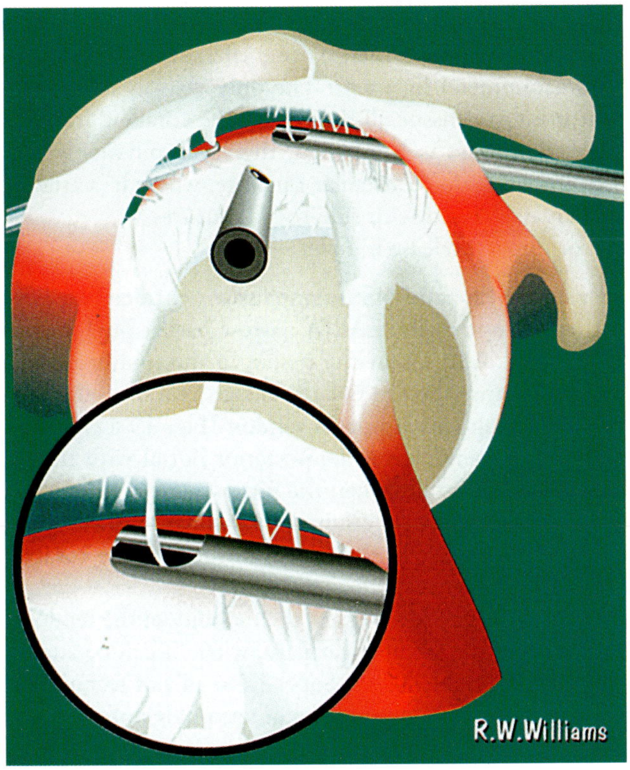

FIGURA 19-9. A agulha Crescent (Linvatec, Inc., Largo, FL) é passada através do manguito posterior retraído, tendão do bíceps e o tecido sobrejacente do intervalo rotador.

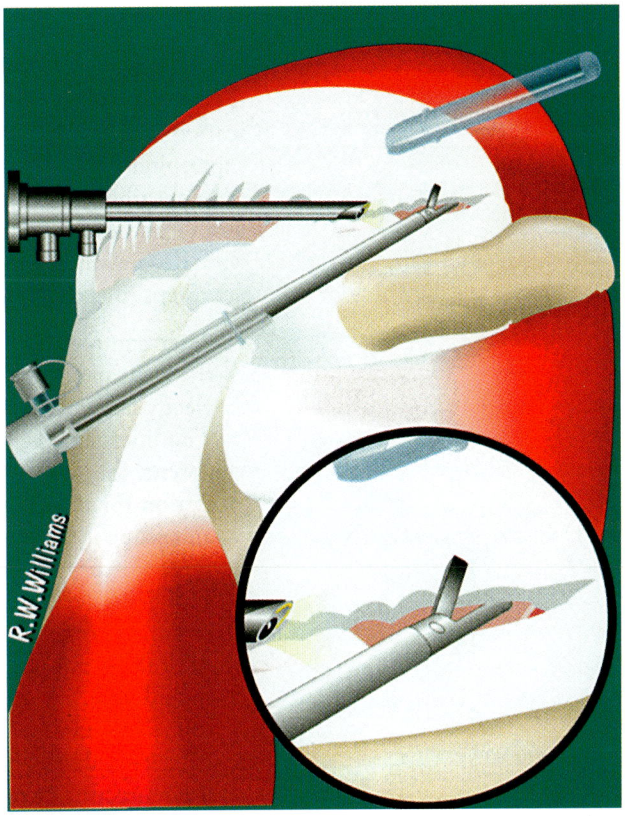

FIGURA 19-10. O manguito posterior é preso ao tendão do bíceps e o tecido do intervalo rotador sobrejacente e a extremidade lateral do tendão são fixadas ao osso com o uso de âncoras Super-Revo duplamente carregadas (Linvatec, Inc., Largo, FL).

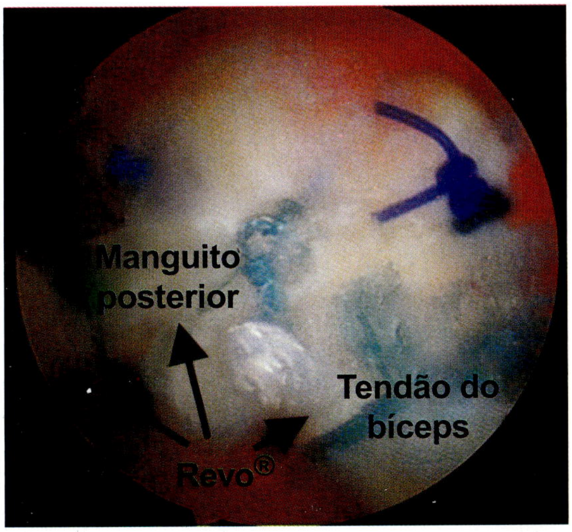

FIGURA 19-11. A âncora anterior final Revo (Linvatec, Inc., Largo, FL) deve prender o tendão do bíceps juntamente com o manguito ao osso preparado da tuberosidade.

Cenário 2

O supra-espinhal está retraído até a borda da glenóide, o bíceps está completamente rompido e o intervalo rotador e subescapular estão intactos. O tecido do intervalo rotador provavelmente apresenta tecido cicatricial com a contratura do ligamento coracoumeral. Após o término da liberação, o supra-espinhal está mais móvel e pode ser movido até a borda da cartilagem articular, onde é fixado com âncoras Revo. O intervalo rotador é fechado com suturas lado a lado.

As etapas para a realização da liberação do intervalo rotador são as seguintes:

1. Após o término da liberação capsular superior e debridamento do tecido cicatricial bursal, comece a liberação do intervalo rotador com a ótica no PAL. Uma pinça *basket* estreita ou o instrumental eletrocirúrgico é inserida no PAS para cortar os tecidos no intervalo rotador. Uma linha de divisão deve acompanhar a borda anterior do tendão do bíceps, mas se esta estiver ausente, acompanhe a borda do restante do tendão do supra-espinhal (Fig. 19-12). A visualização para esta manobra algumas vezes é melhor a partir do portal posterior com o braço e a ótica na posição de artroscopia, especialmente quando o bíceps está rompido. Nesta posição, uma pinça de tecidos moles fixa à extremidade do tendão supra-espinhal pode ajudar a aplicar tração lateral. Continue a liberar a face superior da coracóide. Evite lesionar os ligamentos coracoclaviculares.
2. Após a liberação do supra-espinhal, use uma pinça para avaliar a mobilidade do tendão. Ele deve avançar com facilidade até a borda da cartilagem articular, onde pode ser inserido ao osso preparado com o uso da técnica que utiliza âncoras Super-Revo duplamente carregadas.
3. Após a remoção da fixação do tendão ao osso, suture a borda anterior do manguito aos tecidos restantes do intervalo rotador com o uso de suturas lado a lado.

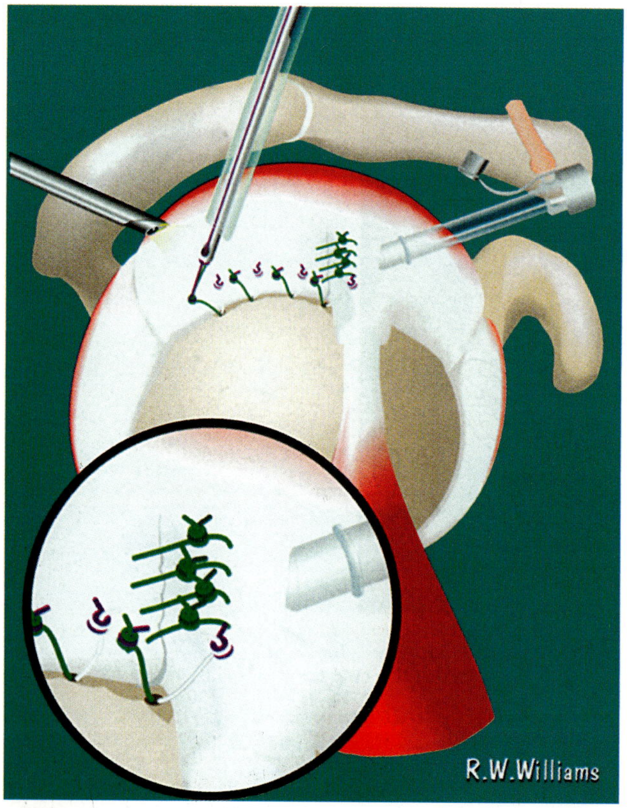

FIGURA 19-12. A pinça *basket* pequena é utilizada para dividir o tecido contraído do intervalo rotador e ligamento coracoacromial até a base da coracóide.

Cenário 3

O manguito está rompido e já houve uma tentativa de reparo através de técnicas abertas, incluindo uma descompressão subacromial. O reparo não foi bem-sucedido e a incapacidade do ombro fez com que o paciente procurasse uma reavaliação. O exame físico revela os sinais usuais de atrofia do manguito rotador e dor. A RM documenta que o tendão do manguito rotador apresenta uma nova ruptura completa, mas existe uma inconsistência notável. Apesar de parecer não haver tendão do manguito preso à cabeça umeral, ele está preso à superfície inferior do acrômio (Fig. 19-13). O resultado é que o músculo supra-espinhal não demonstra o grau de atrofia que seria esperado para uma lesão tão séria. O fato do tendão *não* apresentar retração significativa a despeito da presença de uma ruptura completa e estar fixado próximo de seu comprimento de repouso normal através da cicatrização no acrômio, de certa forma protege o volume muscular mantendo seu tônus. O radiologista provavelmente não irá mencionar isto em seu laudo, pois é difícil reconhecer esta condição, a menos que o médico esteja ciente da possibilidade. Como o paciente já foi submetido a uma cirurgia prévia, a área subacromial pode demonstrar alterações pós-operatórias confusas na imagem, como o sinal de detritos dos fios metálicos. O tendão do manguito rotador deve ser desinserido da superfície inferior do acrômio e reinserido ao úmero.

As etapas para a remoção do tendão do manguito do acrômio estão descritas adiante:

1. A tarefa de salvação do tendão do manguito rotador da face inferior do acrômio é tediosa. Com a ótica dentro da articulação glenoumeral no portal posterior e o braço na posição de artroscopia, comece a liberar o manguito a partir da borda lateral do acrômio com o uso do Eletrodo Subacromial. O tendão é fino e apresenta tecido cicatricial nesta área, mas ele se torna mais espesso na direção do limite do tendão do músculo na face medial.
2. Depois da liberação do tendão, mova o braço para a posição de bursoscopia e insira a ótica no PAL. Continue divulsionando o manguito juntamente com qualquer outra inserção de tecidos moles, progredindo da face anterior para a posterior e da lateral para a medial (Fig. 19-14). Um Liberator é útil em conjunção com uma pinça de tecidos moles e uma pinça *basket*. Continue a remover o tendão do acrômio até a espinha da escápula, ao redor e sob o músculo deltóide.
3. Mude o visor para o portal anterior e continue a liberação posteriormente até que o músculo infra-espinhal possa ser visto. Como a porção mais inferior do infra-espinhal não está presa ao acrômio, existe um plano de tecidos moles entre o deltóide e o tendão posterior do manguito que é facilmente acompanhado posteriormente. A salvação do tendão através de uma dissecação não é ideal, mas a avaliação pode revelar que está verdadeiramente fixo aos músculos acima e abaixo da espinha escapular e é composto de tecido razoavelmente firme.

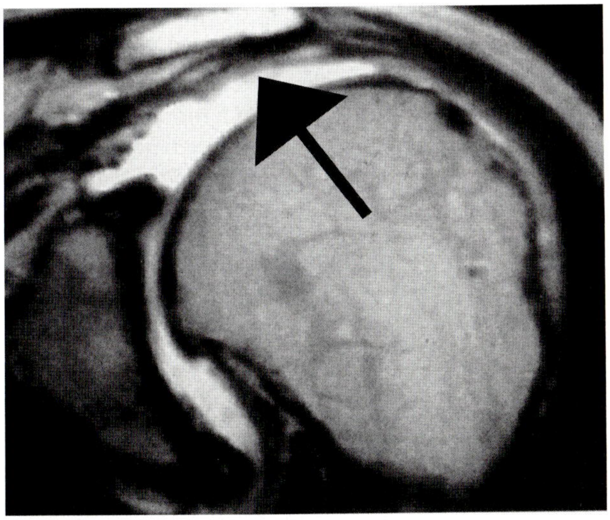

FIGURA 19-13. O manguito rotador ficou aderido sob o acrômio, impedindo que o músculo supra-espinhal atrofiasse.

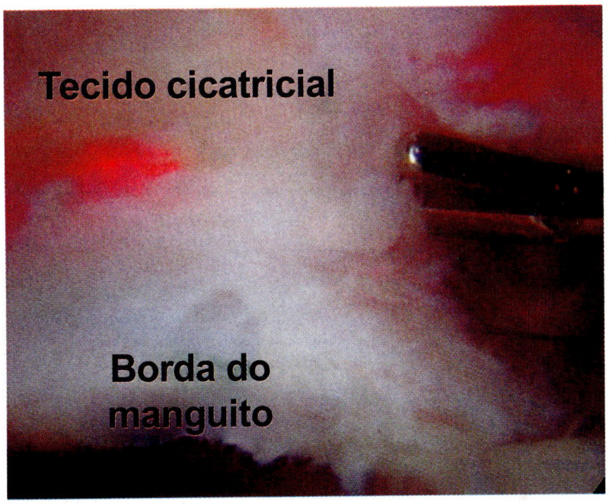

FIGURA 19-14. O tendão é mobilizado de sua inserção inferior do acrômio com o uso de uma variedade de instrumentais.

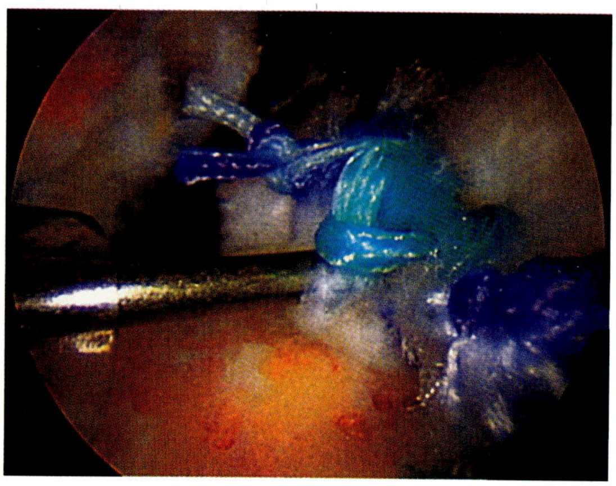

FIGURA 19-15. Cinco âncoras Revo (Linvatec, Inc., Largo, FL) foram necessárias para reinserir esta lesão maciça do manguito ao osso após a desinserção do tendão da superfície inferior do acrômio.

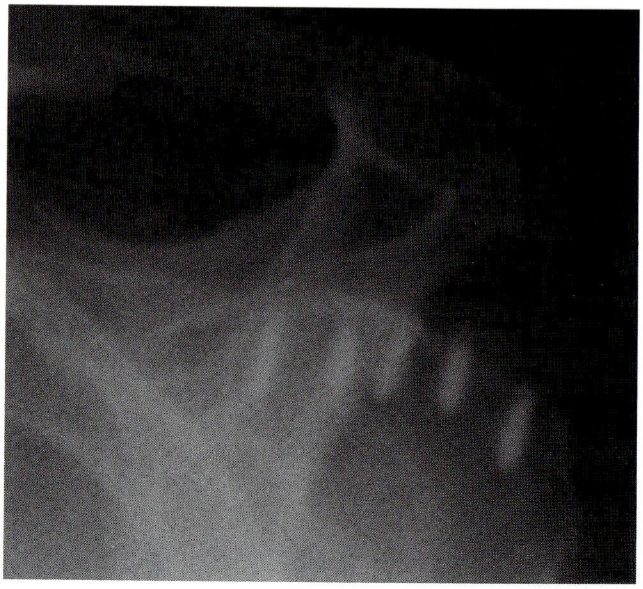

FIGURA 19-16. A radiografia documenta a posição das cinco âncoras Super-Revo (Linvatec, Inc., Largo, FL) utilizadas para reinserir uma ruptura maciça do manguito que foi desinserida da face inferior do acrômio.

4. Depois da liberação do tendão, é uma tarefa relativamente fácil a reinserção do tendão à cabeça umeral com três ou, algumas vezes, quatro âncoras Revo duplamente carregadas (Fig. 19-15). Tenha a certeza de estabelecer um bom tônus de repouso no local da reinserção. Geralmente é necessário aparar a extremidade emplumada do tendão. No término da cirurgia, a cabeça umeral está completamente coberta, sem cartilagem articular à vista (Fig. 19-16).

CUIDADOS PÓS-OPERATÓRIOS

Como o tendão do manguito rotador sempre é reparado com o braço em ligeira abdução, não há a necessidade de mobilizar o braço em uma órtese de abdução para suporte pós-operatório. Prefiro utilizar um Ultra Sling (dj Orthopaedics, Inc., Carlsbad, CA); por gerar um posicionamento módico em abdução, é adequado no alívio do peso do braço sobre as suturas e oferece um apoio firme para o ombro em uma posição de rotação mais neutra. Os exercícios usuais para o cotovelo, punho e mão são iniciados imediatamente; exercícios pendulares suaves em 1 semana, abdução passiva na quinta e sexta semanas e o movimento ativo nas semanas 7 e 8. O protocolo-padrão para o manguito rotador é seguido, apesar de ser feito em uma velocidade um pouco mais lenta de modo a permitir que o tendão cicatrize firmemente ao osso antes de sofrer estresses.

RESULTADO DO TRATAMENTO ARTROSCÓPICO DAS RUPTURAS MACIÇAS DO MANGUITO ROTADOR

Em um estudo realizado entre 1998 e 1999, fizemos a revisão de 35 pacientes (36 ombros) com ruptura maciça do manguito rotador, que foram reparadas com o uso de técnicas completamente artroscópicas pela equipe de ombro do Southern California Orthopedic Institute. Quatro pacientes já haviam sido submetidos a reparos abertos prévios que apresentaram falhas. O tempo médio de acompanhamento foi de 16 meses. Todos os pacientes foram submetidos à descompressão subacromial e reparo completo do manguito com o uso de âncoras Revo e suturas lado a lado. Três dos pacientes tiveram o tendão do bíceps incorporado ao reparo.

Os resultados para dor no American Shoulder and Elbow Surgeon's Index (escala ASES, até 50) melhorou de 17.2 antes da cirurgia para 47.8 no pós-operatório. Apesar de cinco pacientes relatarem uma certa dor residual, todos registraram uma melhora significativa. A dor noturna foi eliminada em 32 entre 35 pacientes. No total, o ASES Index e os resultados UCLA melhoraram significativamente os resultados funcionais. O ASES Index aumentou de 17.7 para 43.7. O resultado de função da UCLA melhorou de 3.3 para 8.6 com somente 5 (14%) apresentando queixas de dificuldades com as atividades do dia-a-dia.

O resultado UCLA foi utilizado para classificar a satisfação do paciente. O resultado de satisfação médio antes da cirurgia era de 0.0. Este resultado melhorou para 4.8 ou 5 na última visita do acompanhamento, e todos os 35 pacientes estavam satisfeitos com o resultado da cirurgia.

CONSIDERAÇÕES FINAIS SOBRE O TRATAMENTO ARTROSCÓPICO DO MANGUITO ROTADOR

Neste último capítulo sobre o reparo do manguito rotador, fico impressionado como nossas opções cirúrgicas por via artroscópica progrediram na última década. As melhorias nos equipamentos artroscópicos, âncoras ósseas e instrumentais de manipulação de fios claramente foram um benefício significativo. Acredito que seja igualmente vital a enorme melhoria em nossa compreensão sobre os padrões de doença do manguito rotador e nossa capacidade de avaliar a patologia antes e durante a cirurgia com as imagens de RM. Apesar de este livro descrever as etapas necessárias para o reparo do manguito na maioria das situações, também compreendemos que algumas lesões não podem ser fixadas mas podem ser melhoradas através de debridamentos artroscópicos conservadores ou com o tratamento não-cirúrgico.

Este capítulo final é uma junção de tudo que aprendi sobre o reparo do manguito rotador. A capacidade de avaliar o tecido danificado, liberar os tendões cicatrizados e retraídos e reinseri-los ao osso permite a salvação e o reparo de algumas rupturas crônicas do manguito sem ter de recorrer às potencialmente danificadoras técnicas cirúrgicas abertas. Espero que, em um futuro próximo, com as incríveis modalidades de imagens conjugadas com a capacidade de reparo precoce dos tendões lesionados sem riscos heterogênicos significativos, possamos diminuir a necessidade de realização desses complexos reparos de salvação das rupturas maciças e crônicas do manguito.

20

LESÃO DO TENDÃO SUBESCAPULAR

A lesão do tendão subescapular é considerada por vários especialistas de ombro como outro elemento da patologia do manguito rotador. A lesão isolada e parcial do subescapular não era reconhecida como uma ocorrência independente comum antes do advento da artroscopia. Atualmente detectamos que as lesões do subescapular existem de forma independente de qualquer outra patologia do manguito. As lesões do tendão subescapular variam desde uma pequena ruptura no canto da borda superior próximo à junção do tendão ao osso até uma ruptura maciça e retraída crônica com atrofia muscular. Existem poucas informações na literatura artroscópica relacionadas com o tratamento destas lesões. Neste capítulo, faço uma revisão dos achados clínicos, aparência nas imagens de ressonância magnética (RM), avaliação artroscópica e do tratamento dos vários graus de patologia do tendão subescapular.

HISTÓRIA E EXAME CLÍNICO

As rupturas isoladas do tendão subescapular podem ser de difícil diagnóstico somente a partir da história e exame físico do paciente. A lesão inicial pode ser uma lesão traumática severa do ombro com uma distensão capsular ou mesmo uma luxação de ombro. Uma contração forçada dos músculos rotadores internos, especialmente contra uma resistência considerável, pode avulsionar uma porção ou toda a fixação tendinosa no úmero. As atividades repetitivas que incluam a adução e rotação interna do ombro, como em alguns movimentos do golfe, podem causar impacto sobre a borda superior do tendão subescapular na região de sua inserção na tuberosidade menor com a borda da glenóide, levando a um esgarçamento. O atrito dos tecidos que ocorre com o passar dos anos deixa o tendão vulnerável, aumentando o risco de falência com o estresse repetitivo do trabalho ou de atividades esportivas.

A principal queixa relatada por um paciente com lesão subescapular pode ser uma pequena dor, mas com enfraquecimento de moderado à grave, particularmente nas atividades que necessitam força em rotação interna. Se o manguito rotador (*i. e.*, tendão do supra-espinhal) também está lesionado, a dor será mais substancial e incapacitante, como foi descrito no Capítulo 14. Quando o tendão do bíceps está luxado em uma divisão do tendão subescapular, ele irá aumentar de forma significativa as queixas de dor, especialmente quando o estresse sobre o bíceps é aumentado. Se a instabilidade do ombro é o problema subjacente, o grau de frouxidão articular será muito mais grave com um dano concomitante do tendão subescapular.

Quando o tendão subescapular está esgarçado ou parcialmente rompido, o grau de sintomas depende da severidade e cronicidade do problema e da inflamação articular associada. Geralmente, os sintomas estão relacionados com manobras de levantamento ou atividades que necessitem de uma rápida aceleração, como nos esportes de arremesso. A típica dor noturna observada com as rupturas do manguito rotador não é notada com freqüência nas lesões isoladas do subescapular. Pode haver uma sensação de estalido se o tendão do bíceps subluxar em uma divisão vertical do tendão do subescapular, apesar de esta observação ser bastante rara na minha experiência.

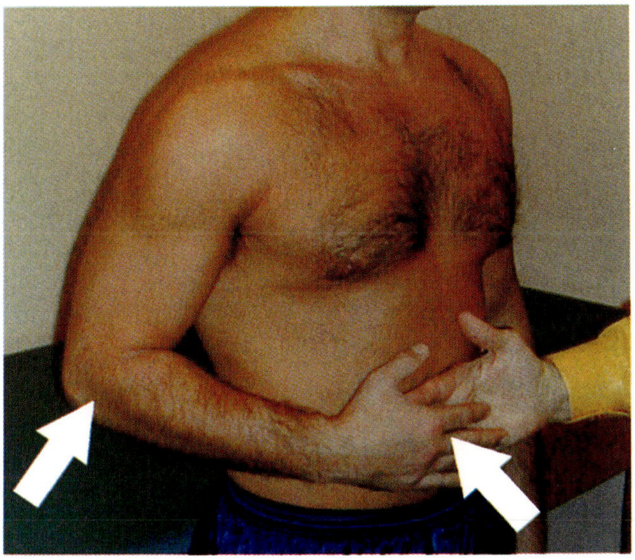

FIGURA 20-1. O teste da pressão sobre o ventre é positivo quando o paciente é incapaz de empurrar o abdome mantendo o cotovelo para a frente e o ombro em rotação interna.

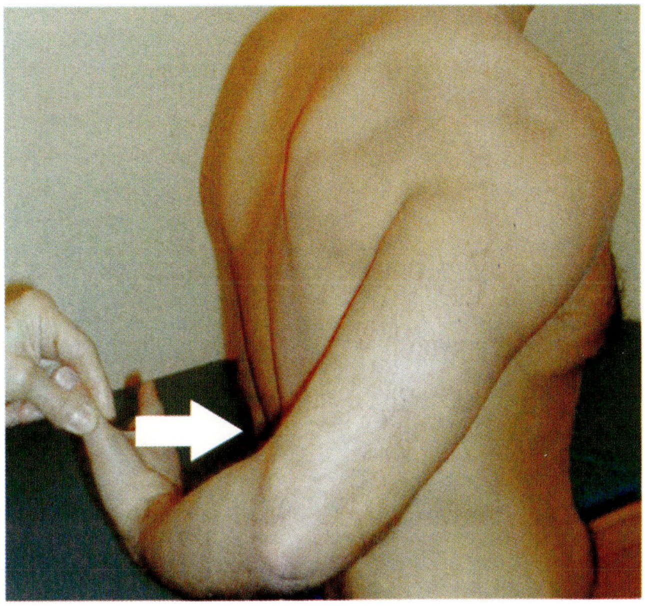

FIGURA 20-2. O teste do levantamento positivo ocorre quando o paciente não pode manter a mão afastada de suas costas.

Um paciente com ruptura do tendão subescapular geralmente relata dor e fraqueza quando tenta segurar um objeto com as mãos na frente do corpo. O paciente tem problemas para utilizar a mão atrás das costas, como em manobras para colocar a camisa para dentro da calça ou passar um cinto pela cintura. Um sintoma menos freqüente é a instabilidade anterior, que se manifesta na forma de uma apreensão ou subluxação ocorrendo quando o braço é rodado externamente em abdução.

O exame físico de um paciente com ruptura do subescapular é direcionado para a avaliação da dor e diminuição da força do músculo com a aplicação de resistência. A sensibilidade não é um achado típico a menos que o tendão do bíceps esteja envolvido. De forma bastante freqüente, o paciente exibe uma rotação externa consideravelmente aumentada em rotação neutra e quando o braço está abduzido.

A dor e a atrofia associada aos testes de pressão do ventre muscular e de levantamento são achados comuns quando o tendão subescapular está lesionado. Para realizar o teste da pressão do ventre, posicione a mão do paciente sobre o abdome e rode o cotovelo anteriormente o máximo possível (rotação interna do ombro). Peça para o paciente pressionar sua palma da mão de encontro ao abdome para criar uma depressão no ventre. Compare a força com o lado não envolvido. Quando o subescapular está fraco ou o tendão está rompido, o paciente é incapaz de gerar qualquer tipo de força significativa e geralmente é incapaz de manter o cotovelo nesta posição. O cotovelo cai posteriormente e o deltóide anterior é recrutado para realizar esta tarefa (Fig. 20-1).

O teste do levantamento é realizado com a mão do lado envolvido do paciente atrás das costas. O examinador levanta a mão do paciente, afastada do corpo, e pede para o paciente manter a mão nesta posição. Se o subescapular está rompido ou atrofiado, o paciente não consegue manter a mão nesta posição. Este teste geralmente é mais doloroso para o paciente e não o faço e quando os sintomas são significativos (Fig. 20-2).

IMAGENS DAS LESÕES SUBESCAPULARES

A RM é a mais importante modalidade de imagem na avaliação das lesões do tendão subescapular. A ruptura parcial ou esgarçamento degenerativo da borda principal é de difícil documentação. Com estudos de excelente qualidade utilizando contraste de gadolínio, estas lesões algumas

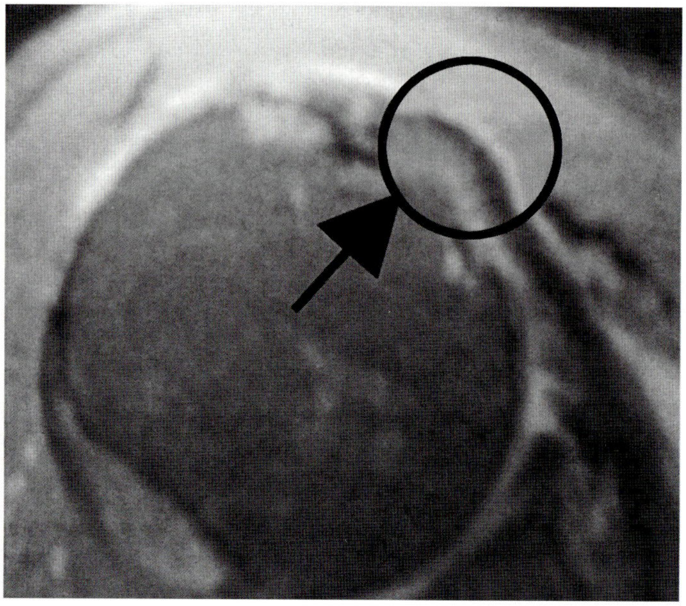

FIGURA 20-3. A degeneração da borda principal do tendão subescapular é diagnosticada nesta imagem de ressonância magnética contrastada com gadolínio.

vezes podem ser observadas na forma de uma borda irregular do tendão com a absorção do contraste (Fig. 20-3). Uma ruptura parcial da inserção do subescapular na tuberosidade menor é de documentação mais difícil, mas pode ser sugerida por uma deficiência na extremidade superior da inserção da tuberosidade menor, como as imagens vistas nos cortes logo abaixo do processo coracóide.

As rupturas de toda a espessura do tendão subescapular são consideravelmente mais fáceis de diagnosticar. Dependendo da gravidade e da cronicidade da lesão, o tendão pode estar retraído em uma distância variável da tuberosidade juntamente com a cápsula anterior (Fig. 20-4). A loca-

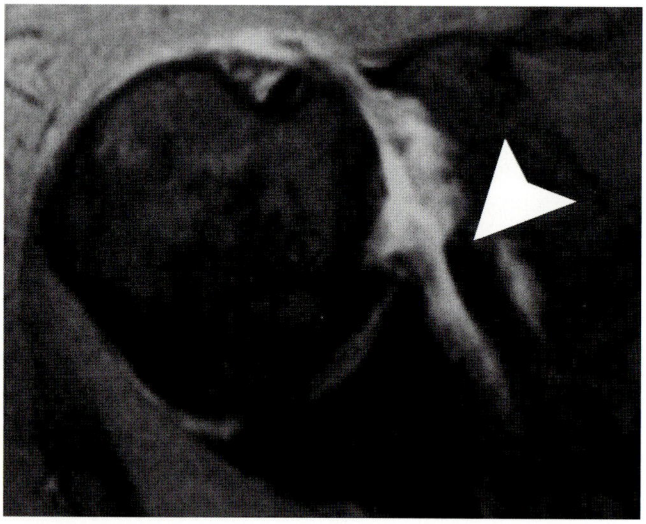

FIGURA 20-4. Uma ruptura moderadamente retraída do tendão subescapular é observada nesta seqüência axilar de ressonância magnética.

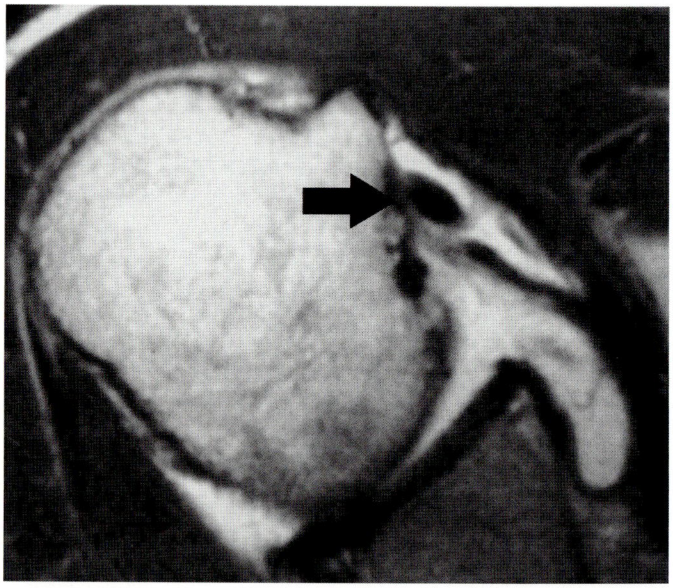

FIGURA 20-5. A imagem de ressonância magnética documenta uma luxação medial do tendão do bíceps na direção da ruptura do tendão subescapular.

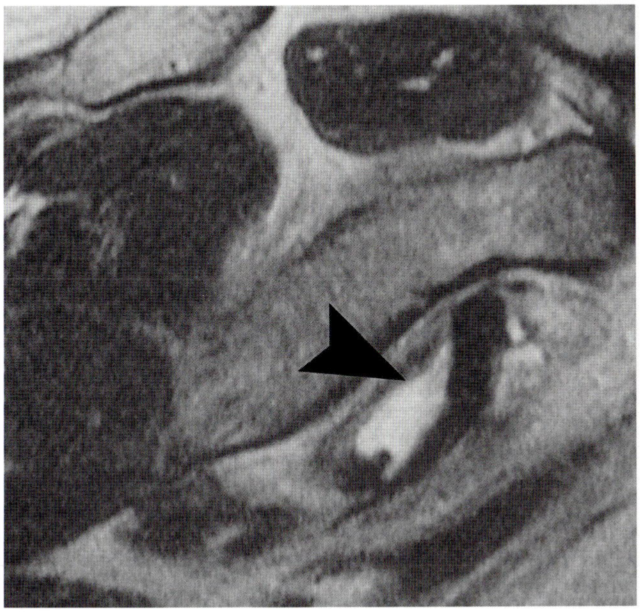

FIGURA 20-6. A imagem sagital de ressonância magnética documenta a grave atrofia associada a esta ruptura do tendão subescapular.

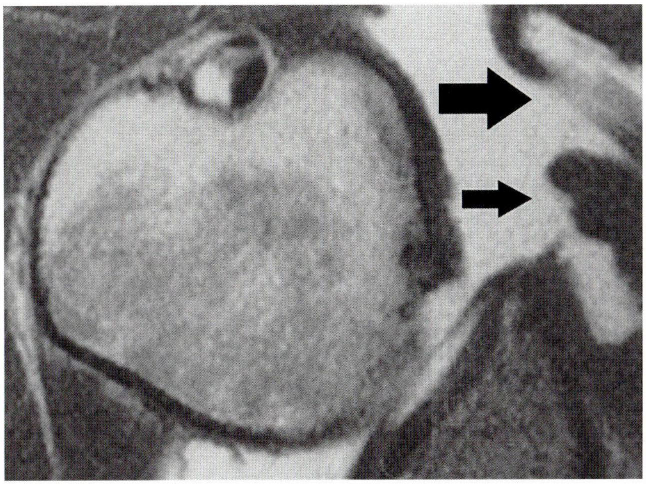

FIGURA 20-7. A imagem demonstra um caso de ruptura crônica do subescapular (*seta grande*) com avulsão da cápsula anterior (*seta pequena*) em um homem jovem com instabilidade crônica após reparo de Bankart.

lização do tendão do bíceps, o estado do manguito rotador e o grau de alterações degenerativas devem ser considerados antes da cirurgia (Fig. 20-5).

Algumas vezes, uma ruptura completa do subescapular pode estar tão retraída que existem poucas possibilidades de que a função seja recuperada de forma significativa, mesmo se o tendão puder ser reinserido no úmero. A condição do tendão e do músculo é um fato muito importante a ser apreciado antes da cirurgia, como mesmo o melhor reparo possível pode não trazer benefícios significativos para o paciente (Fig. 20-6).

É possível que possa haver um coto de cápsula preso ao tendão rompido do subescapular em um paciente com instabilidade crônica e o reparo do tendão e da cápsula possa gerar um grau de estabilidade anterior, melhorando os sintomas do paciente (Fig. 20-7).

TRATAMENTO ARTROSCÓPICO DAS RUPTURAS DO SUBESCAPULAR

O diagnóstico da ruptura do tendão subescapular nem sempre é óbvio durante a avaliação artroscópica. As rupturas parciais podem se apresentar na forma de um esgarçamento no local de inserção do tendão na tuberosidade menor ou na forma de colapso ou divisão ao longo da borda rolada do tendão. As bordas rotas devem ser debridadas, aplainadas, criteriosamente, para a avaliação do grau de lesão. Quando o esgarçamento envolve somente a fixação superior do tendão no osso, a também chamada lesão do canto, é muito mais fácil avaliar o estado do resto do tendão após o debridamento (Fig. 20-8).

Outro exemplo de ruptura parcial do subescapular ocorre quando o tendão do bíceps está subluxado medialmente em uma ruptura parcial na borda principal do tendão (Fig. 20-9). Neste caso, a dor é causada pelos tendões rompidos e pela compressão do bíceps com a contração do subescapular.

Quando o esgarçamento e a degeneração envolvem somente a principal borda superior do tendão, especialmente onde passa sob um espesso ligamento médio tipo cordão, ele geralmente não está associado a uma separação tendão-osso. Esta condição comumente está associada a um impacto subacromial e a cuidadosa avaliação subacromial associada à descompressão deve ser incluída para um completo tratamento da patologia (Fig. 20-10).

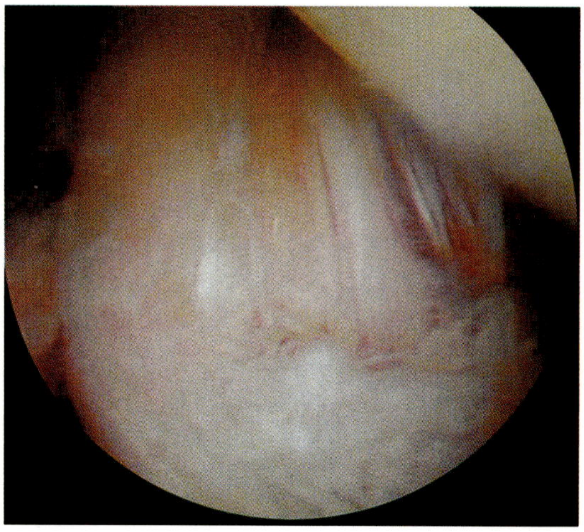

FIGURA 20-8. A lesão do canto do tendão subescapular não pode ser completamente avaliada a menos que os tecidos esgarçados sejam debridados.

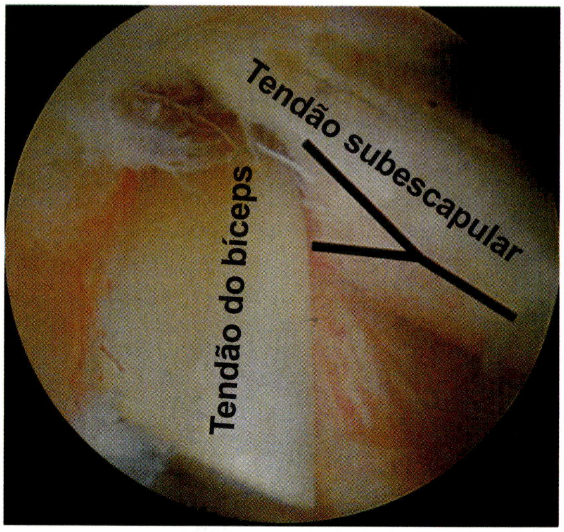

FIGURA 20-9. O tendão do bíceps esgarçado e edemaciado está subluxado em uma divisão na borda principal do tendão subescapular.

O tratamento das rupturas parciais do tendão subescapular depende da gravidade da patologia e dos sintomas clínicos. Qualquer desinserção significativa do tendão em relação ao osso deve ser reparada como uma ruptura de toda a espessura do manguito rotador. O tratamento para um esgarçamento significativo da borda do tendão é meramente a sutura em vai e vem da borda do tendão utilizando um material absorvível, como o PDS. Esta técnica consiste da passagem de vários fios em formato de 8 ao longo da borda esgarçada do tendão, aproximando os tecidos rompidos para gerar sua adesão, evitando maior colapso.

As etapas de sutura da borda do tendão subescapular são as seguintes:

1. Use os três portais básicos para o artroscópio: ântero-superior (PAS), médio-glenoidal anterior (PMGA) e póstero-superior (PPS). Utilize a lâmina de *shaver* nos tecidos esgarçados encontrados na borda do tendão.
2. Insira um gancho de sutura Crescent através do PMGA, passando-o pelo subescapular na porção mais baixa do tendão esgarçado.

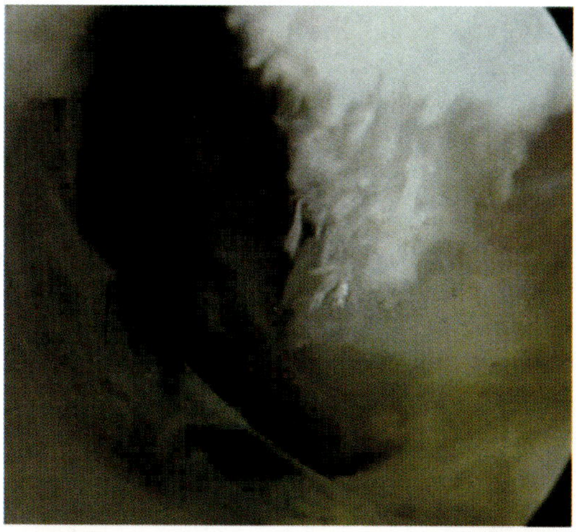

FIGURA 20-10. Este paciente demonstra um esgarçamento da borda principal do tendão subescapular durante sua passagem sob um ligamento glenoumeral médio espesso, mas também existe um impacto subacromial.

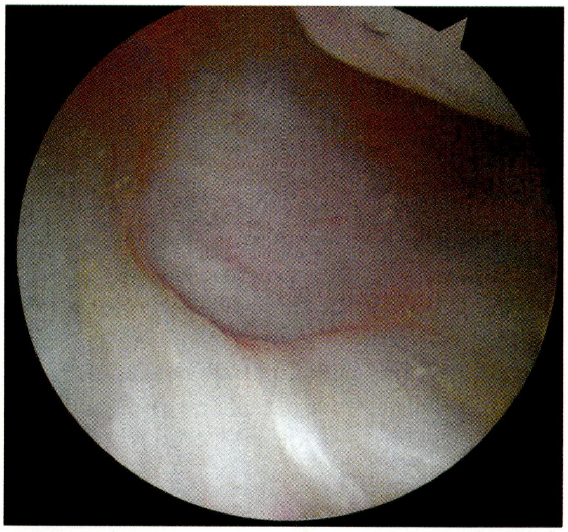

FIGURA 20-11. A cápsula anterior é uma massa cicatricial em uma ruptura crônica do subescapular, sendo difícil reconhecer o tendão.

3. Passe um fio PDS nº 1 pela articulação, recuperando-o pelo PAS.
4. Insira novamente a agulha Crescent, perfurando o tendão uma segunda vez 1 cm lateral à primeira passagem, mas ao mesmo tempo, passe o Shuttle-Relay Suture Passer (Linvatec, Inc., Largo, FL) pela articulação, recuperando-o pelo PMGA, carregue o fio no Shuttle e passe o instrumento de volta através do tendão puxando o membro superior do Shuttle fora do PAS.
5. Recupere ambos os filamentos do fio fora do PMGA e amarre os fios com um nó Tennesse Slider.
6. Repita a técnica de passagem de fios para criar pontos adicionais até que todo a borda esteja selada.

As etapas para o reparo artroscópico de uma ruptura completa do tendão subescapular são:

1. Se o tendão do bíceps estiver luxado na direção do tendão subescapular, resseque o tendão do bíceps para abrir caminho para a reimplantação do subescapular na tuberosidade menor. Se desejado, o tendão pode ser marcado com um fio PDS passado em formato de 8 e tenodesado após o reparo do subescapular.
2. Abra um portal anterior lateral em uma posição alta no intervalo rotador ou diretamente através de uma ruptura no tendão do manguito rotador, se houver. Use este portal para visualizar a superfície anterior do úmero durante o reparo.
3. Localize a borda superior do tendão subescapular durante sua passagem anteriormente à glenóide por trás do ligamento médio. Debride os tecidos cicatricial anterior e posterior para mobilizar a massa tendão-cápsula e compreender de forma clara a anatomia do local (Fig. 20-11).
4. Geralmente, observa-se uma banda de tecido capsular cicatrizado, perpendicularmente presa à borda superior do tendão subescapular (*i. e.*, banda subescapular súpero-lateral). Esta banda obstrui a visualização do local de reparo a partir do PAS e deve ser cortada (Fig. 20-12). Use uma pinça para testar a mobilidade do tendão e a extensão da translação lateral.
5. Identifique, seccione e remova uma porção do ligamento coracoacromial porque ele geralmente bloqueia o acesso à porção distal do subescapular com os instrumentais de sutura. Algumas vezes, é necessário raspar e ressecar a face posterior do processo coracóide se este obstruir o acesso.
6. Através do PMGA, debride os tecidos moles ao longo do colo anterior do úmero, e faça uma leve decorticação do osso utilizando uma broca (Fig. 20-13). O local de implantação para o tendão sempre é mais medial que a sua localização usual, algumas vezes estando localizado na borda da cartilagem articular (Fig. 20-14).

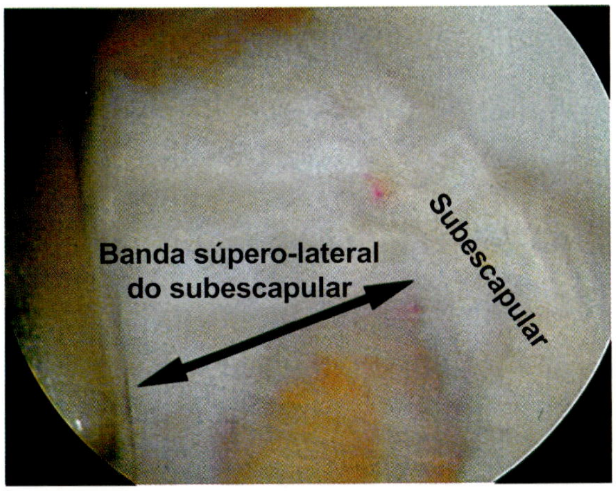

FIGURA 20-12. A banda súpero-lateral presa à extremidade proximal do tendão subescapular deve ser transeccionada para permitir uma visualização clara durante o reparo.

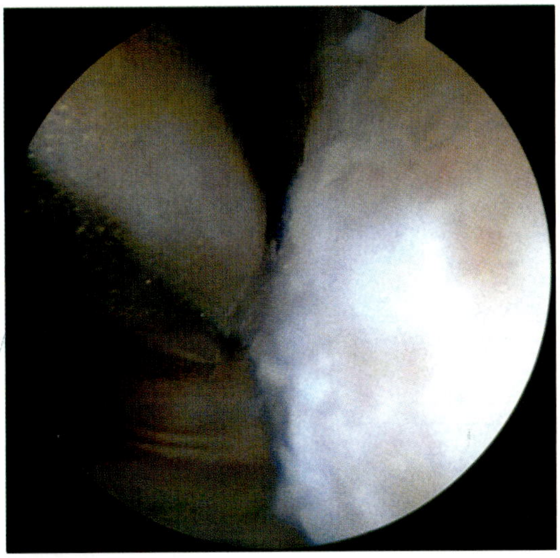

FIGURA 20-13. Utilize o *shaver* para debridar o local de implantação no úmero anterior em uma posição imediatamente medial à tuberosidade menor.

7. Insira a primeira âncora Super-Revo (Linvatec, Inc., Largo, FL) no colo umeral preparado 2 cm inferior à cânula através do PMGA (Fig. 20-15). Alinhe o orifício (e conseqüentemente os fios) na direção da glenóide de modo que os fios de coloração roxa saiam pela face medial, na direção do tendão subescapular (Fig. 20-16).
8. Recupere um dos membros roxos pela cânula posterior com uma agulha de crochê. É útil segurar o fio utilizando uma pinça, pois é difícil atingi-lo através do acesso posterior. Pince o fio ao redor de si mesmo fora do PMGA, passando e manobrando pela articulação em uma posição onde posse ser alcançado com uma agulha de crochê entrando pelo portal posterior.
9. Mantenha o outro fio verde dentro do PMGA. Proteja os outros três fios colocando-os fora da cânula do PMGA, utilizando o Suture Saver (Linvatec, Inc., Largo, FL) e a técnica de *switching stick* (ver Capítulo 5).
10. Passe uma agulha curva Spectrum ou um impactor Caspari modificado carregado com um Shuttle (o que gerar um melhor acesso) através da porção mais inferior da extremidade lateral do tendão subescapular, incluindo a cápsula sobrejacente. Este é um ponto bastante desafiador porque o espaço é estreito e o ângulo é difícil (Fig. 20-17).
11. Passe o Shuttle pela articulação, recuperando-o pela cânula posterior (Fig. 20-18).
12. Carregue o fio no orifício do Shuttle, levando-o de volta pelo subescapular, retirando-o pelo PMGA (Fig. 20-19).
13. Recupere o outro filamento do primeiro fio pelo PMGA, e amarre os dois filamentos com um nó deslizante bloqueante.
14. Recupere o segundo fio roxo mais superior pela cânula posterior.

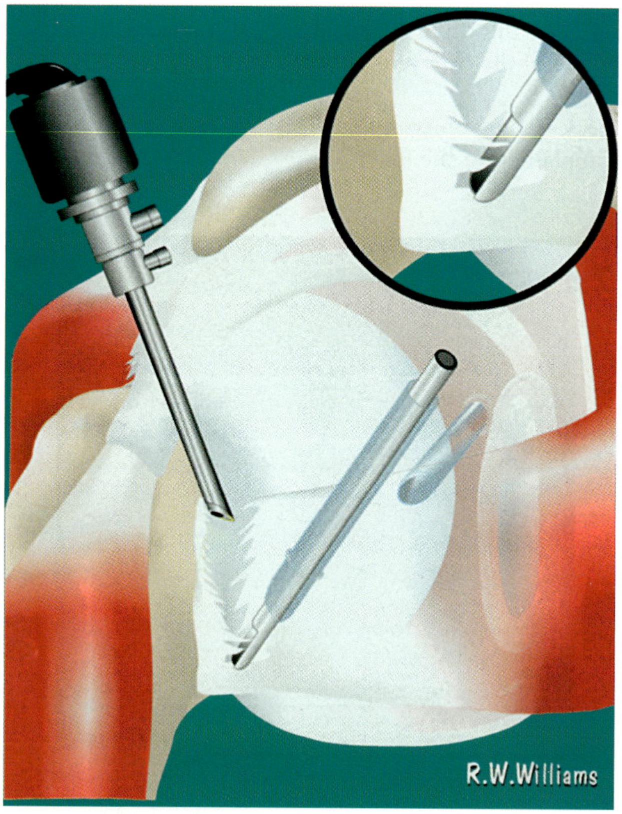

FIGURA 20-14. Raspe levemente o osso adjacente à cartilagem articular, preparando a região para a reinserção do tendão.

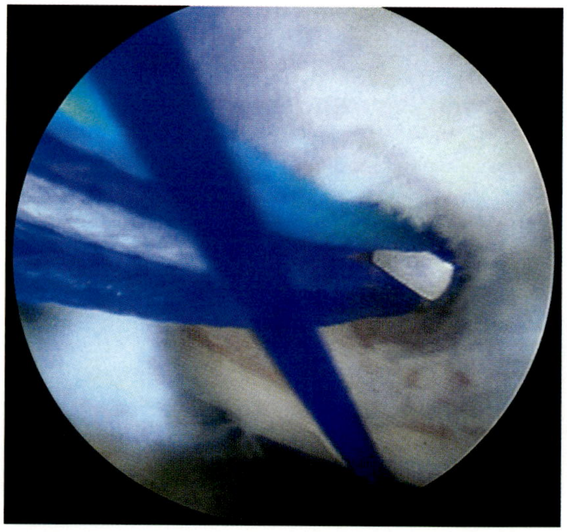

FIGURA 20-15. A primeira âncora Super-Revo (Linvatec, Inc., Largo, FL) é inserida através da cânula médio-glenoidal anterior.

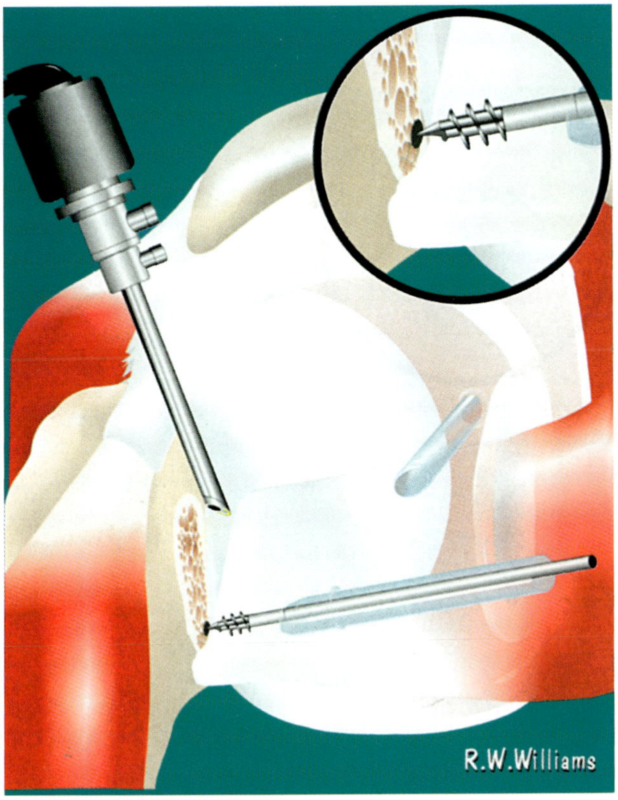

FIGURA 20-16. Insira a primeira âncora Super-Revo (Linvatec Inc., Largo, FL) no osso preparado medial ao ponto médio da base do subescapular.

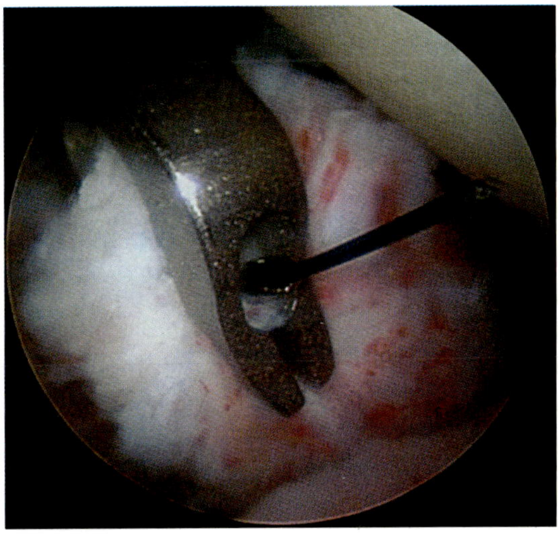

FIGURA 20-17. O impactor Caspari modificado é útil para a passagem do Shuttle-Relay (Linvatec, Inc., Largo, FL) através da borda do tendão.

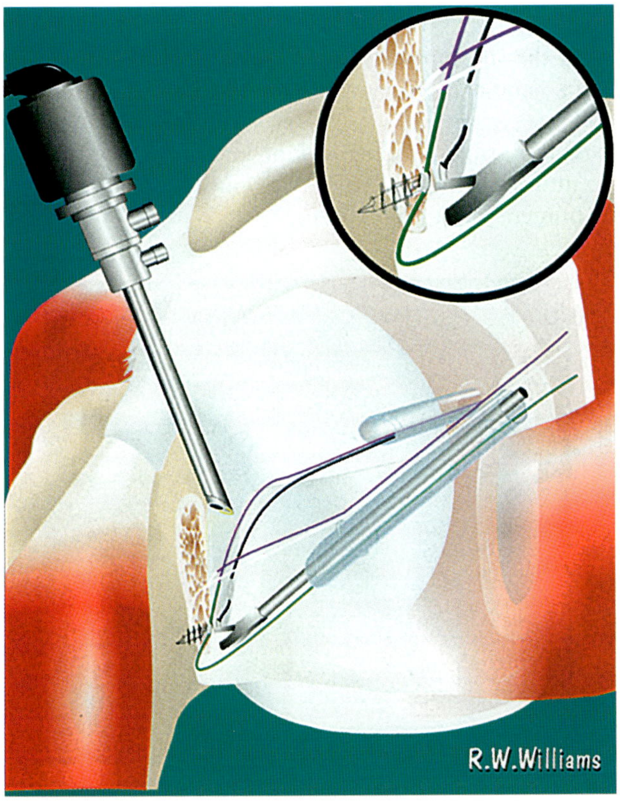

FIGURA 20-18. Passe o Shuttle-Relay (Linvatec, Inc., Largo, FL) pela articulação através do impactor Caspari, e retire o instrumento pela cânula posterior.

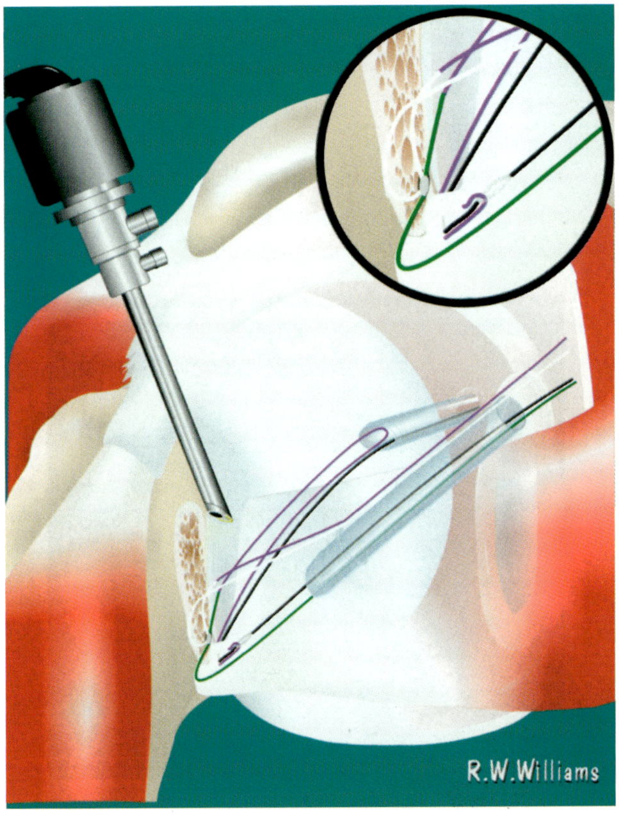

FIGURA 20-19. Passe o fio de volta através do subescapular afastando a borda anterior do Shuttle (Linvatec, Inc., Largo, FL).

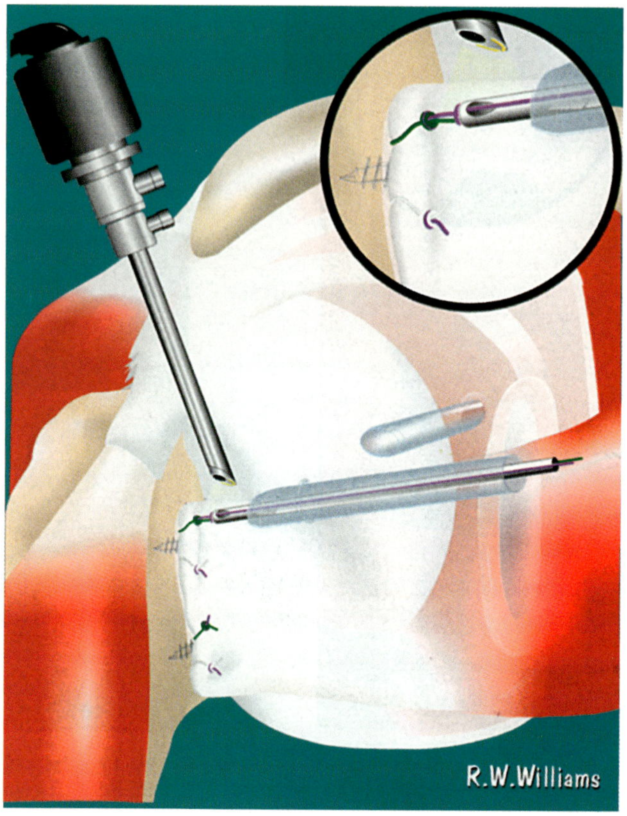

FIGURA 20-20. Amarre os fios com o uso de um nó deslizante-bloqueante através da cânula médio-glenoidal anterior.

15. Passe a agulha através do tendão subescapular novamente 1 cm superior ao fio anterior. Envie e recupere o Shuttle, carregue-o e passe o segundo fio pelo PMGA.
16. Amarre os fios através do PMGA utilizando um nó deslizante-bloqueante.
17. Repita a inserção da âncora, passagem de fio e amarração dos nós até que o tendão esteja fixado no colo umeral (Fig. 20-20).

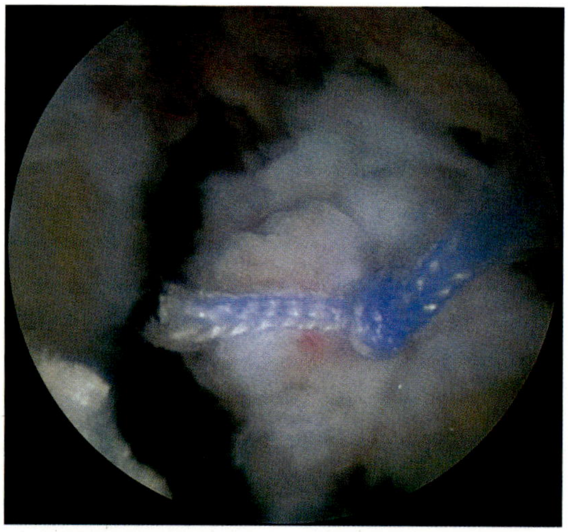

FIGURA 20-21. Quando o reparo do subescapular é completado, o tendão está firmemente preso ao osso ao longo da borda anterior da cartilagem articular.

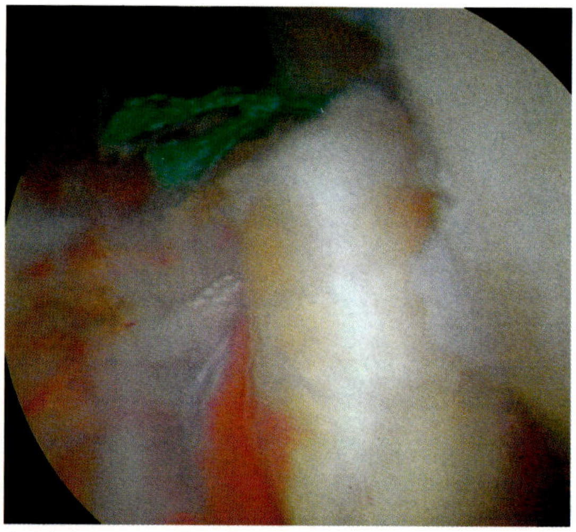

FIGURA 20-22. A visualização final do subescapular documenta que o tônus de repouso foi restabelecido.

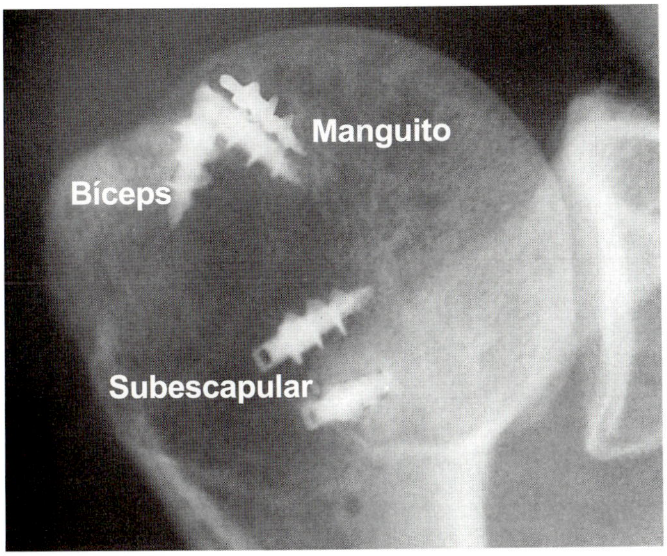

FIGURA 20-23. A radiografia ântero-posterior pós-operatória demonstra a localização das duas âncoras Super-Revo (Linvatec, Inc., Largo, FL) utilizadas para reparar esta completa ruptura do tendão subescapular juntamente com uma tenodese do bíceps e reparo do manguito rotador.

18. No término da cirurgia, o subescapular é reinserido ao úmero e a tensão do tendão é restaurada (Fig. 20-21).
19. A observação do reparo a partir do portal posterior revela que o tendão subescapular está em boa posição e que a parede anterior da articulação está restaurada (Fig. 20-22).
20. Complete a cirurgia reparando o manguito rotador, realizando uma descompressão subacromial, e tenodesando o tendão do bíceps quando necessário (Figs. 20-23 e 20-24). Coloque o braço em uma tipóia Ultra Sling (dj Orthopedics, Inc., Carlsbad, CA) e siga o programa de reabilitação-padrão delineado no Capítulo 17.

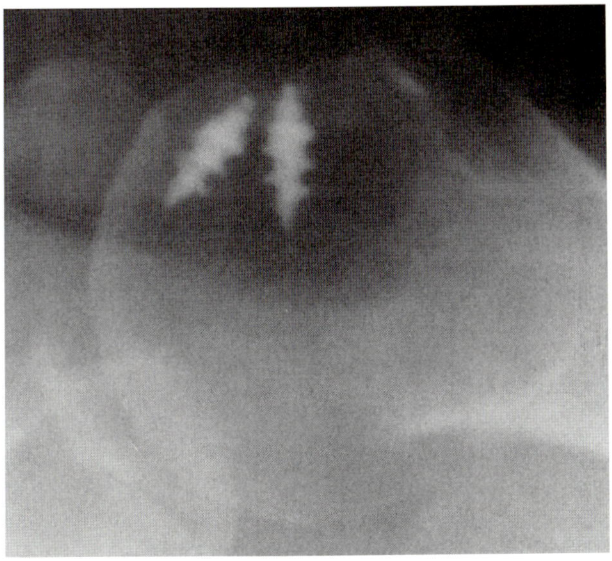

FIGURA 20-24. A incidência axilar documenta a localização das âncoras subescapulares na borda medial da tuberosidade menor.

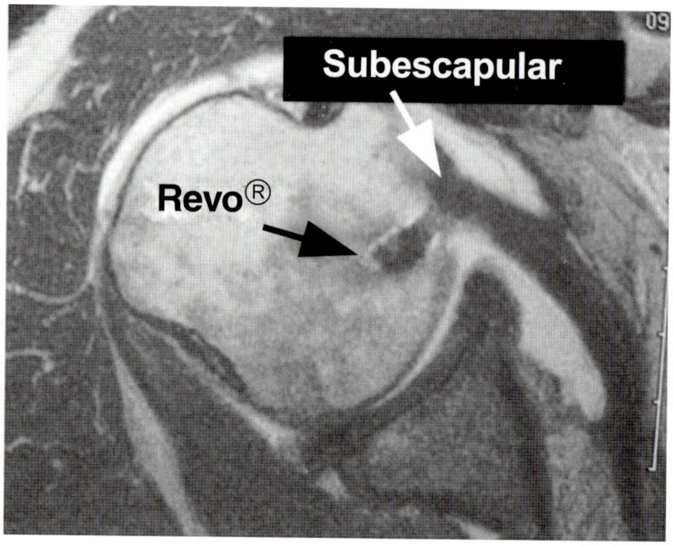

FIGURA 20-25. Imagem de ressonância magnética contrastada com gadolínio documenta a cicatrização neste paciente 6 meses após o reparo artroscópico de uma ruptura completa e crônica do tendão subescapular.

CONSIDERAÇÕES FINAIS SOBRE O REPARO DO SUBESCAPULAR

Apesar de a ruptura significativa do tendão subescapular não ser uma lesão comum do manguito rotador, ela é uma importante área que o artroscopista de ombro deve compreender, reconhecer e estar preparada para reparar quando necessário. Apesar de não haver dados definitivos, acredito que as rupturas parciais do subescapular sejam uma fonte de dor, similar à dor encontrada nas rupturas parciais de outros tendões importantes em outras regiões do corpo. Assim como as lesões parciais do tendão supra-espinhal, uma lesão do canto do tendão subescapular pode eventualmente progredir para uma lesão maior. Com isto em mente, creio que quando uma significativa lesão do subescapular é identificada, o debridamento criterioso acompanhado de uma meticulosa visualização e palpação a partir dos portais anterior e posterior é imperativo. É essencial para o cirurgião artroscópico possuir uma técnica confiável para a realização do reparo do subescapular, assegurando que o paciente tenha a melhor oportunidade para uma cicatrização ideal (Fig. 20-25).

21

O USO DO ARTROSCÓPIO NA AVALIAÇÃO E TRATAMENTO DA ARTRITE E SINOVITE DO OMBRO

A articulação glenoumeral pode ser o local de diversos tipos de sinovite e artrite. As alterações degenerativas pós-traumáticas que levam à osteoartrite clássica são as mais comuns. Artrite reumatóide, gota, infecções, condromatose sinovial, osteocondromatose, artrite hemofílica, sinovite vilonodular pigmentada e condrocalcinose também podem ocorrer. A incidência destas alterações inflamatórias que afetam o ombro é mal comparada com a incidência encontrada nas articulações de suporte de peso das extremidades inferiores. Neste capítulo, discuto o uso da artroscopia para a avaliação, diagnóstico e tratamento dessas condições inflamatórias e degenerativas.

ARTRITE DEGENERATIVA

Na maioria dos casos, um paciente com artrite degenerativa da articulação glenoumeral se apresenta com queixas de apreensão, dor, rigidez, diminuição da mobilidade e limitação funcional do ombro. Os sintomas geralmente começam de forma insidiosa, e o paciente relata uma progressão durante meses ou anos. Freqüentemente não existe um evento traumático claro anterior ao início dos sintomas. Pode haver um evento como uma queda, acidente automobilístico, ou um episódio de arremesso que deu origem a um início agudo dos sintomas clínicos e da incapacidade. Movimentos bruscos com o ombro podem ou não ser dolorosos. Outras articulações podem estar envolvidas se esta for uma condição artrítica degenerativa poliarticular, mas o processo patológico geralmente fica confinado em um ou ambos os ombros.

No exame físico, os achados clássicos da artrite degenerativa incluem atrofia dos músculos ao redor da cintura escapular. A limitação na amplitude de movimentos, tanto ativa como passiva é variável. A limitação da rotação externa é comum nos casos avançados. Dependendo da gravidade da condição, a dor associada com os movimentos ativos e passivos pode ser leve ou significativa. Freqüentemente observa-se uma crepitação e algumas vezes estalidos ou cliques durante os movimentos ativos e passivos. A sensibilidade em um determinado ponto não ocorre com freqüência, exceto ocasionalmente ao redor de um tendão do bíceps edemaciado. O movimento do manguito rotador e do bíceps contra a resistência pode não ser doloroso com baixas cargas, mas com uma resistência maior, a dor geralmente aumenta devido à compressão da articulação. O teste direto do manguito rotador geralmente demonstra uma boa função. A estabilidade articular comumente está intacta.

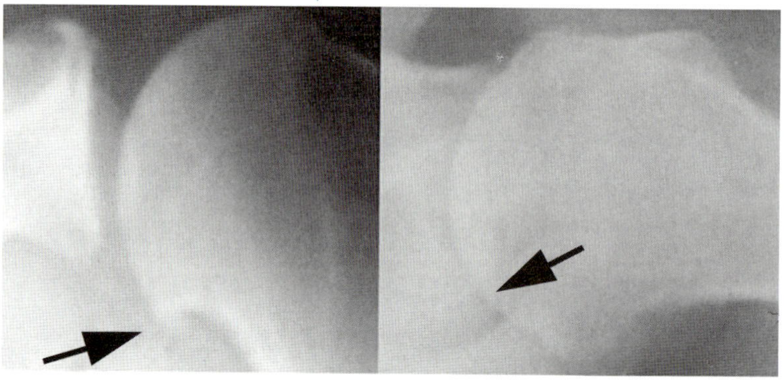

FIGURA 21-1. As alterações radiológicas iniciais da artrite degenerativa do ombro podem ser sutis, demonstrando somente um pequeno esporão no colo umeral inferior e subluxações posteriores.

As radiografias-padrão do ombro geralmente revelam o diagnóstico. Nos estágios iniciais da artrite degenerativa, as alterações radiológicas podem não corresponder aos sintomas clínicos. Pistas radiológicas úteis incluem formações de esporões próximas à inserção capsular inferior na cabeça umeral, achatamento da glenóide com osteófitos periféricos, formação de cisto intra-ósseo próximo ao sulco bicipital e grande tuberosidade (Fig. 21-1). Mais importante, a espessura do espaço da cartilagem articular entre a cabeça umeral e a glenóide pode ser estimada nas projeções ântero-posterior e axilar, e o estreitamento deste espaço é um achado muito importante. A menos que o tendão do manguito rotador esteja rompido há muito tempo, o intervalo umeral-acromial será normal. A avaliação radiológica da artrite degenerativa grave é de reconhecimento mais fácil. O cirurgião artroscópico deve observar o grau de restrição do espaço articular e deformidade óssea, dois achados que contra-indicam o uso bem-sucedido da artroscopia mesmo para o debridamento articular (Fig. 21-2). O exame de ressonância magnética (RM) da degeneração articular do ombro ajuda a demonstrar o estado do tendão do manguito rotador e a revelar os defeitos isolados da cartilagem articular no úmero ou glenóide no início do processo patológico (Fig. 21-3). O uso do gadolínio intra-articular melhora a imagem ajudando a definir corpos livres intra-articulares oriundos de fragmentos cartilaginosos.

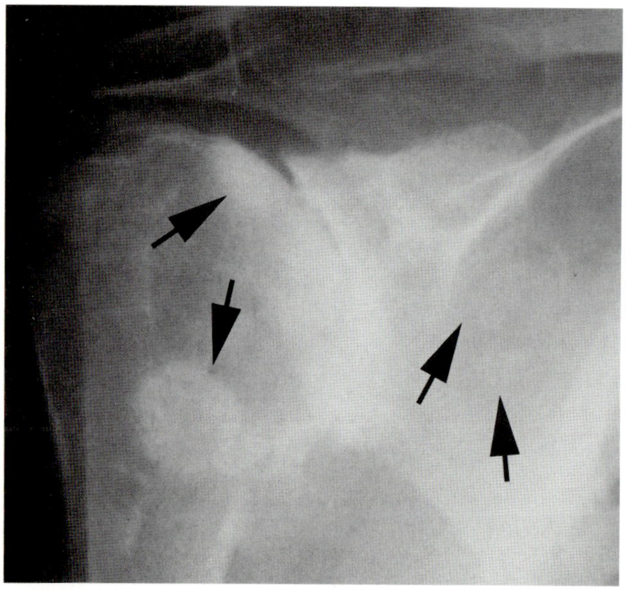

FIGURA 21-2. A radiografia revela vários corpos livres em um caso de artrite grave, mas o estreito espaço articular faz com que eles sejam inacessíveis para a remoção artroscópica.

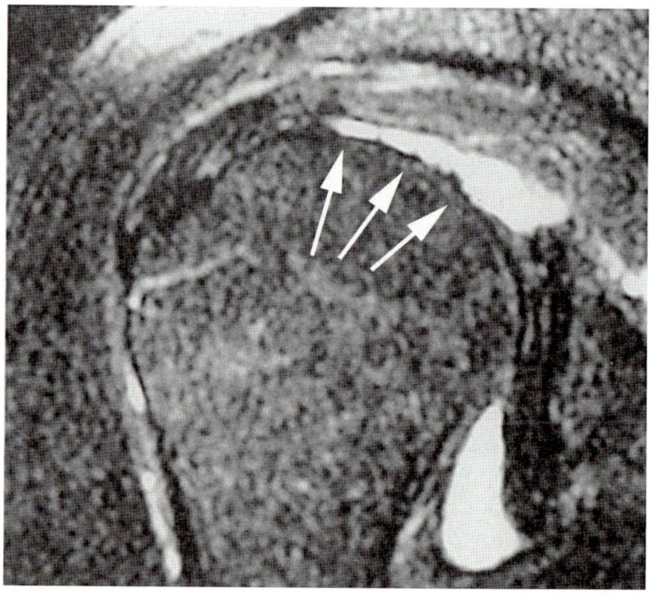

FIGURA 21-3. A imagem de ressonância magnética pode demonstrar o estado do manguito rotador e de áreas de deficiência cartilaginosa inicial na cabeça umeral ou na glenóide.

Avaliação Artroscópica

A avaliação artroscópica para a artrite degenerativa é realizada somente para indicações bastante específicas. O debridamento da articulação do ombro com artrite algumas vezes é útil no paciente jovem cujas principais queixas são uma apreensão e presença de estalos dolorosos. Em minha opinião, um cirurgião não pode esperar melhorar muito o movimento do ombro somente com um debridamento artroscópico. A manipulação da articulação do ombro como um adjunto terapêutico raramente é útil também. A liberação capsular seletiva, particularmente nos casos pós-traumáticos ou pós-cirúrgicos algumas vezes é útil na restauração do movimento e diminuição da pressão articular e, talvez, subluxação posterior.

É particularmente importante antes da realização da cirurgia artroscópica em um paciente com artrite degenerativa que objetivos realistas sejam fixados e compreendidos pelo cirurgião e pelo paciente. O alívio temporário de sintomas mecânicos e de alguns sintomas inflamatórios pode ser um benefício desta técnica, mas não deve ser esperada melhora a longo prazo.

Quando as superfícies articulares são degenerativas e o espaço articular está estreitado, especialmente em um paciente com limitação funcional, geralmente é muito difícil inserir o artroscópio na articulação, mesmo o suficiente para lavagem e visualização. Nesta situação, a artroscopia *não* deve ser considerada uma opção de tratamento. No início do curso da doença, se o debridamento for realizado, um *shaver* é utilizado através de uma cânula cirúrgica colocada inicialmente no portal súpero-anterior. Os fragmentos livres de cartilagem articular são seletivamente removidos, tomando-se cuidado de proteger as superfícies articulares que permanecerem viáveis. A sinóvia reativa é debridada, e retalhos labrais são suavizados. Os corpos livres devem ser localizados e removidos, sendo que a maioria reside no recesso subescapular ou no recesso capsular inferior.

Apesar de não ter sido comprovado que a artroplastia por microfraturas é benéfica no ombro como parece ser no joelho, observei algumas poucas situações em que foi necessária uma nova artroscopia, de que o osso subcondral esclerótico pode ser recoberto por um tipo de fibrocartilagem após o procedimento. Eu faço este procedimento quando encontro uma lesão isolada de toda a espessura da cartilagem na glenóide ou na cabeça umeral e quando encontro cartilagem de boa qualidade ao redor, como geralmente se encontra no paciente jovem ou de meia idade. Esta avaliação geralmente pode ser feita pré-operatoriamente com imagens de RM de alta qualidade utilizando gadolínio (Fig. 21-4).

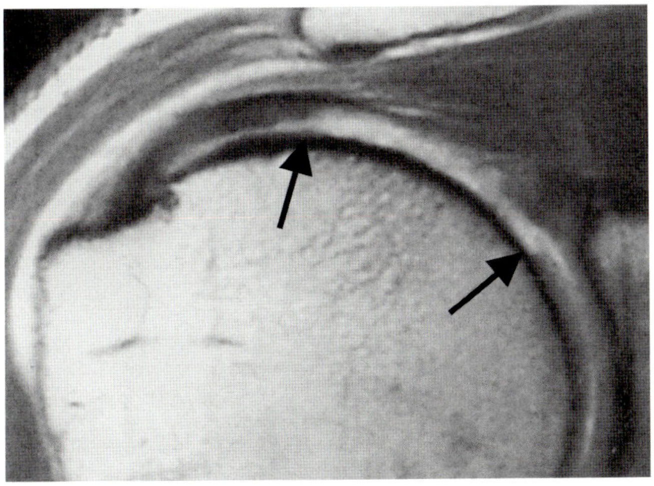

FIGURA 21-4. Uma lesão isolada da cartilagem articular pode ser vista com freqüência em uma imagem de ressonância magnética.

Tratamento

As etapas na realização de uma osteoplastia por microforagens (*micropick*) são as seguintes:

1. Comece pelo debridamento da articulação e a remoção da cartilagem articular solta. Geralmente, encontram-se retalhos de cartilagem descolando do osso ao redor das margens da lesão que eventualmente irão se soltar e formar corpos livres. Debride estes retalhos com um *shaver*, quando possível, a partir dos portais anterior e posterior (Fig. 21-5). Quando a lesão está localizada no centro ou na porção inferior da cabeça umeral, ela pode ser de difícil alcance com o braço posicionado na posição de artroscopia-padrão. Mova o braço em vários graus de abdução e rotação para melhorar o acesso. Algumas vezes, portais adicionais são necessários, como o portal médio-glenoidal anterior (PMGA) para a visualização do defeito a partir do portal ântero-superior (PAS) e manipulação a partir do PMGA.
2. Use a cureta em anel para aparar a borda da cartilagem, criando uma margem vertical. Se o instrumental é muito curto para ser passado através da cânula, pode ser inserido diretamente pelo portal na pele.
3. Realize o procedimento de microfratura utilizando diversas micropinças anguladas da Linvatec (Largo, FL). Geralmente, são necessários instrumentais de vários ângulos, sendo necessária sua inserção através de diversos portais para que sejam atingidas todas as áreas da lesão (Fig. 21-6). Coloque a ponta do instrumental sobre a superfície óssea e mova-o de modo a penetrar no osso esclerótico subcondral.
4. Perfure toda a lesão, criando orifícios a uma distância aproximada de 5 mm, mas deixando fortes pontes ósseas entre elas.
5. No término do procedimento, remova os detritos da superfície com um *shaver*.

Tive a oportunidade de realizar um novo procedimento artroscópico em três casos após a utilização da microfratura, um na glenóide e dois na cabeça umeral. As perfurações na lesão óssea foram preenchidas com um material semelhante a fibrocartilagem que parecia se espalhar a partir do centro para formar uma cobertura sobre o osso exposto. As lesões que observei nunca ficaram completamente cobertas pelo tecido cicatrizado, mas pareciam apresentar melhor cobertura de superfície (Fig. 21-7).

O *labrum* da glenóide em geral também apresenta degenerações, particularmente na porção superior onde uma lesão SLAP do tipo 1 (*i. e.*, degeneração e esgarçamento do *labrum* superior da região anterior para a posterior, abaixo da inserção do bíceps) é comumente encontrada. Esta área, bem como o resto dos tecidos labrais, pode ser debridada de modo seletivo, tendo a certeza de não danificar as fixações ligamentares, particularmente as do quadrante ântero-inferior. O

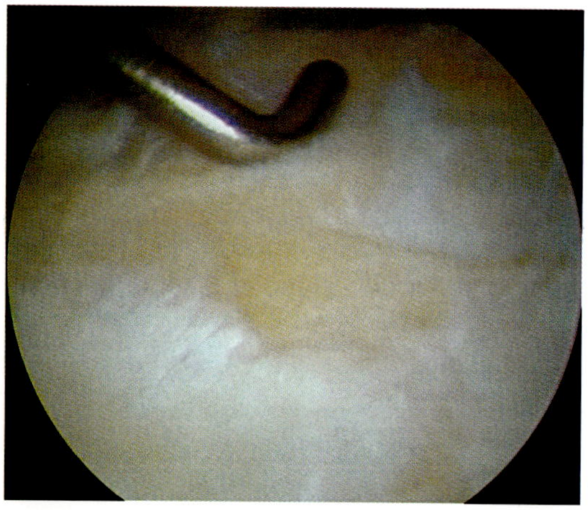

FIGURA 21-5. A cartilagem solta ao redor das margens do defeito devem ser removidas com cuidado.

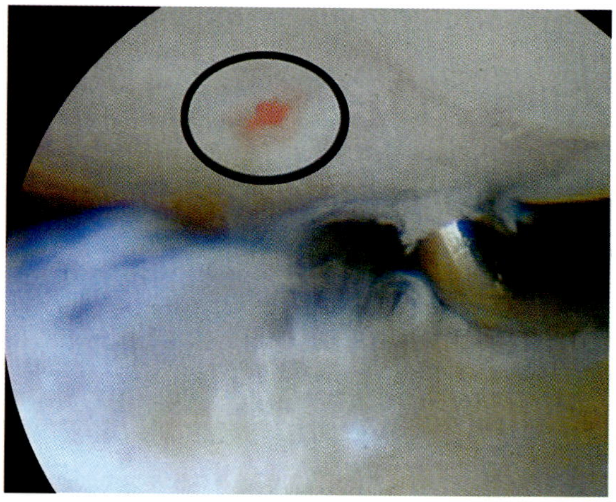

FIGURA 21-6. A ferramenta *micropick* deve ser inserida perpendicularmente à superfície do osso e perfurar 3-4 mm através da placa subcondral.

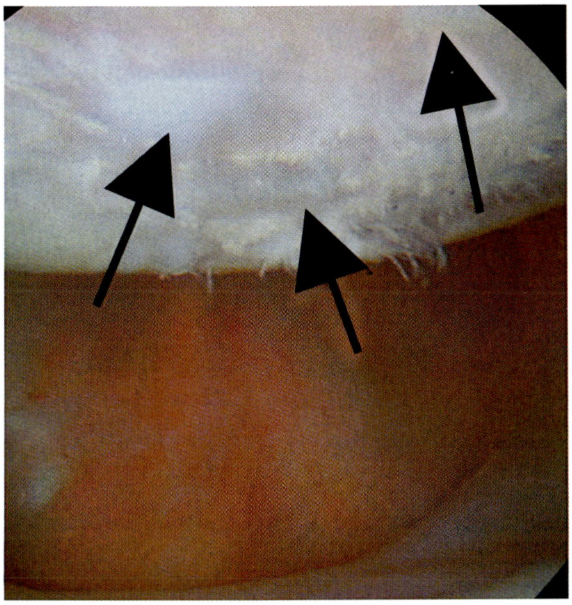

FIGURA 21-7. Uma nova artroscopia 3 meses após a microfratura da glenóide demonstra grumos de material fibroso preenchendo os orifícios.

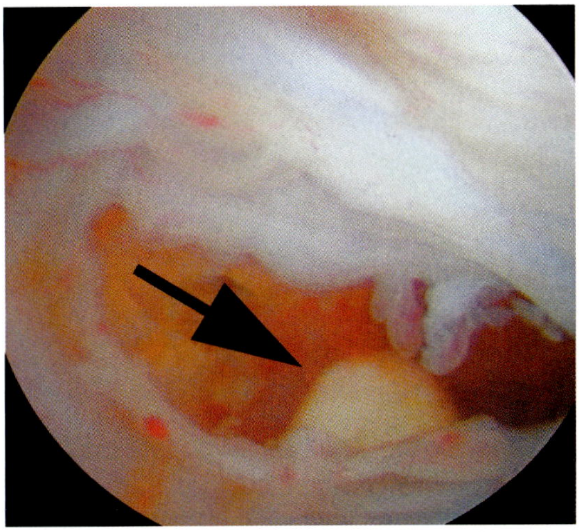

FIGURA 21-8. Os corpos livres geralmente estão associados a artrite e freqüentemente se localizam no recesso subescapular.

esgarçamento do tendão do bíceps e do manguito rotador está comumente associado a esta condição, e estas áreas devem ser debridadas criteriosamente.

Os corpos livres cartilaginosos são comuns na artrite degenerativa e devem ser removidos de modo a prevenir contra um bloqueio articular. Uma procura cuidadosa dos corpos livres no recesso subescapular e no recesso axilar deve ser realizada, através da visualização a partir dos portais anterior e posterior (Fig. 21-8). Eu acho útil a utilização de um instrumental de prensão (*labral stitching tool*) da Arthrex (Naples, FL) para capturar os grandes corpos livres e removê-los através de uma cânula grande ou diretamente pela pele. Esta ferramenta possui um portal de sucção no cabo que atrai os corpos que flutuam livremente para os dentes do instrumental, facilitando sua captura.

A etapa final do debridamento é a realização da sinovectomia. A sinóvia reativa que forma franjas e pólipos pedunculados deve ser removida. Esta porção da cirurgia é mais bem realizada no final porque geralmente desencadeia um sangramento. O anestesista pode ajudar no controle do sangramento mantendo a pressão arterial sistólica abaixo de 90 mmHg, desde que o paciente esteja estável. A pressão na bomba artroscópica ou do sistema de influxo de líquidos pode ser ajustada para cima, de modo a manter um campo visual limpo se necessário. O eletrocautério também pode ajudar a coagular os maiores vasos sangrantes.

ARTRITE INFLAMATÓRIA TIPO REUMATÓIDE

A artrite reumatóide comumente afeta a articulação do ombro, mas as outras formas de artrite inflamatória, como a gota, artrite psoriática e sinovite vilonodular pigmentada, além da sinovite alérgica ou reativa podem ser vistas. A artroscopia serve para a confirmação do diagnóstico da condição inflamatória e, em alguns casos, tratamento da sinovite associada.

A história de um paciente com artrite inflamatória geralmente é a de um processo patológico crônico que geralmente envolve outras articulações além do ombro. Os quadris, joelhos e tornozelos são as mais comumente envolvidas. Dependendo da severidade e cronicidade da doença, pode haver uma atrofia considerável dos músculos ao redor do ombro e, algumas vezes, um edema anterior e lateral bastante significativo. Eu tratei duas mulheres que se apresentaram com um

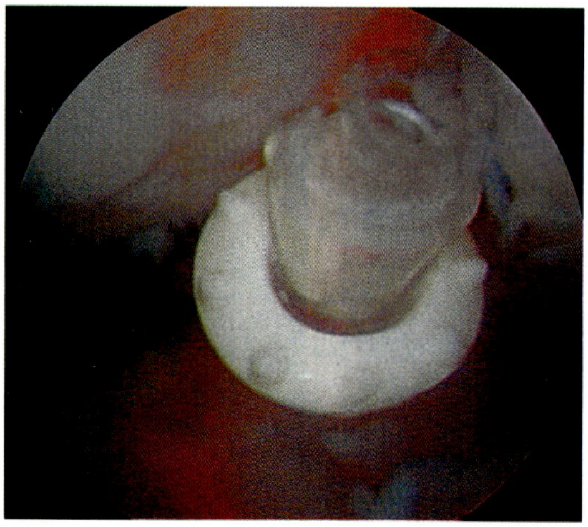

FIGURA 21-9. Sinovite causada pelo colapso de implantes de ácido poliglicólico podem causar um quadro semelhante ao de uma infecção.

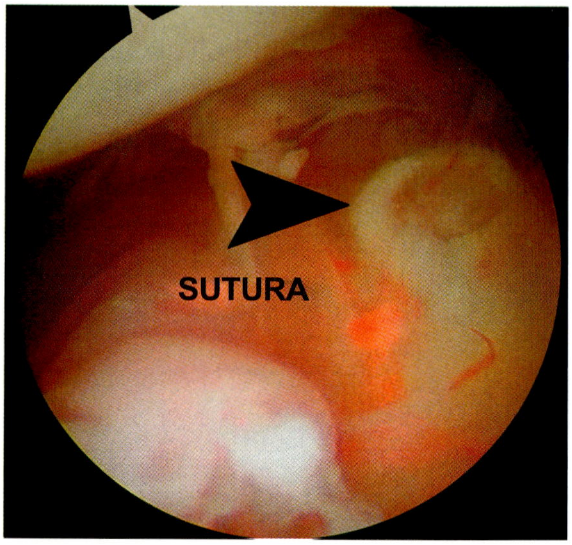

FIGURA 21-10. Este caso de sinovite severa ocorreu 4 meses após uma plicatura capsular de rotina em uma mulher jovem saudável sem sinais de infecção.

edema bursal isolado e que vários meses depois desenvolveram artrite reumatóide. O grau de dor, fraqueza e limitação funcional dependem da croncicidade e da gravidade das alterações inflamatórias e destrutivas. O tendão do manguito rotador freqüentemente está envolvido, limitando a força de abdução e de rotação. A crepitação geralmente está presente com a movimentação ativa e passiva. As limitações na mobilidade articular também dependem da gravidade do processo patológico. Em raras condições inflamatórias, como na sinovite vilonodular pigmentada, gota, pseudogota e doença de Reiter, outras articulações geralmente não estão envolvidas.

Existem casos de sinovite inflamatória relacionados com o uso de implantes absorvíveis e possivelmente mesmo com fios de sutura absorvíveis utilizados em procedimentos de reconstrução do ombro. Implantes com ácido poliglicóico na forma de aderências labrais são os mais notórios, causando problemas de sinovite reativa resultantes do colapso do material (Fig. 21-9). Os implantes de ácido polilático, que possuem um perfil de reabsorção mais longo, podem se romper prematuramente, criando corpos livres que causam irritação mecânica e subseqüente sinovite. Alguns dos fios mais modernos com reabsorção mais demorada foram implicados em casos não comprovados cientificamente de sinovite de ombro similares aos observados com os fios absorvíveis. As reações inflamatórias relacionadas aos fios de sutura parecem ser raras, mas devem ser consideradas como uma causa potencial se uma reação sinovial retardada ocorre após o uso de fios reabsorvíveis de longa duração para um reparo articular (Fig. 21-10).

Alterações Radiológicas

A radiografia pode demonstrar alterações clássicas associadas à doenças sinoviais inflamatórias do ombro. Os ossos geralmente aparecem osteopênicos, especialmente quando comparados com as articulações não envolvidas. As alterações clássicas associadas com a reabsorção óssea cística estão localizadas em regiões adjacentes às áreas de fixação capsular, especialmente abaixo do tendão do manguito rotador. O osso raramente é esclerótico, não sendo localizados esporões como os encontrados na artrite degenerativa. Os corpos livres geralmente não são encontrados, exceto em casos de osteocondromatose. O intervalo da cartilagem articular pode estar estreitado. Se o tendão do manguito rotador está rompido, pode haver migração umeral proximal com o estreitamento do espaço umeral-acromial. Pode haver depósitos calcíficos nos tecidos moles, especialmente no *labrum* e cartilagem articular, na presença de condrocalcinose ou pseudogota.

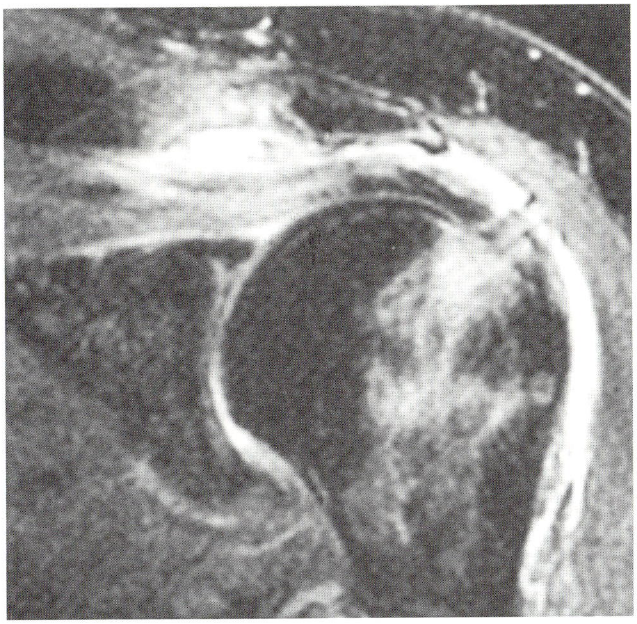

FIGURA 21-11. As imagens de ressonância magnética de pacientes com artrite reumatóide geralmente demonstram um grande derrame articular e cistos ósseos.

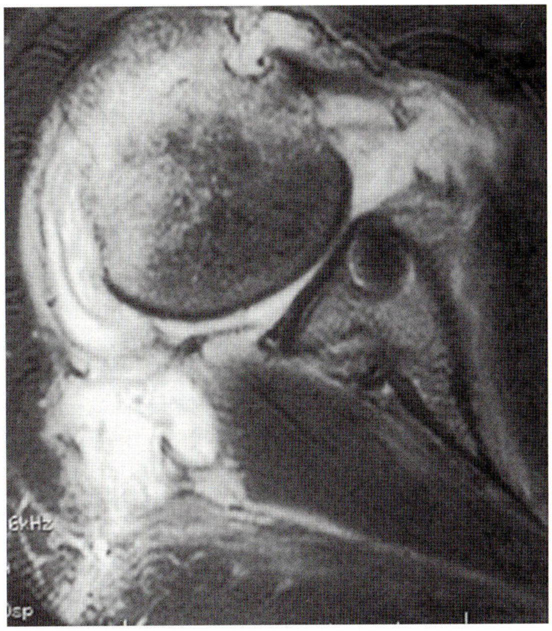

FIGURA 21-12. O gadolínio intravenoso destaca a sinóvia inflamada, bem como os tecidos moles e osso neste caso de sinovite reativa causada por fios absorvíveis.

Quando a osteocondrocalcinose sinovial é o processo patológico ativo, uma coleção de corpos livres osteocondrais, geralmente localizados no recesso subescapular, pode ser vista.

A RM geralmente revela um grande derrame articular, algumas vezes se estendendo para a área bursal (Fig. 21-11). Cistos e proliferação sinovial são prontamente aparentes. Os tecidos moles ao redor do ombro também podem ser avaliados, especialmente o tendão do manguito rotador. Uma técnica útil é a obtenção de imagens de RM do ombro após a injeção intravenosa de gadolínio. O tecido sinovial inflamado fica destacado, e os tecidos reativos ao seu redor podem ser apreciados (Fig. 21-12). A medula óssea reativa também fica em destaque, e as alterações dos tecidos moles ao seu redor são bem visualizados. Esta técnica não é utilizada com freqüência, mas é valiosa para uma situação clínica indefinida, com a suspeita de infecção articular.

Avaliação e Tratamento Artroscópicos

A avaliação artroscópica padrão é realizada começando com uma completa avaliação de 15 pontos a partir dos portais anterior e posterior. Uma biópsia sinovial pode ser realizada para certificar um diagnóstico questionável. Na presença de cristais, uma amostra de tecido sinovial incluindo os cristais pode ser enviada em álcool absoluto para a avaliação utilizando um microscópio polarizado. Os cristais de ácido úrico e pirofosfato de cálcio encontrados na gota e pseudogota apresentam propriedades birrefringentes variáveis. A artrite reumatóide e a sinovite vilonodular pigmentada apresentam padrões celulares bastante clássicos, que geralmente podem ser reconhecidos pelo patologista na confirmação do diagnóstico. A sinóvia infectada geralmente revela necrose celular, bem como bactérias e macrófagos, enquanto a artrite degenerativa demonstra alterações inflamatórias inespecíficas.

Debridamento e Sinovectomia Artroscópica

Apesar de não ter sido comprovada a cura da sinovite reumatóide ou de outras artrites inflamatórias, a sinovectomia artroscópica nestas condições permite que o paciente obtenha um certo grau de alívio dos sintomas. O procedimento somente é realizado nos casos em que o tratamento clínico realizado por um reumatologista tenha falhado em controlar a doença. Estes pacientes devem ser cuidadosamente avaliados, liberados por seus médicos antes do procedimento cirúrgico e suas medicações revistas. Se estiverem utilizando corticoesteróides, os pacientes apresentarão maior probabilidade de infecção no pós-operatório e deve ser considerada a possibilidade do uso de antibióticos profiláticos e cuidadoso acompanhamento. As medicações antiinflamatórias não-esteroidais aumentam o potencial de sangramento e devem ser interrompidas pelo menos por 1 semana antes da cirurgia.

Como o sangramento sempre é um problema, o anestesista deve manter a pressão arterial nos limites de segurança mais baixos para o sistema cardiovascular do paciente. O sistema de bomba artroscópico é valioso, e os ajustes de pressão devem ser mantidos no nível mais baixo necessário para o controle do sangramento. O uso do eletrocautério geralmente é útil, especialmente nos casos de sangramentos específicos.

Deve ser enfatizado que, durante a realização de uma sinovectomia, somente se remove a parte superficial da sinóvia. Este é o motivo pelo qual um *shaver* de sinovectomia não agressivo é recomendado, sendo que a visualização cuidadosa durante a ressecção é mandatória. O dano aos tecidos ligamentares e capsulares subjacentes e do tendão do manguito rotador pode complicar a recuperação pós-operatória. Deve ser tomado extremo cuidado quando a cirurgia ocorre ao redor de superfícies articulares, pois o osso subcondral que suporta a cartilagem articular remanescente pode ser extremamente mole.

As etapas necessárias para a realização de uma sinovectomia para a artrite inflamatória são as seguintes:

1. Como todas as áreas articulares foram inspecionadas durante o exame preliminar de 15 pontos, o cirurgião está ciente antes do início do procedimento cirúrgico da localização do maior volume da lesão. A sinovectomia é realizada com o uso de um ressecador sinovial de ponta romba de 4,2 mm. Comece a sinovectomia a partir do recesso glenóide superior, onde geralmente existem recessos de material sinovial. Insira o *shaver* através do portal posterior e a ótica pelo portal ântero-superior, progredindo ao redor da articulação de uma forma ordenada (Fig. 21-13).
2. Algumas vezes é necessário criar um portal adicional médio-glenoidal anterior (PMGA) para permitir a visualização a partir do PAS para a atuação no recesso subescapular e ao longo das pregas capsulares anteriores.
3. Deve ser lembrado que a sinóvia que fica incrustada na borda da cartilagem articular é extremamente destrutiva e causa grave dano à cabeça umeral adjacente. Esta sinóvia deve ser meticulosamente removida (Fig. 21-14). Algumas vezes, um *shaver* curvo é útil para alcançar a sinóvia ao redor da região inferior do colo e do recesso axilar.

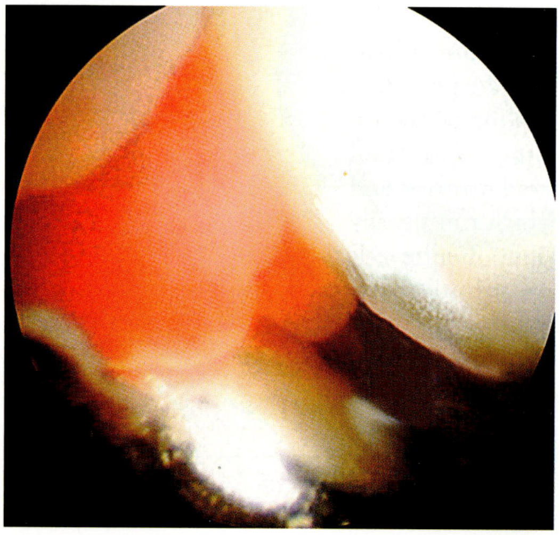

FIGURA 21-13. Remova a sinóvia reativa com o uso de uma lâmina de sinovectomia de 4,2 mm.

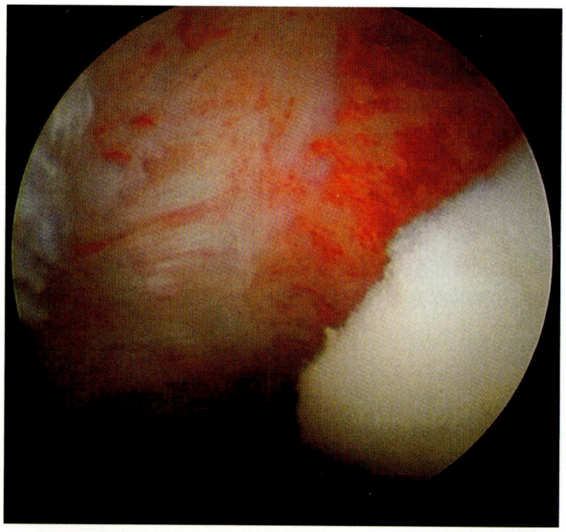

FIGURA 21-14. Remova cuidadosamente a sinóvia ao redor da cartilagem adjacente à cabeça umeral.

4. Tive a oportunidade de realizar uma segunda artroscopia em um paciente 6 meses após uma sinovectomia para uma sinovite reativa grave, aparentemente causada por uma reação contra um fio de sutura mais de um ano após a cirurgia inicial. As superfícies da cápsula estavam lisas, e a borda da cartilagem, previamente danificada no úmero, estava restaurada, apresentando uma aparência quase normal.

CONDROMATOSE SINOVIAL E OSTEOCONDROMATOSE

O debridamento e sinovectomia artroscópicos nos casos de condromatose sinovial ou osteocondromatose geralmente envolvem a remoção de vários corpos livres além da sinovectomia (Fig. 21-15). Os corpos livres estão localizados em todas as áreas da articulação, mas são de remoção mais difícil no recesso subescapular (Fig. 21-16). Após a remoção dos corpos livres, uma sinovectomia completa é realizada, tomando-se cuidado de remover todas as áreas de sinóvia que estejam formando nódulos de cartilagem.

Remoção de Grandes Corpos Livres Cartilaginosos ou Osteocartilaginosos: "Camundongo Articular"

Os corpos livres encontrados com maior freqüência no ombro são compostos de cartilagem ou de cartilagem com um ninho central de osso. Devido a sua aparência e como se escondem nos recessos, são chamados de *camundongos articulares*. Os corpos livres cartilaginosos menores podem ser removidos com o uso de uma grande cânula de drenagem presa a uma drenagem por gravidade ou sucção. Mais freqüentemente, corpos livres de tamanho significativo são muito grandes para serem removidos através de uma cânula de tamanho-padrão, sendo necessário considerar o uso de tubos de maior diâmetro ou uma pinça de preensão. As cânulas disponíveis para os procedimentos de estabilização artroscópica possuem um diâmetro interno de cerca de 8,4 mm. Se estas cânulas estiverem disponíveis, podem ser inseridas sobre uma haste-guia apropriada e algumas vezes são amplas o suficiente para permitir a passagem de um "camundongo articular".

Grandes corpos livres que excedam os limites da cânula podem ser triturados, criando pedaços menores que são mais facilmente removidos. Para triturar um corpo livre osteocondral, uma goiva pituitária de dupla ação é útil. Geralmente, as goivas de maior tamanho não se encaixam nas cânulas de cirurgia e devem ser inseridas diretamente na articulação através dos portais de artroscopia. A goiva pode agarrar o corpo livre, cortando-o em fragmentos menores. Os fragmentos podem ser removidos através da cânula ou recuperados individualmente com uma pinça pequena.

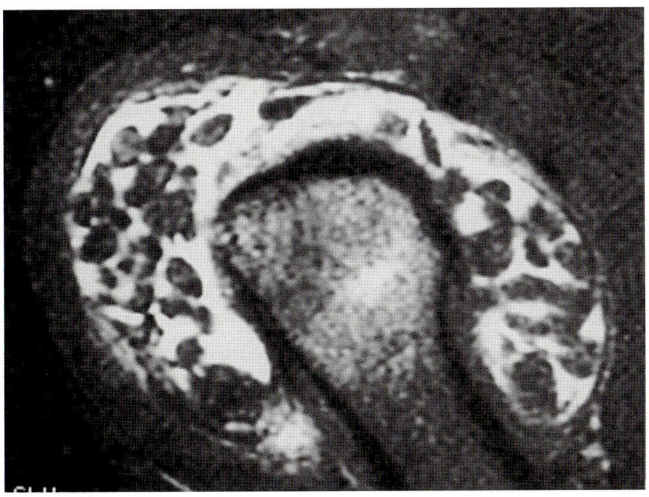

FIGURA 21-15. A imagem de ressonância magnética documenta vários corpos livres articulares na bursa subacromial-subdeltóide.

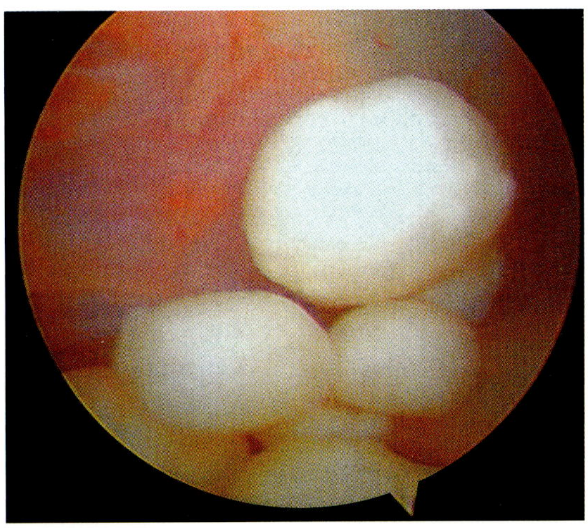

FIGURA 21-16. Vários corpos livres cartilaginosos preenchem a articulação na condromatose sinovial.

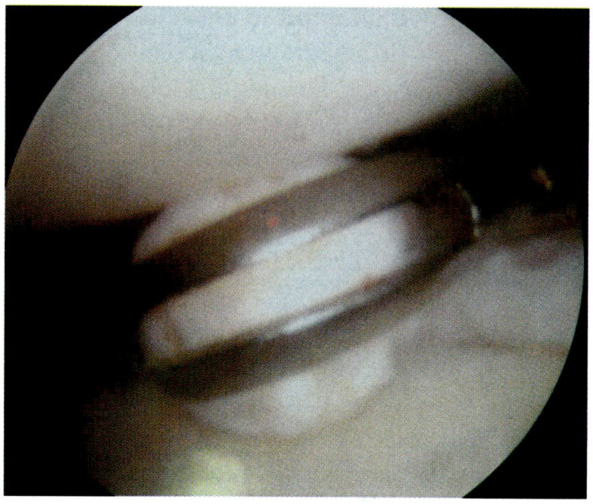

FIGURA 21-17. A pinça de corpos livres da Arthrex geralmente pode envolver um corpo estranho e estabilizá-lo para sua remoção.

Outro instrumento que é útil na remoção do "camundongo articular" é o recuperador canulado de corpos livres da Arthrex, Inc. (Naples, FL). Uma vantagem distinta deste instrumental é o diâmetro relativamente pequeno de suas mandíbulas de preensão, que podem circundar o corpo livre sem aumentar de forma significativa o diâmetro externo total (Fig. 21-17). Pode ser aplicada sucção ao orifício central na pinça (que caso contrário é utilizada para o posicionamento do pino de sutura) ou atrair corpos livres. Depois que o corpo livre é preso com a pinça, um fio-K rosqueado pode ser inserido através do ponto central da pinça no corpo livre. Esta técnica *shish kebab* gera uma fixação adicional para o corpo livre mantendo-o na pinça durante sua remoção. É importante testar a firmeza da fixação puxando o corpo livre de encontro à glenóide ou outro instrumento, tendo a certeza de que o fragmento não se soltará com facilidade. Se ele parecer estável, a pinça pode ser removida e o corpo livre avançado para a entrada da cânula, sendo removida juntamente com a pinça.

Ocasionalmente, o corpo livre cartilaginoso é muito grande para ser removido ou cortado com o uso das técnicas descritas anteriormente, devendo ser debridado com uma broca para reduzir seu tamanho antes de sua remoção. Acho útil inicialmente fixar a peça à margem da cabeça umeral posterior com o uso de um pino rosqueado. Eu chamo esta técnica de *schwama* pois é semelhante ao método popular do meio leste de segurar um pedaço de carne em um espeto e cortar uma porção de carne na margem externa. Isto impede que o fragmento se mova enquanto é manipulado. Depois que o "camundongo articular" é preso ao osso, uma broca artroscópica pode aparar as bordas até que possa ser removido.

Infecção

Felizmente, a infecção da articulação glenoumeral é rara. Os sintomas da infecção glenoumeral podem variar desde uma grave sepse até pequenos desconfortos progressivos que geram incapacidade. A radiografia pode apresentar alterações sutis ou bastante dramáticas, apresentando uma grande e rápida destruição óssea. O tratamento artroscópico inclui a biópsia sinovial e culturas seguida por uma sinovectomia e debridamento completo. Geralmente, se a infecção é grave, observa-se a presença de vários fragmentos ósseos e cartilaginosos na articulação. O ressecador sinovial de 5,5 mm ajuda a remover estes fragmentos maiores, mas algumas vezes, uma goiva de pituitária ou uma pinça de sucção são necessárias. Um debridamento excelente com lavagem articular pode ser realizado com o uso destas técnicas. Se for necessário, tubos de entrada e saída podem ser inseridos através dos portais de artroscopia para permitir a irrigação articular durante alguns dias no período pós-operatório. O paciente necessita de tratamento antibiótico apropriado e prolongado acompanhado por um especialista em doenças infecciosas até que a infecção tenha sido controlada. Ocasionalmente, é necessária a repetição da lavagem artroscópica e debridamento se os sintomas não começam a resolver alguns dias após a cirurgia inicial.

Reabilitação

Após a sinovectomia e debridamento do ombro em casos de artrite degenerativa ou inflamatória, o tratamento pós-operatório é voltado na direção da recuperação precoce do movimento ou prevenção da formação de cicatrizes e de rigidez. O braço é mantido em uma tipóia durante as primeiras semanas, mas o cotovelo, punho e mão são exercitados desde o primeiro dia de pós-operatório. Exercícios pendulares podem ser iniciados assim que o paciente esteja confortável. A progressão rápida na direção da elevação frontal e abdução com o auxílio de uma polia, começa durante a primeira semana. Quando os sintomas permitem, o fisioterapeuta encoraja o movimento ativo assistido e progride para os exercícios contra a resistência. Acredito que a terapia em uma piscina aquecida é útil durante o início dos exercícios para a amplitude de movimentos. O tratamento fisioterápico deve progredir até o máximo de amplitude do arco de movimento e fortalecimento muscular. Os objetivos determinados para o paciente devem ser razoáveis, com base na avaliação do cirurgião sobre o potencial de reabilitação. O paciente não deve ser forçado pelo cirurgião ou terapeuta a trabalhar em busca de objetivos impossíveis. É importante quando o diagnóstico é confirmado, que um hematologista seja consultado para ajudar no tratamento do paciente. A terapia médica ideal para o tratamento dessas condições está mudando constantemente, e a menos que o médico esteja atualizado neste campo, ele não pode proporcionar o melhor tratamento a longo prazo para o paciente.

DVD

22

DEPÓSITOS DE CÁLCIO AO REDOR DO OMBRO

Os depósitos de cálcio nos tecidos moles ao redor do ombro são relativamente comuns, geralmente ocorrendo na face bursal do manguito rotador. A maior incidência das calcificações ocorre no tendão supra-espinhal, próximo à junção tendão-osso, a também chamada zona crítica. Neste local, o tendão se prende ao osso na tuberosidade maior, o suprimento sangüíneo é escasso e o potencial para compressão por impacto contra o acrômio é maior. Menos comumente, os depósitos podem ocorrer nos tendões do manguito posterior, no tendão subescapular, nas áreas musculotendíneas ou em uma combinação de diversas localizações.

A origem dos depósitos de cálcio não é comprovada. Existem diversas possibilidades, apesar de nenhuma poder ser responsabilizada pela patologia em todos os casos. Uhthoff e Sarkar (1) acreditavam que depósitos de cálcio geralmente ocorrem com sintomas agudos. Eles consideravam que os depósitos eram uma fase de "autocicatrização" e consideraram que havia um estágio durante o qual uma situação de baixa tensão de oxigênio ocorre em uma região devido a uma inflamação local. Este meio com baixa concentração de oxigênio faz com que parte do tendão se altere para fibrocartilagem e predispõe a deposição de cálcio pelo condrócito. Mais tarde, quando as células fagocíticas começam a englobar os depósitos de cálcio, ocorre uma fase inflamatória e de proliferação vascular. Eles postularam que o crescimento de canais vasculares causa aumento na tensão de oxigênio, o que leva à reabsorção. Eles acreditavam que os sintomas eram intensificados durante a fase reabsortiva. Como a maioria dos casos tem início espontâneo, a causa precipitante do evento inflamatório inicial freqüentemente é desconhecida.

Os depósitos de cálcio podem ocorrer inicialmente na forma de uma bolha superficial localizada logo abaixo da cobertura bursal do supra-espinhal, causando pouco dano ao tendão subjacente. Conforme o depósito aumenta de tamanho, a pressão aumenta nos tecidos adjacentes, comprometendo os tênues elementos vasculares e levando à necrose do tendão. Os depósitos mais agressivos levam à destruição das fibras tendinosas conforme o cálcio se infiltra e substitui os tecidos danificados.

INCIDÊNCIA E HISTÓRIA DO TRATAMENTO DAS TENDINITES CALCÁREAS

Bosworth (2) estudou um grupo de 6.061 trabalhadores adultos com radiografias de ambos os ombros. Ele encontrou uma incidência de 2,7% de depósitos de cálcio no grupo. A maioria destes estava localizada na tuberosidade maior e tendão supra-espinal ou próximo a esta área. Trinta e cinco por cento dos pacientes com depósitos já tinham apresentado episódios sintomáticos prévios.

Codman (3) acreditava que, se um depósito de cálcio medisse mais de 1,5 cm, havia uma grande possibilidade de ser sintomático. Ele também acreditava que 35% das calcificações eram a causa de dor e incapacidade significativa de ombro em um determinado momento.

Historicamente, houve diversos tratamentos aconselhados para a tendinite calcárea nos estágios agudo e crônico. Como as lesões conhecidamente resolvem espontaneamente na maioria dos casos, o tratamento conservador com o uso de uma tipóia, antiinflamatórios e medicamentos para dor e, geralmente, uma infiltração com corticoesteróides na bolsa subacromial eram as recomendações iniciais. Os sintomas agudos tipicamente são bastante severos durante

2-3 dias, diminuindo gradualmente a partir daí. A aspiração dos depósitos de cálcio foi recomendada por Flint (4). Harmon (5) também aspirou quase 500 ombros com o uso de anestésico local e observou melhora em 79% dos casos.

Rowe (6) acreditava que a aspiração com agulha raramente era uma boa escolha de tratamento. Ele acreditava que o procedimento era muito doloroso, e não trazia melhora clínica considerável, e que o depósito calcáreo tornaria a ficar sintomático após a aspiração. Ele acreditava que a remoção cirúrgica do depósito era aconselhável. Rowe indicava que nunca tinha experimentado uma recorrência após a remoção cirúrgica.

A remoção artroscópica dos depósitos de cálcio se tornou popular após 1985. Eppley *et al.* (7) inicialmente publicaram 13 ombros de nosso grupo no Southern California Orthopedic Institute (SCOI) com depósitos crônicos de cálcio tratados pela artroscopia. Ele avaliou os pacientes entre 1 e 5 anos após a cirurgia. Todos relataram alívio dos sintomas após a cirurgia e estavam satisfeitos com a operação.

Ellman *et al.* (8) publicaram um estudo multicêntrico internacional para avaliar o tratamento artroscópico da tendinite calcárea. Dos 131 pacientes tratados, o resultado global médio (*i. e.*, combinação do resultado funcional constante, resultados das atividades do dia-a-dia, e resultado da amplitude de movimentos) foi de 69.4 de um máximo possível de 75. O ombro não-operado atingiu um resultado médio de 73.7. Os bons resultados neste estudo não estavam correlacionados com a idade do paciente, tamanho da calcificação, tipo de calcificação, ou duração dos sintomas. Não houve benefício aparente com a realização de uma acromioplastia (93 pacientes) em relação aos que não foram submetidos a acromioplastia (37 pacientes). Não houve complicações permanentes significativas na série, apesar de um paciente ter apresentado radiculite por tração que se resolveu após 21 meses. Houve três casos de capsulite adesiva pós-operatória, uma das quais necessitou manipulação, mas eventualmente todas se resolveram.

APRESENTAÇÃO CLÍNICA

Os depósitos de cálcio ao redor do ombro ocorrem mais freqüentemente em mulheres entre 30 e 50 anos de idade. Como em muitas condições inflamatórias, a tendinite calcificada pode ser caracterizada em três fases: aguda, subaguda e crônica.

Sintomas da Bursite Calcífica Aguda

A bursite e a tendinite calcárea aguda causam dor excruciante. O início tipicamente é espontâneo, com desenvolvimento muito rápido de um quadro clínico grave de dor; perda de movimento; edema localizado e incapacidade grave. A dor pode ser tão grave que qualquer pressão sobre a face lateral do ombro ou qualquer tentativa de mover o braço encontra forte resistência. O paciente raramente é capaz de dormir e procura alívio por meio de medicamentos orais e qualquer outros meios que possam ser encontrados. Não raro, o paciente se apresenta em uma sala de emergência ou chama o médico em casa em uma situação de emergência, pensando que tem uma doença séria que está desencadeando a terrível dor.

No exame físico, a pele geralmente está morna, com aparência de plenitude na área subdeltóide. Mesmo a palpação suave ao redor do ombro intensifica a dor a um grau intolerável. A flexão e a extensão do cotovelo estão normais, mas o teste do manguito rotador é limitado pela dor. Os testes neurológicos e circulatórios não indicam anormalidades. Não deve ser tentada a avaliação da amplitude de movimentos, pois esta manobra pode causar dor insuportável. O movimento da coluna cervical geralmente é normal e deve ser avaliado com cuidado à procura de radiculite. É importante para o médico afastar a possibilidade de um processo infeccioso, avaliando a temperatura e através de testes sangüíneos, especialmente se a pele apresenta rubor.

O curso dos sintomas agudos geralmente é autolimitado, durando de 3 a 7 dias. Os sintomas diminuem gradualmente, permitindo que o paciente comece a utilizar o braço, o que facilita o exame clínico. Na maioria das vezes, o paciente mantém a extremidade em uma tipóia. A resolução da dor pode sinalizar a dissolução do depósito ou a contenção do material calcificado em uma concha tipo cisto, resultando em uma cura espontânea ou progressão para a fase subaguda.

Depósitos Subagudos e Crônicos

Os sintomas nos estágios subagudos e crônicos dependem do tamanho e da localização da lesão, bem como da condição dos tendões do manguito rotador. Os sintomas são mínimos quando o depósito é uma lesão pequena e plana com dano insignificante do manguito, especialmente se o arco acromial subjacente é liso com um generoso espaço. Quando o depósito tem tamanho considerável, especialmente quando está associado a um espaço acromial constrito ou com um esporão que leva ao impacto do manguito, o quadro clínico é diferente. Os sintomas variam de episódios periódicos de apreensão até dor crônica e constante, sintomas relacionados com o manguito rotador, especialmente quando o braço é abduzido. Se o depósito é anterior no tendão subescapular, os sintomas aumentam com a rotação interna e adução conforme a tuberosidade menor se aproxima do coracóide. Periodicamente, os sintomas agudos podem recorrer quando a massa calcificada vaza ou se rompe, e os tecidos bursais se inflamam novamente.

DIAGNÓSTICO DA TENDINITE CALCÁREA

Radiografia

A série radiológica padrão com quatro incidências do ombro é adequada para a maioria dos casos na confirmação e caracterização do diagnóstico de um depósito de cálcio. Quando se avaliam as radiografias, vários elementos-chave devem ser considerados. O diagnóstico inicial geralmente é aparente na projeção ântero-posterior (AP). O tamanho, espessura e a extensão medial-lateral do depósito são avaliados (Fig. 22-1). Algumas vezes, quando a lesão é mais posterior, uma exposição em rotação externa é útil. A incidência do arco revela os esporões subacromiais que estejam ameaçando comprometer o supra-espinhal e potencialmente causar impacto sobre a área de calcificação (Fig. 22-2). A localização AP do cálcio em relação à frente do acrômio também é importante. A incidência axilar revela o tamanho e a localização da calcificação em relação ao acrômio, especialmente em relação às dimensões AP, e ajuda a determinar se a lesão é única ou se possui múltiplos focos. Ocasionalmente, a incidência *tunnel view* para o bíceps é útil na documentação da localização de uma lesão ao redor da tuberosidade menor e tendão subescapular (Fig. 22-3). Os depósitos calcáreos agudos aparecem de forma enevoada nas radiografias. Se a lesão se rompe na fase aguda, o médico pode ver o cálcio acumulado no recesso ínfero-lateral da bolsa subdeltóide (Figs. 22-4 e 22-5). Alguns depósitos crônicos apresentam uma aparência mais densa e branca

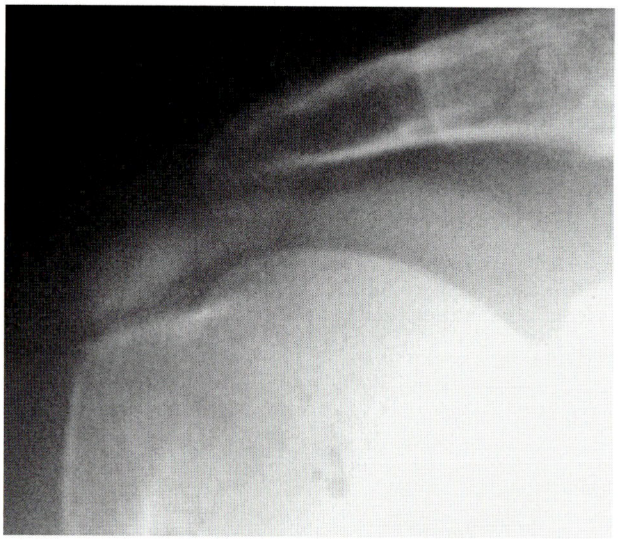

FIGURA 22-1. O depósito de cálcio é mais bem observado na radiografia ântero-posterior utilizando uma técnica pouco penetrante.

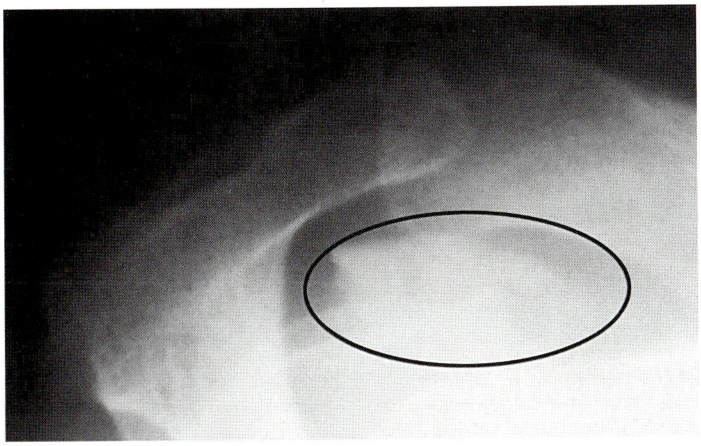

FIGURA 22-2. Uma radiografia do arco ou *out let* acromial é importante para visualizar a localização ântero-posterior relativa de um depósito de cálcio.

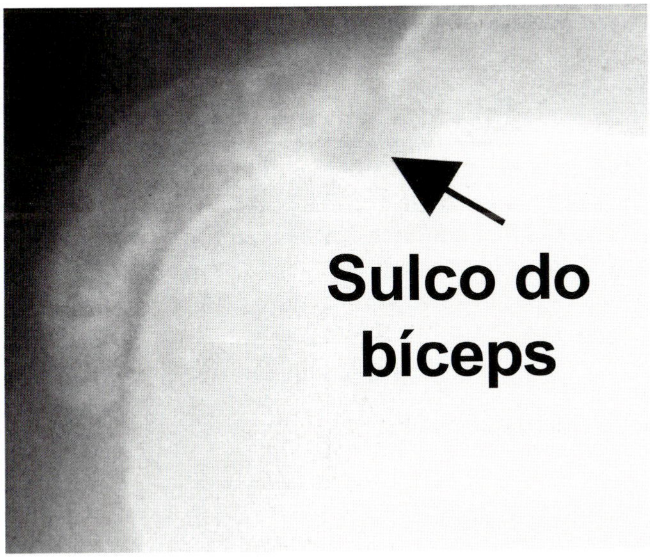

FIGURA 22-3. A radiografia do sulco do bíceps demonstra o cálcio localizado ao redor do bíceps e da tuberosidade menor.

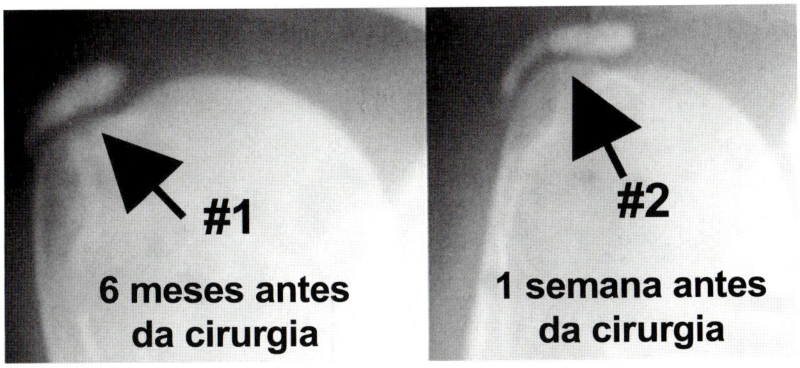

FIGURA 22-4. Esse depósito calcáreo, grande-crônico, foi suficiente o bastante para enviar o paciente à cirurgia.

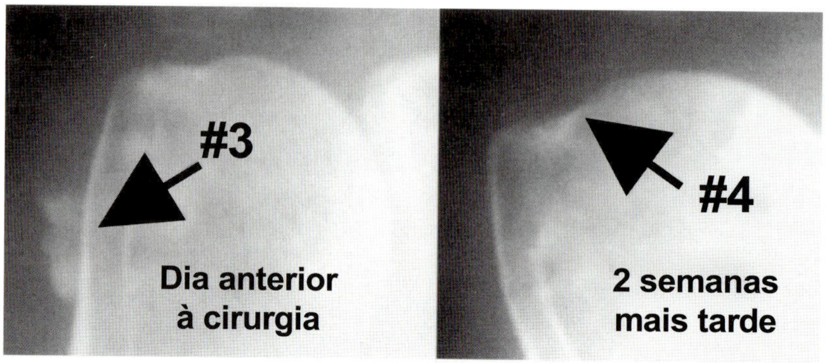

FIGURA 22-5. No dia da visita pré-operatória, a dor aumentou e uma nova radiografia documentou que a massa de cálcio havia rompido espontaneamente, vertendo o cálcio para o recesso bursal lateral.

e são mais lineares estratificados dentro do tendão do manguito rotador ou sobre ele. Geralmente não é possível julgar a idade do depósito a partir da aparência radiológica. No curso do tempo, sintomas agudos podem acometer uma lesão crônica, mudando a aparência clínica e radiológica.

Imagens de Ressonância Magnética

A imagem de ressonância magnética (RM) é um método excelente para a avaliação dos depósitos de cálcio em termos de tamanho, localização e gravidade do dano associado ao manguito rotador. Apesar de o cálcio possuir a mesma densidade do osso cortical, a localização da lesão em relação à anatomia conhecida do manguito precisa ser feita por um observador muito experiente (Fig. 22-6). A RM é especialmente útil quando o depósito está localizado em uma posição incomum, como na área do infra-espinhal ou na área musculotendínea do manguito (Fig. 22-7).

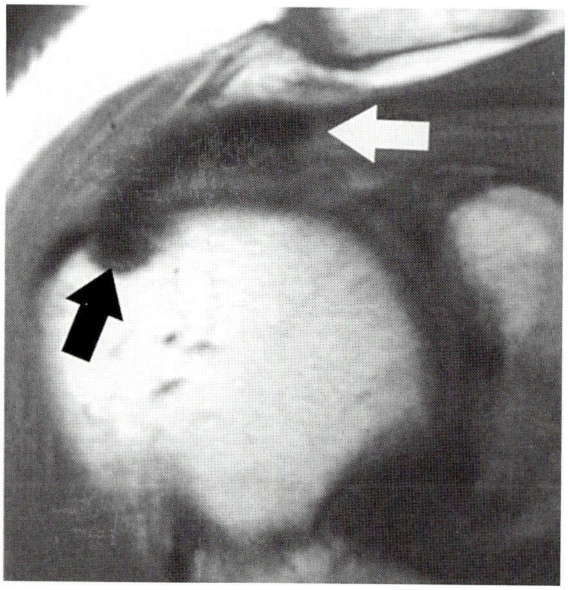

FIGURA 22-6. Imagem coronal de ressonância magnética documenta um grande depósito de cálcio no tendão supra-espinhal.

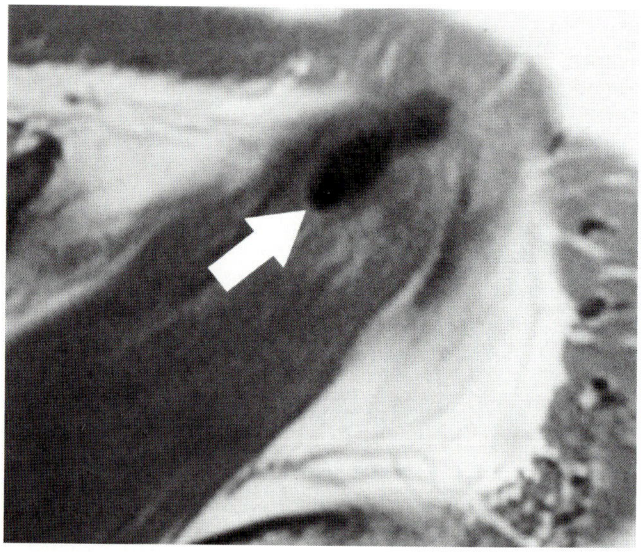

FIGURA 22-7. Imagem axial de ressonância magnética documenta que o depósito de cálcio se estende medialmente até a junção musculotendínea.

TRATAMENTO

Tratamento dos Depósitos Calcificados ao redor do Ombro

Um paciente que se apresente na fase aguda de uma tendinite calcificada necessita de tratamento imediato para o alívio da dor. Na sala de emergência, uma injeção intramuscular de um narcótico é útil no controle da dor e da ansiedade associada. Analgésicos orais são necessários durante vários dias no curso dos sintomas. Uma medicação antiinflamatória não-esteroidal oral, quando o paciente a tolera, é útil na diminuição da inflamação bursal. Acredito que o uso criterioso de uma infiltração subacromial com corticóides e anestésicos locais é aconselhável em muitas situações. Não devem ser feitas tentativas de puncionar a calcificação, ao invés disso deve-se banhar a área inflamada com a medicação. Em algumas raras ocasiões, pode ser preciso repetir a medicação após 2-3 dias, mas não recomendo mais de duas infiltrações para qualquer episódio agudo. Não vejo muita utilidade para a fisioterapia na fase aguda. Geralmente, o paciente apresenta uma apreensão tão grande que não permite nenhuma forma de tratamento que necessite manipulação.

Quando o paciente se apresenta em uma fase subaguda ou crônica, o tratamento é direcionado para o alívio do problema mecânico do impacto do cálcio sob o acrômio. Se o depósito é relativamente pequeno, um tratamento de fisioterapia pode ser útil para o fortalecimento do manguito rotador e dos músculos pericapsulares e para a recuperação da musculatura do ombro. O tratamento deve evitar as posições que levam ao impacto ou qualquer outra ação que venha a exacerbar a dor. Algumas vezes, modalidades como o ultra-som, estimulação eletrogalvânica, e calor são úteis e facilitam o programa de exercícios. Um novo e promissor tratamento que está sendo introduzido nos Estados Unidos é o uso de ondas de choque, similares às utilizadas de modo bem-sucedido no tratamento dos cálculos renais. Ainda não existem resultados de estudos norte-americanos, mas artigos europeus e canadenses parecem ser favoráveis. Quando o depósito de cálcio é grande e crônico, especialmente nos casos de curso clínico de vários episódios de exacerbações agudas, deve ser considerada a remoção cirúrgica por artroscopia.

As etapas para a remoção artroscópica de um depósito de cálcio no tendão do manguito rotador são:

1. Posicione o braço para a artroscopia diagnóstica inicial na posição-padrão de 70° de abdução e 10° de flexão frontal utilizando o mínimo de tração necessária para suporte.
2. Faça a artroscopia diagnóstica de 15 pontos, observando qualquer alteração no manguito rotador, especialmente uma área localizada com dilatação capilar conhecida como "lesão em morango". Insira um fio de marcação diretamente na lesão em morango, se ela estiver presente, ou na localização estimada do depósito, determinada pelas radiografias pré-operatórias em AP e do arco lateral. Geralmente, o fio é inserido no terço anterior da junção tendão-osso do tendão supra-espinhal. A agulha geralmente é inserida adjacente ao osso, a aproximadamente 1 cm posterior ao canto ântero-lateral do acrômio. Observe a agulha no lado articular durante sua passagem através do manguito. Geralmente se observa uma pequena quantidade de cálcio alojada na ponta da agulha, ou que escapa para a articulação ao longo da agulha (Fig. 22-8). Um fio absorvível monofilamentar número 2 é passado através da agulha para marcar a posição do depósito e facilitar a localização da área correspondente do manguito quando se visualiza a cavidade bursal (Fig. 22-9).
3. Mude o braço para a posição de bursoscopia e insira a ótica e a cânula de drenagem anterior. Localize o fio de marcação observando a partir dos portais anterior e posterior. Use a agulha de peridural sem o mandril para puncionar cuidadosamente o manguito ao redor do fio de marcação. Depois de cada punção, observe se a ponta da agulha apresenta material calcificado (Fig. 22-10). Se o cálcio é líquido, pode extravasar espontaneamente como uma pasta de dente quando a cavidade da parede é puncionada (Fig. 22-11). Esta drenagem espontânea ocorre em parte por causa da pressão extrínseca do líquido artroscópico e parcialmente por causa da pressão intrínseca dentro do depósito de cálcio.

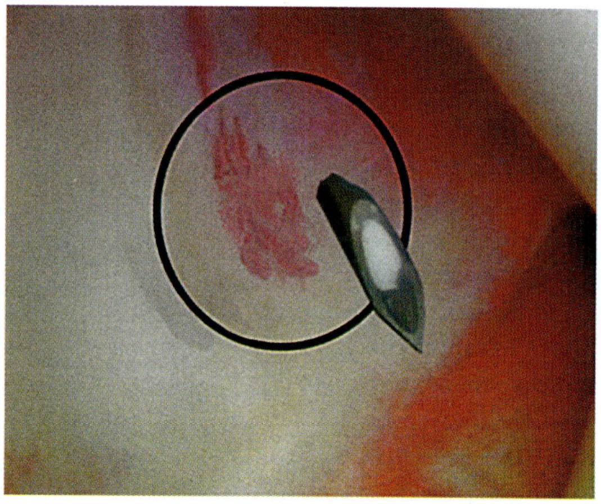

FIGURA 22-8. A agulha de peridural é passada através da lesão em morango, e geralmente tem cálcio em sua ponta.

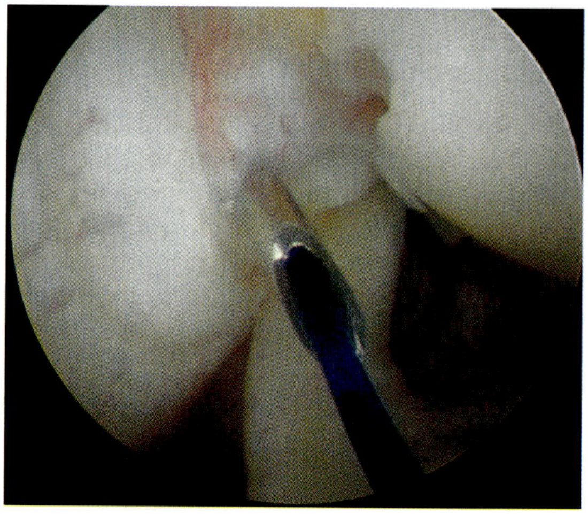

FIGURA 22-9. Um marcador de fio é passado através da agulha para ajudar a localizar o depósito de cálcio na face bursal.

4. Depois da confirmação do depósito de cálcio, puncione a parede em múltiplas áreas para abrir o teto do cisto.
5. Use uma lâmina *shaver* de 4,2 mm para remover a cobertura bursal do depósito de cálcio na área das punções da agulha. Isto abre a cavidade, permitindo o acesso às regiões mais profundas do depósito.
6. Agite o material calcificado com uma sonda, soltando-o das paredes. Mude a ótica para o portal oposto de modo a visualizar o outro lado da lesão. Geralmente é difícil observar adequadamente e debridar toda a cavidade sem criar um terceiro portal ou portal acromial lateral.
7. Crie o portal acromial lateral inserindo uma agulha a 3 cm da borda lateral do acrômio diretamente no centro do depósito de cálcio. Introduza uma cânula cirúrgica de 6,0 mm através da incisão da pele nesta localização. Use este portal lateral para a passagem de instrumentos e para a visualização com o artroscópio de modo a assegurar que todo os detritos de cálcio e tendão necrótico foram removidos (Fig. 22-12). Geralmente o depósito começa na borda do osso e se estende de forma tubular até o supra-espinhal.

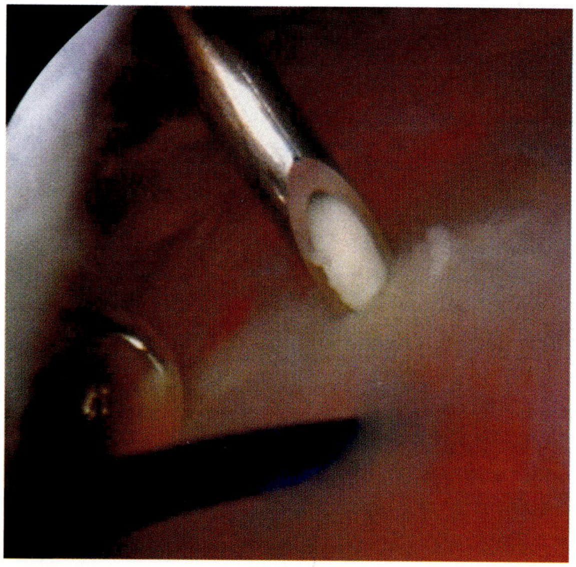

FIGURA 22-10. O marcador de fio passa através do depósito de cálcio e uma agulha de peridural se enche de cálcio, quando o depósito é puncionado.

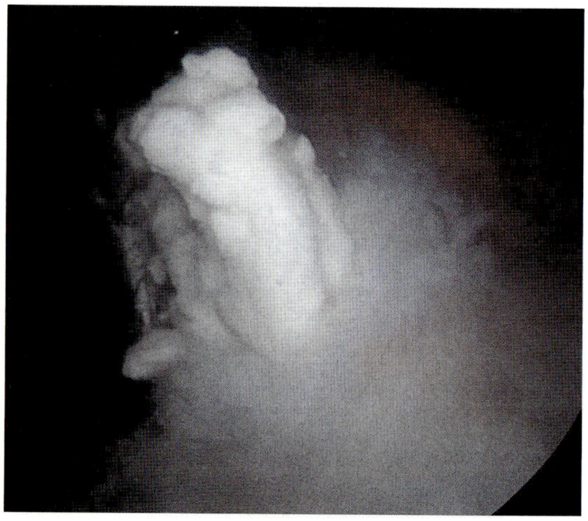

FIGURA 22-11. O cálcio geralmente brota do depósito, quando a parede é puncionada com uma agulha.

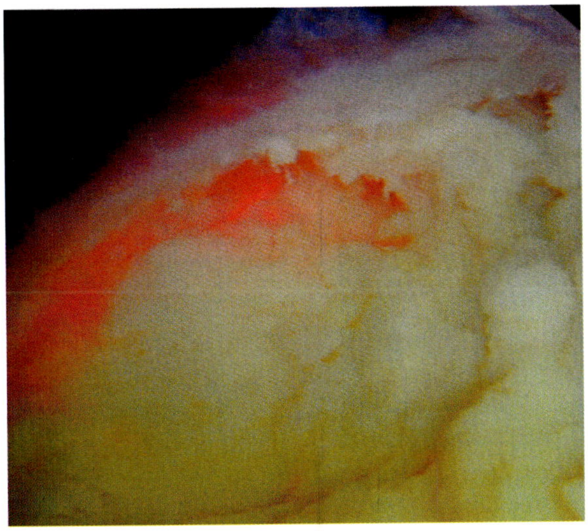

FIGURA 22-12. O portal acromial lateral proporciona a melhor visualização durante a avaliação da cavidade calcárea.

8. Quando o debridamento se completar, o cirurgião deve decidir se é necessário o fechamento do defeito no manguito rotador. Minha convicção é de que qualquer lesão que permaneça após a remoção do cálcio é suficiente para merecer uma sutura se a cirurgia for aberta, ela também deve ser realizada se for um procedimento artroscópico. Na maioria das situações, um ou dois pontos são necessários para unir os dois lados do tendão, impedindo que as bordas entrem em atrito sob o acrômio durante a elevação do ombro. Um pequeno defeito com margens lisas pode não necessitar de um reparo lado a lado.

Reparo Lado a Lado após a Remoção do Depósito Calcáreo

1. Mantenha a ótica no portal acromial lateral para a visualização durante a realização do reparo lado a lado.
2. Insira 3 cm de um Crescent-shaped Spectrum suture needle carregado com um Shuttle-Relay Suture Passer (Linvatec, Inc., Largo, FL) ou um fio PDS número 1 (Ethicon, Inc., Somerville, NJ) através de uma cânula Crystal (Arthrex, Inc., Naples, FL) pelos portais anterior ou posterior; no caso, o portal que dê o acesso mais direto ao ápice do defeito. Manobre a agulha através da lesão, começando medialmente próximo à junção musculotendínea (ver Capítulo 18). Passe o Shuttle ou PDS através da agulha, e recupere-o pelo portal oposto com uma pinça.
3. Se for utilizar um fio trançado, carregue-o no Shuttle e passe o fio através da bursa e da lesão puxando pela extremidade oposta do Shuttle.
4. Recupere o segundo membro do fio por uma das cânulas utilizando uma agulha de crochê, e amarre-os utilizando um nó Tennessee Slider. Repita este procedimento quantas vezes for necessário para completar o reparo. Geralmente, um ou dois pontos são adequados (Fig. 22-13).
5. Raramente pode ser necessária a utilização de uma âncora de sutura Revo de carregação dupla (Linvatec, Inc., Largo, FL) para estabilizar o tendão ao osso na base da ruptura se o reparo lado a lado for inadequado. Insira uma âncora no osso próximo à borda da cartilagem articular, e passe um fio através dos folhetos anterior e posterior da ruptura (ver Capítulo 18).

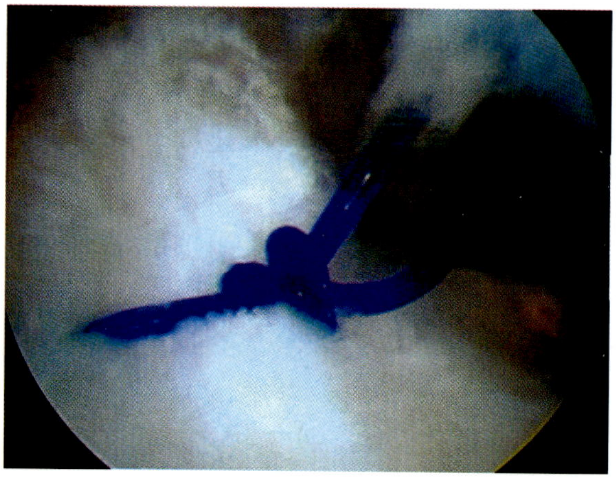

FIGURA 22-13. Com o fechamento da cratera deixada pelo depósito de cálcio com o reparo lado a lado, o defeito no manguito não irá entrar em contato com o acrômio durante a reabilitação.

Situações Especiais com Calcificações Subescapulares e Posteriores

Se o depósito de cálcio está localizado nas áreas do tendão subescapular, infra-espinhal ou redondo menor geralmente é mais difícil localizá-lo. Existem alguns aspectos que posso sugerir para facilitar na localização. O fio de marcação de sutura é um elemento-chave. Coloque o fio o mais próximo possível da lesão a partir de estudos realizados nas imagens pré-operatórias. Quando se está próximo da inserção do subescapular, insira a agulha de peridural na área próxima da fixação do tendão ao osso na região anterior do ombro. Isto requer que a agulha passe diretamente através do ponto central da inserção do tendão visualizada na face articular. Localize a inserção do tendão infra-espinhal observando a partir do portal anterior e inserindo a agulha através da inserção do manguito na direção da área nua da diáfise umeral.

Quando se procura pelo fio de marcação no lado bursal, é necessário raspar uma porção da bursa anterior ou posteriormente. Quando se trabalha na área bursal anterior, mantenha a ótica no portal lateral e o *shaver* anteriormente. Quando a lesão é localizada, puncione-a da forma descrita para as lesões do supra-espinhal, e faça a raspagem através dos portais subacromiais anterior e lateral. As lesões posteriores são mais bem observadas através do portal lateral e raspadas a partir de uma posição posterior. Em minha experiência, o defeito do manguito que permanece após a excisão dos depósitos de cálcio nestes dois locais raramente necessita de sutura.

Descompressão Subacromial com Remoção do Depósito de Cálcio

Existem poucos casos nos quais realizo uma descompressão artroscópica subacromial (DAS) em conjunção com a remoção artroscópica do depósito de cálcio. Em minha experiência, a menos que a radiografia *outlet* do acrômio ou do arco revele um esporão agressivo ou que haja sinais de processo de impacto com esgarçamento do ligamento coracoacromial, não é necessário acrescentar a descompressão ao procedimento cirúrgico. Na minha prática, faço a DAS em menos de 10% dos casos e acredito que esta prática mais conservadora minimiza o risco de dor no pós-operatório e rigidez. Se a DAS for necessária, realizo o procedimento antes da remoção do cálcio e sutura do manguito.

TRATAMENTO PÓS-OPERATÓRIO

Mantenha o braço em uma tipóia Ultra-Sling (dj Othopedics, Inc., Carlsbad, CA) após a cirurgia durante 2-3 semanas para conforto do paciente. Comece os exercícios para o cotovelo, punho e mão assim que possível. Os exercícios pendulares são encorajados 2-3 dias após a cirurgia e a elevação ativa assistida após 3 semanas. Evite qualquer tipo de estresse de levantamento durante 4 semanas quando tiver utilizado suturas lado a lado. O fortalecimento progressivo do ombro é iniciado na sexta semana, com a expectativa de uma recuperação completa da força e do movimento em 3-4 meses.

CONSIDERAÇÕES FINAIS SOBRE A REMOÇÃO DE DEPÓSITOS DE CÁLCIO

O uso do artroscópio para a remoção de depósitos de cálcio do tendão do manguito rotador oferece grandes vantagens para os pacientes que sofrem desta condição dolorosa. Acredito que um depósito crônico geralmente cause a degeneração de uma porção do tendão do manguito e pode ser uma causa de doença degenerativa crônica do manguito comumente vista em pacientes mais velhos. O cirurgião deve avaliar as fibras degeneradas do tendão na cavidade de um grande depósito calcificado para chegar a esta conclusão. Depois que o cálcio for debridado, o restante do tendão limpo pode ser facilmente reparado de uma forma lado a lado utilizando fios absorvíveis. Esta é a técnica que foi previamente defendida durante a excisão aberta do depósito de cálcio e não vejo motivos para não realizar um reparo menor quando necessário através de uma cirurgia artroscópica.

Os pacientes evoluem extremamente bem após este procedimento. Eu nunca tive um caso de calcificação recorrente. Desde que comecei a utilizar todos os três portais bursais, nunca vi um caso no qual qualquer material residual de cálcio estivesse presente na radiografia pós-operatória. A descompressão subacromial aumenta a morbidade da cirurgia e não precisa ser realizada a menos que achados claros e objetivos que indiquem impacto do manguito rotador estejam presentes. Apesar de não sabermos a causa desta incômoda condição, atualmente conhecemos uma técnica segura e confiável para obtermos uma cura duradoura.

REFERÊNCIAS BIBLIOGRÁFICAS

1. Uhthoff HK, Sarkar K. Calcifying tendinitis. In Rockwood CA, Matsen FA, eds. *The shoulder.* Philadelphia: WB Saunders, 1990:774-790.
2. Bosworth BM. Calcium deposits in the shoulder in subacromial bursitis: a survey of 12,122 shoulders. *JAMA* 1941;116:2477.
3. Codman EA. *The shoulder.* Boston: Todd Printing, 1934.
4. Flint JM. Acute traumatic subdeltoid bursitis. A new and simple treatment. *JAMA* 1913;60:1224.
5. Harmon PH. Methods and results in the treatment of 2,580 painful shoulders with special reference to calcific tendinitis and the frozen shoulder. *Am J Surg* 1958;95:527.
6. Rowe CR. *The shoulder.* New York: Churchill Livingstone, 1988.
7. Eppley RA, Snyder SJ, Brewster S. Arthroscopic removal of subacromial calcification. *Paper presented at the Annual Meeting of the Arthroscopy Association of North America,* San Diego, California, April 1991.
8. Ellman H, Bigliani LU, Flatow E, *et al.* Arthroscopic treatment of calcific tendinitis: the American experience. *Paper presented at the Fifth International Conference on the Shoulder,* Paris, France, July 1992.

23

CISTOS SINOVIAIS DO OMBRO

Na época que em escrevi meu primeiro livro sobre artroscopia do ombro, não tinha noção da importância do problema que o cisto sinovial poderia ser. Acredito que a introdução e a popularização do uso das imagens de ressonância magnética (RM) para a avaliação da patologia de ombro levaram ao reconhecimento e a maior compreensão desta condição. A maioria dos cistos sinoviais é achado coincidente em uma RM que foi realizada para a avaliação da suspeita de outro tipo de patologia. A comum associação entre os cistos sinoviais e a doença labral atualmente está bem estabelecida, especialmente quando ocorre na região labral superior, a também chamada lesão do *labrum* superior, da região anterior para a posterior (SLAP). Também se tornou claro que um grande cisto localizado na região glenóide superior pode causar uma lesão compressiva ao nervo supra-escapular, resultando em dor grave e disfunção do manguito rotador. O cirurgião deve determinar se o cisto sinovial é uma fonte de sintomas clínicos ou meramente um achado sem relação com a patologia que não necessita de maiores cuidados.

Lembro-me claramente da dificuldade que tive durante a realização da excisão aberta de um grande cisto sinovial em formato de halteres que estava comprimindo o nervo supra-escapular em um homem jovem e musculoso. A exposição radical incluiu uma osteotomia na base do acrômio com a desinserção de porções da musculatura do trapézio e do deltóide. Mesmo com esta extensa abordagem, foi muito difícil localizar o cisto e proteger o nervo nas profundidades da incisão cirúrgica (Fig. 23-1). Infelizmente, o cisto recorreu e a osteotomia não consolidou. Resolvi não fazer mais este tipo de cirurgia até que pudesse encontrar uma forma mais fácil e segura de remover o cisto, poupando tanto ao paciente quanto a mim dos riscos da cirurgia aberta. Felizmente, a repetição da cirurgia neste paciente através da abordagem artroscópica foi bem-sucedida. Neste capítulo, discuto a patologia, história, características clínicas e achados na RM e artroscopia, além do tratamento dos cistos sinoviais do ombro.

ANATOMIA E PATOLOGIA DOS CISTOS SINOVIAIS

A patogênese de um cisto sinovial ainda não foi claramente identificada. Os cistos sinoviais são encontrados caracteristicamente em justaposição a articulações em todo o corpo. Alguns investigadores sugeriram que os gânglios são causados pelo escape de líquido articular através de uma área frágil da cápsula em um mecanismo valvular de mão única. Tirman *et al.* demonstraram uma correlação de 100% entre as rupturas labrais e os cistos sinoviais em 20 pacientes; entretanto, somente 10 diagnósticos de ruptura labral foram confirmados com a intervenção cirúrgica (1). Em outro estudo, Moore *et al.*, encontraram uma ruptura labral em 10 entre 11 pacientes submetidos a artroscopia para o tratamento do cisto sinovial com compressão do nervo supra-escapular (2).

Os cistos ganglionares geralmente estão associados a rupturas posteriores do *labrum* da glenóide. A predisposição para as rupturas labrais posteriores torna o nervo supra-escapular particularmente suscetível à compressão ao nível da incisura espinoglenóide e em menor grau ao nível

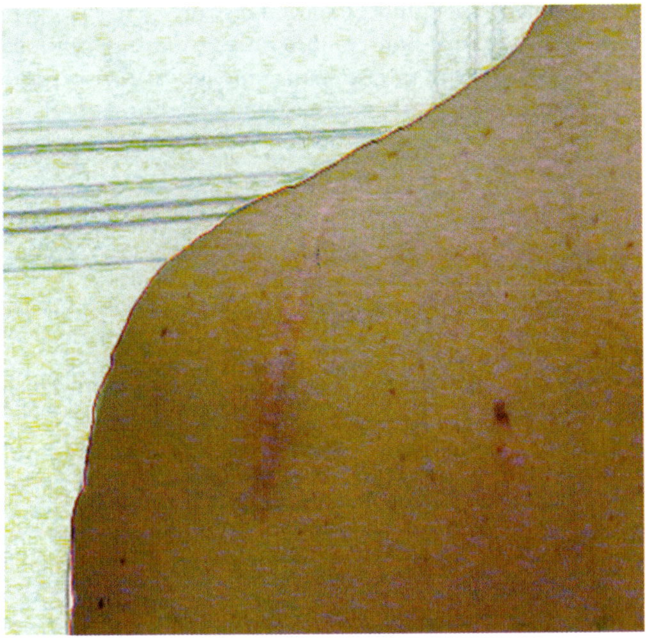

FIGURA 23-1. A incisão cirúrgica aberta para a remoção de um cisto ganglionar em forma de halteres necessita de liberação parcial do deltóide e do trapézio.

da incisura supra-escapular. Warner *et al.* demonstraram em um estudo cadavérico que os ramos motores para o infra-espinhal se localizavam a 2,1 +/- 0,5 cm da borda posterior da glenóide (3).

O nervo supra-escapular é um nervo sensitivo e motor misto. O nervo se origina do tronco superior do plexo braquial e cursa por baixo do músculo trapézio, posteriormente à clavícula. A seguir, o nervo passa através da incisura supra-escapular, onde fica relativamente fixo para penetrar na fossa supra-escapular. O grau de compressão do nervo depende da configuração anatômica do ligamento escapular transverso, bem como do formato e do tamanho da incisura supra-escapular.

Tendo passado pela fossa supra-escapular, dois ramos motores são emitidos para inervar o supra-espinhal, bem como ramos sensoriais para as articulações glenoumeral e acromioclavicular. O nervo não possui componente sensorial cutâneo. Este fato pode explicar porque pacientes com uma compressão isolada na incisura espinoglenóide geralmente apresentam atrofia muscular indolor do infra-espinhal, enquanto a compressão na incisura supra-escapular geralmente está associada a uma dor vaga e inespecífica no ombro.

O nervo cursa ao redor da borda lateral da espinha da escápula, a também chamada incisura espinoglenóide, onde apresenta uma localização relativamente fixa pelo ligamento escapular transverso inferior que tem uma presença variável. Esta banda aponeurótica está superposta ao nervo e pode causar lesão por compressão ou pinçamento do nervo, eliminando sua capacidade de deslizamento. Mestdagh *et al.* demonstraram uma incidência de 50% em 20 cadáveres, mas também Demonstrava, em um estudo em cadáveres, que um ligamento escapular inferior transverso, o ligamento espinoglenóideo, mantém o nervo pressionado no recesso espinoglenóideo (4). Eles demonstraram que mesmo na ausência do ligamento, o nervo estava firmemente constrito por sua rota em ângulo reto ao redor da borda lateral da espinha da escápula. O nervo termina gerando entre dois a quatro ramos motores para o infra-espinhal.

Como o nervo está firmemente constrito nestes dois locais e devido a falta de espaço na área das duas incisuras, ele está suscetível à lesão por ter pouco espaço para acomodar uma lesão em massa. Mesmo um pequeno cisto sinovial rapidamente oblitera o espaço através do qual o nervo supra-escapular cursa. Os achados clínicos estão diretamente relacionados com a localização do cisto. Os cistos que ocupam a área sobre a incisura espinoglenóide causam somente a denervação do músculo infra-espinhal, enquanto que os cistos que causam compressão no nível da incisura supra-escapular, causam a denervação dos músculos supra-espinhal e infra-espinhal. Durante sua expansão, os cistos sinoviais seguem os caminhos de menor resistência. Dissecam ao longo do tecido fibroadiposo superposto ao nervo supra-escapular e entre os músculos infra-espinhal e supra-espinhal. Esta dissecação direciona os cistos para a incisura espinoglenóide.

HISTÓRIA E AVALIAÇÃO

Os pacientes que apresentam cistos sinoviais geralmente se apresentam com um entre três cenários comuns:

1. Um cisto envolvido com qualquer doença labral específica ocorre de modo independente ou algumas vezes está associado a uma artrite degenerativa do ombro.
2. Um cisto associado a uma ruptura labral sintomática, mas sem compressão nervosa.
3. Um cisto maior relacionado com uma ruptura labral está causando a compressão do nervo supra-escapular.

O cenário mais comum é o do reconhecimento acidental do cisto sinovial em uma imagem de RM. Geralmente, se o cisto é pequeno e se não é um fator na causa das queixas do paciente, pode ser ignorado.

Quando o cisto é maior e envolvido com sintomas, a história clínica é a de início insidioso de dor e fraqueza no ombro em um indivíduo fisicamente ativo. Como o cisto geralmente está associado a um dano ao *labrum* superior, os sintomas iniciais são similares aos de qualquer paciente com uma lesão SLAP. Pode haver a suspeita de trauma, particularmente uma queda sobre o ombro ou uma lesão por tração, mas os sintomas geralmente começam sem nenhum evento desencadeante em particular. Este paciente geralmente é um atleta que está envolvido com esportes que lidam com o levantamento de peso ou atividades que utilizam o braço posicionado sobre a cabeça. Ele algumas vezes observa um clique ou apreensão, e geralmente manifesta dor durante as fases de preparação e aceleração do arremesso. Quando a compressão nervosa está envolvida, a principal queixa é a de uma dor profunda de baixa intensidade na face posterior do ombro com enfraquecimento progressivo.

Em algumas situações, o paciente pode ser mais velho, mas ainda fisicamente ativo e apresentar uma história de artrite no ombro que não era uma incapacidade significativa até o início de um enfraquecimento grave dos músculos do manguito. Os sintomas progridem até que o paciente apresente uma limitação funcional grave, e geralmente o paciente é orientado de que necessita de uma artroplastia de ombro ou reparo do manguito rotador.

Exame Físico

O achado mais importante e dramático do exame físico é a atrofia unilateral no supra-espinhal, infra-espinhal ou em ambos os músculos quando o nervo supra-escapular está envolvido. O paciente geralmente é bastante musculoso e, portanto, uma profunda assimetria é óbvia para o observador (Fig. 23-2). Os outros achados mais sutis associados às lesões SLAP (ver Capítulo 12) podem se manifestar, mas eles nunca parecem ser tão importantes quanto os déficits musculares.

Quando a artrite está presente, o paciente apresenta os estigmas usuais desta condição, incluindo crepitação, limitação funcional e geralmente, achados bilaterais. O enfraquecimento unilateral do manguito rotador é o sinal mais notável, sem a usual sensibilidade sobre a tuberosidade tipicamente encontrada na patologia do manguito.

Estudos por Imagens

Os estudos radiológicos geralmente são normais quando o gânglio está isolado ou associado a uma lesão SLAP, apesar de que quando o cisto é de grande volume, pode haver a erosão da espinha da escápula. Quando uma artrite degenerativa está presente, os achados geralmente são de um colapso do espaço articular congruente com a manutenção da esfericidade da cabeça. Pode haver osteófitos típicos e talvez corpos livres no recesso subescapular, mas no geral, o contorno articular se mantém.

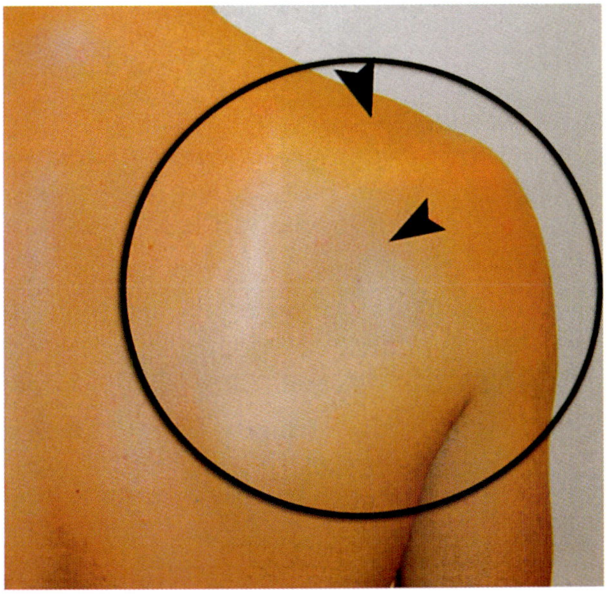

FIGURA 23-2. Quando o paciente apresenta um encarceramento do nervo supra-escapular sem um cisto sinovial, geralmente se observa uma atrofia visível do infra-espinhal.

A RM é sempre diagnóstica. A imagem pode demonstrar o tamanho, localização e as relações do cisto sinovial com os tecidos ao seu redor. Importantes pontos a serem observados são o formato e extensão do cisto em relação a espinha da escápula e processo coracóide. Pequenos cistos confinados na fossa supra-escapular ou infra-escapular ou os localizados próximo à glenóide ântero-inferior podem não trazer grandes conseqüências. Aqueles que se estendem ao redor da espinha da escápula ou próximo à base do processo coracóide geralmente representam risco ao vulnerável nervo supra-escapular (Fig. 23-3). A extensão posterior do cisto deve ser estudada nas projeções sagitais e axiais da RM (Fig. 23-4).

O relacionamento do cisto com o *labrum* superior também é importante. Na maioria das vezes, a patologia labral pode não ser observada sem a injeção intra-articular de gadolínio. O cisto

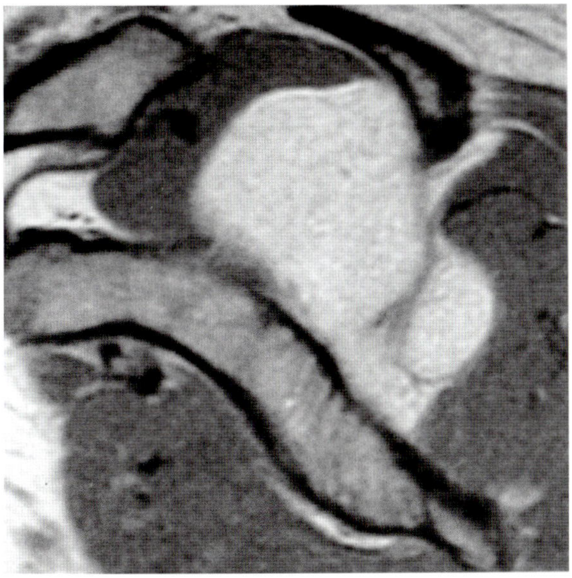

FIGURA 23-3. Imagem sagital de ressonância magnética demonstrando um cisto sinovial na fossa supra-escapular.

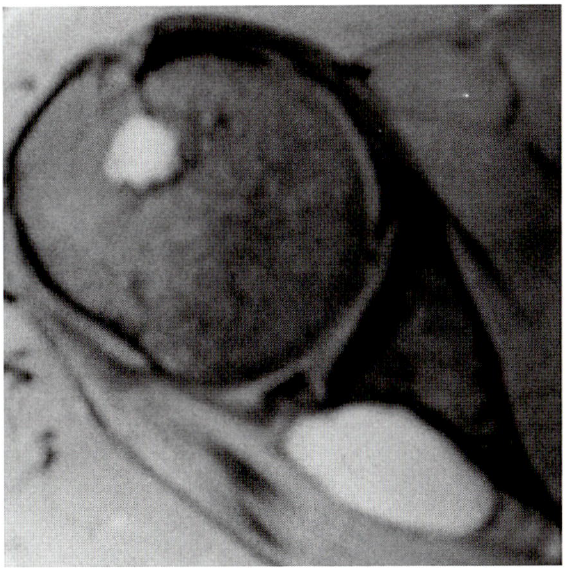

FIGURA 23-4. A projeção axilar de uma imagem de ressonância magnética é importante na avaliação da extensão posterior do cisto.

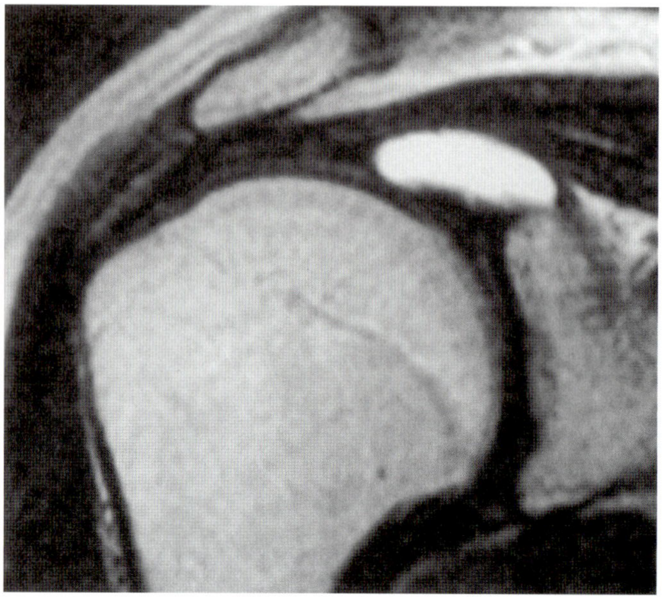

FIGURA 23-5. Uma ruptura no *labrum* superior (*i. e.*, lesão SLAP) é a causa de muitos cistos supraglenóides.

pode demonstrar uma comunicação com a articulação, mas na maioria das vezes parece estar associado à proximidade do *labrum* (Fig. 23-5). É importante estimar a posição do cisto em relação à glenóide de modo a determinar a área precisa da cápsula que deve ser aberta para que o cisto seja localizado. A maioria dos cistos se forma no plano entre o lado inferior dos músculos do manguito e o colo escapular. Encontrei lesões localizadas acima e dentro dos músculos, bem

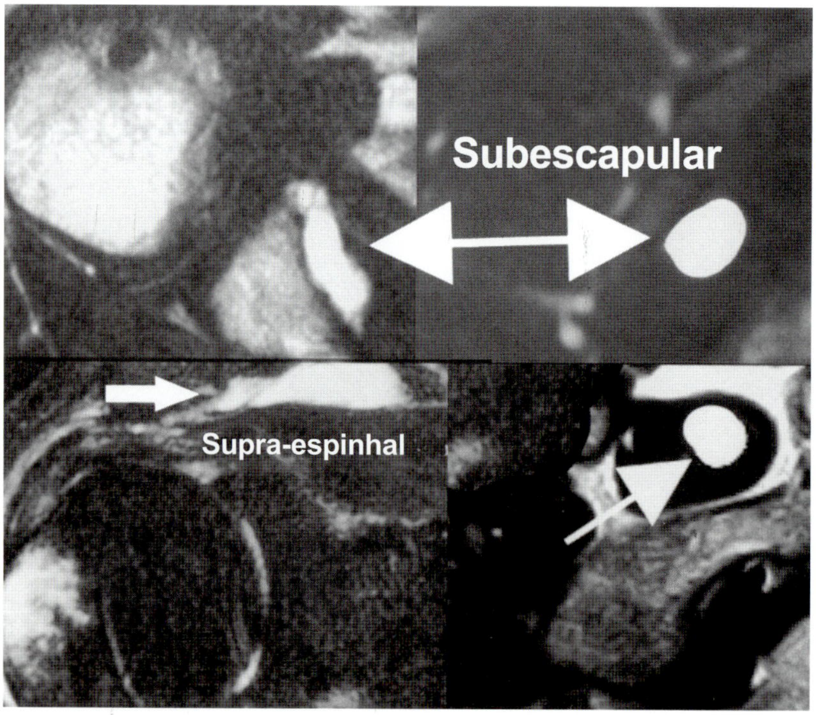

FIGURA 23-6. Algumas vezes, o cisto está dentro do ventre muscular do supra-espinhal ou do subescapular.

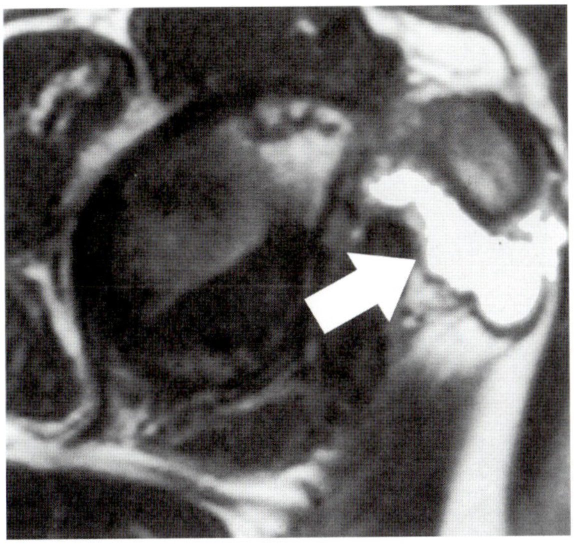

FIGURA 23-7. Um cisto sinovial localizado próximo à base da coracóide põe em risco o nervo supra-escapular durante seu curso através da incisura supra-escapular.

como na bursa propriamente dita (Fig. 23-6). Se for considerado necessário remover estas lesões, cada caso necessita de um planejamento pré-operatório individual. Não acredito que seja aconselhável tentar remover um cisto que cursa ao redor da face medial da base da coracóide ou na direção do recesso axilar por receio de danificar os nervos locais (Fig. 23-7).

A condição da musculatura do manguito também é importante. Quando o nervo supra-escapular principal está comprometido na incisura supra-escapular, os músculos supra-espinhal e infra-espinhal podem demonstrar alterações de atrofia e desgaste. Mais comumente, a lesão nervosa ocorre na espinha escapular, resultando em alterações vistas na RM confinadas ao músculo infra-espinhal. É importante avaliar o tendão do manguito rotador a procura de sinais de ruptura, especialmente em indivíduos mais velhos com artrite, pois os sintomas algumas vezes podem confundir. Se o manguito apresenta dano significativo, pode necessitar de reparo juntamente com o tratamento do cisto.

Sempre solicito testes eletrofisiológicos, incluindo a EMG e estudos de condução nervosa, quando suspeito de uma lesão do nervo supra-escapular. Apesar de ser improvável, pode haver uma radiculite cervical de C5 para C6 simulando uma lesão do nervo supra-escapular. O teste deve incluir a amostra direta dos músculos supra-espinhal, infra-espinhal e deltóide, bem como a mensuração da velocidade de condução do nervo supra-escapular nas incisuras supra-escapular e espinoglenóide. É importante documentar o estado do nervo antes da cirurgia de modo que, se o quadro não melhorar após a cirurgia, não haverá a suspeita de uma causa iatrogênica para o problema.

TRATAMENTO DOS CISTOS GANGLIONARES ASSOCIADOS A LESÕES LABRAIS POSTERIORES E SUPERIORES TÍPICAS

1. Faça a artroscopia diagnóstica padrão de 15 pontos, tomando cuidado com a fixação do *labrum* ântero-superior e posterior ao tendão do bíceps.
2. Com a ótica no portal anterior, debride qualquer tipo de esgarçamento do *labrum* póstero-superior, tomando cuidado com o local de fixação no quadrante posterior do colo da glenóide. Se um orifício para o cisto está presente em baixo do *labrum*, os tecidos moles degenerados devem ser cuidadosamente debridados para assegurar que haverá uma cicatrização até o osso após o reparo (Fig. 23-8).

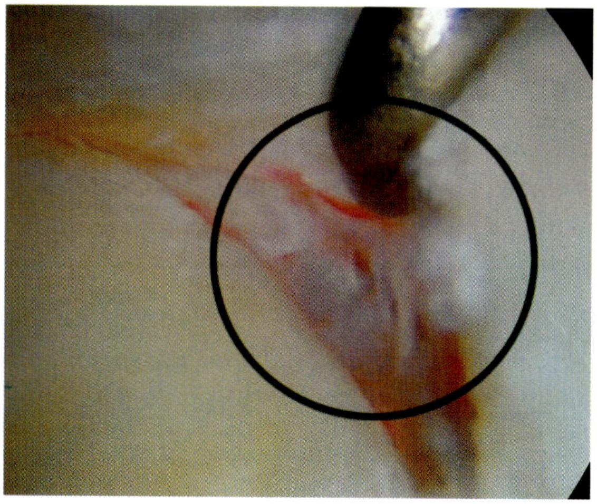

FIGURA 23-8. O *labrum* póstero-superior é debridado e o orifício do cisto ganglionar é visualizado imediatamente abaixo dele.

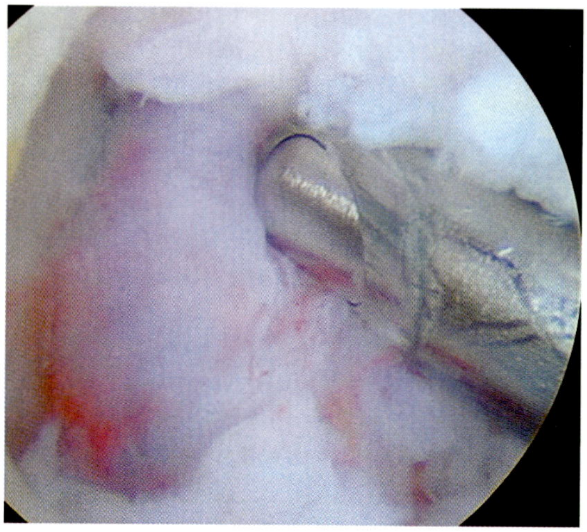

FIGURA 23-9. Uma proeminência na cápsula está localizada sobre o cisto ganglionar posterior.

3. Abra a cápsula superior na área com maior probabilidade de conter o cisto, determinada previamente na RM ou através da visualização de uma proeminência na cápsula (Fig. 23-9). Esta área tipicamente se localiza posteriormente ao tendão do bíceps na posição de 10h30 min, uma área que corresponde à espinha da escápula. Use um *shaver* ou instrumental eletrocirúrgico para abrir a cápsula, ficando bem longe do resto da fixação labral ao osso. Nunca utilize um *shaver* agressivo e sempre utilize uma sucção de baixa potência para evitar o dano potencial ao nervo supra-escapular. Não tente entrar no cisto abaixo do *labrum*, pois esta manobra causa um dano desnecessário e não permite a descompressão adequada do cisto.
4. Geralmente, o cisto está localizado imediatamente abaixo da cápsula e rompe para dentro da articulação quando esta é aberta. O líquido caracteristicamente espesso e de cor âmbar ou sanguinolento escapa para a articulação confirmando a localização (Fig. 23-10). O *shaver* de raio completo de 4,0 mm é a melhor ferramenta para remover a parede do cisto. A membrana descola dos tecidos moles ao seu redor como um papel de parede úmido quando se aplica uma suave sucção. O objetivo da cirurgia é marsupializar o cisto através da abertura de uma ampla área da cápsula de modo a descomprimir a cavidade e impedir que ela se feche nova-

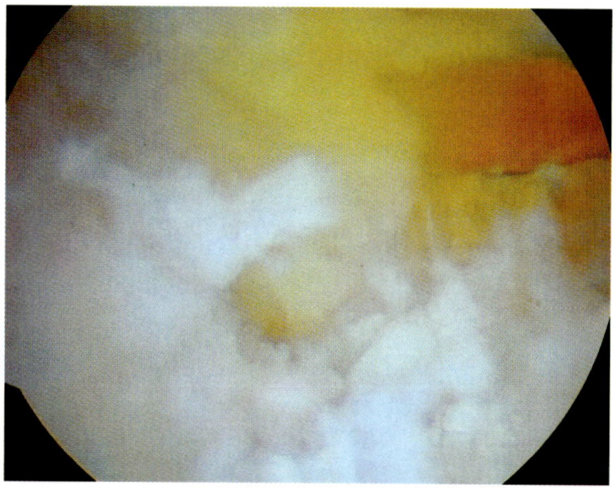

FIGURA 23-10. Quando o cisto é aberto um líquido de coloração âmbar extravasa para a articulação.

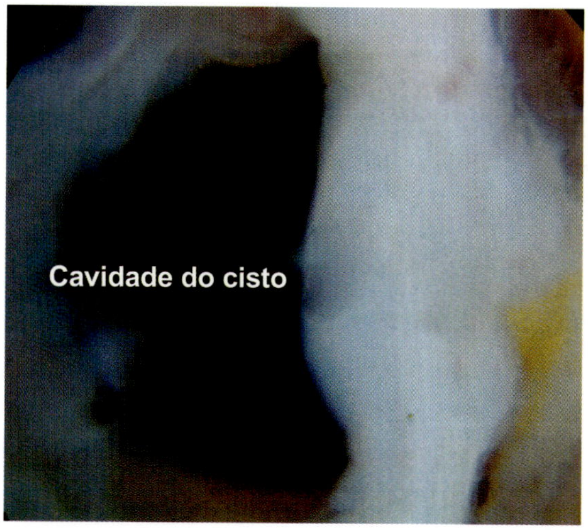

FIGURA 23-11. A porção capsular da parede do cisto é removida para marsupializar a lesão.

mente. Não é necessário remover toda a parede do cisto para evitar a recorrência (Fig. 23-11). Eu não tento visualizar o nervo.

5. A ótica é colocada de volta no portal posterior para completar o debridamento da cápsula. Se for observado um cisto na RM se estendendo por uma distância significativa anteriormente à espinha da escápula ou especialmente para a área ao redor do processo coracóide, o debridamento deve continuar por trás do tendão do bíceps. Não faço esforços para acompanhar o cisto até a fossa supra-espinhal onde o nervo supra-escapular pode estar em risco.
6. Na presença de uma lesão SLAP, faça o debridamento e reparo do modo descrito no Capítulo 12 utilizando uma única âncora com dois fios. Se a lesão se estende ao redor do canto póstero-superior da glenóide, uma segunda âncora Mini-Revo (Linvatec, Inc., Largo, FL) com um único fio pode ser utilizada para fixar esta porção da forma descrita no Capítulo 12.
7. O tratamento pós-operatório é exatamente o mesmo descrito para uma lesão SLAP no Capítulo 12.

OUTRAS LOCALIZAÇÕES DE CISTOS AO REDOR DO OMBRO

Não é rara a presença de um cisto ganglionar posterior em conjunção com uma lesão labral posterior crônica associada a uma instabilidade posterior do ombro (Fig. 23-12). O tratamento neste caso deve incluir a reinserção do *labrum* e a restauração da estabilidade articular, bem como a excisão do cisto.

Operei dois pacientes com grandes cistos ganglionares localizados dentro da substância do músculo supra-espinhal anteriormente à espinha da escápula (Fig. 23-6). Estes pacientes apresentavam dor com a atividade fatigante do manguito, mas não apresentavam um enfraquecimento significativo ou achados neurológicos. O cisto foi localizado visualizando em uma direção medial a partir do portal bursal lateral ao mesmo tempo em que se utilizava o *shaver* na parede bursal medial acima do músculo supra-espinhal e abaixo da articulação acromioclavicular (AC). A espinha da escápula é localizada e o músculo supra-espinhal se encontra anteriormente a ela. Acompanhando a espinha medial, o cisto foi localizado e facilmente removido.

Existem várias outras localizações onde os cistos podem ocorrer ao redor do ombro, mas a maioria delas não parece estar associada a sintomas. O caso raro de um cisto sinovial ântero-inferior geralmente está associado a uma ruptura labral ântero-inferior crônica (Fig. 23-13). Se a lesão labral ou o cisto causam sintomas clínicos significativos, é bastante fácil descomprimir o cisto durante o debridamento e mobilização do *labrum* para o reparo (ver Capítulo 9).

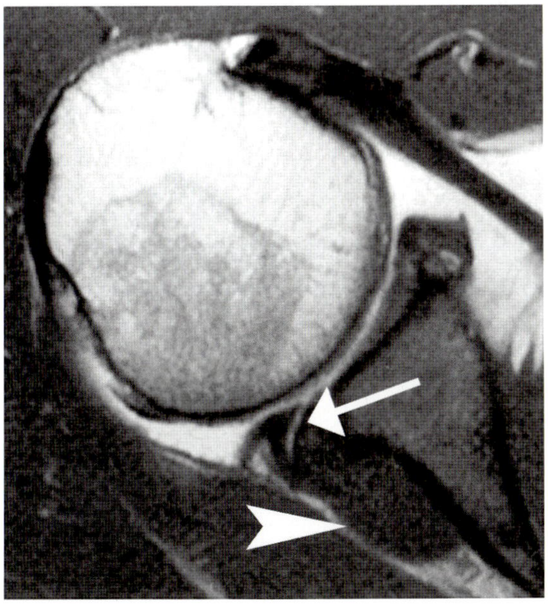

FIGURA 23-12. Um cisto na glenóide posterior pode estar associado a uma ruptura labral posterior e instabilidade.

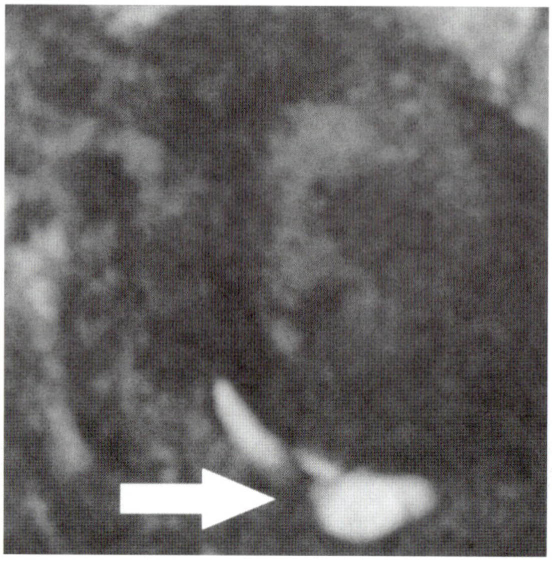

FIGURA 23-13. Este cisto ganglionar anterior estava associado a uma lesão da região médio-glenoidal anterior e *labrum* inferior da glenóide, e se estendia para o músculo subescapular.

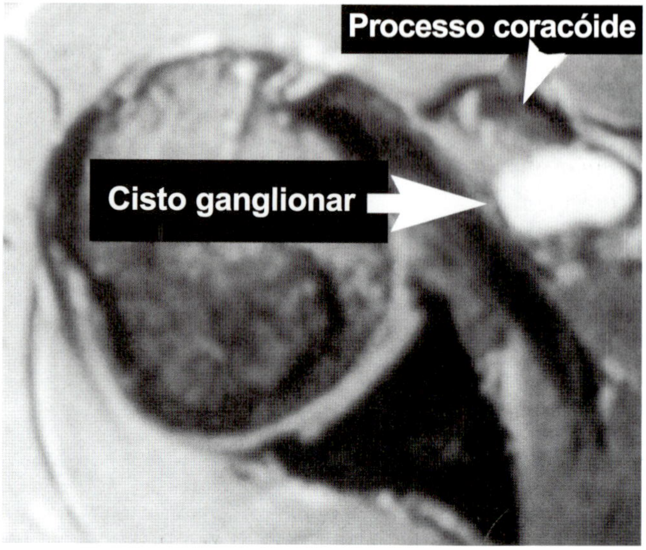

FIGURA 23-14. Um grande cisto no intervalo rotador estava associado a uma ruptura degenerativa do *labrum* ântero-superior.

Outra área rara para a ocorrência de cistos é ântero-superior à glenóide na área do intervalo rotador (Fig. 23-14). Esta lesão causa dor quando é comprimida sob o coracóide durante a adução ou rotação externa do braço. Os sintomas resolvem com a marsupialização do cisto e debridamento, juntamente com o reparo labral ântero-superior.

Os cistos ganglionares podem estar associados à articulação AC (Fig. 23-15). Não recomendo a remoção deste cisto sem a realização de uma ressecção da clavícula distal por via artroscópica (RCDA) porque provavelmente existem alterações degenerativas nesta articulação e a recorrência é provável se o procedimento simplesmente remover o cisto.

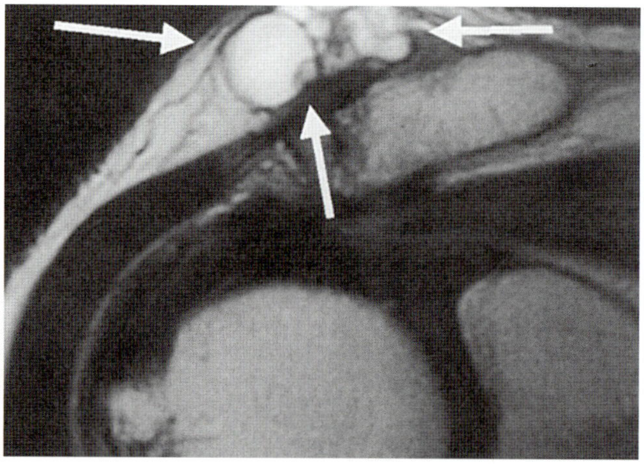

FIGURA 23-15. Um cisto ganglionar na articulação acromioclavicular está localizado superiormente à articulação.

CONSIDERAÇÕES FINAIS SOBRE OS CISTOS GANGLIONARES OU SINOVIAIS

O tratamento artroscópico para os cistos ganglionares ao redor do ombro é outro exemplo do progresso que foi e que continua a ser feito pelos cirurgiões que usam a imaginação conjugada com modalidades de diagnóstico por imagens e de tratamento mais modernos para resolver situações cirúrgicas que no passado eram complicadas. Há alguns anos, a ocorrência dos cistos ganglionares ao redor do ombro raramente era diagnosticada. Os pacientes sofriam de dor e enfraquecimento causados pelo cisto e associados aos problemas labrais e neurológicos sem esperanças de cura. A RM se constituiu um método confiável para a visualização da patologia. As modernas ferramentas artroscópicas atualmente proporcionam a visualização e a capacidade necessárias para a realização do reparo com segurança, evitando as grandes exposições cirúrgicas abertas com dano aos músculos e ossos da vizinhança.

REFERÊNCIAS BIBLIOGRÁFICAS

1. Tirman PFJ, Feller JF, Janzen DL, *et al.* Association of glenoid labral cysts with labral tears and glenohumeral instability: Radiologic findings and clinical significance. *Radiology* 1994;190:653-658.
2. Moore TP, Fritts HM, Quick DC, *et al.* Suprascapular nerve entrapment caused by supraglenoid cyst compression. *J Shoulder Elbow Surg* 1997;6(5):455-462.
3. Warner JJP, Krushell RJ, Masquelet A, *et al.* Anatomy and relationships of the suprascapular nerve: Anatomical constraints to mobilization of the supraspinatus and infraspinatus muscles in the management of massive rotator-cuff tears. *JBJS* 1992;74A:36-45.
4. Mestdagh H, Drizenko A, Ghestem P. Anatomical bases of suprascapular nerve syndrome. *Anatomia Clinica* 1981;3:67-71.

ÍNDICE REMISSIVO

O

P

R

S

T

V